厚生労働省「試験問題作成に関する手引き（令和5年4月）」に準拠

登録販売者

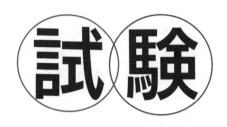 テキスト

要点ブック付

手引き（令和5年4月）対応

薬事日報社

登録販売者試験の
新出題範囲（令和5年4月）

1　登録販売者の別について

○第二類医薬品又は第三類医薬品を販売等する店舗(区域)において、登録販売者が店舗(区域)管理者になる場合、次のいずれかに該当している必要がある。P410,415
①過去5年間のうち、従事期間が通算して2年以上あること
②過去5年間のうち、従事期間が通算して1年以上であり、かつ、〖**毎年度受講する必要がある研修**〗に加えて、〖**店舗(区域)の管理及び法令遵守に関する追加的な研修**〗を修了していること
③従事期間が通算して1年以上であり、かつ、過去に店舗管理者又は区域管理者としての業務の経験があること

○「1年以上」とは、従事期間が月単位で計算して、1か月に**160時間以上**従事した月が**12月以上**、又は、従事期間が通算して**1年以上**あり、かつ、過去5年間において合計**1,920時間以上**をいう。

○上記①〜③のいずれにも該当しない登録販売者(第十五条第二項本文に規定する登録販売者)は、「**研修中の登録販売者**」という。P437, 448

○**研修中の登録販売者**が付ける名札には、「登録販売者(研修中)」などの容易に判別できるような表記をすることが必要である。P448

○開設者、店舗販売業者又は配置販売業者は、**研修中の登録販売者**については、薬剤師又は登録販売者(**研修中の登録販売者**を除く)の管理及び指導の下に実務に従事させなければならない。P448

2　濫用等医薬品の指定について

○濫用等のおそれのあるものとして厚生労働大臣が指定する医薬品は、次に掲げるもの、その水和物及びそれらの塩類を有効成分として含有する製剤である。P450
①エフェドリン
②**コデイン**
③**ジヒドロコデイン**
④ブロモバレリル尿素
⑤プソイドエフェドリン
⑥**メチルエフェドリン**
　※②、③、⑥に付されていた制限が全て撤廃された

はじめに

　登録販売者試験の出題範囲として、厚生労働省のホームページには「試験問題の作成に関する手引き(令和5年4月)」が公表されています。これは、登録販売者試験の作問の"手引き"となっているため、これに従って学習を進めることが、登録販売者試験の合格への王道になります。

　さて、実際の登録販売者試験では、通常の難易度の"並み試験"とは一線を画し、難度の高い問題をズラリとならべてくる都道府県があります。難問を繰りだしてくる都道府県を事前に予測することは難しく、また、試験問題の難化は合格率の顕著な低下となって現れます。この"難化試験"という存在が、登録販売試験対策上の攪乱要素になっていることは間違いないでしょう。

　そこで、本書では、難化試験に遭遇しても適切に対処できる内容にしています。
　また、登録販売者試験においては、まれに出題範囲外の内容が出題されることもあります。例えば、①日本薬局方の改定頻度、②医薬品の取引記録の保存期間、③化粧品の製造販売業者による副作用報告に関する問題です。本書では、出題範囲外の問題にもある程度対応できるようにするため、【参考】と付記した上で、こうした事項についても解説の項で取り扱っています。

　登録販売者には薬剤師に準じた知識の習得が求められており、薬学や法令に関する膨大な事項を覚えていく必要がありますが、これらをいつでも俯瞰できるようにするため、別冊として「要点ブック」を付けています。
　この要点ブックを眺めていて腑に落ちない事項があったときは、テキスト本体に戻って確認し、知識を確実なものにしていきましょう。

　末筆ではありますが、登録販売者試験に挑戦される皆様の合格を心より願っております。

令和5年　初夏

團　野　　浩

登録販売者試験の概要

1 登録販売者とは

医薬品の販売業務は、薬剤師又は登録販売者でなければ行うことができません。登録販売者は、一般用医薬品のうち、第二類医薬品と第三類医薬品を販売できる資格です。

2 登録販売試験

① 登録販売者試験の受験資格は設けられていないため、誰でも受けることができます。

② マークシート方式の筆記試験です。

③ 120問(午前2時間で60問、午後2時間で60問)が出題され、その内訳は次のとおりです。

第1章(医薬品に共通する特性と基本的な知識) 20問

第2章(人体の働きと医薬品) 20問

第3章(主な医薬品とその作用) 40問

第4章(薬事関係法規と制度) 20問

第5章(医薬品の適正使用・安全対策) 20問

④ 合格基準は、120問中84問以上を正解すること、かつ、各章の正解率が35%以上(40%以上とする都道府県もある)であることです。

⑤ 毎年、通常1回、都道府県ごとに8月末から12月、翌年1月にかけて試験が行われます。

⑥ 試験の日時、場所、申込方法等は、5月頃から各都道府県のホームページ等に掲載されます。

⑦ どの都道府県の試験でも受けることができます。例えば、埼玉県に居住する人が、群馬県の試験を受験することもできます。また、同一年度に複数の都道府県の試験を受けることができます。例えば、同じ年に山梨県、神奈川県、静岡県の3つの試験を受けることもできます。

(注) 令和2～4年度実施の試験においては、新型コロナウイルス感染症の拡大防止のため、願書提出時点で当該都道府県に在住、通勤又は通学している人の受験に制限した都道府県もありました。

⑧ 1つの都道府県で合格すれば、どこの都道府県でも有効です。例えば、北海道の試験合格者が、沖縄県で登録販売者として働くこともできます。

⑨ 試験合格に有効期限はありません。一度合格すれば、一生涯にわたって、登録販売者として働くことができます。

3 出題範囲

厚生労働省作成の「試験問題作成に関する手引き」から出題されるため、この"手引き"に沿った学習が合格の近道になります。

4 販売従事登録

試験合格者は、勤務地の都道府県で販売従事登録を受けることにより、登録販売者として働くことができます。販売従事登録の申請方法は、各都道府県のホームページ等に掲載されています。

目 次

第1章(Chapter 1)　医薬品に共通する特性と基本的な知識

第2章(Chapter 2)　人体の働きと医薬品

第3章(Chapter 3)　主な医薬品とその作用

第 4 章(Chapter 4)　薬事関係の法規・制度

第5章(Chapter 5)　医薬品の適正使用・安全対策

要点ブック

要点の一覧

有効成分のまとめ

ごろ合わせ

登録販売者試験の攻略法

●第1章の攻略法

　この章には、登録販売者に限らず、医薬関係者が常識として知っておくべき事項がまとめられています。丹念に読んでいけば理解の難しい箇所はないでしょう。

●第2章の攻略法

　この章では、①人体の仕組み、②薬が働く仕組み、③主な副作用、の3つを学習します。

　①の「人体の仕組み」は、小学校で学ぶ『理科』、中学校で学ぶ『生物』がベースになっているので、テキストの赤字の部分に注意しながら覚えていけば大丈夫でしょう。

　②の「薬が働く仕組み」は、肝初回通過効果の仕組みに注意しさえすれば、それほど難しくはありません。ここもテキストの赤字の部分に注意しながら覚えていけば問題ないと思います。

　③の「主な副作用」は、なかなか難しいところです。そもそも人体の仕組みを理解していなければ話になりません。また、代表的な有効成分の性質が理解できていなければ、ちんぷんかんぷんでよく意味がわからないと思います。第3章の攻略をある程度終えてから、あらためて学習し、理解を深めていくとよいでしょう。

●第3章の攻略法

　もっとも難しいところなので、試験勉強に費やす時間のおよそ半分をここに投入する必要があります。この章では、①それぞれの薬の特徴、②それぞれの薬の使用上の注意、③それぞれの有効成分の性質、④漢方・生薬、の4つの観点から学習を進めるようにするとよいでしょう。

　①の「それぞれの薬の特徴」として、解熱鎮痛薬とはどのような薬であるのか、一般用検査薬とはどのような薬であるのか、といったことを学んでいきます。

　②の「それぞれの薬の使用上の注意」として、なぜ健胃薬をオブラートで包んで服用してはいけないのか、なぜ駆虫薬は食後に服用してはいけないのか、外用痔疾用薬と内用痔疾用薬は併用してよいのか、といったことを学習します。

　③の「それぞれの有効成分の性質」として、アドレナリン作動成分、抗コリン成分、抗ヒスタミン成分、解熱鎮痛成分、局所麻酔成分、抗炎症成分、殺菌消毒成分、鎮咳成分、去痰成分、組織修復成分、ビタミン成分、抗菌成分、抗真菌成分、殺虫成分など、各成分の基本的な性質を理解しなくてはなりません。その上で、実際に医薬品に配合されている成分がどれに該当するのか（例：エフェドリンはアドレナリン作動成分）を覚えていく必要があります。これは一朝一夕でマスターできるものではないので、"覚えて忘れて"を繰り返しながら粘り強く学習しましょう。

④の「漢方・生薬」は、種類が多く、覚えにくいのでなかなかやっかいなところです。ここで重要なことの一つは、それぞれの漢方において、カンゾウ、マオウ、ダイオウを含んでいるかどうかという点です。これは、カンゾウを含む場合は偽アルドステロン症に注意が必要であり、マオウを含む場合はアドレナリン作動成分と同様の副作用を生じるおそれがあり、また、ダイオウを含む場合は下痢を引き起こすおそれがあるためです。ともあれ、漢方・生薬の内容を完璧にマスターすることはほぼ無理なので、過去問や模擬問題を解いたときに登場してきたものを逐次押さえるようにし、得意とする漢方・生薬を一つずつ増やしていくような学習方法をお薦めします。

どうしても覚えられないときには、"ごろ合わせ"を利用して攻略するとよいでしょう。

●第4章の攻略法

ここは、医薬品医療機器等法(薬機法)について学習します。とはいえ、医薬品医療機器等法は非常に難解な法律なので、すみずみまで理解していくことはほぼ無理です。「テキストに載っていないことは、登録販売者試験を受ける上では必要ないんだな」と達観した上で学習しましょう。

さて、次のような事柄をあらかじめ理解しておくと学習が進めやすくなると思います。

① 法規制の歴史は"ニセ薬"との戦いの歴史でもあります。効果があると国が認め、国の承認を受けたものだけが医薬品です。"ニセ薬"を信じて適切な医療を受けなかったがために命を落とす人も少なくありません。そのため、国の承認を受けてもいない物に医薬品的な効能・効果を標榜する行為は厳格な取締りの対象となっています。

② 医薬品の適正な製造、適正な市販後安全対策、適正な流通を確保するため、医薬品の製造、製造販売(元売のこと)、販売の行為は、いずれも勝手に行うことができません。行政の許可を受けた者だけに許される行為とご理解ください。

③ 医薬品は、適正に使用されることによってはじめて"益"を与えます。逆にいえば、不適正な使用がなされた場合には、"害"を与えてしまいます。そのため、一般の生活者が医薬品を正しく使えるよう、医薬品を販売する際には、専門家が介在して適正使用情報を提供していく必要があります。「妊婦さんはこの薬を使用できないですよ」とアドバイスするだけでも、出生児の先天異常、流産・早産を防ぐことができるわけですから、登録販売者の役割の重大さをお分かりいただけると思います。

●第5章の攻略法

この章は、出題範囲がとても狭いため、一見、簡単そうに思えます。しかし、別表 5-1「してはいけないこと」、別表 5-2「相談すること」の学習を外すことができないため、そう簡単には攻略できません。別表 5-1 と別表 5-2 は、登録販売者が理解しておくべき知識の到達点であるともいえるところなので、第3章と行きつ戻りつしながら時間をかけて学習していきましょう。

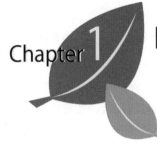

Chapter 1　医薬品に共通する特性と基本的な知識

学習ポイント！

◎ 医薬品の本質（食品との違いを含む）について理解すること

◎ 医薬品の効き目や安全性に影響を与える要因について理解すること

◎ 一般用医薬品の対処範囲について理解すること

◎ 薬害の歴史を理解し、過去の薬害訴訟についておさえておくこと

1　I　医薬品概論

1　医薬品の本質

　医薬品は、多くの場合、人体に取り込まれて作用し、効果を発現させるものである。しかし、本来、医薬品は人体にとっては異物(外来物)であるため、また、医薬品が人体に及ぼす作用は複雑かつ多岐に渡り、すべては解明されていないため、必ずしも薬効†のみをもたらすとは限らず、副作用†を生じる場合もある。

　また、以下のような人体に対して使用されない医薬品であっても、人の健康に影響を与えるものもある。

殺虫剤	▶人体が誤って曝されれば、健康を害するおそれがある
検査薬	▶検査結果について正しい解釈や判断がなされなければ、医療機関で適切な治療を受ける機会を失うおそれがある

解説
- 「薬効」　医薬品に期待される有益な効果のこと
- 「副作用」　医薬品を使用して生じた好ましくない反応のこと〈P9〉

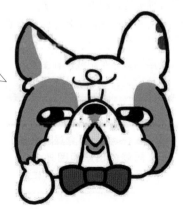

ぼくの名前はデボンだよ

「でっくん」って呼んでね

これから一緒に勉強しよう！

【医薬品のリスク】

　医薬品は、①人の疾病の診断、治療もしくは予防に使用されること、②人の身体の構造や機能に影響を及ぼすことを目的とする生命関連製品であり、その有用性が認められたものであるが、その使用には保健衛生上のリスク†を伴う。

　一般用医薬品†のリスクは、医療用医薬品†と比較すれば相対的に低いと考えられるが、一般用医薬品であっても、その使用には保健衛生上のリスクを伴うので、科学的な根拠に基づく適切な理解や判断によって適正な使用が図られる必要がある。

【専門家による情報支援】

　一般用医薬品は、一般の生活者が自ら選択し、使用するものである。しかし、一般の生活者が添付文書†〈P482〉や製品表示†〈P493〉に記載された内容を見ても、効能効果や副作用等について誤解や認識不足を生じることがある。

　そこで、一般の生活者である購入者等が適切に選択し、適正に使用できるようにするため、一般用医薬品の販売には、専門家が関与し、①専門用語を分かりやすい表現で伝えるなどの適切な情報提供を行い、②購入者等が知りたい情報を十分に得ることができるように相談に対応することが不可欠となる。

解説

- ●【参考】「保健衛生上のリスク」　健康を害するリスクのほか、不衛生な環境で生活するリスク、ニセグスリを掴まされるリスク等が該当します。
- ●「一般用医薬品」　医薬品のうち、その効能及び効果において人体に対する作用が著しくないものであって、薬剤師その他の医薬関係者から提供された情報に基づく需要者の選択により使用されることが目的とされている医薬品（要指導医薬品を除く）。つまり、薬剤師又は登録販売者からの情報支援を受けることはできるものの、あくまで一般の生活者の判断で使用される医薬品といえます。
- ●「医療用医薬品」　医師・歯科医師によって使用され又はこれらの者の処方箋・指示によって使用されることを目的として供給される医薬品。つまり、医師又は歯科医師の判断で使用される医薬品といえます。
- ●「添付文書」　製品に添付されている紙媒体の文書のこと。用法、用量その他使用及び取扱い上の必要な注意等が記載されます。
- ●「製品表示」　医薬品の外箱等に記載されている事項のこと。毒薬・劇薬及び要指導医薬品に関する表示、一般用医薬品のリスク区分の識別表示、使用上の注意、保管に関する事項、使用期限等が記載されます。

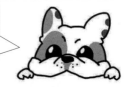

●【参考】は、登録販売者試験の出題範囲外の内容だから、参考程度にね

【適正使用に必要な情報】

　医薬品は、効能効果、用法用量、副作用等の必要な情報が適切に伝達されることを通じて、購入者等が適切に使用することにより、初めてその役割を十分に発揮するものである。必要な情報を伴わない医薬品は、単なる薬物(有効成分を含有する化学物質)に過ぎないともいえる。

　一般用医薬品の場合、添付文書や製品表示に必要な情報が記載されている。

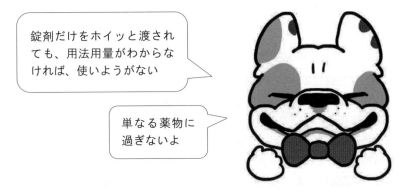

【市販後の安全対策】

　医薬品は、医学・薬学等の新たな知見、使用成績等に基づき、市販後にも、有効性、安全性等の確認が行われる仕組みになっている。その結果を踏まえて、①リスク区分[†]の見直し、承認基準[†]の見直し等がなされた場合、②販売時の取扱い、製品の成分分量、効能効果、用法用量、使用上の注意等が変更となった場合には、添付文書や製品表示の記載に反映されることになる。

　医薬品は、このような知見の積み重ねや使用成績の結果等によって、有効性、安全性等に関する情報が集積されており、新たな情報が随時付加されるものである。一般用医薬品の販売等に従事する専門家においては、これらに円滑に対応できるよう常に新しい情報の把握に努める必要がある。

解説

● 「リスク区分」　一般用医薬品のリスクを表した区分のこと。一般用医薬品は、リスクの高い順に、第一類医薬品、第二類医薬品、第三類医薬品に区分されます。
● 「承認基準」　医薬品の成分・分量、用法・用量、効能・効果等に関し、薬効群ごとに定められた概括的な基準のこと。承認基準に合致する医薬品は比較的容易に承認を受けることができますが、合致しない医薬品(いわゆるスイッチ OTC 等)については、承認申請に際して詳細な資料の提出が要求され、有効性、安全性及び品質に関して厳格な審査が行われます。

【医薬品の回収】

　医薬品は、人の生命や健康に密接に関連するものであるため、高い水準で均一な品質が保証されていなければならない。

　医薬品医療機器等法[†]では、健康被害の発生の可能性の有無にかかわらず、異物等の混入、変質等がある医薬品を販売等してはならない旨が定められており、医薬品の販売等を行う者においても、そのようなことがないよう注意する必要がある。また、製造販売業者[†]による製品回収[†]等の措置がなされることもあるので、製造販売業者等からの情報に日頃から留意しておくことが重要である。

- ●「医薬品医療機器等法」　『医薬品、医療機器等の品質、有効性及び安全性の確保等に関する法律』の略称。『医薬品医療機器法』『薬機法』とも呼ばれます。以前は『薬事法』という名称でした。
- ●「製造販売業者」　医薬品の製造販売業の許可を受けた者のこと。自社製品の製造から市販後までにわたり責任を負っています。
- ●【参考】「製品回収」は、当該製品を市場に放置しておくことが容認できない場合に、迅速かつ確実に市場から除去する最も一般的な措置といえます。

【一般用医薬品とＰＬ法】

　一般用医薬品として販売される製品は、製造物責任法(PL 法)の対象でもある。

　PL 法は、製造物の欠陥により、人の生命、身体、財産に係る被害が生じた場合における製造業者等の損害賠償の責任について定めており、販売した一般用医薬品に明らかな欠陥があった場合などは、PL 法の対象となりえることも理解しておく必要がある。

２　医薬品のリスク評価　

医薬品は、使用方法を誤ると健康被害を生じることがある。

効果とリスクの関係	▶用量と作用強度の関係(用量－反応関係[†])に基づいて評価
投与量と効果の関係	▶薬用用量を増加させると無作用量[†]→最小有効量→治療量
投与量と毒性の関係	▶治療量の上限を超えると中毒量[†]→最小致死量→致死量 　※薬物の毒性の指標として、LD_{50}[†](50％致死量)が用いられる

　治療量を超えた量を単回投与した場合、毒性が発現するおそれが高いことは当然である。しかし、少量の投与であっても、発がん作用、胎児毒性、組織・臓器の機能不全を生じることがある。また、少量の投与でも長期投与されれば、慢性的な毒性が発現することもある。

　そこで、医薬品には、食品などよりもはるかに厳しい安全性基準が要求されている。

- ●【参考】「用量－反応関係」　薬物用量がごく微量であれば生体反応は起こらない、薬物用量が増大すれば生体反応が現れる、といった理解になります。
- ●「無作用量」　効果の発現が検出されない投与量のこと
- ●「中毒量」　効果よりも有害反応が強く発現する投与量のこと
- ●【参考】「LD$_{50}$」　薬物の急性毒性の指標の一つ。実験動物群の 50％を死に至らしめると推定される量のことで、LD$_{50}$ の値が小さいほど毒性が強いといえます。動物実験で求められます。

【動物実験によるリスク評価】

　新規に開発される医薬品のリスク評価は、医薬品開発の国際的な標準化(ハーモナイゼーション)制定の流れの中、個々の医薬品の用量－反応関係に基づき、医薬品の安全性に関する非臨床試験[†]の基準である GLP[†] のほかに、医薬品毒性試験法ガイドライン[†]に沿って、毒性試験[†]が厳格に実施されている。

- ●【参考】「非臨床試験」　実験室で行われる試験(いわゆる動物実験)のこと
- ●【参考】「GLP」　Good Laboratory Practice の略。医薬品の安全性に関する非臨床試験の実施の基準に関する省令(平成 9 年厚生省令第 21 号)のこと
- ●【参考】「医薬品毒性試験法ガイドライン」　医薬品の承認申請等の目的で実施される安全性試験の標準的な実施方法を示したもの(平成元年 9 月 11 日薬審 1 第 24 号)
- ●「毒性試験」　人に初めて投与する量、安全な投与期間及び薬物の生理作用等の特徴に関する情報を得るために行われる試験のこと。単回投与毒性試験、反復投与毒性試験、生殖・発生毒性試験、遺伝毒性試験、がん原性試験、依存性試験、抗原性試験、局所刺激性試験、皮膚感作性試験、皮膚光感作性試験等があります。

【臨床試験によるリスク評価】

　動物実験で医薬品の安全性が確認されると、ヒトを対象とした臨床試験[†]が行われる。

　ヒトを対象とした臨床試験の実施の基準には、国際的に GCP[†] が制定されており、これに準拠した手順で安全な治療量を設定することが新規医薬品の開発に関連する臨床試験(治験)の目標の一つとなっている。

- 【参考】 「臨床試験」　人を対象に病院等で行われる試験のこと
- 【参考】 「GCP」　Good Clinical Practice の略。医薬品の臨床試験の実施の基準に関する省令(平成 9 年厚生省令第 28 号)のこと

【市販後のリスク評価】

　医薬品の製造販売後の調査及び試験の実施の基準として GPSP[†] が、製造販売後安全管理の基準として GVP[†] が制定されている。

- 【参考】 「GPSP」　Good Post-marketing Study Practice の略。医薬品の製造販売後の調査及び試験の実施の基準に関する省令(平成 16 年厚生労働省令 171 号)のこと。市販後に、医薬品のありのままの使用状況を調べるための基準です。
- 【参考】 「GVP」　Good Vigilance Practice の略。医薬品、医薬部外品、化粧品、医療機器及び再生医療等製品の製造販売後安全管理の基準に関する省令(平成 16 年厚生労働省令第 135 号)のこと。副作用等の発生を常に監視するための基準です。

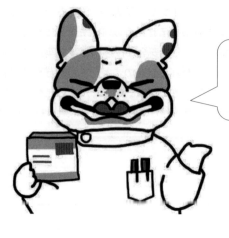

医薬品は厳格なリスク評価を経て上市されるんだけど、市販後にもリスク評価は続くんだ

3　健康食品

「薬(医)食同源」という言葉があるように、古くから特定の食品摂取と健康増進の関連は関心を持たれてきた。特に近年では、食品やその成分についての健康増進効果の情報がメディア等を通して大量に発信され、消費者の関心も高い。

健康増進や維持の助けになることが期待されるいわゆる「健康食品」は、あくまで食品であり、医薬品とは法律上区別される。

しかしながら、健康食品の中でも国が示す要件を満たす「保健機能食品」は、一定の基準のもと健康増進の効果等を表示することが認められている。

保健機能食品には、現在、以下の3種類がある。

特定保健用食品〈P395〉	▶身体の生理機能などに影響を与える保健機能成分を含むもの ▶個別に(一部は規格基準に従って)特定の保健機能を示す有効性や安全性などに関する国の審査を受け、許可されたもの
栄養機能食品〈P396〉	▶身体の健全な成長や発達、健康維持に必要な栄養成分(例：ビタミン、ミネラル)の補給を目的としたもの ▶国が定めた規格基準に適合したものであれば、その栄養成分の健康機能を表示できる
機能性表示食品〈P396〉	▶事業者の責任で科学的根拠をもとに疾病に罹患していない者の健康維持及び増進に役立つ機能を商品のパッケージに表示するもの ▶国に届出された商品である 　※特定保健用食品とは異なり、国の個別の許可を受けたものではない

【健康食品による健康被害】

いわゆる健康食品の多くは、摂取しやすいように医薬品に類似した形状(例：錠剤、カプセル)で販売されており、健康食品においても、誤った使用方法や個々の体質により健康被害を生じた例が報告されている。また、医薬品との相互作用で薬物治療の妨げになることもある。

健康食品は、食品であるため、摂取しても安全で害が無いかのようなイメージを強調したものも見られるが、法的にも、また安全性や効果を担保する科学的データの面でも医薬品とは異なることを十分理解しておく必要がある。

一般用医薬品の販売時にも健康食品の摂取の有無について確認することは重要で、購入相談者等の健康に関する意識を尊重しつつも、必要があればそれらの摂取についての指導も行うべきである。

4 セルフメディケーションへの積極的な貢献 ∷∷∷

　急速に少子高齢化が進む中、持続可能な医療制度の構築に向け、医療費の増加やその国民負担の増大を解決し、健康寿命を伸ばすことが日本の大きな課題となっている。

　セルフメディケーション†の推進は、その課題を解決する重要な活動のひとつであり、地域住民の健康相談を受け、一般用医薬品の販売や必要な時は医療機関の受診を勧める業務は、その推進に欠かせない。セルフメディケーションを的確に推進するためにも、一般用医薬品の販売等を行う登録販売者は、一般用医薬品等に関する正確で最新の知識を常に修得するよう心がけるとともに、薬剤師や医師、看護師など地域医療を支える医療スタッフあるいは行政などとも連携をとって、地域住民の健康維持・増進、生活の質（QOL†）の改善・向上などに携わることが望まれている。

　少子高齢化の進む社会では、地域包括ケアシステム†などに代表されるように、自分、家族、近隣住民、専門家、行政など全ての人たちで協力して個々の住民の健康を維持・増進していくことが求められる。医薬品の販売等に従事する専門家はその中でも重要な情報提供者であり、薬物療法の指導者となることを常に意識して活動することが求められる。

- ●「セルフメディケーション」　世界保健機関(WHO)によれば、自分自身の健康に責任を持ち、軽度な身体の不調は自分で手当てすることとされています。
- ●「QOL」　Quality of Life の略
- ●【参考】「地域包括ケアシステム」　地域の実情に応じて、高齢者が、可能な限り、住み慣れた地域でその有する能力に応じ自立した日常生活を営むことができるよう、医療、介護、介護予防、住まい及び自立した日常生活の支援が包括的に確保される体制のことです。

【セルフメディケーション税制】

　平成29年1月からは、適切な健康管理の下で医療用医薬品からの代替を進める観点から、条件を満たした場合にスイッチOTC医薬品†の購入の対価について、一定の金額をその年分の総所得金額等から控除するセルフメディケーション税制が導入された。

　令和4年1月の見直しにより、スイッチOTC医薬品以外にも腰痛や肩こり、風邪やアレルギーの諸症状に対応する一般用医薬品がこの税制の対象となっている。

- ●「スイッチOTC医薬品」　一般用医薬品は、カウンター越し(Over The Counter)に販売等されることから OTC医薬品と呼ばれます。このうち、医師等の診断、処方箋に基づき使用されていた医療用医薬品を薬局や店舗販売業などで購入できるように転用(スイッチ)した医薬品を、スイッチOTC医薬品といいます。

---

1 Ⅱ 医薬品の効き目や安全性に影響を与える要因

1 副作用

WHO[†]（世界保健機関）の定義によれば、医薬品の副作用とは、「疾病の予防、診断、治療のため、又は身体の機能を正常化するために、人に通常用いられる量で発現する医薬品の有害かつ意図しない反応」とされている。医薬品の副作用は、発生原因の観点から、薬理作用によるものとアレルギーによるものとに大別することができる。

●【参考】「WHO」　World Health Organization の略。国際連合の専門機関の一つで、保健事業の指導、衛生条約の提案、情報・援助の交換等を行います。

a. 薬理作用による副作用

薬理作用とは、医薬品の有効成分である薬物が生体の生理機能[†]に影響を与えることをいう。

通常、薬物は複数の薬理作用を併せ持つため、医薬品を使用した場合には主作用[†]以外の反応が現れることがある。主作用以外の反応であっても、特段の不都合を生じないものであれば、通常、副作用として扱われることはない。

一般に副作用とは、主作用以外の反応のうち、好ましくないものをいう。

複数の疾病を有する人の場合、ある疾病のために使用された医薬品の作用が、その疾病に対して薬効をもたらす一方、別の疾病に対しては症状を悪化させたり治療を妨げたりすることもある。

●【参考】「生理機能」　生物が生きていく上でごく自然に起こる身体の機能（例：食事をすると胃液が分泌される、走ると心臓の鼓動が強くなる）のこと
●「主作用」　期待される有益な反応のこと

> **Q** 「特段の不都合を生じない」とはどういう意味ですか？
>
> **A** 医薬品を服用したところ、その主作用以外の作用として軽い眠気が現れたとします。これが自動車の運転中に生じれば、交通事故につながるため大変危険です。この場合は、特段の不都合を生じているので副作用として扱われます。
> 一方、軽い眠気が就寝前に現れた場合は、かえってぐっすり眠れます。何の不都合も生じないため、この場合は副作用として扱われません。

b. アレルギー（過敏反応）

　免疫は、本来、細菌やウイルスなどが人体に取り込まれたとき、人体を防御するために生じる反応であるが、免疫機構が過敏に反応して、好ましくない症状が引き起こされることがある。

　通常の免疫反応の場合、炎症やそれに伴って発生する痛み、発熱等は、人体にとって有害なものを体内から排除するための必要な過程といえる。しかし、アレルギーの場合は、過剰に組織に刺激を与えることも多く、引き起こされた炎症自体が過度に苦痛を与えることになる。

　このようにして、アレルギーにより体の各部位に生じる炎症等の反応をアレルギー症状といい、結膜炎†症状（流涙、眼の痒み等）、鼻炎†症状（鼻汁、くしゃみ等）、皮膚症状（蕁麻疹、湿疹、かぶれ等）、やや広い範囲にわたる腫れ（血管性浮腫†）等を生じることが多い。

解説
- 【参考】「結膜炎」　結膜（眼球と眼瞼を連絡する膜）に炎症を生じたもの
- 【参考】「鼻炎」　鼻粘膜に炎症が生じたもの
- 「血管性浮腫」　皮膚の下の毛細血管が拡張し、その部分に局所的な腫れを生じるもの。蕁麻疹と異なって、痒みを生じることは少ないです。全身で起こり得ますが、多くの場合、特に目や口の周り、手足等で生じます。

【アレルゲン】

アレルギーは、一般的にあらゆる物質によって起こり得るものである。

医薬品の薬理作用等とは関係なく起こり、また、内服薬だけでなく、外用薬等でも引き起こされることがある。

医薬品の有効成分†だけでなく、基本的に薬理作用がない添加物†もアレルゲン†となり得る。アレルゲンとなり得る添加物として、黄色4号(タートラジン†)、カゼイン†、亜硫酸塩(亜硫酸ナトリウム、ピロ硫酸カリウム等)などが知られている。

- ●「有効成分」　目的とする薬効の発現に関与する物質のこと
- ●「添加物」　有効成分の製剤化に際して、その安定性、安全性又は均質性を保持する目的、その製剤の特徴に応じて有効成分の溶解促進、放出制御等の目的で添加される物質のこと
- ●「アレルゲン」　アレルギーを引き起こす原因物質のこと
- ●【参考】「タートラジン」　医薬品に使用することができるタール色素の一つ
- ●「カゼイン」　牛乳に含まれる主要なタンパク質の一つ

【アレルギーに注意が必要な人】

普段は医薬品でアレルギーを起こしたことがない人であっても、病気等に対する抵抗力が低下している状態では、医薬品がアレルゲンとなって思わぬアレルギーを生じることがある。また、アレルギーには体質的・遺伝的な要素もあるので、アレルギーを起こしやすい体質の人の場合、近い親族にアレルギー体質の人がいる場合には注意が必要である。

医薬品を使用してアレルギーを起こしたことがある人は、その原因となった医薬品の使用を避ける必要がある。また、医薬品には、鶏卵や牛乳等を原材料としているものがあるため、鶏卵や牛乳に対するアレルギーがある人では使用を避けなければならない場合もある。

【副作用への対処】

　副作用は、眠気や口渇等の比較的よく見られるものから、日常生活に支障を来す程度の健康被害を生じる重大なものまで様々であるが、どのような副作用であれ、起きないことが望ましい。そのため、副作用が起きる仕組みや起こしやすい要因の認識、また、それらに影響を与える体質や体調等をあらかじめ把握し、適切な医薬品の選択、適正な使用が図られることが重要である。

　しかし、医薬品が人体に及ぼす作用は、そのすべてが解明されているわけではないため、十分注意して適正に使用された場合であっても副作用を生じることがある。そのため、医薬品を使用する人が副作用を初期段階で認識することにより、副作用の種類に応じて速やかに適切に処置又は対応し、重篤化の回避が図られることが重要となる。

一般用医薬品の場合	▶軽度な疾病に伴う症状の改善等を図るためのものであり、一般の生活者が自らの判断で使用するものである ▶通常、その使用を中断することによる不利益よりも、重大な副作用を回避することが優先され、その兆候が現れたときには基本的に使用を中止し、必要に応じて医師、薬剤師等に相談する
医療用医薬品の場合	▶一般の生活者が自己判断で使用を中止すると、副作用による不都合よりも、治療上の重大な問題を生じることがあるため、診療を行った医師・歯科医師、調剤した薬剤師に確認する

　一般用医薬品の販売等に従事する専門家においては、購入者等から副作用の発生の経過を十分に聴いて、その後の適切な医薬品の選択に資する情報提供を行う必要がある。このほか、副作用の状況次第では、購入者等に対して、速やかに適切な医療機関を受診するよう勧奨する必要がある。

　また、副作用は、容易に異変を自覚できるものばかりでなく、血液や内臓機能への影響等のように、明確な自覚症状として現れないこともあるので、継続して使用する場合には、特段の異常が感じられなくても医療機関を受診するよう、医薬品の販売等に従事する専門家から促していくことも重要である。

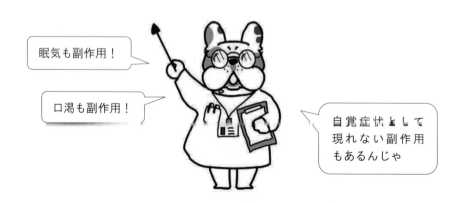

2　不適正な使用と副作用

　医薬品は、保健衛生上のリスクを伴うものであり、疾病の種類や症状等に応じて適切な医薬品が選択され、適正な使用がなされなければ、症状の悪化、副作用や事故等の好ましくない結果を招く危険性が高くなる。

　一般用医薬品の場合、その使用を判断する主体が一般の生活者であることから、その適正な使用を図っていく上で、販売時における専門家の関与が特に重要となる。

a.　使用する人の誤解や認識不足に起因する不適正な使用

　一般用医薬品は、購入者等の誤解や認識不足のために適正に使用されないことがあり、以下のような場合には、いたずらに副作用を招く危険性が増すばかりでなく、適切な治療の機会を失うことにもつながりやすい。

- 選択された医薬品が適切ではなく、症状が改善しないまま使用し続けている
- 症状の原因となっている疾病の根本的な治療や生活習慣の改善等がなされないまま、症状を一時的に緩和するだけの対処を漫然と続けている
- 「薬はよく効けばよい」「多く飲めば早く効く」と短絡的に考えて、定められた用量†を超える量を服用する
- 小児への使用を避けるべき医薬品を「子供だから大人用のものを半分にして飲ませればよい」として安易に服用する

　人体に直接使用されない医薬品であっても、使用する人の誤解や認識不足によって使い方や判断を誤り、副作用につながることがある。

　また、使用量は指示どおりであっても、便秘や不眠、頭痛など不快な症状が続くために、長期にわたり一般用医薬品をほぼ毎日連用(常習)する事例も見られる。

　便秘薬や総合感冒薬、解熱鎮痛薬などはその時の不快な症状を抑えるための医薬品であり、長期連用すれば、その症状を抑えていることで重篤な疾患の発見が遅れたり、医薬品を代謝する器官(例：肝臓、腎臓)を傷めたりする可能性もある。

　このほか、長期連用により精神的な依存がおこり、使用量が増え、購入するための経済的な負担も大きくなる例も見られる。

　このような誤解や認識不足による不適正な使用や、それに起因する副作用の発生の防止を図るためには、医薬品の販売等に従事する専門家が、購入者等に対して、正しい情報を適切に伝えていくことが重要となる。購入者等が医薬品を使用する前に添付文書や製品表示を必ず読むなどの適切な行動がとられ、その適正な使用が図られるよう、購入者等の理解力や医薬品を使用する状況等に即して説明することが求められる。

b. 医薬品を本来の目的以外の意図で使用する不適正な使用

　医薬品は、その目的とする効果に対して副作用が生じる危険性が最小限となるよう、使用する量や使い方が定められている。医薬品を本来の目的以外の意図で、以下のような乱用がなされると、過量摂取による急性中毒等を生じる危険性が高くなり、また、乱用の繰り返しによって慢性的な臓器障害等を生じるおそれもある。

● 定められた用量を意図的に超えて服用する
● みだりに他の医薬品や酒類等と一緒に摂取する

【薬物依存】

　一般用医薬品にも習慣性†・依存性†がある成分を含んでいるものがあり、そうした医薬品がしばしば乱用†されることが知られている。特に、青少年では薬物乱用の危険性に関する認識や理解が必ずしも十分でなく、好奇心から身近に入手できる薬物を興味本位で乱用することがあるので注意が必要である。

　適正な使用がなされる限りは安全かつ有効な医薬品であっても、乱用された場合には薬物依存†を生じることがあり、一度、薬物依存が形成されると、そこから離脱することは容易ではない。医薬品の販売等に従事する専門家においては、必要以上の大量購入や頻回購入などを試みる不審な者には、積極的に事情を尋ねる、状況によっては販売を差し控えるといった対応を図ることが望ましい。

3　相互作用と飲み合わせ

　相互作用とは、複数の医薬品を併用した場合、あるいは保健機能食品〈P395〉(特定保健用食品、栄養機能食品及び機能性表示食品)、いわゆる健康食品〈P397〉等の特定の食品と一緒に摂取した場合に、医薬品の作用が増強したり、減弱したりすることをいう。

　作用が増強すれば、作用が強く出過ぎたり副作用が生じやすくなる。一方、作用が減弱すれば、十分な効果が得られないなどの不都合を生じる。

　相互作用には、医薬品が吸収†、分布†、代謝†又は排泄†される過程で起こるものと、医薬品が薬理作用をもたらす部位†において起こるものがある。相互作用を回避するためには、通常、医薬品を使用している期間やその前後を通じて、相互作用を生じるおそれのある医薬品や食品の摂取を控えなければならない。

- ●「吸収」　有効成分が血中に移行すること。例えば、ある種の抗菌薬を制酸剤と併用すると、難溶性の複合体を形成して吸収が低下することになります。
- ●「分布」　血漿タンパク質と複合体を形成した有効成分は、トランスポーター(有効成分を細胞の外側から内側に運搬するタンパク質)によって輸送されません。複数の医薬品を併用すると、複合体を形成していない有効成分が増加し、トランスポーターによる輸送が急速に行われることになります。
- ●「代謝」　有効成分が体内で化学的に変化すること。血中に移行した有効成分の多くは、血漿タンパク質と複合体を形成しますが、複合体を形成した有効成分は薬物代謝酵素による代謝を受けません。複数の医薬品を併用すると、血漿タンパク質には限りがあるため、複合体を形成していない有効成分が増加し、薬物代謝酵素による代謝を急速に受けることになります。
- ●「排泄」　血漿タンパク質と複合体を形成した有効成分は、腎臓で糸球体濾過を受けません。複数の医薬品を併用すると、複合体を形成していない有効成分が増加し、糸球体濾過を受けて急速に体外に排出されることになります。
- ●「薬理作用をもたらす部位」　多くの有効成分は、細胞に存在する受容体と結合することにより薬理作用を発現します。複数の医薬品を併用すると、受容体との結合をめぐって取り合いが起こることになります。

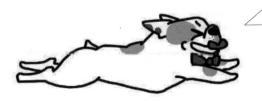

医薬品の作用を減弱してしまう相互作用もあるんだね

a. 他の医薬品との成分の重複・相互作用

　一般用医薬品は、一つの医薬品の中に作用の異なる複数の成分を組み合わせて含んでいることが多い。そのため、他の医薬品と併用した場合は、同様な作用を持つ成分が重複することがあり、これにより作用が強く出過ぎたり、副作用を招く危険性が増すことがある。

　例えば、かぜ薬†、解熱鎮痛薬†、鎮静薬†、鎮咳去痰薬†、アレルギー用薬†等では、成分や作用が重複することが多く、通常、これらの薬効群に属する医薬品の併用は避けることとされている。また、相互作用による副作用のリスクを減らす観点から、緩和を図りたい症状が明確である場合には、なるべくその症状に合った成分のみ†が配合された医薬品が選択されることが望ましい。

解説

- ●「かぜ薬」　かぜの諸症状の緩和を目的として使用される医薬品の総称
- ●「解熱鎮痛薬」　病気や外傷が原因で生じている発熱や痛みを緩和するために使用される医薬品(内服薬)の総称
- ●「鎮静薬」　精神の昂ぶりを鎮めたりすることを目的とした医薬品
- ●「鎮咳去痰薬」　咳を鎮める、痰の切れを良くする、また、喘息症状を和らげることを目的とする医薬品の総称
- ●「アレルギー用薬」　アレルギー症状を鎮めることを目的とした医薬品
- ●「その症状に合った成分のみ」　例えば、発熱の症状に対しては、かぜ薬(総合感冒薬)ではなく、解熱鎮痛薬を選択します。存在しない症状に対する不要な成分が配合されている場合、無意味に副作用のリスクを高めることになります。

【相互作用への注意】

　複数の疾病を有する人では、疾病ごとにそれぞれ医薬品が使用される場合が多く、医薬品同士の相互作用に関して特に注意が必要となる。

　医療機関で治療を受けている人では、通常、その治療が優先されることが望ましく、一般用医薬品を併用しても問題ないかどうかについては、治療を行っている医師もしくは歯科医師又は医薬品を調剤する薬剤師に確認する必要がある。

　一般用医薬品の販売等に従事する専門家においては、購入者等に対し、医薬品の種類や使用する人の状態等に即して情報提供を行う。その購入者等が医療機関・薬局から交付された薬剤を使用している場合には、診療を行った医師・歯科医師又は調剤した薬剤師に相談するよう説明する。また、現在使用している一般用医薬品がある場合には、医療機関を受診する際にその添付文書等を持参して見せるよう説明することが求められる。

b.　食品との飲み合わせ

　食品と医薬品の相互作用は、しばしば「飲み合わせ」と表現され、主に飲み薬との間で生じる場合が想定される。なお、外用薬や注射薬であっても、食品によって医薬品の作用や代謝に影響を受ける可能性がある。

アルコール	▶アルコール[†]は、医薬品の吸収や代謝に影響を与えることがある ▶酒類(アルコール)をよく摂取する者では、肝臓の代謝機能が高まっていることが多いため、通常よりもアセトアミノフェン[†]が代謝されやすくなり、体内から医薬品が速く消失して十分な薬効が得られなくなることがある ▶代謝産物[†]に薬効がある有効成分の場合には作用が強く出過ぎたり、逆に、代謝産物が人体に悪影響を及ぼす場合には副作用が現れやすくなる
カフェイン／ ビタミンA	▶カフェインは、医薬品にも食品にも含まれていることがあるため、これを含む医薬品(総合感冒薬等)と食品(例：コーヒー)を一緒に服用した場合、過剰摂取になることがある ▶カフェインと同様、ビタミンA等についても、過剰摂取とならないよう飲み合わせに注意する
生薬成分	▶医薬品的な効能効果が標榜又は暗示されていなければ、食品(ハーブ等)として流通可能な生薬成分もあり、そうした食品と合わせて摂取した場合、生薬成分が配合された医薬品の効き目や副作用が増強させることがある

- ●「アルコール」　主として肝臓で代謝されます。
- ●「アセトアミノフェン」　かぜ薬や解熱鎮痛薬に配合されている解熱鎮痛成分で、肝臓で代謝されます。
- ●「代謝産物」　代謝によって産生する物質のこと

Q　なぜ、アルコール類をよく摂取する人では代謝機能が高まっているのですか？

A　【参考】アルコールは、肝臓で、酵素(例：アルコール脱水素酵素、アセトアルデヒド脱水素酵素)の働きにより代謝されますが、こういった肝臓の酵素は、摂取する物質に応じて増えることがあります。アルコールをよく摂取する人の場合、酵素の量が増えているため、アルコールの代謝機能が高まっている状態にあります。医薬品成分の多くも、この酵素の働きで代謝されるため、肝臓の代謝機能が高まっている人では、有効成分がすみやかに代謝されてしまって、薬効が得にくくなります。

4　小児・高齢者・妊婦、授乳婦等への配慮 ●●●

a. 小児

おおよその目安として、次の年齢区分†が用いられる。

○新生児：生後 4 週未満
○乳児　：生後 4 週以上 1 歳未満
○幼児　：1 歳以上 7 歳未満
○小児　：7 歳以上 15 歳未満

ただし、一般的に 15 歳未満を小児とすることもあり、具体的な年齢が明らかな場合は、医薬品の使用上の注意においては、「3 歳未満の小児」等と表現される場合がある。

小児	▶小児は、以下のように医薬品を受けつける生理機能が未発達であるため、その使用に際して特に配慮が必要である ・大人と比べて身体の大きさに対して腸が長く、服用した医薬品の吸収率が相対的に高い ・血液脳関門†が未発達であるため、医薬品の成分が脳に達しやすく、中枢神経系に影響を与える医薬品では副作用を起こしやすい ・肝臓†の機能が未発達であるため、医薬品の成分の代謝に時間がかかり、作用が強く出過ぎたり副作用がより強く出ることがある ・腎臓†の機能が未発達であるため、医薬品の成分の排泄に時間がかかり、作用が強く出過ぎたり副作用がより強く出ることがある ▶小児の誤飲・誤用事故を未然に防止するため、家庭内においては、小児が容易に手に取れる場所、小児の目につく場所に医薬品を置かないようにする ▶成人用の医薬品の量を減らして小児へ与えるような安易な使用は避け、必ず、年齢に応じた用法用量が定められているものを使用する
幼児	▶5 歳未満の幼児に使用される錠剤やカプセル剤等の医薬品では、服用時に喉につかえやすいので注意するよう添付文書に記載されている 　※小児(特に乳児)に、錠剤、カプセル剤をそのまま飲み下させることは難しいことが多い 　※医薬品によっては、形状等が小児向けに作られていないため、「小児に対して使用しないこと」など注意を促している場合がある 　※医薬品が喉につかえると、大事に至らなくても咳き込んで吐き出し苦しむことになり、その体験から乳幼児に医薬品の服用に

	対する拒否意識を生じさせてしまうことがある ▶一般に乳幼児は、容態が変化した場合に自分の体調を適切に伝えることが難しい 　※医薬品を使用した後は、保護者等が乳幼児の状態をよく観察することが重要で、何か変わった兆候が現れたときには、早めに医療機関に連れて行き、医師の診察を受けさせることが望ましい ▶乳幼児が薬の誤飲・誤用事故の場合(誤って大量に飲み込んだ、目に入れてしまった)には、通常の使用状況から著しく異なるため、想定しがたい事態につながるおそれがある 　※一般用医薬品であっても高度に専門的判断が必要となることが多いので、応急処置等について関係機関の専門家に相談し、様子がおかしいようであれば医療機関に連れて行く
乳児	▶乳児は、医薬品の影響を受けやすく、状態が急変しやすく、一般用医薬品の使用の適否が見極めにくいため、基本的には医師の診療を受けることが優先される ▶乳児向けの用法用量が設定されている製品であっても、一般用医薬品による対処は最小限(夜間等、医師の診療を受けることが困難な場合)にとどめることが望ましい

　医薬品の販売等に従事する専門家においては、小児に対して使用した場合に副作用等が発生する危険性が高まり、安全性の観点から小児への使用を避けることとされている医薬品の販売等に際しては、購入者等から状況を聞いて、想定される使用者の把握に努めるなど、積極的な情報収集とそれに基づく情報提供が重要となる。

●「年齢区分」　「医療用医薬品の添付文書等の記載要領の留意事項(平成29年6月8日薬生安発0608第1号厚生労働省医薬・生活衛生局安全対策課長通知別添)」において年齢区分が示されています。
●「血液脳関門」　脳の毛細血管において、中枢神経の間質液環境を血液内の組成変動から保護するように働くため、タンパク質やイオン化した物質が透過しにくくなっています。
●「肝臓」　有効成分の代謝に重要で、この機能が低下すると医薬品の作用・副作用が強く現れます。
●「腎臓」　有効成分の排出に重要で、この機能が低下すると医薬品の作用・副作用が強く現れます。

b. 高齢者

おおよその目安として、高齢者は 65 歳以上†としている。

生理機能の衰え	▶一般に生理機能が衰えつつある
	▶肝臓や腎臓の機能が低下していると、医薬品の作用が強く現れやすく、若年時と比べて副作用を生じるリスクが高くなる
	▶基礎体力や生理機能の衰えの度合いは個人差が大きく、年齢のみから一概(いちがい)にどの程度リスクが増大しているかを判断することは難しい
	▶嚥下(えんげ)障害†の場合があり、内服薬を使用する際に喉に詰まらせやすい
	▶医薬品の副作用で口渇を生じている場合、誤嚥(ごえん)†を誘発しやすくなる
持病	▶持病(基礎疾患)を抱えていることが多く、一般用医薬品の使用によって基礎疾患の症状が悪化したり、治療の妨げとなる場合がある
	▶複数の医薬品が長期間にわたって使用される場合には、副作用を生じるリスクが高くなる
傾向	▶医薬品の説明を理解するのに時間がかかることがある
	▶細かい文字が見えづらく、添付文書や製品表示の記載を読み取るのが難しいことがある
	▶手先の衰えのため、医薬品を容器や包装から取り出すことが難しいことがある
	▶医薬品の取り違えや飲み忘れを起こしやすい傾向がある

　一般用医薬品の販売等に際しては、実際にその医薬品を使用する高齢者の個々の状況に即して、適切に情報提供や相談対応をすることが重要である。

解説

- ●「高齢者は 65 歳以上」　「医療用医薬品の添付文書等の記載要領の留意事項(平成 29 年 6 月 8 日薬生安発 0608 第 1 号厚生労働省医薬・生活衛生局安全対策課長通知別添)」において示されています。
- ●「嚥下障害」　喉の筋肉が衰えて飲食物を飲み込む力が弱まっている状態
- ●「誤嚥」　食べ物等が誤って気管に入り込むこと

C.　妊婦又は妊娠していると思われる女性

　妊婦は、体の変調や不調を起こしやすいため、一般用医薬品を使用して症状の緩和等を図ろうとする場合もあるが、その際には妊婦の状態を通じて胎児に影響を及ぼすことがないよう配慮する必要がある。そもそも一般用医薬品による対処が適当かどうかを含めて慎重に考慮されるべきである。

血液－胎盤 （たいばん） 関門	▶胎児は、誕生するまでの間、母体との間に存在する胎盤を通じて栄養分を受け取っている ▶胎盤には、胎児の血液と母体の血液とが混ざらない仕組みとして、血液－胎盤関門[†]がある ▶母体が医薬品を使用した場合、血液－胎盤関門によって、どの程度医薬品の成分の胎児への移行が防御されるかは、未解明のことも多い ▶妊婦が使用した場合における安全性に関する評価は困難であるため、一般用医薬品では妊婦の使用について「相談すること」としているものが多い
先天異常／ （せんてん） 流産・早産 （りゅうざん）（そうざん）	▶妊娠前後の一定期間に通常の用量を超えてビタミンA含有製剤を摂取すると、胎児に先天異常[†]を起こす危険性が高まるとされる ▶便秘薬[†]は、配合成分やその用量によっては流産や早産を誘発するおそれがある ▶先天異常や流産・早産を起こすおそれのある医薬品については、十分注意して適正に使用するか、使用そのものを避ける必要がある ※その販売等に際しては、購入者等から状況を聞いて想定される使用者の把握に努めるなど、積極的な情報収集とそれに基づく情報提供を行うことが重要となる

　妊娠の有無やその可能性については、購入者等にとって他人に知られたくない場合もあることから、一般用医薬品の販売等において専門家が情報提供や相談対応を行う際には、十分に配慮することが必要である。

解説

- ●【参考】「血液－胎盤関門」　母体と胎児の間で行われる物質(有効成分を含む)の移行をある程度抑止する働きがあります。
- ●【参考】「先天異常」　生まれもって身体に現れた障害のこと
- ●「便秘薬」　刺激性瀉下成分が配合されている場合、腸の急激な動きに刺激されて流産・早産を誘発するおそれがあります。

d. 授乳婦

　医薬品の種類によっては、授乳婦†が使用した医薬品の成分の一部が乳汁中に移行することが知られており、母乳を介して乳児が医薬品の成分を摂取することになる場合がある。

　このような場合、乳幼児に好ましくない影響が及ぶことが知られている医薬品については、授乳期間中の使用を避けるか、使用後しばらくの間は授乳を避けることができるよう、医薬品の販売等に従事する専門家は、購入者等に対して積極的な情報提供を行う必要がある。

　吸収された医薬品の一部が乳汁中に移行することが知られていても、通常の使用の範囲では具体的な悪影響は判明していないものもあり、購入者等から相談があったときには、乳汁に移行する成分やその作用等について適切に説明する必要がある。

解説

● 「授乳婦」　母乳を与える女性のこと

e. 医療機関で治療を受けている人

　近年、生活習慣病等の慢性疾患を持ちながら日常生活を送る生活者が多くなっている。疾患の種類や程度によっては、一般用医薬品を使用することでその症状が悪化したり、治療が妨げられることもある。

医療機関で治療を受けている場合	▸疾患の程度やその医薬品の種類に応じて、問題を生じるおそれがあれば使用を避けることができるように情報提供する ▸必要に応じ、いわゆるお薬手帳†を活用して情報提供する
医療機関・薬局で交付された薬剤を使用している場合	▸登録販売者において一般用医薬品との併用の可否を判断することは困難なことが多いので、その薬剤を処方した医師・歯科医師又は調剤を行った薬剤師に相談するよう説明する
過去に医療機関で治療を受けていた場合	▸どのような疾患について、いつ頃かかっていたのか(いつ頃治癒したのか)を踏まえ、購入者等が使用の可否を適切に判断できるよう情報提供する

　また、医療機関で治療を受ける際には、使用している一般用医薬品の情報を医療機関の医師や薬局の薬剤師等に伝えるよう購入者等に説明することも重要である。

　医療機関での治療は特に受けていない場合であっても、医薬品の種類や配合成分等によっては、特定の症状がある人が使用するとその症状を悪化させるおそれがあるなど注意が必要なこともある。

●【参考】「お薬手帳」　患者の薬剤服用歴その他の情報を一元的かつ経時的に管理できるようにするための手帳のことです。薬局で交付され、調剤日、投薬に係る薬剤の名称、用法、用量、相互作用その他服用に際して注意すべき事項が記載されます。

医薬品を使用したときに、結果的又は偶発的に薬理作用[†]によらない作用を生じることをプラセボ効果(偽薬効果)という。

プラセボ効果	▶医薬品を使用したときにもたらされる反応や変化には、薬理作用によるもののほか、プラセボ効果によるものも含まれている ▶暗示効果[†]、条件付けによる生体反応[†]、自然緩解[†]等が関与してプラセボ効果が生じると考えられている ▶プラセボ効果による反応や変化には、望ましいもの(効果)と不都合なもの(副作用)がある ▶プラセボ効果は、主観的な変化[†]だけでなく、客観的に測定可能な変化[†]として現れることもある ▶プラセボ効果は不確実であり、それを目的として医薬品が使用されるべきではない ※購入者等が、適切な医薬品の選択、医療機関の受診機会を失うことのないよう、正確な情報を適切に伝えることが重要である

解説

● 「薬理作用」 薬物が生体の生理機能に影響を与える作用のこと
● 「暗示効果」 医薬品を使用したこと自体による楽観的な結果への期待。例えば、適切な処置が行われているとの安心感からくる結果への期待のこと。お母さんが転んだ子どもに対して、「ちちんぷいぷい。痛いの痛いのとんでいけー」というのも暗示効果の一つといえます。
●【参考】「条件付けによる生体反応」 経験によって後天的に獲得される生体反応のこと。例えば、薬を包装から取り出して水の入ったコップを用意し、その薬を口に放り込んでコップの水で胃に流し込む、という一連の所作(条件)が繰り返されると、その一連の所作のみで何らかの生体反応が発動することがあります。
● 「自然緩解」 時間経過による自然発生的な変化で、病気の症状が見かけ上軽減した状態のこと。治癒とは違う概念で、再発するおそれが考慮されていません。
●【参考】「主観的な変化」 例えば、痛みは主観的なものであり、これを客観的に測定することはできないとされていますが、プラセボ効果により痛みが和らいだように感じることがあります。
●【参考】「客観的に測定可能な変化」 例えば、プラセボ効果により肝機能検査値が変動することがあります。

6　医薬品の品質　

　医薬品は高い水準で均一な品質が保証されていなければならないが、その有効成分及び添加物成分には、高温や多湿、光(紫外線)等によって品質の劣化(変質・変敗)を起こしやすいものが多い。その全部又は一部が変質・変敗した物質から成っている医薬品の販売等は禁止されている。

保管・陳列する場所	▶医薬品が保管・陳列される場所は、清潔性が保たれるとともに、その品質が十分保持される環境となるよう、高温、多湿、直射日光等の下に置かれることのないよう留意する ▶適切な保管・陳列がなされなければ、医薬品の効き目が低下したり、人体に好ましくない作用をもたらす物質を生じることがある ▶適切な保管・陳列がなされたとしても、経時変化による品質の劣化は避けられない
使用期限	▶一般用医薬品は、外箱等に記載されている使用期限から十分な余裕をもって販売等することが重要である 　※薬局又は店舗販売業において購入された後、すぐに使用されるとは限らず、家庭における常備薬となることも多い ▶外箱等に表示されている「使用期限」は、未開封状態で保管された場合に品質が保持される期限である 　※液剤などでは、いったん開封されると記載されている期日まで品質が保証されない場合がある

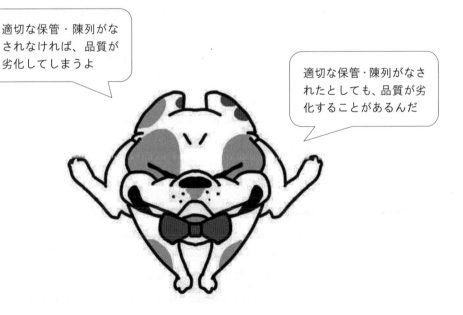

適切な保管・陳列がなされなければ、品質が劣化してしまうよ

適切な保管・陳列がなされたとしても、品質が劣化することがあるんだ

25

1 一般用医薬品で対処可能な症状等の範囲

近年、急速な高齢化の進展や生活習慣病の増加など疾病構造の変化、生活の質†の向上への要請等に伴い、自分自身の健康に対して高い関心をもつ生活者が多くなっている。

そのような中、専門家による適切なアドバイスの下、身近にある一般用医薬品を利用するセルフメディケーションの考え方がみられるようになってきている。

セルフメディケーションの主役は一般の生活者であり、一般用医薬品の販売等に従事する専門家においては、購入者等に対して常に科学的な根拠に基づいた正確な情報提供を行い、セルフメディケーションを適切に支援していくことが期待される。

したがって、情報提供は必ずしも医薬品の販売に結びつけるのでなく、受診勧奨†したり、医薬品の使用によらない対処を勧めることが適切な場合がある。

一般用医薬品で対処可能な範囲	▶一般用医薬品で対処可能な範囲は、医薬品を使用する人によって変わってくるものである ▶乳幼児や妊婦等では、通常の成人の場合に比べて対処可能な範囲は限られる ▶症状が重いとき(例：高熱、激しい腹痛、患部が広範囲)に、一般用医薬品を使用することは適切な対処とはいえない ▶体調不良や軽度の症状に一般用医薬品を一定期間・一定回数使用しても、症状の改善がみられない又は悪化したときは、医療機関を受診する
一般用医薬品の役割	▶一般用医薬品は、医療機関での治療を受けるほどではない体調不良や疾病の初期段階、あるいは日常において、生活者が自らの疾病の治療、予防又は生活の質の改善・向上を図ることを目的としている ▶一般用医薬品は、以下のような役割を持つ ・軽度な疾病に伴う症状の改善 ・生活習慣病†等の疾病に伴う症状発現の予防(科学的・合理的に効果が期待できるものに限る) ・生活の質(QOL)の改善・向上 ・健康状態の自己検査 ・健康の維持・増進 ・その他保健衛生

また、スポーツ競技者については、医薬品使用においてドーピング†に注意が必要である。一般用医薬品にも使用すればドーピングに該当する成分を含んだものがあるため、スポーツ競技者から相談があった場合は、専門知識を有する

薬剤師などへの確認が必要である。

解説

- ●【参考】「生活の質」　人間がどれだけ人間らしい生活ができているかを図る概念。例えば、癌の治療を優先して激しい痛みを放置することは、患者の苦しみに対する配慮が欠け、生活の質が低いと考えられます。
- ●「受診勧奨」　医療機関の受診を勧めること
- ●「生活習慣病」　運動療法及び食事療法が基本となります。
- ●【参考】「ドーピング」　スポーツにおいて禁止されている物質や方法によって競技能力を高め、意図的に自分だけが優位に立ち、勝利を得ようとする行為のこと

Q 一般用医薬品の役割について、もう少し詳しく教えてください。

A

① 軽度な疾病に伴う症状の改善

　　激しい症状を伴う疾患(例：インフルエンザ、肺炎)、患部が広範囲に及ぶ場合は、軽度な疾病にあたりません。

② 生活習慣病等の疾病に伴う症状発現の予防

　　生活習慣病の症状の「改善」ではなく、あくまで「予防」です。

③ 生活の質(QOL)の改善・向上

　　例えば、かぜによる節々の痛みを和らげたりすることです。

④ 健康状態の自己検査

　　一般用検査薬による検査結果はあくまで目安にすぎず、診断を行うことはできません。あくまで診断は医師又は歯科医師が行います。

⑤ 健康の維持・増進

　　例えば、滋養強壮保健薬は、体調の不調を生じやすい体質の改善、栄養素の不足による症状の改善・予防を目的としています。

⑥ その他保健衛生(衛生害虫の防除、殺菌消毒等)

　　保健衛生上の害を及ぼす昆虫等を衛生害虫といい、これらの防除を目的としたものが該当します。また、殺菌消毒薬は、病原微生物による感染症の防止を目的として用いられます。

一般用医薬品は、一般の生活者がその選択や使用を判断する主体となる。

　登録販売者[†]は、生活者のセルフメディケーション[†]を支援していくという姿勢で臨むことが基本となる。

●「登録販売者」　第二類医薬品及び第三類医薬品の販売、情報提供等を担う医薬品の販売従事者のこと
●「生活者のセルフメディケーション」　生活者が自らの健康上の問題等について、一般用医薬品を利用して改善を図ろうとすること

【セルフメディケーションの支援】

　医薬品の適正な使用のため必要な情報は、基本的に添付文書や製品表示に記載されているが、その記載は一般的・網羅的な内容となっている。そのため、個々の購入者や使用者にとって、どの記載内容が当てはまり、どの注意書きに特に留意すべきなのか等について適切に理解することは必ずしも容易でない。また、十分に目を通さずに医薬品が使用されるおそれもある。

　他方、あらかじめ購入する医薬品を決めている購入者等も多いが、使う人の体質や症状等にあった製品を事前に調べて選択しているのではなく、宣伝広告や販売価格等に基づいて漠然と選択していることも少なくない。

　そこで、医薬品の販売等に従事する専門家においては、購入者等が、自分自身や家族の健康に対する責任感を持ち、適切な医薬品を選択して、適正に使用するよう、働きかけていくことが重要である。

【情報提供にあたっての留意事項】

　専門家からの情報提供は、単に専門用語を分かりやすい平易な表現で説明するだけでなく、実情(説明した内容が購入者等にどう理解され、行動に反映されているか等)を把握しながら行うことにより実効性が高まる。適切な医薬品を選択し、必要な注意を払って適正に使用していくためには、医薬品の販売等に従事する専門家が、可能な限り、購入者等の個々の状況の把握に努めることが重要となる。

　一般用医薬品の場合、必ずしも情報提供を受けた当人が医薬品を使用する者とは限らないことを踏まえ、販売時のコミュニケーションを考える必要がある。

【購入者から確認すべきポイント】

　一般用医薬品は、すぐに使用する必要に迫られて購入されるとは限らず、家庭における常備薬として購入されることも多い。こういったことを踏まえ、医薬品の販売等に従事する専門家は、以下のような基本的なポイントを購入者等から確認しておきたい。

① 何のためにその医薬品を購入しようとしているか(購入者等のニーズ、購入の動機)
② その医薬品を使用するのは情報提供を受けている当人か、又はその家族等が想定されるか
③ その医薬品を使用する人として、小児や高齢者、妊婦等が想定されるか
④ その医薬品を使用する人が医療機関で治療を受けていないか
⑤ その医薬品を使用する人が過去にアレルギー、医薬品による副作用の経験があるか
⑥ その医薬品を使用する人が相互作用や飲み合わせで問題を生じるおそれのある他の医薬品の使用や食品の摂取をしていないか

　なお、第一類医薬品を販売する場合は、薬剤師が、③〜⑤の事項を確認しなければならない。第二類医薬品を販売する場合は、薬剤師又は登録販売者が、③〜⑤の事項を確認するよう努めなければならない。

　さらに、一般用医薬品は、すぐに使用する必要に迫られて購入されるとは限らず、家庭における常備薬として購入されることも多いことから、その販売等に従事する専門家においては、以下の点に関して把握に努めることが望ましい。

⑦ その医薬品がすぐに使用される状況にあるか[†](その医薬品によって対処しようとする症状等が現にあるか)
⑧ 症状等がある場合、それはいつ頃からか、その原因や患部等の特定はなされているか

●「すぐに使用される状況にあるか」　医薬品がすぐに使用される状況にない場合には、実際に使用する際に、販売時になされた情報提供の内容を思い起こしながら改めて添付文書等に目を通すよう、購入者等に促すことが重要です。

【購入者とのコミュニケーション】

　購入者側の状況を把握するには、医薬品の販売等に従事する専門家から購入者等に尋ねることが少なくない。会話しやすい雰囲気づくりに努めることにより、購入者等が健康への高い関心を有する生活者として参加意識を持ち、医薬品を使用する状況等について自らの意志で伝えてもらえるよう促していくことが重要である。

　購入者自身が何を期待して医薬品を購入するのか漠然としている場合、購入者側に情

報提供を受けようとする意識が乏しくコミュニケーションが成立しがたい場合であっても、医薬品の販売等に従事する専門家は、購入者側から医薬品の使用状況に係る情報をできる限り引き出し、可能な情報提供を行っていくためのコミュニケーション技術を身につけるべきである。

　例えば、購入者等が医薬品を使用する本人で、かつ、現に症状等がある場合には、言葉によるコミュニケーションから得られる情報のほか、その人の状態や様子全般から得られる情報も、状況把握につながる重要な手がかりとなる。また、購入者等が医薬品を使用する状況は随時変化する可能性があるため、販売数量は一時期に使用する必要量とする等、販売時のコミュニケーションの機会が継続的に確保されるよう配慮することも重要である。

1 IV 薬害の歴史

1 医薬品の副作用等に対する基本的な考え方 ∷∷∷

　医薬品は人体にとって本来異物であるため、治療上の効能・効果とともに何らかの有害な作用(副作用)等が生じることは避けがたい。

　副作用は、眠気、口渇等の比較的よく見られるものから、死亡や日常生活に支障を来すほどの重大なものまでその程度は様々である。それまでの使用経験を通じて知られている副作用のみならず、科学的に解明されていない未知のものが生じる場合もある。このように、医薬品の副作用被害やいわゆる薬害は、医薬品を十分注意して使用したとしても起こり得るものである。

　医薬品は「両刃の 剣 」であることを踏まえ、医薬品の販売等に従事する専門家等の関係者が医薬品の安全性の確保に最善の努力を重ねていくことが重要である。

　一般用医薬品の販売等に従事する者においては、薬害事件の歴史を十分に理解し、医薬品の副作用等による健康被害の拡大防止に関して、製薬企業や国だけでなく、医薬品の情報提供、副作用報告等を通じて、その責務の一端を担っていることを肝に銘じておく必要がある。

Ｑ　「両刃の剣」とはどういう意味ですか?

Ａ　【参考】台所の包丁は片側だけに刃がついています。だから、包丁の背に手を添えて、食材を圧し切ることができます。一方、両刃の 剣 には、背の部分にも刃がついているため、下手に触れると自らの手をも傷つけてしまいます。医薬品には、病気の症状を和らげる働きがある一方で、その副作用により健康被害を招いてしまうおそれがあることから、「両刃の剣」にたとえられています。

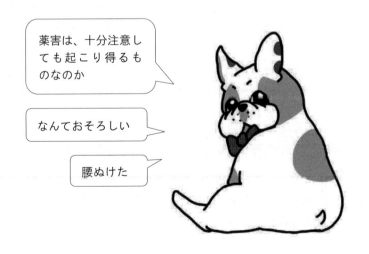

薬害は、十分注意しても起こり得るものなのか

なんておそろしい

腰ぬけた

a. サリドマイド訴訟

訴訟関係	▶サリドマイド訴訟は、催眠鎮静剤等として販売されたサリドマイド製剤を妊娠している女性が使用したことにより、出生児に四肢欠損、耳の障害等の先天異常(サリドマイド胎芽症)が発生したことに対する損害賠償訴訟である ※サリドマイドは、その鎮静作用を目的として胃腸薬にも配合されていた ※サリドマイド製剤には、過去に一般用医薬品としても販売されていたこともあった ▶1963 年 6 月に製薬企業を被告として、1964 年 12 月には国及び製薬企業を被告として提訴され、1974 年 10 月に和解が成立した
催奇形性	▶サリドマイドは、催眠鎮静成分として承認されたが、血管新生[†]を妨げる作用もあった ▶妊娠している女性が摂取したサリドマイドは、血液－胎盤関門を通過して胎児に移行する ▶胎児[†]の血管新生が妨げられると、細胞分裂[†]が正常に行われず器官が十分に成長しないことから、四肢欠損、視聴覚等の感覚器や心肺機能の障害等の先天異常が発生する ▶サリドマイド[†]の光学異性体[†]のうち、血管新生を妨げる作用は、S 体のみが有しており、もう一方の R 体にはない ▶鎮静作用は R 体のみが有している ▶サリドマイドの R 体と S 体は体内で相互に転換するため、R 体のサリドマイドを分離して製剤化しても催奇形性[†]は避けられない
市販後の安全対策	▶サリドマイド製剤は、1957 年に西ドイツ(当時)で販売が開始され、日本では 1958 年 1 月から販売されていた ▶1961 年 11 月、西ドイツのレンツ博士がサリドマイド製剤の催奇形性について警告を発し、西ドイツでは製品が回収されるに至った ▶日本では、1961 年 12 月に西ドイツ企業から勧告が届き、かつ、翌年になってからもその西ドイツ企業から警告が発せられていたにもかかわらず、1962 年 5 月まで出荷停止が行われず、販売停止及び回収措置は同年 9 月になるなど、対応の遅さが問題視された
世界の取り組み	▶サリドマイドによる薬害事件は、日本のみならず世界的にも問題となったため、WHO 加盟国を中心に市販後の副作用情報の収集の重要性が改めて認識され、各国における副作用情報の収集体制の整備が図られた

- ●「血管新生」　既に存在する血管から新しい血管が形成されること。広義には血管形成に伴って、新しい血管によって栄養分等が運ばれることも指します。血管新生は胎児の成長過程のみならず、健康な成人においても重要ですが、成人における新しい血管の形成は胎児期に比べると活発ではありません。なお、腫瘍化した細胞近辺では血管新生が活発化し腫瘍の成長を促すことから、血管新生を妨げる物質が抗癌剤として用いられることがあります。

- ●「胎児」　諸器官の形成のため、胎児の成長の過程では、細胞分裂が活発に行われています。

- ●【参考】「細胞分裂」　細胞の増殖形態のこと。一つの細胞が分裂することにより新たな二つの細胞が生まれます。

- ●「サリドマイド」　R体と S体が分離されていない混合体(ラセミ体)を用いてサリドマイド製剤が製造されていました。なお、当時は、光学異性体の違いによって有効性や安全性に差が生じることが明確になっていませんでした。

- ●「光学異性体」　分子の化学的配列は同じであるが、鏡像関係(鏡に映ったような左右対称の関係)にあり、互いに重ね合わせることができないもの。R体と S体のほか、d−体と l−体、D−体と L−体として区別する表記方法があります。なお、サリドマイド薬害を踏まえ、新たな有効成分を含む医薬品の承認にあたっては、光学異性体の有無や有効性、安全性等への影響についても確認、評価がなされるようになりました。

- ●【参考】「催奇形性」　胎芽や胎児に奇形を生じさせる性質のこと。なお、胎齢 8 週(妊娠週数 10 週)未満を胎芽といい、胎齢 8 週以上を胎児といいます。

Q　薬害訴訟において、年号も覚える必要がありますか?

A　登録販売者試験において年号を問う問題はほとんど出題されないので、年号まで覚える必要はありません。

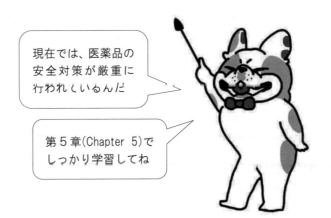

現在では、医薬品の安全対策が厳重に行われているんだ

第 5 章(Chapter 5)でしっかり学習してね

b. スモン訴訟

訴訟関係	▶スモン訴訟は、キノホルム製剤を使用したことにより、亜急性脊髄視神経症(スモン†)に罹患したことに対する損害賠償訴訟である ※キノホルム製剤には、過去に一般用医薬品としても販売されていたこともあった ▶1971年5月に国及び製薬企業を被告として提訴された ▶1977年10月に東京地裁において和解が成立し、以来、各地の地裁及び高裁において和解が勧められ、1979年9月に全面和解が成立した ※被告である国は、スモン患者の早期救済のためには、和解による解決が望ましいとの基本方針に立っていた
スモンの症状	▶初期には腹部の膨満感から激しい腹痛を伴う下痢を生じ、次第に下半身の痺れや脱力、歩行困難等が現れる ▶麻痺は上半身にも拡がる場合があり、ときに視覚障害から失明に至ることもある
市販後の安全対策	▶キノホルム製剤は、1924年から整腸剤として販売されていた ▶1958年頃から消化器症状を伴う特異な神経症状が報告されるようになった ▶米国では1960年にアメーバ赤痢†への使用に限ることが勧告された ▶日本では、1970年8月に「スモンの原因はキノホルムである」との説が発表され、同年9月に販売が停止された
国の取り組み	▶スモンの治療研究施設の整備、治療法の開発調査研究の推進が行われた ▶スモン患者に対し、施術費及び医療費の自己負担分の公費負担、世帯厚生資金貸付による生活資金の貸付のほか、重症患者に対する介護事業が講じられた ▶サリドマイド訴訟、スモン訴訟を契機として、1979年、医薬品の副作用による健康被害の迅速な救済を図るため、医薬品副作用被害救済制度〈P509〉が創設された

解説

● 「スモン」　英名 Subacute Myelo-Optico-Neuropathy の頭文字をとって、スモンと呼ばれます。

● 【参考】「アメーバ赤痢」　赤痢アメーバの経口感染により引き起こされる伝染病。大腸や直腸に潰瘍を生じ、粘液血便や断続的な下痢、痙攣性の腹痛等を伴います。

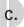

C. HIV 訴訟

訴訟関係	▶HIV 訴訟は、血友病（けつゆうびょう）†患者が、HIV(ヒト免疫不全ウイルス)が混入した原料血漿（けっしょう）から製造された血液凝固因子製剤†の投与を受けたことにより、HIV に感染したことに対する損害賠償訴訟である ▶国及び製薬企業を被告として、1989 年 5 月に大阪地裁、同年 10 月に東京地裁で提訴された ▶大阪地裁は 1995 年 10 月に、東京地裁は 1996 年 3 月に和解勧告を行い、1996 年 3 月に両地裁で和解†が成立した
国の取り組み	▶エイズ治療・研究開発センター及び拠点病院の整備、治療薬の早期提供等の取り組みが推進された ▶医薬品副作用被害救済・研究振興調査機構(当時)との連携により承認審査体制が充実された ▶製薬企業に対し、従来の副作用報告に加えて、感染症報告〈P505〉が義務づけられた ▶緊急に必要な医薬品の迅速な供給のため、緊急輸入†制度が創設された ▶血液製剤の安全確保対策として検査や献血時の問診（もんしん）の充実が図られるとともに、薬事行政組織の再編、情報公開の推進、健康危機管理体制の確立等がなされた

解説

- ●【参考】「血友病」　遺伝的障害により、先天性の血液凝固障害が生じる病気。関節や筋肉等に内出血を生じやすく、止血困難な症状が現れます。
- ●【参考】「血液凝固因子製剤」　血液凝固因子を主成分とした医薬品のこと。血友病患者の血液凝固活性を補い、出血抑制を目的として用いられます。
- ●「和解」　和解確認書において、厚生大臣(当時)は、『我が国における血友病患者の HIV 感染という悲惨な被害を拡大させたことについて指摘された重大な責任を深く自覚、反省して、感染被害者に物心両面にわたり甚大な被害を被（こうむ）らせるに至ったことにつき、深く衷心（ちゅうしん）よりお詫びする』とともに、『サリドマイド、キノホルムの医薬品副作用被害に関する訴訟の和解による解決に当たり、薬害の再発を防止するため最善の努力をすることを確約したにもかかわらず、再び医薬品による悲惨な被害を発生させるに至ったことを深く反省し、その原因についての真相の究明に一層努めるとともに、安全かつ有効な医薬品を国民に供給し、医薬品の副作用や不良医薬品から国民の生命、健康を守るべき重大な責務があることを改めて深く認識し、薬事法上医薬品の安全性確保のため厚生大臣に付与された各種権限を十分活用して、医薬品による悲惨な被害を再び発生させることがないよう、最善、最大の努力を重ねることを改めて確約する』としました。
- ●【参考】「緊急輸入」　医薬品の特例承認のこと。安全性の問題を考慮しても迅速な供給の必要性が優る場合、承認申請に必要な資料の緩和等の特例措置を講じて審査期間を短縮し、日本に医薬品を"緊急輸入"することができます。

d. CJD訴訟

訴訟関係	▶CJD訴訟は、脳外科手術等に用いられていたヒト乾燥硬膜†を介してCJD(クロイツフェルト・ヤコブ病)に罹患したことに対する損害賠償訴訟である ▶国、輸入販売業者及び製造業者を被告として、1996年11月に大津地裁、1997年9月に東京地裁で提訴された ▶大津地裁、東京地裁は、2001年11月に和解勧告を行い、2002年3月に両地裁で和解†が成立した
プリオン	▶プリオンは、細菌でもウイルスでもないタンパク質の一種である ▶CJDは、プリオンが脳の組織に感染することにより生じ、次第に認知症†に類似した症状が現れ、死に至る重篤な神経難病である ▶ヒト乾燥硬膜の原料が採取された段階で既にプリオンに汚染されている場合があるが、プリオン不活化のための十分な化学的処理が行われないままの製品が流通したことにより、脳外科手術で移植された患者にCJDが発生した
国の取り組み	▶生物由来の医薬品等によるHIVやCJDの感染被害が多発したことにかんがみ、生物由来製品の安全対策が強化されるとともに、総合機構†による生物由来製品による感染等被害救済制度〈P511〉が創設された ▶CJD患者の入院対策・在宅対策の充実、CJDの診断・治療法の研究開発、正しい知識の普及・啓発、患者家族・遺族に対する相談事業等に対する支援が行われた ▶CJD症例情報の把握、ヒト乾燥硬膜の移植の有無を確認するための患者診療録の長期保存等の措置が講じられ、生物由来製品の安全対策が強化された

解説

- ●【参考】「ヒト乾燥硬膜」　脳外科手術においては、頭蓋骨に穴をあけ、硬膜(頭蓋骨と脳の間にある膜)を切り開かなければなりませんが、脳の処置が終わった後には、ヒト乾燥硬膜という製品(人間の死体から剥ぎ取った硬膜を乾燥させたもの)を、切り開いた箇所に絆創膏のように貼り付ける処置がなされていました。
- ●「和解」　和解に際し、厚生労働大臣は、生物由来の医薬品等によるHIVやCJDの感染被害が多発したことにかんがみ、こうした医薬品等の安全性を確保するため必要な規制の強化を行うとともに、生物由来の医薬品等による被害の救済制度を早期に創設できるよう努めることを誓約しました。
- ●【参考】「認知症」　脳が十分に成長発達した後に、慢性の知能低下が起きる病気。以前は"痴呆"と呼ばれていました。
- ●「総合機構」　(独)医薬品医療機器総合機構のこと。PMDAとも呼ばれます。

e.　C 型肝炎訴訟

訴訟関係	▶C 型肝炎訴訟は、出産や手術での大量出血などの際に特定のフィブリノゲン製剤や血液凝固第Ⅸ因子製剤の投与を受けたことにより、C 型肝炎ウイルスに感染したことに対する損害賠償訴訟である ▶2002 年から 2007 年にかけて国及び製薬企業を被告として、5 つの地裁で提訴された ▶2006 年から 2007 年にかけて言い渡された 5 つの判決では、国及び製薬企業が責任を負うべき期間等について判断が分かれた
国の取り組み	▶2008 年 1 月、C 型肝炎ウイルス感染者の早期・一律救済の要請にこたえるべく、議員立法[†]によってその解決を図るため、「特定フィブリノゲン製剤及び特定血液凝固第Ⅸ因子製剤による C 型肝炎感染被害者を救済するための給付金の支給に関する特別措置法(平成 20 年法律第 2 号)」が制定、施行された ▶現在、国では、この法律に基づく給付金の支給の仕組みに沿って和解を進めている ▶「薬害再発防止のための医薬品行政等の見直しについて[†](平成22 年 4 月 28 日)」を受け、医師、薬剤師、法律家、薬害被害者などの委員により構成される医薬品等行政評価・監視委員会[†]が設置された

解説

- 【参考】「議員立法」　(内閣ではなく、)国会議員によって発議され、成立した法律のこと
- 「薬害再発防止のための医薬品行政等の見直しについて」　薬害肝炎事件の検証及び再発防止のための医薬品行政のあり方検討委員会の最終提言です。
- 【参考】「医薬品等行政評価・監視委員会」　医薬品等の安全性の確保等については、①［流通規制］→ ②［市販後の安全対策］　→ ③［①及び②の監督］→④［①から③までの評価及び監視］という工程に分かれて行われますが、このうち、④の工程を医薬品等行政評価・監視委員会が担うこととされています。

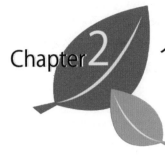

Chapter 2 人体の働きと医薬品

学習ポイント！

◎ 人体の諸器官の構造と働きについて理解すること

◎ 医薬品の体内における働きについて理解すること

◎ 医薬品の剤形ごとの違い、適切な使用方法について理解すること

◎ 主な副作用について理解すること

2 I 人体の構造と働き

　ヒトの体は、細胞が集まって構成されており、関連する働きを持つ細胞が集まって組織を作り、複数の組織が組み合わさって一定の形態を持ち、特定の働きをする器官が形成される。器官が互いに連絡して協働し、全体として一つの機能を持つ場合、それらを器官系という。

薬の作用を勉強する前に、まずは体の仕組みを学習しなくては

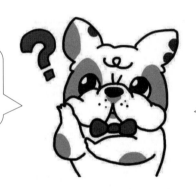

体を構成する器官の働きを一つ一つ理解していくぞ！

1．胃・腸、肝臓、肺、心臓、腎臓などの内臓器官

1 消化器系

　消化器系は、飲食物を消化して生命を維持していくため必要な栄養分として吸収し、その残滓（ざんし）を体外に排出する器官系である。

　これに関わる器官として、次のものがある。

消化管	▶口腔（こうくう）　▶咽頭（いんとう）　▶食道　▶胃　▶小腸　▶大腸　▶肛門（こうもん）
消化腺	▶唾液腺（だえきせん）　▶肝臓　▶胆嚢（たんのう）　▶膵臓（すいぞう）など

消化管は、口腔から肛門まで続く管で、平均的な成人で全長約 9mある。飲食物はそのままの形で栄養分として利用できない。消化管で吸収される形に分解する必要があるが、これを消化†という。消化には、消化腺から分泌される消化液による化学的消化と、咀嚼†や消化管の運動による機械的消化とがある。

化学的消化	▶消化液に含まれる消化酵素の作用によって飲食物を分解する
機械的消化	▶口腔における咀嚼や、消化管の運動などによって消化管の内容物を細かくして消化液と混和し、化学的消化を容易にする

解説

● 【参考】「消化」　炭水化物についてはブドウ糖まで、タンパク質についてはアミノ酸まで、脂質については脂肪酸まで分解します。
● 「咀嚼」　食物を噛み、口腔内で粉砕すること

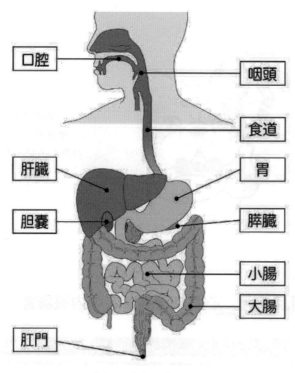

《消化器系の構造》

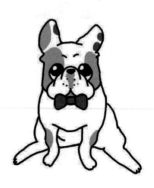

咽頭は、食物路と気道が交わるところだよ

a. 口腔

① 歯

　歯は、歯 周 組織(歯肉、歯根膜†、歯槽骨†、セメント質†)によって上下の顎の骨に固定されている。

　歯根とは、歯槽骨の中に埋没している歯の部分をいい、歯冠とは、歯頚(歯肉線のあたり)を境に口腔に露出する部分をいう。歯冠の表面はエナメル質で覆われ、体で最も硬い部分となっている。エナメル質の下には象牙質と呼ばれる硬い骨状の組織があり、歯髄†を取り囲んでいる。歯の齲蝕†が象牙質に達すると、神経が刺激されて、歯がしみたり痛みを感じるようになる。

- 【参考】「歯根膜」　歯を歯槽骨にしっかり繋ぎ止めておく役割をもち、歯周靭帯とも呼ばれます。
- 【参考】「歯槽骨」　歯根が埋め込まれている骨のこと
- 【参考】「セメント質」　歯根の表面はセメント質で覆われています。
- 「歯髄」　歯の内層を構成する組織で、神経や血管が通っています。
- 「齲蝕」　口腔内の常在細菌が糖質から産生する酸で、歯が脱灰されることによって生じる歯の欠損(いわゆる「むし歯」)のこと

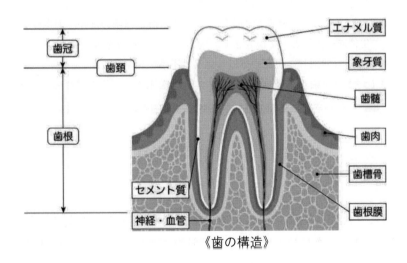

《歯の構造》

② 舌

　舌の表面には、舌乳頭という無数の小さな突起があり、味覚を感知する部位である味蕾†が分布している。

　味覚を感知するほか、咀嚼された飲食物を撹拌して唾液と混和させる働きがある。

●【参考】「味蕾」 舌の表面の小さな突起の中に存在する味覚の受容器のこと。味蕾で感知した情報が脳に伝わると、味覚として認識することができます。

③ 唾液腺

唾液は、唾液腺から分泌され、食物を湿潤させてかみ砕きやすくし、咀嚼物を滑らかにして嚥下†を容易にする。味覚の形成にも重要な役割を持つ。

唾液には、デンプン†をデキストリン†や麦芽糖†に分解するプチアリン(唾液アミラーゼ)が含まれている。また、リゾチーム†等の殺菌†・抗菌†物質を含んでおり、口腔粘膜の保護・洗浄、殺菌等の作用もある。

唾液によって口腔内の pH はほぼ中性に保たれ、酸による歯の齲蝕を防いでいる。

● 「嚥下」 飲食物を飲み込む運動。食べ物を口から咽頭へ、咽頭から食道へ、食道から胃へと送り込む一連の動作のことです。
● 【参考】「デンプン」 植物の主な炭水化物の貯蔵形態で、多糖類に分類されます。
● 【参考】「デキストリン」 デンプンのアミラーゼ分解物。多数のブドウ糖が重合していることから多糖類に分類されます。
● 【参考】「麦芽糖」 デンプンのアミラーゼ分解物。二つのブドウ糖が重合していることから二糖類に分類され、マルトースとも呼ばれます。
● 「リゾチーム」 細菌の細胞壁を分解する酵素作用のほか、消炎作用などもあり、生体防御因子として働きます。唾液以外に、鼻汁や涙液にも含まれます。
● 【参考】「殺菌」 微生物を殺し、又は不活性化すること
● 【参考】「抗菌」 細菌の代謝メカニズムを阻害し、その増殖を抑えること

b. 咽頭

咽頭は、口腔から食道に通じる食物路と、呼吸器の気道とが交わるところである。嚥下が起きるときには、喉頭蓋†が反射的に閉じることにより、飲食物が喉頭や気管に流入せずに食道へと送られる。

● 「喉頭蓋」 喉頭の入り口にある弁。この開閉調節が正常に働かなくなると、飲食物が喉頭や気管に入り込み、誤嚥を引き起こしやすくなります。

c. 食道

　食道は、喉もとから上腹部のみぞおち近くまで続く、直径 1〜2cm の管状の器官で、消化液の分泌腺はない。

　嚥下された飲食物は、重力によって胃に落ち込むのでなく、食道の運動によって胃に送られる。食道の上端と下端には括約筋[†]があり、胃の内容物が食道や咽頭に逆流しないように防いでいる。胃液が食道に逆流すると、むねやけが起きる。

● 【参考】「括約筋」　収縮すると管状の器官を閉じる働きをする筋肉のこと

d. 胃

　胃は、上腹部にある中空の臓器で、中身が空の状態では扁平に縮んでいる。

　食道から内容物が送られてくると、その刺激に反応して胃壁の平滑筋[†]が弛緩し、容積が拡がる。これを胃適応性弛緩という。

　胃の内壁は粘膜で覆われ、多くのひだをなしている。粘膜の表面には無数の微細な孔があり、胃腺につながって胃酸(塩酸)のほか、ペプシノーゲンなどを分泌している。

　また、胃の粘膜表皮を覆う細胞からは、粘液が分泌されている。

　胃液分泌と粘液分泌のバランスが崩れると、胃液により胃の内壁が損傷を受けて胃痛等の症状を生じることがある。

胃液	▶ペプシノーゲンは胃酸によってペプシン[†]となり、胃酸とともに胃液として働く ▶タンパク質がペプシンによって半消化された状態を、ペプトン[†]という ▶胃酸は胃内を強酸性に保ち、内容物が腐敗や発酵を起こさないようにしている
胃粘液	▶胃液による消化作用から胃自体を保護する ▶胃粘液に含まれる成分[†]は、小腸におけるビタミン B12 の吸収に重要な役割を果たしている

● 「平滑筋」　不随意筋で、自律神経系によって収縮・弛緩が制御されます。
● 「ペプシン」　タンパク質を消化する酵素の一つ
● 「ペプトン」　胃で半消化されたタンパク質のこと

> ● 【参考】「胃粘液に含まれる成分」　内因子のこと。ビタミン B12 との結合体が小
>   腸末端部で吸収されます。ビタミン B12 単独では腸管吸収されにくいため、胃
>   壁からの内因子の分泌量が、ビタミン B12 の吸収の実質的な制約となります。

【滞留時間】

　食道から送られてきた内容物は、胃の運動によって胃液と混和され、かゆ状となって小腸に送り出されるまで数時間、胃内に滞留する。滞留時間は、炭水化物主体の食品の場合には比較的短く、脂質分の多い食品の場合には比較的長い。

e.　小腸

　小腸は、全長 6〜7m の管状の臓器で、十二指腸、空腸、回腸の 3 つに分かれる。十二指腸は、胃から連なる約 25cm の C 字型に彎曲した部分である。

　小腸のうち十二指腸に続く部分の、概ね上部 40% が空腸、残り約 60% が回腸であるが、明確な境目はない。

【十二指腸】

　十二指腸の彎曲部には膵臓からの膵管と胆嚢からの胆管の開口部があり、それぞれ膵液†と胆汁†を腸管内へ送り込んでいる。

　また、腸†の内壁からは腸液が分泌される。そのうち十二指腸で分泌される腸液に含まれる成分†の働きによって、膵液中のトリプシノーゲンがトリプシン†になる。

解説

- ●「膵液」　膵臓から外分泌される消化液のこと
- ●「胆汁」は、肝臓で産生されて胆嚢に蓄えられ、胆管を通じて十二指腸に分泌されます。消化酵素は含まれませんが、脂質成分を懸濁(脂質の細かい粒子が水中に分散した状態)して、消化・吸収されやすい状態にします。
- ● 【参考】「腸」　十二指腸、空腸のこと
- ● 【参考】「腸液に含まれる成分」　十二指腸の粘膜細胞から分泌されるエンテロキナーゼのこと。エンテロキナーゼは、トリプシノーゲンを限定的に分解することにより、活性型のトリプシンにします。
- ●「トリプシン」　ペプトンをさらに細かく消化する酵素

【空腸・回腸】

空腸で分泌される腸液(粘液)に、腸管†粘膜上の以下の消化酵素が加わり、消化液として働く。

エレプシン	▶半消化されたタンパク質†をアミノ酸に分解する
マルターゼ†	▶炭水化物を単糖類(ブドウ糖)に分解する
ラクターゼ†	▶炭水化物を単糖類(ブドウ糖とガラクトース)に分解する

解説

- ●「腸管」　空腸及び回腸のこと
- ●【参考】「半消化されたタンパク質」　トリプシンによってペプトンがさらに分解されたもの。単に"ペプチド"と呼ばれることもあります。
- ●「マルターゼ」　炭水化物の麦芽糖(マルトース)をブドウ糖に分解する消化酵素
- ●「ラクターゼ」　炭水化物の乳糖(ラクトース)をブドウ糖とガラクトースに分解する消化酵素

Q　ペプシン、トリプシン、エレプシンの働きの違いについて教えてください。

A　タンパク質は非常に大きいため、そのままでは小腸の内壁を通過できません。そこで、まずは胃において、ペプシンがタンパク質を"ざく切り"にしてペプトンにします。次に小腸において、トリプシンがペプトンを"みじん切り"にして、かなり小さいペプチド(アミノ酸が数個連なったもの)にまで分解します。さらに、腸管粘膜上のエレプシンがこのペプチドをアミノ酸にまで分解し、消化管吸収できる大きさにしています。

【栄養分の吸収】

小腸の運動によって、内容物が消化液(膵液、胆汁、腸液)と混和されながら大腸へと送られ、その間に消化と栄養分の吸収が行われる。

炭水化物は、消化酵素の作用によって単糖類に分解されて吸収される。

タンパク質は、消化酵素の作用によってアミノ酸に分解されて吸収される。

脂質(トリグリセリド)は、リパーゼ†の作用によって分解されて吸収される。小腸粘膜の上皮細胞で吸収されると脂質に再形成され、乳状脂粒†となる。

脂質が吸収される際、脂溶性ビタミン†も一緒に取り込まれる。

● 「リパーゼ」　トリグリセリドを分解する消化酵素
● 「乳状脂粒」　リポタンパク質(脂質がタンパク質などの物質と結合した微粒子)の一種のカイロミクロンのこと
● 「脂溶性ビタミン」として、ビタミンA、ビタミンD、ビタミンE、ビタミンK等があります。

【絨毛と微絨毛】

　小腸は、栄養分の吸収に重要な器官であるため、内壁の表面積を大きくする構造を持つ。十二指腸の上部を除く小腸の内壁には輪状（りんじょう）のひだがあり、その粘膜表面は絨毛（じゅう）（柔突起（じゅうとっき））に覆われてビロード状になっている。

　絨毛を構成する細胞の表面には、さらに微絨毛（びじゅうもう）が密生して吸収効率を高めている。

f.　膵臓

　膵臓（すいぞう）は、胃の後下部に位置する細長い臓器で、膵液を十二指腸へ分泌する。膵液は、弱アルカリ性で、胃で酸性となった内容物を中和するのに重要である。

　膵液は、タンパク質を分解する酵素の前駆体であるトリプシノーゲン†のほか、デンプンを分解するアミラーゼ(膵液アミラーゼ)、脂質を分解するリパーゼなど、多くの消化酵素を含んでいる。

　すなわち、膵臓は、タンパク質、炭水化物、脂質のそれぞれを消化するすべての酵素の供給を担っている。

　膵臓は、消化腺であるとともに、血糖値を調節するホルモン†(インスリン†及びグルカゴン†)等を血液中に分泌する内分泌腺でもある。

● 「トリプシノーゲン」　消化管内で活性体であるトリプシンに変換されます。
● 【参考】「ホルモン」　血流にのって全身をめぐり、全身の効果器に影響を及ぼす物質のこと
● 【参考】「インスリン」　血糖値の低下作用を示す生体内唯一のホルモン
● 【参考】「グルカゴン」　血糖値の上昇に働くホルモン

Q　内分泌と外分泌の違いについて教えてください。

A　【参考】内分泌とは、血液中に分泌することをいいます。例えば、インスリンやグルカゴンのようなホルモンは、膵臓で産生され、血液中に分泌されます。
　一方、外分泌とは、体外(消化管内を含む)に分泌することをいいます。例えば、胃液や膵液のような消化液は、胃や膵臓で産生され、消化管内に分泌されます。

《主な栄養素の消化》

タンパク質	デンプン	トリグリセリド
↓ペプシン	↓唾液・膵液アミラーゼ	↓リパーゼ
ペプトン	デキストリン	脂肪酸※
↓トリプシン	↓唾液・膵液アミラーゼ	
ペプチド※	麦芽糖	
↓エレプシン	↓マルターゼ	
アミノ酸	ブドウ糖	

※　出題範囲外の用語

g.　胆囊

　胆囊(たんのう)は、肝臓で産生された胆汁を濃縮して蓄える器官である。十二指腸に内容物が入ってくると収縮して腸管内に胆汁を送り込む。

　胆汁に含まれる胆汁酸塩[†]は、脂質の消化を容易にし、また、脂溶性ビタミンの吸収を助ける。腸内に放出された胆汁酸塩の大部分は、小腸で再吸収されて肝臓に戻される。これを 腸肝循環(ちょうかん)[†] という。

　胆汁には、古くなった赤血球や過剰のコレステロール等を排出する役割もある。

　胆汁に含まれるビリルビン(胆汁色素)は、赤血球中のヘモグロビンが分解されて生じた老廃物である。腸管内に排出されたビリルビンは、腸管内に生息する常在細菌(腸内細菌)によって代謝されて、糞便を茶褐色にする色素となる。

- ●「胆汁酸塩」　コール酸、デオキシコール酸等の塩類のこと
- ●【参考】「腸肝循環」　胆汁酸塩が『肝臓→胆囊→小腸→(肝臓)』と循環する様(さま)。胆汁酸塩はコレステロールからつくられる貴重な有用成分なので、そのまま糞便として排泄されることはなく、その大部分は小腸末端部で再吸収され、肝臓に回収された後、胆汁成分として再利用されます。

h. 肝臓

肝臓は、大きい臓器であり、横隔膜の直下に位置する。胆汁を産生するほか、以下のような働きを行う。

> 胆汁は胆嚢で産生されるわけではないんだね！

① 栄養分の代謝・貯蔵

小腸で吸収されたブドウ糖は、血液によって肝臓に運ばれてグリコーゲン[†]として蓄えられる。グリコーゲンは、ブドウ糖が重合してできた高分子多糖[†]で、血糖値が下がったときなど、必要に応じてブドウ糖に分解されて血液中に放出される。

皮下組織等に蓄えられた脂質は、一度、肝臓に運ばれてからエネルギー源として利用可能な形[†]に代謝される。

肝臓は、脂溶性ビタミンであるビタミンA、D等のほか、水溶性ビタミンであるビタミンB6、B12等の貯蔵臓器でもある。

解説

- ●「グリコーゲン」　骨格筋でもブドウ糖からのグリコーゲン生成が行われ、筋収縮のエネルギー源としてグリコーゲンを蓄えています。グリコーゲンは、エネルギー源としての貯蔵効率が脂質に比べて低いため、消費されない余剰分のグリコーゲンは徐々に脂質へと転換されます。
- ●【参考】「高分子多糖」　糖が多数連なり、分子量が10,000以上になったもの
- ●【参考】「エネルギー源として利用可能な形」　ケトン体のこと。ブドウ糖が極度に欠乏した状態においては、脂肪酸からケトン体が産生され、ブドウ糖の代替エネルギー源として利用されます。

---

② 生体に有害な物質の無毒化・代謝

消化管等から吸収され又は体内で生成した、滞留すると生体に有害な物質は、肝細胞内の酵素系の働き[†]で無毒化され、又は体外に排出されやすい形に代謝される。医薬品として摂取された物質の多くも、肝臓において代謝される。

胃や小腸で吸収されたアルコールは、肝臓へと運ばれて、一度、アセトアルデヒド[†]に代謝された後、さらに代謝されて酢酸となる。

アミノ酸が分解された場合等に生成するアンモニアは、体内に滞留すると有害な物質であり、肝臓において尿素へと代謝される。

ヘモグロビンが分解して生じたビリルビンは、肝臓で代謝される。肝機能障害や胆管閉塞[†]などを起こすと、ビリルビンが循環血液中に滞留して黄疸を生じる。

48

- 「肝細胞内の酵素系の働き」　まれに代謝を受けて生体に有害な物質(発癌性物質_{はつがん}等)に代謝されることもあります。
- 「アセトアルデヒド」　二日酔いの症状は、アルコールの中間代謝物であるアセトアルデヒドの毒性によるものと考えられています。
- 【参考】「胆管閉塞」　胆石等が原因となって胆管が閉塞した病態。右脇腹の痛み、寒気、発熱等の症状が現れます。

③　生体物質の産生

　肝臓は、コレステロール†、血液凝固因子(例：フィブリノゲン)、アルブミンなど、生命維持に必須な役割を果たす種々の生体物質†を産生する。

　また、必須アミノ酸†以外のアミノ酸を生合成することができる。

- 「コレステロール」　胆汁酸やホルモンを生合成するための原料となります。
- 「生体物質」　生物の体内に存在する化学物質の総称
- 「必須アミノ酸」　体内で生合成できないアミノ酸のこと。ヒトの場合、トリプトファン、リジン、メチオニン、フェニルアラニン、スレオニン、バリン、ロイシン、イソロイシン、ヒスチジンの9種が必須アミノ酸です。

i.　大腸

　大腸は、盲腸_{もうちょう}、虫垂_{ちゅうすい}、上行結腸_{じょうこうけっちょう}、横行結腸、下行結腸_{かこう}、S状結腸、直腸からなる管状の臓器で、内壁粘膜に絨毛_{じゅうもう}がない点で小腸と区別できる。

　腸の内容物は、大腸に入ってきたときはかゆ状であるが、大腸の運動によって腸管内を通過するに従って水分とナトリウム、カリウム、リン酸等の電解質_{でんかいしつ}†の吸収が行われ、固形状の糞便が形成される。大腸で消化はほとんど行われない。

　大腸液†は、便塊を粘膜上皮と分離しやすく滑らかにする。

　直腸は、大腸の終末の部分で、肛門へと続いている。

　通常、糞便は下行結腸、S状結腸に滞留し、直腸は空になっている。S状結腸に溜まった糞便が直腸へ送られてくると、その刺激が脳に伝わって便意を生じる。

49

【腸内細菌】

　大腸内には腸内細菌が多く存在し、腸管内の食物繊維(難消化性多糖類)を発酵分解する。腸内細菌が食物繊維を分解して生じる栄養分は、大腸の粘膜上皮細胞の活動に利用されており、大腸が正常に働くためには、腸内細菌の存在が重要である。

　大腸の腸内細菌は、ビタミンK(血液凝固、骨へのカルシウム定着に必要なビタミン)等の物質を産生している。

　腸内細菌による発酵の際、ガス(糞便の臭気の元となる物質、メタン、二酸化炭素等)が生成される。

　通常、糞便の成分の大半は水分で、はがれ落ちた腸壁上皮細胞の残骸[†]が15〜20%、腸内細菌の死骸[†]が10〜15%含まれる。食物の残滓[†]は約5%に過ぎない。

- ●【参考】「電解質」　水に溶けた状態ではイオン化し、電気を通す性質を持つ物質のこと。電解質として、ナトリウムイオン(Na^+)、カリウムイオン(K^+)、リン酸イオン(PO_4^{3-})のほか、カルシウムイオン(Ca^{2+})、マグネシウムイオン(Mg^{2+})、塩化物イオン(Cl^-)等があります。
- ●「大腸液」　大腸の粘膜から分泌される粘液のこと
- ●「腸壁上皮細胞の残骸」「腸内細菌の死骸」　食事を摂らなくても排泄される糞便は、腸壁上皮細胞の残骸や腸内細菌の死骸が排出されたものです。
- ●【参考】「残滓」　残りかすのこと。食べた食物のすべてが消化吸収されるわけではなく、消化分解され難いもの、消化分解されやすいものであっても大量に食べた場合は消化されずに食物残滓となり、糞便の一部として体外に排泄されます。

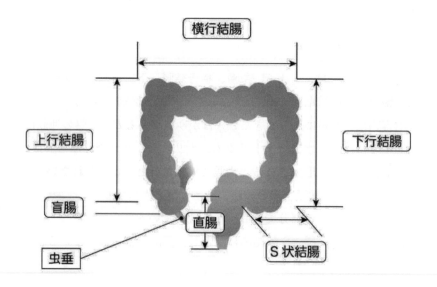

《大腸の構造》

肛門

　肛門は、直腸粘膜が皮膚へと連なる体外への開口部である。直腸粘膜と皮膚の境目になる部分には、歯状線と呼ばれるギザギザの線がある。

　肛門周囲は、肛門括約筋で囲まれており、排便を意識的に調節することができる。

　また、肛門周囲には静脈が細かい網目状に通っていて、肛門周囲の組織がうっ血すると痔[†]の原因となる。

解説

●「痔」　肛門付近の血管が鬱血し、肛門に負担がかかることによって生じる肛門の病気(痔核、裂肛、痔瘻)の総称

2　呼吸器系

　呼吸器系は、呼吸を行うための器官系で、鼻腔、咽頭、喉頭、気管、気管支、肺からなる。呼吸器は常時外気と接触する器官であり、様々な異物、病原物質の侵入経路となるため、幾つもの防御機構が備わっている。

上気道	▶気道[†]のうち、鼻腔から咽頭、喉頭までの部分
下気道	▶気道のうち、気管から気管支、肺までの部分

Q 呼吸器系の防御機構にはどのようなものがありますか?

A　第一の防御機構は、鼻毛です。大きな異物はここで防ぎます。

　第二は、鼻水です。殺菌・抗菌作用を示すリゾチームが含まれています。

　第三は、鼻腔及び副鼻腔の線毛運動です。ここで小さな異物は掃き出されます。

　第四は、咽頭の扁桃です。ここには白血球(リンパ球)が集まっており、免疫反応を発動して異物に対処します。

　第五は、くしゃみです。鼻腔あたりに付着した異物は、爆発的な呼気を発生させて掃き出します。

　第六は、咳です。咽頭、喉頭、気管、気管支あたりに付着した異物は、爆発的な呼気を発生させて掃き出します。

　第七は、喉頭、気管及び気管支の線毛運動です。ここで気道の奥にまで入り込んだ小さな異物を掃き出します。

　第八は、肺胞マクロファージです。肺にまで入り込んだ異物は、肺胞マクロファージが貪食して処理します。

●「気道」　鼻腔から気管支(肺の肺胞に至るまでの部分)までの呼気及び吸気の通り
　道のこと

a.　鼻腔

　鼻腔は、鼻の内側の空洞部分である。鼻孔(鼻腔の入り口)にある鼻毛は、空気中の
塵、埃等を吸い込まないようにするフィルターの役目を果たしている。

　鼻腔の内壁は、粘膜で覆われた棚状の凸凹になっている。吸入された空気との接
触面積を広げ、効率よく適度な湿り気と温もりを与えて、乾燥した冷たい外気が流れ
込むのを防いでいる。

　鼻腔内に物理的又は化学的な刺激を受けると、反射的にくしゃみが起きて激しい呼
気とともに刺激の原因物を排出しようとする。鼻腔の内壁には粘液分泌腺が多く分布
し、鼻汁を分泌する。鼻汁は、吸い込んだ空気に湿り気を与えたり粘膜を保護するた
め、常に少しずつ分泌されている。リゾチームが含まれ、かぜやアレルギーのときな
どには、防御反応として大量に鼻汁が分泌されるようになる。

b.　咽頭

　咽頭は、鼻腔と口腔につながっており、咽頭は消化管と気道の両方に属する。

　咽頭の後壁には扁桃†があり、粘膜表面が凸凹している。扁桃は、リンパ組織†が
集まってできていて、気道に侵入してくる細菌、ウイルス等に対する免疫反応が行わ
れる。

●「扁桃」　俗に「扁桃腺」と呼ばれますが、分泌腺ではありません。扁桃が正しい
　名称となります。
●「リンパ組織」　白血球の一種であるリンパ球が密集する組織。リンパ球のうちB
　細胞リンパ球は抗体を産生します。T細胞リンパ球は抗原を認識し、免疫活性を
　調節する役割を果たしています。

c. 喉頭

　喉頭は、咽頭と気管の間にある軟骨†に囲まれた円筒状の器官で、軟骨の突起した部分を喉頭隆起(いわゆるのどぼとけ)という。発声器としての役割もあり、呼気で喉頭上部にある声帯を振動させて声が発せられる。声帯に過度の負担がかかると、声がかすれてくる。

- ●【参考】「軟骨」　『軟骨細胞』と軟骨細胞が細胞外に分泌する『細胞外基質』から構成されます。喉頭隆起、関節部、喉頭蓋、耳介は軟骨でできています。

d. 気管・気管支

　気管とは、喉頭から肺へ向かう気道が左右の肺へ分岐するまでの部分をいい、そこから肺の中で複数に枝分かれする部分を気管支という。
　喉頭の大部分と気管から気管支までの粘膜は、線毛上皮で覆われている。吸い込まれた粉塵、細菌等の異物は、気道粘膜から分泌される粘液にからめ取られ、線毛†運動による粘液層の連続した流れ†によって気道内部から咽頭へ向けて排出され、唾液とともに嚥下される。

- ●【参考】「線毛」　細胞表面に無数に生えている毛のような突起物のこと
- ●【参考】「粘液層の連続した流れ」　粘膜エレベーターとも呼ばれ、粘液によって絡め取られた異物は、線毛運動によって粘液ごと咽頭に向けて排出されます。

e. 肺

　肺は、胸部の左右両側に1対ある。肺自体には肺を動かす筋組織がないため、自力で膨らんだり縮んだりすることはできない。横隔膜†や肋間筋†によって拡張・収縮して呼吸運動が行われている。
　肺の内部では気管支が細かく枝分かれし、末端はブドウの房のような構造となっており、その球状の袋部分を肺胞という。
　肺胞の壁は非常に薄くできていて、周囲を毛細血管が網のように取り囲んでいる。肺胞と毛細血管を取り囲んで支持している組織を間質という。

肺胞の壁を介して、心臓から送られてくる血液から二酸化炭素が肺胞気中に拡散し、代わりに酸素が血液中の赤血球に取り込まれる。これをガス交換[†]という。

肺胞気中の二酸化炭素は、呼気に混じって排出される。

- 【参考】「横隔膜」　胸腔(肺や心臓等が収まるところ)と腹腔(消化管、脾臓、泌尿器、生殖器等が収まるところ)を隔てる膜状の筋肉
- 【参考】「肋間筋」　上下の肋骨をつなぐ筋肉で、外肋間筋と内肋間筋からなります。外肋間筋が収縮して肋骨を引き上げることによって肺が膨らみ、内肋間筋が収縮して肋骨を引き下げると肺が縮みます。
- 「ガス交換」を行うため、肺胞は粘液層や線毛によって保護されていません。肺胞まで異物や細菌が侵入してきたときには、肺胞表面を自在に移動できる肺胞マクロファージ(貪食細胞)がそれらを探しあて取り込んで消化します。

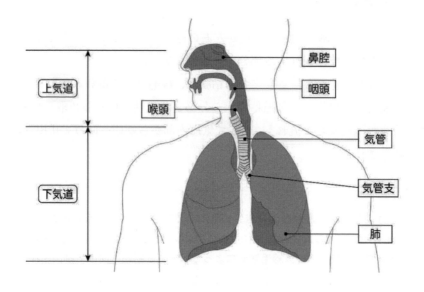

《呼吸器系の構造》

3　循環器系

　循環器系は、体液(血液やリンパ液[†])を体内に循環させ、酸素、栄養分等を全身の組織へ送り、老廃物を排泄器官へ運ぶための器官系である。心臓、血管系、血液、脾臓、リンパ系からなる。

　血管系は、閉鎖循環系(心臓を中心とする閉じた管)で、リンパ系は、開放循環系(末端がリンパ毛細管となって組織の中に開いている)である。

● 「リンパ液」　リンパ管内を流れる体液のこと。毛細血管から浸み出した血漿で、血管内に回収しきれなかったもの(組織液)が元になっているので、血漿とリンパ液はよく似た成分からなります。広義には、蝸牛、耳石器官、半規管の内部を満たす体液もリンパ液と呼ばれます。

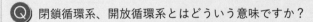

Ⓠ　閉鎖循環系、開放循環系とはどういう意味ですか？

Ⓐ　【参考】血液は、[心臓→動脈→毛細血管→静脈→(心臓)]というように常に"閉じられた"「管」の中を流れています。そこで、血管系は閉鎖循環系と呼ばれています。

　一方、リンパ液は、[組織の中→リンパ毛細管→リンパ管→左鎖骨下静脈→静脈→心臓→動脈→毛細血管→(組織の中)]というように、常に"閉じられた"「管」の中にあるわけではありません。組織の中にある間は、"開け放たれた"環境にあるといえます。そこで、リンパ系は開放循環系と呼ばれています。

a.　心臓

　心臓[†]は、心筋（しんきん）でできた握りこぶし大の袋状の臓器で、胸骨（きょうこつ）の後方に位置する。

　血液は、心臓がポンプの役目を果たすことによって循環している。

　心臓の内部は、上部左右の心房、下部左右の心室（しんしつ）の4つの空洞に分かれている。

　心房で血液を集めて心室に送り、心室から血液を拍出する。このような心臓の動きを拍動（はくどう）という。拍動の際に血液が確実に一方向に流れるよう、心室には血液を取り込む側と送り出す側にそれぞれ弁（べん）があり、拍動と協調して交互に開閉する。

　心臓の右側部分(右心房（うしんぼう）、右心室（うしんしつ）)は、全身から集まってきた血液を肺へ送り出す。肺でのガス交換が行われた血液は、心臓の左側部分(左心房（さしんぼう）、左心室（さしんしつ）)に入り、そこから全身に送り出される。心臓の心拍数は、自律神経系（じりつしんけい）によって制御されている。

● 【参考】「心臓」　ペースメーカーのように自前で興奮刺激をつくりだすことができるため、心臓だけを取り出しても、ある程度の時間は拍動することができます。このペースメーカー機能は、洞房結節（どうぼうけっせつ）(心臓の一つの部位)と呼ばれる部分にあり、ここで生み出された興奮刺激が、右心房、右心室、左心房、左心室の4つの部屋に適切なタイムラグをつけて伝送されることにより、血液を拍出することができます。たとえば、左心房と左心室の収縮に適切なタイムラグが生じなければ、左心室に血液が満たされないうちに収縮が始まり、血液をうまく拍出することができなくなります。なお、心臓の拍動の強弱や間隔の長さについては、自律神経系による調節を受けています。

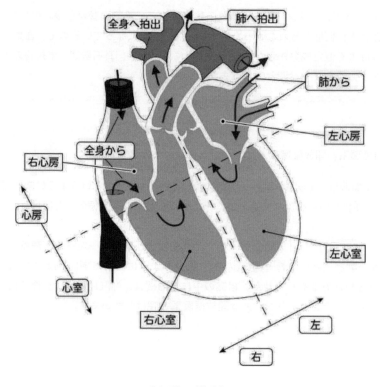

全身へ拍出　肺へ拍出

肺から

左心房

全身から

右心房

心房

左心室

心室

右心室

左

右

《心臓の構造》

Ⓠ 右側にある部屋が、なぜ、左心房、左心室なのですか？

Ⓐ 【参考】心臓の図は、患者をベッドに仰向けに寝かし、胸腔を切開して心臓を露出させたときに、医師から見える光景を元にして作られています。だから、自分の心臓で考えると、自分の左手側にある部屋(左心房、左心室)が「図」では右側に描かれることになります。

b. 血管系

血液は、血管の中を一定方向に流れている。
血管の 収 縮 ・弛緩は、自律神経系によって制御されている。

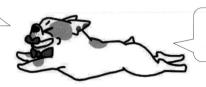

血管壁が収縮すると血管は細くなる

血管壁が弛緩すると血管は拡張する

【動脈】

　動脈とは、心臓から拍出された血液を送る血管をいう。動脈には弾力性[†]があり、圧力がかかっても耐えられるようになっている。

　動脈の多くは体の深部を通っている。頸部、手首、肘の内側等では皮膚表面近くを通っており、心拍に合わせて脈がふれるため、血圧[†]は、通常、上腕部の動脈で測定される。

- ●「弾力性」　血漿中の過剰なコレステロールが血管の内壁に蓄積すると、血液が流れにくくなるとともに、動脈ではその弾力性が損なわれてもろくなります。
- ●「血圧」　血管壁にかかる圧力。心臓が収縮したときの血圧を最大血圧、心臓が弛緩したときの血圧を最小血圧(心臓には圧がかからなくても、血管壁の持つ弾力のため血管にはある程度の圧がある)といいます。

【静脈】

　静脈とは、心臓へ戻る血液を送る血管をいう。静脈は皮膚表面近くを通っている部分が多いので、皮膚の上から透けて見える。

　静脈にかかる圧力は比較的低いため、その血管壁は動脈よりも薄い。

　四肢を通る静脈では血流が重力の影響を受けやすいため、静脈弁(一定の間隔で存在する内腔に向かう薄い帆状のひだ)が発達しており、血液の逆流を防いでいる。

【毛細血管】

　毛細血管は、動脈と静脈の間をつなぐように体中の組織に細かく張り巡らされている細い血管である。毛細血管の薄い血管壁[†]を通して、酸素と栄養分が血液中から組織へ運び込まれ、それと交換に二酸化炭素や老廃物が組織から血液中へ取り込まれる。

- ●【参考】「毛細血管の薄い血管壁」　血管内皮細胞の単層からなるため、血漿成分が比較的自由に移動しています。なお、平滑筋層がないので、毛細血管の血管壁が収縮・弛緩することはありません。

【門脈】

　消化管壁を通っている毛細血管の大部分は、門脈[†]（もんみゃく）と呼ばれる血管に集まって肝臓に入る。生体に悪影響を及ぼす物質(例：アルコール、毒素)が取り込まれることがあるため、消化管で吸収された物質は、一度、肝臓を通って代謝や解毒を受けた後に、血流に乗って全身を循環する仕組みになっている。

●【参考】「門脈」　毛細血管と毛細血管をつなぐ太い血管のこと。消化管と肝臓をつなぐ門脈は、肝門脈とも呼ばれています。

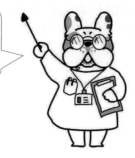

誤って毒キノコを食べても、まずは肝臓で解毒されるんじゃ

だから、身体の各器官へのダメージが軽減されるんじゃ

門脈のおかげじゃな

C.　血液

　血液は、血漿（けっしょう）と血球(赤血球（せっけっきゅう）、白血球（はっけっきゅう）、血小板（けっしょうばん）)からなり、以下の役割をもつ。

- 酸素や栄養分を全身の組織に供給し、二酸化炭素や老廃物を肺や腎臓へ運ぶ
- ホルモンの運搬によって体内各所の器官・組織相互の連絡を図る
- 血液の循環によって、体内で発生した温熱を体表、肺、四肢の末端等に分配し、全身の温度をある程度均等に保つ

① 血漿

　血漿は、90％以上が水分からなり、アルブミン、グロブリン等のタンパク質のほか、微量の脂質（ししつ）、糖質（とうしつ）、電解質（でんかいしつ）を含む。

アルブミン	▶血液の浸透圧[†]を保持(血漿成分が血管から組織中に漏れ出るのを防ぐ)する ▶ホルモンや医薬品の成分と複合体を形成し、それらが血液により運ばれるときに、肝臓での代謝や腎臓での排泄を受けにくくする
グロブリン	▶多くは、免疫反応において体内に侵入した細菌やウイルス等の異物を特異的に認識する抗体(免疫グロブリン)としての役割を担う

●【参考】「浸透圧」　水を引き寄せる力のこと。血液中にはアルブミンが含まれているため、血管内に水が引き寄せられます。しかし、栄養失調等により血液中のアルブミンが異常に減少すると、浸透圧が弱まってしまうことから、下腹部に水が溜まってしまう症状(下腹部浮腫)を生じることがあります。

Ⓠ　グロブリンと免疫グロブリンの違いがわかりません。

Ⓐ　【参考】体液中に存在するタンパク質のうち、概ね水に溶けにくいものをグロブリンといいます。グロブリンと総称されるタンパク質の中には、免疫に関与するものがあり、こうしたものは、抗体(免疫グロブリン)と呼ばれます。

【血中脂質】

　中性脂肪†、コレステロール等の脂質は、血漿中のタンパク質と結合してリポタンパク質を形成し、血漿中に分散して存在している。

　血液の粘稠性は、主として血漿の水分量や赤血球の量で決まり、血中脂質量はほとんど影響を与えない。また、脂質異常症や動脈硬化症に伴う血行障害は、血管の病変によるものであり、血液自体の粘稠性とは直接関係しない。

●【参考】「中性脂肪」　トリグリセリドのこと

② 赤血球

　赤血球は、中央部がくぼんだ円盤状の細胞で、血液全体の約 40%†を占め、ヘモグロビン(赤い血色素)を含む。赤血球は骨髄†で産生されるが、赤血球の数が少なすぎたり、赤血球中のヘモグロビン量が欠乏すると、血液は酸素を十分に供給できず、疲労や血色不良などの貧血症状†が現れる。

ビタミン欠乏性貧血	▶食事の偏りや胃腸障害等のため、赤血球の産生に必要なビタミンが不足することによる貧血
鉄欠乏性貧血	▶月経過多や消化管出血等による血液損失等のため、ヘモグロビンの生合成に必要な鉄分が不足することによる貧血

● 「血液全体の約 40％」　酸素が少ない環境（例：標高の高い土地での生活、重度の喫煙）で長期間過ごすと、血液中の赤血球の割合が増加します。
● 「骨髄」　骨の内部の 柔 組織。胸骨、肋骨、脊椎、骨盤、大腿骨等の骨髄には造血幹細胞が存在しており、これが分化して赤血球、白血球、血小板となります。
● 「貧血症状」　心臓機能や自律神経系の障害による立ちくらみ（起立性低血圧）やめまい等の症状についても俗に"貧血"と呼ばれますが、貧血ではありません。

【ヘモグロビン】

　　ヘモグロビン[†]は、鉄分と結合したタンパク質で、以下の性質がある。

⊚ 肺胞の毛細血管（酸素が多い）で、酸素分子と結合する
⊚ 末梢組織の毛細血管（酸素が少なく二酸化炭素が多い）で、酸素分子を放出する

　　肺で取り込まれた酸素は、上記のようなヘモグロビンの性質によって、全身の組織へ供給される。二酸化炭素は、ヘモグロビンとほとんど結合せず、血漿中に溶け込んで末梢組織から肺へ運ばれる。

● 【参考】「ヘモグロビン」　ヘム鉄とグロビンが結合した色素タンパク質

③ 白血球

　　白血球は、体内に侵入した細菌やウイルス等の異物に対する防御を受け持つ細胞で、好中球、リンパ球、単球のほか、アレルギーに関与するものがある。
　　これら種々の白血球が協働して、生体の免疫機能が発揮される。感染や炎症などが起きると、白血球の全体の数が増加するとともに、種類ごとの割合も変化する。

好中球	▶最も数が多く、白血球の約 60％を占める ▶血管壁を通り抜けて組織の中に入り込むことができ、感染が起きた組織に遊走して集まり、細菌やウイルス等を食作用によって取り込んで分解する
リンパ球	▶白血球の約 1／3 を占める ▶血液のほかリンパ液に分布し循環している ▶リンパ節、脾臓等のリンパ組織で増殖する ▶T 細胞リンパ球は、細菌、ウイルス等の異物を認識する ▶B 細胞リンパ球は、細菌、ウイルス等の異物に対する抗体（免疫グロブリン）を産生する

単球	▶白血球の約5％と少ないが、最も大きく、強い食作用を持つ ▶血管壁を通り抜けて組織の中に入り込むことができ、組織の中ではマクロファージ†(貪食細胞)と呼ばれる

●【参考】「マクロファージ」　脳、胸腺、肺、肝臓、脾臓、骨、腹腔に定着したものは、それぞれミクログリア、胸腺マクロファージ、肺胞マクロファージ、クッパー細胞、脾臓マクロファージ、破骨細胞、腹腔マクロファージと呼ばれます。

Q　それぞれの白血球の役割分担について簡潔に教えてください。

A　【参考】細菌が体内に侵入した場合、真っ先に好中球が駆けつけ、これを食作用によって取り込んで分解してしまいます。

次に、マクロファージが遅れて駆けつけ、やはり細菌を貪食します。そして、マクロファージ内で分解された細菌の断片がマクロファージの体表に突き出されます。これを抗原提示といいます。

マクロファージが抗原提示した断片は、T細胞リンパ球の特定部位に突き刺さります。これを「認識」といいます。認識したT細胞リンパ球はシグナルを発し、様々な白血球を活性化させます。

そのシグナルを受けたB細胞リンパ球は抗体を産生するようになります。抗体は、細菌に付着してマクロファージに貪食されやすくする、感染性を低下させる等の免疫反応を引き起こし、体内から細菌を排除していきます。

④　血小板

血管が破れたり切れたりすると、血液が血管外に漏れ出す。外出血とは、血管だけでなく皮膚まで傷ついて血液が体の外に流れ出すことをいい、内出血とは、血液が組織の隙間や器官の内部に流れ込むことをいう。

血小板†は、損傷した血管からの血液の流出を抑える仕組みにおいて、重要な役割を担っている。

●【参考】「血小板」　損傷した血管壁の様々な刺激物質に反応して血小板の形態が変化し、血管壁や他の血小板と結合するようになります。血小板内には、血液凝固に関係する種々の因子が存在しており、これらが放出されることにより血小板凝集反応が促されます。

【血液の流出を抑える仕組み】

　血管が損傷すると、血管壁の収縮により血流を減少させ、大量の血液流出を防ぐ。それと同時に、損傷部位に血小板が粘着、凝集して傷口を覆う。

　傷口を覆った血小板から放出される酵素によって血液を凝固させる一連の反応[†]が起こり、フィブリノゲン(血漿タンパク質の一種)が傷口で重合して、線維状のフィブリンとなる。フィブリン線維に赤血球や血小板などが絡まり合い、血餅(血の凝固物[†])となって傷口をふさぎ、止血がなされる。

解説

● 【参考】「血液を凝固させる一連の反応」とは、次のような段階を経て引き起こされる反応をいいます。
　① 血管壁が損傷すると、組織因子が漏出する
　② 組織因子をシグナルとして、第 VII 因子が第 VIIa 因子に活性化する
　③ 第 VIIa 因子は、第 IX 因子を第 IXa 因子に活性化する
　④ 第 IXa 因子は、第 X 因子を第 Xa 因子に活性化する
　⑤ 第 Xa 因子は、プロトロンビンをトロンビンに活性化する
　⑥ トロンビンは、第 XIII 因子を第 XIIIa 因子に活性化し、同時にフィブリノゲンをフィブリンにする
　⑦ 第 XIIIa 因子は、フィブリンをフィブリン線維にする
　⑧ フィブリン線維から血餅ができ、止血がなされる
●「血の凝固物」　採血した血液が凝固して血餅が沈殿したときの上澄みを、血清といいます。血清は、血漿からフィブリノゲンが除かれたものです。

---

d. 脾臓

　脾臓は、握りこぶし大のスポンジ状の臓器で、胃の後方の左上腹部に位置し、脾臓内を流れる血液から、古くなった赤血球を濾し取って処理する働きをしている。

　健康な赤血球は、柔軟性があるため、脾臓内の網目構造をすり抜けることができる。しかし、古くなって柔軟性が失われた赤血球は、この網目構造に引っかかり、脾臓の組織に存在するマクロファージ(貪食細胞)によって壊される。

　脾臓にはリンパ組織(リンパ球が増殖、密集する組織)があり、血流中の細菌やウイルス等の異物に対する免疫応答に関与する。

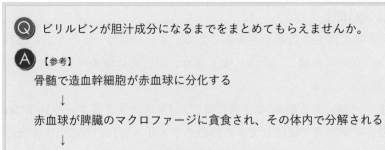

Q　ビリルビンが胆汁成分になるまでをまとめてもらえませんか。

A　【参考】

骨髄で造血幹細胞が赤血球に分化する
↓
赤血球が脾臓のマクロファージに貪食され、その体内で分解される
↓
マクロファージの体内で赤血球中のヘモグロビンがビリルビンに代謝される
↓
ビリルビンがマクロファージの体外に放出される
↓
ビリルビンが血流にのって肝臓に運ばれる
↓
ビリルビンが肝臓で胆汁の成分となる

e.　リンパ系

リンパ系は、血管系とは半ば独立した循環系として存在し、リンパ液が循環する。
リンパ系には心臓のようにポンプの働きをする器官がなく、リンパ液の流れは主に骨格筋の収縮によるもので、流速は血流に比べて緩やかである。

【リンパ液】

リンパ液は、組織液†の一部がリンパ管†に入ったものである。そのため、血漿とほとんど同じ成分となるが、タンパク質が少なく、リンパ球を含む。
なお、組織液のほとんどは、組織中の細胞に酸素や栄養分を供給して、二酸化炭素や老廃物を回収した後、毛細血管で吸収されて血液に還元される。

●「組織液」　血漿の一部が毛細血管から組織の中へ滲み出し、組織中の細胞と細胞の間に存在する体液のこと
●「リンパ管」　組織液の一部がリンパ管に入る際、組織中に侵入した細菌、ウイルス等の異物もリンパ管に取り込まれます。

【リンパ管とリンパ節】

　リンパ管には、逆流防止のための弁があるため、リンパ液は一定の方向に流れている。リンパ管は、互いに合流して次第に太くなり、最終的に鎖骨の下にある静脈[†]につながる。

　リンパ節[†]（リンパ管にある結節）の内部には、リンパ球やマクロファージ（貪食細胞）が密集しており、リンパ液で運ばれてきた細菌やウイルス等は、ここで免疫反応によって排除される。

- ●【参考】「鎖骨の下にある静脈」　左鎖骨下静脈（ひだりさこつかじょうみゃく）と呼ばれ、ここでリンパ液が血液に合流します。
- ●「リンパ節」　首筋（くびすじ）、脇（わき）の下、もものつけ根に多く集まっています。

Q リンパ節は、リンパ組織ですよね？

A はい。リンパ節とは、リンパ管のところどころに存在する節のようにみえる部位（結節）を指します。

　一方、リンパ組織とは、リンパ球が密集している組織（例：脾臓、リンパ節、扁桃、虫垂、胸腺）を意味します。

　したがって、リンパ節という部位は、免疫の観点からみた場合、リンパ組織であるといえます。

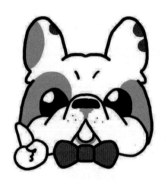

リンパ管には弁あり

静脈にも弁あり

動脈には弁なし

4 泌尿器系

泌尿器系は、血液中の老廃物を、尿として体外へ排泄するための器官系である。

広義の排泄器官としては、二酸化炭素を排出する呼吸器、老廃物を汗として排出する外皮等も含まれるが、生命活動によって生じた老廃物の排出のほとんどは、泌尿器系によって行われる。

a. 腎臓

腎臓は、横隔膜の下、背骨の左右両側に位置する一対の空豆状の臓器で、その内側中央部のくびれた部分に尿管、動脈、静脈、リンパ管等がつながっている。腎臓には心臓から拍出される血液の 1／5〜1／4 が流れており、以下の役割を担っている。

⦿ 血液中の老廃物を除去する
⦿ 水分及び電解質(特にナトリウム)の排出を調節し、血液の量と組成を維持して血圧を一定範囲内に保つ†
⦿ 内分泌腺として機能し、骨髄における赤血球の産生を促進するホルモン†を分泌する
⦿ 食品から摂取あるいは体内で生合成されたビタミンD†を活性型ビタミンD に転換し、骨の形成や維持に作用†する

解説

- ●【参考】「血圧を一定範囲内に保つ」 尿量を調節することにより、血液の量を調節し、そして血圧を調節することを意味しています。
- ●【参考】「赤血球の産生を促進するホルモン」 エリスロポエチンのこと
- ●【参考】「ビタミンD」は、肝臓で水酸化を受け、腎臓でさらに水酸化を受けて活性型ビタミンD になります。
- ●【参考】「骨の形成や維持に作用」 活性型ビタミンD は、消化管からのカルシウム及びリンの吸収を高め、原尿からのカルシウムの再吸収を高める等、骨の形成や維持に重要な働きを行います。

【ネフロン】

　腎臓に入る動脈は細かく枝分かれし、糸球体(毛細血管が小さな球状になったもの)を形成する。糸球体の外側を袋状のボウマン嚢が包み込んでおり、これを腎小体という。ボウマン嚢から1本の尿細管が伸びて、腎小体と尿細管とで、ネフロン(腎臓の基本的な機能単位)を構成している。

糸球体	腎小体	▶血液中の老廃物(例：尿素[†])、血漿成分(血球やタンパク質を除く)が濾過され、原尿[†]として尿細管へ入る
ボウマン嚢		
尿細管		▶原尿中のブドウ糖やアミノ酸等の栄養分と血液の維持に必要な水分や電解質が再吸収[†]された結果、老廃物が濃縮され、余分な水分、電解質とともに最終的に尿となる

解説

- ●「尿素」は、肝臓でアミノ酸が分解されると生成します。
- ●【参考】「原尿」　血液が腎小体で濾過され、尿細管に移行したもの。ナトリウム、ブドウ糖、アミノ酸などの有用成分が多く含まれます。
- ●【参考】「再吸収」　原尿中の有用成分を再び血中に取り込むこと

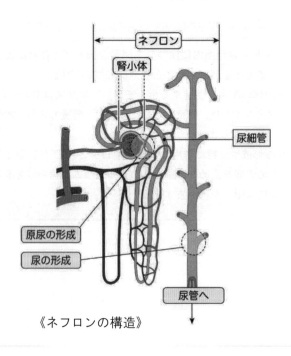

《ネフロンの構造》

【副腎】

　副腎は、左右の腎臓の上部にそれぞれ附属し、皮質と髄質の2層構造からなる。

　副腎皮質では、副腎皮質ホルモン[†]が産生・分泌される。アルドステロン[†]（副腎皮質ホルモンの一つ）は、体内に塩分と水を貯留し、カリウムの排泄を促す作用があり、電解質と水分の排出調節の役割を担っている。

　副腎髄質では、自律神経系に作用するアドレナリン[†]（別名：エピネフリン）とノルアドレナリン[†]（別名：ノルエピネフリン）が産生・分泌される。

- ●「副腎皮質ホルモン」　ステロイドと共通する化学構造を持つことから、ステロイドホルモンともいいます。医薬品に用いられるステロイド性抗炎症成分は、化学的に合成された副腎皮質ホルモンの誘導体です。
- ●「アルドステロン」の分泌が過剰になると、高血圧、むくみ（浮腫）、カリウム喪失などが現れ、アルドステロン症を生じます。
- ●「アドレナリン」　ホルモンの一つ。心臓、血管、気管支等の効果器に作用し、身体能力を一時的にアップさせ、闘争・逃走に適した状態にします。
- ●「ノルアドレナリン」　ホルモンとしてアドレナリンと同様の働きをします。また、神経伝達物質として交感神経の節後線維の末端からも放出されます。

b.　尿路

　尿路とは、腎臓から膀胱を経て尿道に至る尿の通り道をいう。なお、左右の腎臓と、膀胱とをつないでいる管を尿管という。

　尿のほとんどは水分で、尿素[†]、尿酸[†]等の老廃物、その他微量の電解質、ホルモン等を含む。尿は血液が濾過されて作られるため、糞便とは異なり、健康な状態であれば細菌等の微生物は存在しない。

- ●【参考】「尿素」　水に溶けやすく、アンモニアに比べて毒性が弱いという性質があります。血中の尿素は尿とともに体外に排出されます。
- ●【参考】「尿酸」　水に溶けにくいのですが、毒性がないという優れた性質があります。ただし、温度やpHによっては析出（物質が溶け込んだ溶液から、その物質が固体として出現すること）するため、痛風や尿路結石の原因ともなります。

Q 尿に含まれない成分、含まれる成分についてまとめてもらえませんか？

A 【参考】
① 本来、尿に含まれていてはならないもの
　　［微生物、赤血球、アルブミン、ブドウ糖］
② 尿の主な成分
　　［水分、尿素、ナトリウム、カリウムのほか、塩素、マグネシウム、リン酸、
　　クレアチニン、アンモニア、尿酸、ホルモン類］
③ 特記すべき尿中成分
　　［hCG、糖、タンパク質］　　※　いずれもが妊娠検査薬、尿糖検査薬、尿タン
　　　　　　　　　　　　　　　　　　　パク検査薬の検出対象物となっている。

【膀胱】

　膀胱は、下腹部の中央に位置し、尿を一時的に溜める袋状の器官である。

　尿が膀胱に溜まってくると刺激が脳に伝わって尿意が生じる。膀胱の出口にある膀胱括約筋が緩むと、同時に膀胱壁の排尿筋が収縮し、尿が尿道へと押し出される。

Q 排尿調節はどのように行われているのですか？

A 【参考】膀胱括約筋(内尿道括約筋)と排尿筋は、自律神経系による支配を受けており、無意識的に調節されています。

　交感神経系が亢進した場合、膀胱括約筋が収縮すると同時に排尿筋が弛緩し、尿意が止まります。一方、副交感神経系が亢進した場合、膀胱括約筋が弛緩すると同時に排尿筋が収縮し、尿意が催されます。

　なお、意識的な排尿の調節は、尿道にある外尿道括約筋によって行われます。

【尿道】

　尿道は、膀胱に溜まった尿が体外に排泄されるときに通る管である。

　女性では、尿道が短いため、細菌などが侵入したとき膀胱まで感染を生じやすい。

　高齢者では、膀胱や尿道の括約筋の働きによって排尿を制御する機能が低下し、また、膀胱の容量が小さくなるため、尿失禁を起こしやすくなる。

　男性では、膀胱の真下に尿道を取り囲むように前立腺†がある。

　加齢とともに前立腺が肥大し、尿道を圧迫して排尿困難等を生じることがある。

● 【参考】「前立腺」 前立腺液を分泌し、射精時の精子の活動を盛んにする働きが
あります。前立腺は男性にしか存在しないことから、前立腺肥大は男性にしか起
こりません。

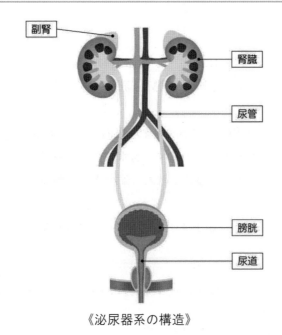

副腎

腎臓

尿管

膀胱

尿道

《泌尿器系の構造》

2. 目、鼻、耳などの感覚器官

感覚器官は、外界における種々の現象を刺激として脳に伝えるための器官である。

それぞれの感覚器は、その対象とする特定の感覚情報を捉えるため独自の機能を持っており、他の器官ではそれらを感じとれない。また、外気と直接触れる状態にあり、病原物質[†]、アレルゲン等の様々な異物に曝されている部分でもある。

視覚器(目)	▶可視光線[†]を感じる
嗅覚器(鼻)	▶空気中を漂う物質の刺激を感じる
聴覚器(耳)	▶音を感じる

● 【参考】「病原物質」 細菌、真菌、ウイルス等の病原微生物のほか、健康被害を
もたらす様々な化学物質が含まれます。
● 「可視光線」 ヒトの目で知覚できる波長域にある電磁波のこと。太陽光には、可
視光線よりも波長の短い紫外線、波長の長い赤外線が含まれていますが、ヒトの
目は紫外線や赤外線を知覚することができません。

目は、視覚情報の受容器官で、眼球(明暗、色、位置、動きを感じとる)と、眼瞼、結膜、涙器、眼筋等からなる。顔面の左右に1対あり、物体の遠近感を認識することができる。

 ## a.　眼球

　眼球は、眼窩(頭蓋骨のくぼみ)に収まっている球形の器官である。

　黒目の部分は透明な角膜†が眼球外側を覆い、黒目以外の部分は乳白色の強膜†が眼球外側を覆っている。

　角膜と水晶体の間は房水(組織液)で満たされ、眼内に一定の圧(眼圧)を生じさせている。角膜や水晶体には血管が通っておらず、房水によって栄養分や酸素が供給される。水晶体の前には虹彩†があり、瞳孔を散大・縮小させて眼球内に入る光の量を調節している。

　水晶体から網膜までの眼球内は硝子体(透明のゼリー状組織)で満たされている。

解説

- ●「角膜」　紫外線を含む光に長時間曝されると、角膜の上皮が損傷して雪眼炎(雪目)を生じることがある。
- ●「強膜」　比較的丈夫な結合組織の膜です。
- ●【参考】「虹彩」　虹彩のメラニン含量が多いと瞳は黒くなり、その含量が少なくなるにつれ、瞳の色が茶色→青色→赤色に変化します。

【焦点調節】

　角膜に射し込んだ光は、角膜、房水、水晶体、硝子体を透過しながら屈折して網膜に焦点を結ぶ。遠近の焦点調節は、主に水晶体の厚みを変化させることによって行われている。水晶体は、その周りを囲んでいる毛様体の収縮・弛緩によって、近くの物を見るときには丸く厚みが増し、遠くの物を見るときには扁平になる。

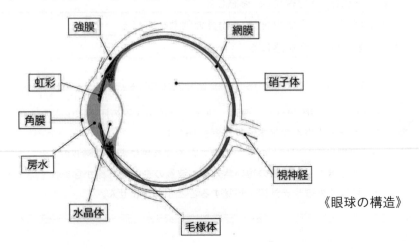

《眼球の構造》

【視細胞】

　視細胞(光を受容する細胞)は、網膜に密集している。視細胞が受容した光の情報は、網膜内の神経細胞を介して神経線維に伝えられる。網膜の神経線維は眼球の後方で束になり、視神経となる。

　視細胞には、①色を識別する細胞[†]と、②わずかな光でも敏感に反応する細胞[†]の二種類がある。

　②の細胞が光を感じる反応にはビタミン A が不可欠であるため、ビタミン A が不足すると夜間視力の低下(夜盲症)を生じる。

- ●【参考】「色を識別する細胞」　錐体細胞のこと。赤、緑、青の錐体細胞があり、色覚をもたらします。ただし、錐体細胞が機能するためには十分な光量を必要とするため、暗闇ではほとんど働きません。
- ●【参考】「わずかな光でも敏感に反応する細胞」　桿体細胞のこと。光の刺激を受けた場合、そのシグナルを増幅させる働き(ビタミン A が関与)があるため、暗闇でも働きます。ただし、色を識別する能力はありません。

b.　眼瞼(まぶた)

　眼瞼は、眼球の前面を覆う薄い皮膚のひだで、以下のような機能がある。

◉ 物理的・化学的刺激から目を防護する
◉ まぶしいとき目に射し込む光の量を低減させる
◉ まばたきによって目の表面を涙液で潤して清浄に保つ

　眼瞼は、素早くまばたき運動ができるよう、皮下組織が少なく薄くできているため、内出血や裂傷を生じやすい。また、むくみ(浮腫)等、全身的な体調不良(薬の副作用を含む)の症状が現れやすい部位である

【触毛】

　上下の眼瞼の縁には睫毛(まつげ)があり、ゴミや埃等の異物をはじいて目に入らないようにするとともに、物が触れると反射的に目を閉じる触毛[†]としての機能がある。

- ●【参考】「触毛」　毛状の感覚器官。一般的な毛と外観が似ていますが、毛の基部に多数の知覚神経がつながっており、接触刺激を鋭敏に感知できるようになっています。

c. 結膜

結膜は、眼瞼の裏側と眼球前方の強膜(白目の部分)を結ぶように覆っている。薄い透明な膜であるため、中を通っている血管が外部から容易に観察できる。

目の充血は、血管が拡張して赤く見える[†]状態である。

結膜の充血	▶白目の部分と眼瞼の裏側がいずれも赤くなる
強膜の充血	▶白目の部分がピンク味を帯び、眼瞼の裏側は赤くならない

- 「赤く見える」というときは、充血と内出血(結膜下出血)がきちんと区別されることが重要です。
- 【参考】「赤く見える」 白目の部分と眼瞼の裏側の両方が赤くなっている場合は、目(の結膜)が充血していると判断されます。一方、白目の部分が赤くなっているにもかかわらず、眼瞼の裏側が赤くなっていない場合は、結膜下の血管が破れて内出血を起こしていると判断されます。

d. 涙器

涙器は、涙腺と涙道(涙液を鼻腔に導出する)からなる。
涙腺は、上眼瞼の裏側にある分泌腺で、血漿から涙液を産生する。

【涙液】

涙液は、起きている間は絶えず分泌されており、涙点(目頭の内側にある小さな孔)から涙道に流れこんでいる。睡眠中(涙液分泌がほとんどない)や涙液の働きが悪くなったときには、滞留した老廃物に粘液や脂分が混じって眼脂(目やに)となる。

涙液の主な働きは、以下のとおりである。

● 異物(ゴミ、埃)や刺激性の化学物質が目に入ったときに洗い流す
● 角膜に酸素や栄養分を供給する
● 角膜や結膜で生じた老廃物を洗い流す
● 目が鮮明な視覚情報を得られるよう角膜表面を滑らかに保つ
● リゾチーム、免疫グロブリン等を含み、角膜や結膜を感染から防御する

e. 眼筋

眼筋は、眼球を上下左右斜めの各方向に向けるために 6 本あり、眼球側面の 強膜^{きょうまく}につながっている。眼球の動きが少なく眼球を同じ位置に長時間支持していると、眼筋が疲労する。

疲れ目	▶目を使う作業を続けることによる、眼筋の疲労、毛様体の疲労、涙液の供給不足等が原因で、目のかすみや充血、痛み等を生じる ※ 生理的な目の疲れで、全身症状を伴わない
眼精疲労^{がんせい}	▶合っていないメガネやコンタクトレンズ、ストレス(神経性の疲労)、睡眠不足、栄養不良等が原因で、全身症状(肩こり、頭痛等)を伴う慢性的な目の疲れを生じる

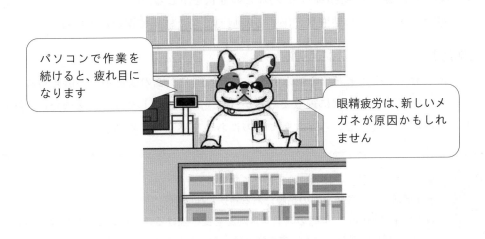

鼻は、嗅覚情報の受容器官で、空気中を漂う物質を鼻腔内に吸い込み、その化学的刺激を感じとる。食品からの嗅覚情報は、舌が受容した味覚情報と脳において統合され、風味として認識される。

a.　鼻腔

鼻腔は、薄い板状の軟骨と骨でできた鼻中隔によって左右に仕切られている。

鼻中隔の前部は、毛細血管が豊富に分布していることに加えて粘膜が薄いため、傷つきやすく鼻出血を起こしやすい。鼻腔の粘膜に炎症を起こして腫れた状態を鼻炎といい、鼻汁過多や鼻閉(鼻づまり)などの症状を生じる。

鼻腔は、線毛を有し粘液を分泌する細胞でできた粘膜で覆われている。

【順応】

におい分子†が嗅細胞†を刺激すると、その刺激が脳の嗅覚中枢へ伝えられる。においに対する感覚は非常に鋭敏であるが、順応†を起こしやすい。そのため、同じにおいを継続して嗅いでいると次第にそのにおいを感じなくなる。

- ●「におい分子」　においの元となる物質の分子
- ●「嗅細胞」　鼻腔上部の粘膜にある特殊な神経細胞
- ●【参考】「順応」　同様のストレス刺激を受け続けることにより、身体がそのストレス刺激に慣れ、次第に異常性を感じなくなることをいいます。

b.　副鼻腔

副鼻腔†は、鼻腔と細い管でつながっている。また、線毛を有し粘液を分泌する細胞でできた粘膜で覆われている。

副鼻腔に入った埃等の粒子は、粘液に捉えられ、線毛の働き†によって鼻腔内へ排出される。しかし、鼻腔と連絡する管は非常に狭いため、鼻腔粘膜が腫れると副鼻腔の開口部がふさがりやすくなり、副鼻腔に炎症を生じることがある。

- ●「副鼻腔」　鼻腔に隣接し、目と目の間、額部分、頬の下、鼻腔の奥にある空洞を総称したもの。骨の強さや形を保ちつつ重量を軽くするための空洞です。
- ●【参考】「線毛の働き」　粘膜エレベーターとも呼ばれ、粘液によって絡め取られた異物は、線毛運動によって粘液ごと鼻腔に向けて排出されます。

3 耳

耳は、聴覚情報と平衡感覚を感知する器官で、外耳、中耳、内耳からなる。側頭部の左右両側に1対あり、音の立体感を認識することができる。

a. 外耳

外耳は、耳介と外耳道からなる。外耳道にある耳垢腺(汗腺の一種)や皮脂腺からの分泌物に、埃や外耳道上皮の老廃物などが混じって耳垢(耳あか)となる。

耳介	▶軟骨組織が皮膚で覆われたもので、外耳道の軟骨部に連なっている
外耳道	▶耳介で集めた音を鼓膜まで伝導する ▶軟骨部には耳毛が生えていて、埃等が入り込むのを防いでいる

b. 中耳

中耳は、外耳と内耳をつなぐ部分で、鼓膜、鼓室、耳小骨、耳管からなる。

外耳道を伝わってきた音は、鼓膜を振動させる。鼓室の内部では、互いに連結した微細な3つの耳小骨が鼓膜の振動を増幅して、内耳へ伝導する。

【耳管】

鼓室は、耳管という管で鼻腔や咽頭と通じている。急な気圧変化のため鼓膜の内外に気圧差が生じると、耳がつまったような不快感や痛みなどを感じる。しかし、顎を動かす等の耳抜き動作で意識的に耳管を開けると、気圧の均衡が戻って回復する。

小さな子供では、耳管が太く短くて、走行が水平に近いため、鼻腔からウイルスや細菌が侵入し感染が起こりやすい。

Q 「走行が水平に近い」とは、どういう意味ですか?

A 【参考】耳管は、鼓室と鼻腔の間を、どちらかというと"上下"につないでいるため、通常の生活においては、鼻腔内の液体は耳管に逆流しにくい状態にあります。しかし、小さな子供の場合、どちらかというと"水平"につないでいます。加えて、子どもの耳管は太くて短いという特徴があります。こうしたことから、子どもは、通常の生活においても、鼻腔内の液体が耳管に流れ込みやすい状態にあります。

C. 内耳

内耳は、蝸牛(聴覚器官)と前庭(平衡器官)の２つの部分からなる。

【蝸牛】

蝸牛は、渦巻き形をした器官で、内部はリンパ液†で満たされている。中耳の耳小骨から伝わる振動がリンパ液を震わせ、その振動が聴細胞†の感覚毛(小突起)を揺らすことにより、聴神経が刺激される。

【前庭】

前庭は、耳石器官と半規管†に分けられる。いずれの内部もリンパ液†で満たされており、リンパ液の動きが平衡感覚として感知される。乗物酔い(動揺病)は、乗り物に乗っているとき反復される加速度刺激や動揺によって、平衡感覚が混乱して生じる身体の変調である。

耳石器官	▶水平・垂直方向の加速度を感知する
半規管	▶体の回転や傾きを感知する

解説

- ●【参考】「リンパ液」　リンパ管内を流れるリンパ液を『管内リンパ』と呼び、蝸牛、耳石器官、半規管の内部を満たすリンパ液と区別する場合もあります。
- ●【参考】「聴細胞」　蝸牛の内部のコルチ器官に存在し、リンパ液の振動を感知することにより音を神経刺激に変換します。
- ●【参考】「半規管」　チューブ状の器官を『規管』といいます。体の回転や傾きを感知する器官は、"三"本あり、"半"円タイプのチューブ状であるため、三半規管又は半規管と呼ばれています。

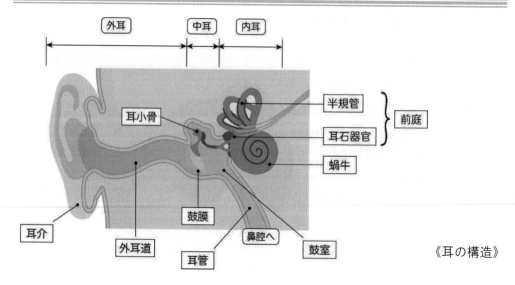

《耳の構造》

3．皮膚、骨・関節、筋肉などの運動器官

1 外皮系

外皮系とは、皮膚、角質(爪や毛等)、皮膚腺(汗腺、皮脂腺、乳腺等)の総称である。

a. 皮膚

皮膚の主な機能は、以下のとおりである。

身体の維持 と保護	▶体表面を包み、体の形を維持し、保護する(爪や毛等の角質は、皮膚に強度を与えて体を保護する) ▶細菌等の異物の体内への侵入を防ぐ
体水分の保持	▶体の水分が体外に蒸発しないよう、逆に水分が体内に浸透しないよう、水の移動を遮断する
熱交換	▶外界と体熱のやり取りをし、体温を一定に保つ ▶体温が上がり始めると、皮膚を通っている毛細血管に血液がより多く流れるように血管が開いて体外に多くの熱を排出するとともに、汗腺から汗を分泌し、その汗が蒸発する時の気化熱†を利用して体温を下げる。 ▶体温が下がり始めると血管が収縮して放熱を抑える
外界情報の感知	▶触覚、圧覚、痛覚、温度感覚等の皮膚感覚を得る

【皮膚の構造】

皮膚は、表皮、真皮、皮下組織の3層構造からなる。

表皮	▶最も外側にある角質層と、生きた表皮細胞の層に分けられる ▶角質層は皮膚のバリア機能を担っている ▶角質層は、角質細胞(ケラチン†でできた細胞膜が丈夫な板状の細胞)と、細胞間脂質(セラミド†を主成分とする)で構成されている ▶物理的な刺激が繰り返されると、角質層が肥厚してたこやうおのめができる
真皮	▶線維芽細胞とその細胞で産生された線維性のタンパク質(コラーゲン、フィブリリン†、エラスチン等)からなる結合組織の層である ▶皮膚に弾力と強さを与える ▶毛細血管や知覚神経の末端が通っている

皮下組織	▶脂肪細胞が多く集まって皮下脂肪層となっている
	▶外気の熱や寒さから体を守り、衝撃から体を保護する
	▶脂質をエネルギー源として蓄える

解説

- 【参考】「気化熱」 液体が気体になる際に周囲から奪う熱のこと
- 「ケラチン」 線維性のタンパク質
- 「セラミド」 リン脂質の一種
- 【参考】「フィブリリン」 細胞と細胞の間に存在し、皮膚を弾性があって丈夫な構造にするタンパク質。血液凝固因子のフィブリンとは別物です。

【皮膚の常在菌】

　ヒトの皮膚の表面には常に一定の微生物が付着しており、それら微生物の存在によって、皮膚の表面での病原菌の繁殖が抑えられ、また、病原菌の体内への侵入が妨げられている。皮膚の表面に存在する微生物のバランスが崩れたり、皮膚を構成する組織に損傷を生じると、病原菌の繁殖、侵入が起こりやすくなる。

　生体は、病原菌を排除する反応として免疫機能を活性化させ、その結果、皮膚に炎症を生じ、発疹や発赤、痒み等の症状が現れることがある。

【皮膚の色】

　皮膚の色は、表皮や真皮に沈着したメラニン色素によるものである。

　メラニン色素は、表皮の最下層にあるメラニン産生細胞(メラノサイト)で産生され、太陽光に含まれる紫外線から皮膚組織を防護する役割がある。メラニン色素の防護能力を超える紫外線に曝されると、皮膚組織が損傷を受け、炎症を生じて発熱や水疱、痛み等の症状が起きる。また、紫外線によってメラノサイトが活性化すると、メラニン色素の過剰な産生が起こり、シミやそばかすとして沈着する。

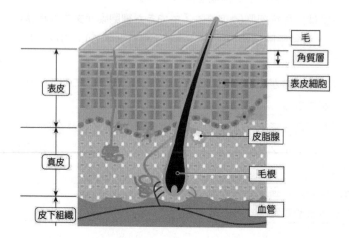

《皮膚の構造》

b.　毛

　毛は、皮膚の付属器である。

　毛根の最も深い部分を毛球という。毛球の下端のへこんでいる部分を毛乳頭という。毛乳頭には毛細血管が入り込んで、毛乳頭を取り巻く毛母細胞に栄養分を運んでいる。毛母細胞では細胞分裂が盛んに行われ、次々に分裂してできる新しい細胞が押し上げられ、次第に角化†して毛を形成していく。毛母細胞の間にはメラノサイトが分布し、産生されたメラニン色素が毛母細胞に渡される。このメラニン色素の量によって毛の色が決まる。

　毛根を鞘状に包んでいる毛包には、立毛筋と皮脂腺がつながっている。立毛筋は、気温や感情の変化などの刺激により収縮し、毛穴が隆起する立毛反射(鳥肌)を生じる。皮脂腺は腺細胞が集まってできており、皮脂†となって毛穴から排出される。皮脂の分泌が低下すると皮膚が乾燥し、皮膚炎や湿疹を起こすことがある。

- 【参考】「角化」　毛母細胞は、常に細胞分裂を繰り返しており、そのたびに髪の根元部分に新しい細胞が生まれていくため、その細胞分だけ髪が長くなります。新しく生まれた髪の細胞は、しばらくすると死んで固くなってしまいますが、これを角化といいます。それゆえ髪は、死んだ細胞のかたまりといえます。
- 「皮脂」　脂分を蓄えて死んだ腺細胞が分泌物となったもの。皮膚を潤いのある柔軟な状態に保つとともに、外部からの異物に対する保護膜として働きます。

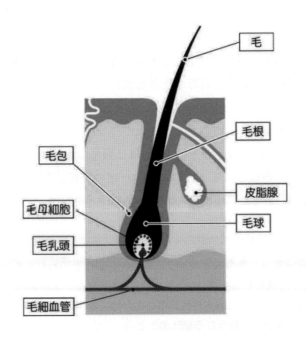

《毛の構造》

C. 汗腺

汗腺には、アポクリン腺[†](体臭腺)と、エクリン腺の二種類がある。

アポクリン腺	▶腋窩(わきのした)などの毛根部に分布する
エクリン腺	▶手のひらなど毛根がないところも含め全身に分布する ▶汗を分泌する ▶体温調節のための発汗は、全身の皮膚に生じる ▶精神的緊張による発汗[†]は、手のひらや足底、脇の下、顔面などの限られた皮膚に生じる。

- 【参考】「アポクリン腺」　毛包に開口して分泌物を放出します。その分泌物が細菌によって分解されると強烈な臭いを発し、腋臭の原因となります。
- 「精神的緊張による発汗」　体温調節とは無関係に起こり、疲労や衰弱したときの睡眠中に生じる汗のこと。ねあせ、盗汗とも呼ばれます。

2 骨格系

骨格系は、骨と関節からなり、骨と骨が関節で接合して相連なって体を支えている。

a. 骨

骨は生きた組織であり、成長が停止した後も一生を通じて骨吸収(骨の破壊)と骨形成(骨の修復)が行われている。骨吸収と骨形成が互いに密接な連絡を保ちながら進行し、これが繰り返されることで骨の新陳代謝が行われる。

骨組織を構成する無機質は、炭酸カルシウムやリン酸カルシウム等の石灰質からなるが、それらのカルシウムが骨から溶け出し、ほぼ同量のカルシウムが骨に沈着する。吸収と形成のバランスが取られることにより、一定の骨密度[†]が保たれる。

無機質は骨に硬さ[†]を与え、有機質[†]は骨の強靱さ[†]を保つ。

- 【参考】「骨密度」　骨中のカルシウム等の含有割合を現わしたもので、骨の強さの指標として使われます。
- 【参考】「硬さ」　変形に耐える性質のこと
- 「有機質」　タンパク質及び多糖体のこと
- 【参考】「強靱さ」　変形はするが、折れにくい又は引っ張りに耐える性質のこと

【骨の構造】

骨の基本構造は、最も硬い組織の一つで、骨質^{こつしつ}、骨膜^{こつまく}、骨髄^{こつずい}、関節軟骨^{かんせつなんこつ}の4つの組織からなる。

骨質	▶骨の主部となる組織
骨膜	▶骨質表面を覆う組織
骨髄	▶骨質内部の組織
関節軟骨	▶骨の接合部にある組織

【骨の機能】

骨には、主に次のような機能がある。

身体各部の支持	▶頭部や内臓を支える身体の支柱となる
臓器保護	▶骨格内に臓器を収め、保護する
運動	▶骨格筋の収縮を効果的に体躯の運動に転換する
造血	▶骨髄で産生される造血幹細胞[†]から赤血球、白血球、血小板に分化し、体内に供給する
貯蔵	▶カルシウム[†]やリン等の無機質を蓄える

- ●「造血幹細胞」　すべての骨の骨髄で造血が行われるわけでなく、主として胸骨、肋骨、脊椎、骨盤、大腿骨などが造血機能を担います。
- ●「カルシウム」　生体の生理機能に関与する重要な物質で、細胞内において微量で筋組織の収縮、神経の伝達調節などに働きます。

b.　関節

関節とは、広義には骨と骨の連接全般をいい、狭義には複数の骨が互いに運動できるように連結したもの(可動関節)をいう。

骨の関節面は、関節軟骨(弾力性に富む柔らかな軟骨層)に覆われ、これが衝撃を和らげ、関節の動きを滑らかにしている。滑膜^{かつまく†}は軟骨の働きを助け、靱帯^{じんたい†}は骨を連結し、関節部を補強している。

- ●「滑膜」　関節周囲を包む膜のこと
- ●【参考】「靱帯」　関節の可動方向を制限する役割を担っています。

3　筋組織

　筋組織は、筋細胞(筋線維)とそれらをつなぐ結合組織からなり、その機能や形態によって、骨格筋、平滑筋、心筋に分類される。

骨格筋	▶随意筋†である ▶強い収縮力をもつが、疲労しやすく長時間の動作は難しい ▶横紋筋†である
平滑筋	▶不随意筋†である ▶比較的弱い力で持続的に収縮する ▶消化管壁、血管壁、膀胱等に分布する ▶横紋筋でない
心筋	▶不随意筋である ▶強い収縮力と持久力を兼ね備えている ▶心臓壁の筋層を構成する ▶横紋筋である

　骨格筋の疲労は、運動を続けることでグリコーゲン†が減少し、酸素や栄養分の供給不足が起こるとともに、乳酸†が蓄積して筋組織の収縮性が低下する現象である。

解説

- ●「随意筋」　自分の意識どおりに動かすことができる筋組織
- ●「横紋筋」　筋線維を顕微鏡で観察すると横縞模様(横紋)がみられる筋組織
- ●「不随意筋」　意識的にコントロールできない筋組織
- ●「グリコーゲン」　多数のブドウ糖が重合したもので、エネルギー源として骨格筋や肝臓に蓄えられます。
- ●「乳酸」　グリコーゲンの代謝に伴って生成します。

【腱】

　骨格筋、平滑筋、心筋のうち運動器官とされるのは骨格筋であり、関節を動かす骨格筋は、関節を構成する骨に腱を介してつながっている。腱は、結合組織のみでできているため、伸縮性はあまりない。一方、筋組織は、筋細胞と結合組織からできている。

【筋組織と神経支配】

　筋組織は、神経からの指令によって収縮する。
随意筋は体性神経系(運動神経)に支配され、不随意筋は自律神経系に支配されている。

4．脳や神経系の働き

体内の情報伝達の大半を担う組織として、神経細胞が連なった神経系がある。神経細胞の細胞体から伸びる細長い突起(軸索)を神経線維という。

身体の個々の組織は刺激によって反射的に動くことができるが、実際の人間の身体は個々の部位が単独で動いているのではなく、総合的に制御されている。このような制御をする部分を中枢といい、中枢によって制御される部分を末梢という。

中枢は、末梢からの刺激を受け取って統合し、それらに反応して興奮を起こし、末梢へ刺激を送り出す。こうして末梢で動きを発生させ、人間の身体を制御している。

神経系は、中枢神経系と末梢神経系に大別される。

1　中枢神経系

中枢神経系は、脳と脊髄から構成される。

脳は、頭の上部から下後方部にあり、知覚、運動、記憶、情動、意思決定等の働きを行っている。脳の下部には視床下部など、自律神経系やホルモン分泌等の様々な調節機能を担っている部位がある。脳には、細胞同士の複雑かつ活発な働きのため、以下のように大量の血液が循環し、大量の酸素及びブドウ糖を消費している。

血液の循環量	▸心拍出量の約 15%
酸素の消費量†	▸全身の約 20%
ブドウ糖の消費量†	▸全身の約 25%

- ●【参考】「酸素の消費量」　脳の細胞がエネルギーを生み出す際には、筋肉の細胞とは異なって必ず酸素を必要とします。それゆえ大量の酸素を消費します。
- ●【参考】「ブドウ糖の消費量」　脳の細胞は脂肪酸を利用することはできず、通常、ブドウ糖のみをエネルギー源としているため、大量のブドウ糖を消費します。

【血液脳関門】

脳内には多くの血管が通っている。脳の血管は、末梢の血管に比べて物質の透過に関する選択性が高く、タンパク質などの大分子や、小分子であってもイオン化した物質では、血液中から脳の組織へ移行しにくい。

このように、脳の毛細血管が、中枢神経の間質液環境を血液内の組成変動から保護するように働く機能を血液脳関門という。小児では、血液脳関門が未発達であるため、循環血液中に移行した医薬品の成分は、脳の組織に達しやすい。

【延髄】

　脳と脊髄は、延髄(後頭部と頸部の境目あたりに位置する)を介してつながっている。

　延髄には、心臓中枢(心拍数を調節する)、呼吸中枢(呼吸を調節する)等がある。延髄は多くの生体の機能を制御する部位であるが、複雑な機能の場合はさらに上位の脳の働きによって制御されている。

【脊髄】

　脊髄は、脊椎の中にあり、脳と末梢の間で刺激を伝える。末梢からの刺激の一部に対して脳を介さずに刺激を返す場合があるが、これを脊髄反射という。

2　末梢神経系

　末梢神経系は、脳や脊髄から体の各部へと伸びており、その機能に着目して、体性神経系(随意運動、知覚等を担う)と、自律神経系(消化管の運動や血液の循環等のように生命や身体機能の維持のため無意識に働いている機能を担う)に分類される。

末梢神経系	自律神経系	交感神経系
		副交感神経系
	体性神経系	

【自律神経系】

　自律神経系は、交感神経系と副交感神経系からなる。

交感神経系	▶体が闘争や恐怖等の緊張状態に対応した態勢をとるように働く
副交感神経系	▶体が食事や休憩等の安息状態となるように働く

　自律神経系の二重支配とは、効果器[†]に対して、交感神経系と副交感神経系の二つの神経系が支配している様子をいう。通常、交感神経系と副交感神経系は、互いに拮抗[†]して働き、一方が活発になっているときには他方は活動を抑制して、効果器を制御している。

解説
　【参考】「効果器」　神経系が効果を及ぼす臓器、器官のこと
●【参考】「拮抗」　異なるもの同士が競い合い、特定作用の発現について干渉し合うこと

効果器	交感神経系	副交感神経系
目	▶瞳孔散大	▶瞳孔収縮
唾液腺	▶少量の粘性の高い唾液を分泌	▶唾液分泌亢進
心臓	▶心拍数増加	▶心拍数減少
末梢血管	▶収縮(→血圧上昇) ※骨格筋に分布する末梢血管では 拡張する	▶拡張(→血圧降下)
気管、気管支	▶拡張	▶収縮
胃	▶血管の収縮	▶胃液分泌亢進
腸	▶運動低下	▶運動亢進
肝臓	▶グリコーゲンの分解 (ブドウ糖の放出)	▶グリコーゲンの合成
皮膚	▶立毛筋収縮	－
汗腺	▶発汗亢進	－
膀胱	▶排尿筋の弛緩(→排尿抑制)	▶排尿筋の収縮(→排尿促進)

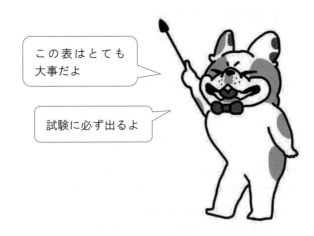

この表はとても大事だよ

試験に必ず出るよ

Ｑ 「交感神経系は体が闘争や恐怖等の緊張状態に対応した態勢をとるように働く」とはどういう意味ですか？

Ａ 交感神経系が働いているときは、闘争時や逃走時です。エネルギーを大量に消費してでも、一時的に身体状態をアップさせる必要があります。周りをしっかり見極めようと瞳孔を開いてたくさんの光を取り込みます。気管及び気管支を拡張して大量の酸素を肺に取り込みます。心拍数を増やし、血管を収縮させて血圧を上げ、大量の血液を手足の筋肉に送り込みます。

　一方、副交感神経系が働いているときは、ゆったりのんびりしているときで、エネルギー消費を抑え、なるべくエネルギーを備蓄(例:肝臓でのグリコーゲンの合成)しようとします。だから、食物をしっかり消化しようと、胃液の分泌を亢進させ、腸管を活発に動かしています。

【神経伝達物質】

効果器に伸びる自律神経は、節前線維[†](せつぜん)と節後線維[†](せつご)からできている。

交感神経と副交感神経は、以下のように、神経線維(神経細胞)の末端から神経伝達物質[†]と呼ばれる生体物質を放出し、効果器を作動させている。

交感神経の節後線維[†]の末端	ノルアドレナリン[†]
副交感神経の節後線維の末端	アセチルコリン[†]
エクリン腺[†]を支配する交感神経の節後線維の末端	アセチルコリン〔例外〕
アポクリン腺を支配する交感神経の節後線維の末端	ノルアドレナリン

【神経伝達物質のように働く医薬品の成分】

医薬品の成分が体内で薬効又は副作用をもたらす際においても、自律神経系への作用や影響が重要である。

アドレナリン作動成分	▶効果器に対してアドレナリン様の作用を示す
コリン作動成分	▶効果器に対してアセチルコリン様の作用を示す
抗アドレナリン成分	▶アドレナリンの働きを抑える作用を示す
抗コリン成分	▶アセチルコリンの働きを抑える作用を示す

解説

- ●【参考】「神経伝達物質」 神経細胞から神経細胞へ、神経細胞から効果器へ情報を伝達する物質(例:アセチルコリン、ノルアドレナリン)のこと。神経伝達物質が、近接する細胞の受容体に結合することによって情報伝達が達成されます。
- ●【参考】「節前線維」 脳の近い方の神経線維のこと
- ●【参考】「節後線維」 効果器に近い方の神経線維のこと
- ●【参考】「ノルアドレナリン」 交感神経の節後線維において神経伝達の役割を担います。
- ●【参考】「アセチルコリン」 副交感神経のほか、交感神経の節前線維等において神経伝達の役割を担います。
- ●「エクリン腺」 全身に広く分布している汗腺のこと

2 II　薬が働く仕組み

医薬品の作用には、全身作用と局所作用がある。

【全身作用】

内服した医薬品が全身作用を現わすまでには、①消化管からの吸収、②代謝、③作用部位への分布という過程を経るため、ある程度の時間が必要である。

内服薬では全身作用を示すものが多い。

坐剤[†]、経皮吸収製剤[†]等のように、適用部位から吸収された有効成分が、いったん循環血液中に移行してから全身作用を示す外用薬もある。

- ●「坐剤」　直腸や膣に適用する固形の外用剤
- ●「経皮吸収製剤」　皮膚に適用する外用剤。有効成分を皮膚面から血中に移行させることを目的としています。

【局所作用】

局所作用は、医薬品の適用部位が作用部位である場合が多いため、反応は比較的速やかに現れる。

外用薬では、適用部位に対する局所的な効果を目的としていることが多い。

膨潤性下剤[†]や生菌製剤[†]等のように、有効成分が消化管内で作用するため、局所作用を示す内服薬[†]もある。

- ●「膨潤性下剤」　腸管内で水分を引き寄せることにより、便のかさを増し、便を軟らかくすることによって、糞便の排泄を促すことを目的としています。
- ●「生菌製剤」　生きたビフィズス菌等が配合されており、腸内細菌叢を正常に保つことによって、整腸効果を得ることを目的としています。
- ●「局所作用を示す内服薬」　胃腸に作用する内服薬であっても、ある有効成分がいったん循環血液中に入ってから薬効をもたらす場合、その作用は全身作用の一部となります。

全身作用	有効成分がいったん循環血液中に移行し、全身を巡って薬効をもたらすもの	▶内服薬(制酸薬、駆虫薬、膨潤性下剤等の瀉下薬、生菌製剤等を除く) ▶解熱薬等の坐剤 ▶経皮吸収製剤 ▶舌下錠　▶咀嚼剤
局所作用	(有効成分が循環血液中に移行することなく、)特定の狭い身体部位において薬効をもたらすもの	▶外皮用薬(経皮吸収製剤等を除く) ▶制酸薬　▶駆虫薬 ▶膨潤性下剤等の瀉下薬 ▶生菌製剤 ▶浣腸薬 ▶一般用医薬品の点鼻薬 ▶口腔咽喉薬、含嗽薬 ▶点眼薬

Q 咳止めの薬は、気管という局所で効果を発現するので局所作用ですよね?

A 違います。その薬効が局所で発現するものであっても、有効成分がいったん循環血液中に移行しているのであれば全身作用です。だから、咳止めの内服薬は、すべて全身作用になります。

【全身性の副作用と局所的な副作用】

副作用にも、全身作用によるものと局所作用によるものとがある。

局所作用を目的とする医薬品によって全身性の副作用が生じたり、逆に、全身作用を目的とする医薬品で局所的な副作用が生じることもある。

医薬品が体内で引き起こす作用(薬効と副作用)を理解するには、使用された医薬品が体内でどのような挙動を示し、どのように体内から消失していくのか(薬物動態)に関する知識が不可欠である。

一般用医薬品の駆虫薬は局所作用を目的としているよ

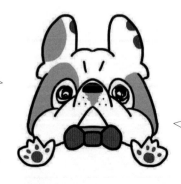

だけど、全身性の副作用を生じることがあるんだ

1　有効成分の吸収

　全身作用を目的とする医薬品では、その有効成分が消化管等から吸収されて、循環血液中に移行[†]することが不可欠である。局所作用を目的とする医薬品では、局所の組織に有効成分が浸透して作用するものが多い。

●「循環血液中に移行」　循環血液中に移行せずに薬効を発現する医薬品であっても、その成分が体内から消失する過程で循環血液中に移行する場合があります。

a.　消化管吸収

　内服薬のほとんどは、その有効成分が消化管から吸収されて循環血液中に移行し、全身作用を現す。全身作用を目的としない内服薬[†]の場合、有効成分はそのまま糞便中に排泄されることとなるが、中には消化管内を通過する間に結果的に吸収されてしまうため、循環血液中に移行した有効成分によって副作用を生じることがある。

●「全身作用を目的としない内服薬」　例えば、胃腸薬に配合されるアルミニウム成分の場合、結果的に吸収され、アルミニウム脳症やアルミニウム骨症を生じるおそれがあります。また、駆虫薬に配合されるサントニンの場合、結果的に吸収され、肝機能障害が悪化するおそれがあります。

【有効成分の溶出】

　固形剤(錠剤、カプセル剤等)の場合、消化管内で崩壊して有効成分が溶け出してから吸収されるが、胃で溶出するものが大部分である(腸溶性製剤[†]を除く)。
　薬の作用を持続させるため、有効成分がゆっくりと溶出するように作られている内服薬(徐放性製剤[†])もある。

●【参考】「腸溶性製剤」　酸性下の胃では溶けず、中性下の腸で医薬品が溶出する剤形。胃酸による分解を受けやすい有効成分、胃障害を起こしやすい有効成分に対して有用な剤形といえます。
●【参考】「徐放性製剤」　有効成分が徐々に溶出するよう剤形。血中濃度の急激な上昇を抑える、効果持続時間を延ばす等の有用性があります。

【有効成分の吸収】

　有効成分は主に小腸で吸収される。

　一般に、消化管からの吸収は、濃度の高い方から低い方へ受動的に拡散していく現象である。

　有効成分の吸収量や吸収速度は、消化管内容物や他の医薬品の作用によって影響を受ける。また、有効成分によっては消化管の粘膜に障害を起こすものもあるため、食事の時間と服用時期との関係が、各医薬品の用法に定められている。

b.　内服以外の用法における粘膜からの吸収

　内服以外の用法で使用される医薬品には、適用部位から有効成分を吸収させて、全身作用を発揮させることを目的とするものがある。

【坐剤】

　坐剤_{ざざい}は、肛門から挿入することにより、直腸内で溶解させ、薄い直腸内壁の粘膜から有効成分を吸収させるものである。

　直腸の粘膜下には静脈が豊富に分布して通っており、有効成分は容易に循環血液中に入るため、内服の場合よりも全身作用が速やかに現れる。また、直腸の粘膜下を通っている静脈血は、肝臓を経由せずに心臓に至る。そのため、直腸†から循環血液中に入った有効成分は、初めに肝臓で代謝を受けることなく全身に分布する。

　坐剤では、適用部位の粘膜に局所的な副作用(刺激等)を生じることがあり、そのような副作用を回避するため、また、有効成分の急激な吸収による全身性の副作用を回避するため、粘膜に障害があるときは使用を避けるべきである。

●「直腸」　直腸の上部から有効成分が吸収された場合は、肝臓で代謝を受けてしまい、全身へ分布する有効成分の量が少なくなってしまいます。

【舌下錠と咀嚼剤】

　抗狭心症薬のニトログリセリン(舌下 錠[†]、スプレー)、禁煙補助薬のニコチン(咀嚼 剤[†])は、口に含むため内服と混同されやすいが、口腔の粘膜から吸収されて全身作用を発現する。

　口腔の粘膜下を通っている静脈血は、肝臓を経由せずに心臓に到る。そのため、口腔から循環血液中に入った有効成分は、初めに肝臓で代謝を受けることなく全身に分布する。なお、坐剤の場合と同様、粘膜に障害があるときは使用を避けるべきである。

● 【参考】「舌下錠」　舌の下に挿入し、有効成分を口腔粘膜から吸収させる剤形
● 「咀嚼剤」　噛むことにより放出された有効成分を口腔粘膜から吸収させる剤形

【点鼻薬】

　一般用医薬品の点鼻薬は、全身作用を目的としたものではなく、鼻腔粘膜への局所作用を目的としている。

　しかし、鼻腔粘膜の下には毛細血管が豊富なため、有効成分は循環血液中に移行しやすく、また、初めに肝臓で代謝を受けることなく全身に分布するため、全身性の副作用を生じることがある。

【点眼薬】

　点眼薬は、眼の粘膜に適用するものである。

　その有効成分は鼻涙管を通って鼻粘膜から吸収されることがあるため、眼以外の部位に到達して副作用を起こすことがある。場合によっては、点眼する際に目頭の鼻涙管の部分を押さえ、有効成分が鼻に流れ込むのを防ぐ必要がある。

　アレルギー反応は微量の抗原でも生じるため、点眼薬であってもショック(アナフィラキシー)等のアレルギー性の副作用を生じることがある。

【含嗽薬】

　含嗽薬(うがい薬)は、咽頭の粘膜に適用するものである。

　しかしながら、唾液や粘液によって有効成分の多くは食道へ流れてしまうため、咽頭粘膜からの吸収が原因となって全身的な副作用が起こることは少ない。

　ただし、含嗽薬(うがい薬)等であってもショック(アナフィラキシー)等のアレルギー性の副作用を生じることがある。

C. 皮膚吸収

　皮膚に適用する医薬品(塗り薬、貼り薬等)は、適用部位への局所的な効果を目的とするものがほとんどである。

　有効成分が皮膚の表面で作用するもの(例：殺菌消毒薬)もあるが、有効成分が皮膚から浸透†して体内の組織で作用する医薬品の場合、浸透する有効成分の量は、皮膚の状態†、傷の有無やその程度によって影響を受ける。

　通常、皮膚表面から循環血液中へ移行する量は、比較的少ない。

　しかしながら、血液中に移行した有効成分は、肝臓で代謝を受ける前に血流に乗って全身に分布するため、使用量(適用部位の面積)や使用回数、使用頻度などによっては、全身作用が現れることがある。また、アレルギー性の副作用は、適用部位以外にも現れることがある。

> **解説**
> ● 【参考】「浸透」　有効成分が吸収(血中に移行すること)されるかどうかを論点としていないため、単に"浸透"としています。
> ●「皮膚の状態」　加齢等により皮膚のみずみずしさが低下すると、有効成分が浸潤・拡散しにくくなります。

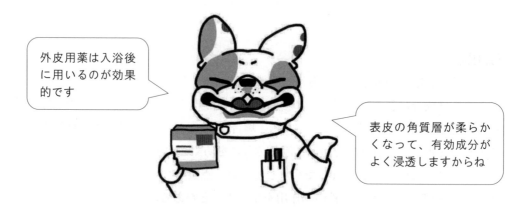

外皮用薬は入浴後に用いるのが効果的です

表皮の角質層が柔らかくなって、有効成分がよく浸透しますからね

2　有効成分の代謝と排泄

　有効成分は、体内を循環するうちに徐々に代謝†を受けて、分解したり、他の物質が結合するなどして構造が変化した結果、不活性化†したり、代謝的活性化†したり、体外へ排泄されやすい水溶性の物質に変化したりする。有効成分は、未変化体のままで、あるいは代謝物†として、以下のような経路で排泄†される。

> ▶(腎臓から)尿へ
>   ※【参考】水溶性の物質は尿中に移行しやすい
> ▶(肝臓から)胆汁へ
>   ※【参考】非水溶性の物質は胆汁中に移行しやすい
> ▶(肺から)呼気へ
> ▶汗へ
>   ※有効成分の消失経路としての意義は小さい
> ▶母乳へ
>   ※有効成分の消失経路としての意義は小さい。ただし、乳児への副作用の点
>   では軽視できない

- 「代謝」　物質が体内で化学的に変化すること
- 「不活性化」　代謝を受けて作用を失うこと
- 「代謝的活性化」　代謝を受けた結果、作用が現れるようになること
- 「代謝物」　代謝によって生じた物質
- 「排泄」　代謝物が体外へ排出されること

Ⓠ　「胆汁へ」が、なぜ、体外へ排出されることになるのですか。

Ⓐ　【参考】胆汁は、胆管を通って十二指腸内に分泌されます。その後、腸管内を移動して糞便とともに肛門から体外に排出されるためです。

a. 消化管で吸収されてから循環血液中に入るまでの間に起こる代謝

　有効成分が消化管の毛細血管から血液中へ移行すると、その血液は全身循環に入る前に門脈という血管を経由して肝臓を通過する。そのため、有効成分は、まず、肝臓に存在する酵素の働きにより代謝を受けることになる。

　このように、全身循環に移行する有効成分の量が、消化管で吸収された量よりも、肝臓で代謝を受けた分だけ少なくなることを肝初回通過効果(first-pass effect)という。また、小腸などの消化管粘膜や腎臓にも代謝活性があることが明らかにされている。なお、薬物代謝酵素の遺伝子型には個人差がある。

【肝機能が低下した人】

　肝機能が低下した人では、医薬品を代謝する能力が低いため、全身循環に到達する有効成分の量がより多くなり、効き目が過剰に現れたり、副作用を生じやすくなる。

b. 循環血液中に移行した有効成分の代謝と排泄

　循環血液中に移行した有効成分は、主として肝細胞の薬物代謝酵素[†]によって代謝を受ける。しかしながら、有効成分の多くは、血液中で血漿タンパク質[†]と速やかかつ可逆的に結合[†]して複合体を形成しており、そのような複合体を形成している有効成分の分子は、薬物代謝酵素による代謝を受けず、またトランスポーター[†]によって輸送されることもない。

　このように代謝や分布が制限されるため、血中濃度の低下は徐々に起こる。

　また、排泄の過程においても、血漿タンパク質との複合体形成は重要な意味を持つ。複合体は腎臓で濾過されないため、有効成分が長く循環血液中にとどまることとなり、作用が持続する原因となる。

解説

- ●【参考】「薬物代謝酵素」　有効成分を分解したり、有効成分に水溶性の性質を持たせる酵素のこと
- ●【参考】「血漿タンパク質」　アルブミンのこと
- ●「結合」　速やかかつ可逆的なものであるため、有効成分と血漿タンパク質は結合と解離を繰り返しています。
- ●「トランスポーター」　細胞膜の脂質二重層を貫き、埋め込まれた状態で存在する膜貫通タンパク質のこと。細胞膜の外側から内側へ、極性物質やイオンを選択的に運びます。細胞膜を貫通する、いわばトンネルのようなもので、ある種の有効成分はここを通って細胞内に分布していきます。

　Q　「血漿タンパク質との結合は速やかかつ可逆的」とありますが、「可逆的」の意味が分かりません。

　A　「不可逆的」といった場合、いったんくっついたら二度と離れないという意味になります。有効成分と血漿タンパク質は、容易にくっついたり、離れたりしますので、「可逆的」と表現されます。

【腎機能が低下した人】

　循環血液中の有効成分の多くは、未変化体又は代謝物の形で、腎臓から尿中に排泄されるが、腎機能が低下した人では、尿中への排泄が遅れ、有効成分の血中濃度が下がりにくいため、効き目が過剰に現れたり、副作用を生じやすくなる。

3　薬の体内での働き

　循環血液中に移行した有効成分は、血流によって全身の組織・器官へ運ばれて作用する。多くの場合、標的となる細胞に存在する受容体、酵素、トランスポーターなどのタンパク質と結合し、その機能を変化させることで薬効や副作用を発現する。

　そのため、医薬品が効果を発揮するためには、有効成分が作用対象である器官や組織の細胞外液あるいは細胞内液(細胞質)中に、一定以上の濃度で分布する必要がある。

　これらの濃度に強く関連するのが、有効成分の血中濃度[†]である。

　一度に大量の医薬品を摂取したり、十分な間隔をあけずに追加摂取しても、血中濃度がある濃度以上になるとより強い薬効は得られなくなる。薬効は頭打ちとなり、有害な作用(副作用、毒性)は現れやすくなる。

- ●「血中濃度」　器官や組織中の有効成分の量を直接調べることは容易でないため、通常、血液中の有効成分の濃度を目安にしています。

【血中濃度】

　医薬品を摂取した場合、有効成分が吸収されるにつれてその血中濃度は上昇し、最小有効濃度(閾値)を超えたときに、生体の反応としての薬効が発現する。

　ある時点で最高血中濃度に達し、その後は低下していく。これは、ある程度の時間が経過すると、代謝・排泄の速度が吸収・分布の速度を上回るようになるためである。

　やがて、血中濃度が最小有効濃度を下回ると、薬効は消失する。

　全身作用を目的とする医薬品の多くは、使用後の一定期間、有効成分の血中濃度が最小有効濃度と危険域[†](中毒域)の間の範囲[†]に維持されるよう、使用量及び使用間隔[†]が定められている。

- ●「危険域」　毒性が現れる濃度域のこと
- ●「最小有効濃度と危険域(中毒域)の間の範囲」　有効域(治療域)のこと
- ●「使用量及び使用間隔」　年齢や体格等による個人差も考慮されています。

Ⓠ　血中濃度とは、血液が濃い薄いという意味ですか？

Ⓐ　【参考】血中濃度とは、血液中に存在する有効成分の濃度のことです。

95

4　剤形ごとの適切な使用方法

　有効成分の性状は様々であり、それぞれに特徴がある。医薬品がどのような形状で使用されるかは、その医薬品の使用目的と有効成分の性状とに合わせて決められる。

　そうした医薬品の形状のことを剤形^{（ざいけい）}という。

【消化管吸収させる剤形】

　有効成分を消化管から吸収させ、全身に分布させることにより薬効をもたらすための剤形として、錠剤（内服）、口腔用錠剤、カプセル剤、散剤・顆粒剤、経口液剤・シロップ剤等がある。

　これらの剤形の違いは、使用する人の利便性を高めたり、有効成分が溶け出す部位を限定したり、副作用を軽減したりすることに関連する。そのため、医薬品を使用する人の年齢や身体の状態等の違いに応じて、最適な剤形が選択されなければならない。

【患部局所に適用する剤形】

　有効成分を患部局所に直接適用する剤形として、軟膏剤^{（なんこう）}、クリーム剤、外用液剤、貼付^{（ちょうふ）}剤、スプレー剤等がある。

　これらの多くは、有効成分が同じであっても、配合されている添加剤[†]等に違いがある。剤形によっては症状を悪化させてしまう場合もあるため、患部の状態に応じて適切な剤形が選択されなければならない。

●「添加剤」　有効成分以外の成分のこと。製剤化を容易にするため、品質の安定化を図るため、あるいは有用性を高めるため等の目的で配合されます。

a. 錠剤(内服)

錠剤(内服)は、一定の形状に成型された固形製剤であり、内服用医薬品の剤形として最も広く用いられている。服用するときは、適切な量の水(又はぬるま湯)とともに飲み込まなければならない。なお、胃や腸で崩壊†し、有効成分が溶出することが薬効発現の前提となっている。

> ▸飛散させずに服用できる
>
> ▸苦味や刺激性を口中で感じることなく服用できる
>
> ▸高齢者、乳幼児の場合、飲み込みにくいことがある
>
> ▸水なしで服用すると喉や食道に張り付き、喉や食道の粘膜を傷める
>
> ▸原則、噛み砕いて服用してはならない
>
> ▸腸溶錠†の場合、厳に噛み砕いて服用してはならない

解説

● 【参考】「胃や腸で崩壊」　錠剤(内服)の多くは胃で崩壊しますが、腸溶錠の場合は腸で崩壊するよう製剤設計されています。

● 「腸溶錠」　腸内での溶解を目的として錠剤表面がコーティングされているもの

b. 口腔用錠剤

口腔内崩壊錠	▸唾液で速やかに溶ける ▸水なしで服用できる ▸水分摂取が制限されている人でも問題ない ▸高齢者、乳幼児であっても飲み込みやすい
チュアブル錠	▸口の中で舐めたり噛み砕いたりして服用する ▸水なしで服用できる
トローチ／ドロップ	▸薬効を期待する部位が口の中や喉であるものが多い ▸飲み込まず、口の中で舐めて徐々に溶かして使用する

c. 散剤・顆粒剤

錠剤のように固形状に固めず、粉末状にしたものを散剤、小さな粒状にしたものを顆粒剤という。

> ▶錠剤を飲み込むことが困難な人では、錠剤よりも服用しやすい
>   ※歯(入れ歯を含む)の間に挟まったり、苦味や渋味を強く感じることがある
> ▶飛散を防ぐため、あらかじめ少量の水(又はぬるま湯)を口に含んだ上で服用したり、何回かに分けて少しずつ服用するとよい
> ▶口中に残ったときには、さらに水などを口に含み、口腔内をすすぐようにして飲み込むとよい
> ▶顆粒剤の粒の表面がコーティングされているものがあるので噛み砕かない

d. 経口液剤・シロップ剤

経口液剤は内服用の液状の剤形である。白糖等の糖類を内服用の薬液に混ぜたものをシロップ剤という。既に有効成分が液中に溶けたり分散しているため、服用後、比較的速やかに消化管から吸収される。

> ▶固形製剤よりも飲み込みやすい
> ▶有効成分の血中濃度が上昇しやすいため、習慣性や依存性がある成分が配合されている場合、不適正な使用がなされることがある
> ▶経口液剤では苦味やにおいが強く感じられることがあるので、小児にはシロップ剤を用いることが多い

e. カプセル剤

カプセル剤は、カプセル内に散剤や顆粒剤、液剤等を充填した剤形である。

> ▶カプセルの原材料として広く用いられているゼラチンは、ブタなどのタンパク質を主成分としているため、ゼラチンに対してアレルギーを持つ人は使用を避ける
> ▶水なしで服用すると、ゼラチンが喉や食道に貼り付くことがあるため、必ず適切な量の水(又はぬるま湯)で服用する

f. 外用局所に適用する剤形

それぞれの剤形の特性が薬効や副作用に影響する。

軟膏剤	▸油性の基剤 ▸有効成分が適用部位にとどまりやすい ▸皮膚への刺激が弱い ▸適用部位を水から遮断したい場合等に用いる ▸患部が乾燥していてもじゅくじゅくと浸潤していても使用できる
クリーム剤	▸油性基剤に水分を加えたもの ▸有効成分が適用部位にとどまりやすい ▸皮膚への刺激が強いため、傷等への使用は避ける ▸患部を水で洗い流したい場合等に用いる
外用液剤	▸外用の液状製剤で、軟膏剤やクリーム剤に比べて患部が乾きやすい ▸適用部位に直接的な刺激感を与えることがある
貼付剤	▸皮膚に貼り付けて用いる剤形で、テープ剤†とパップ剤†がある ▸適用部位に有効成分がとどまるため、薬効の持続が期待できる ▸適用部位にかぶれを起こすことがある
スプレー剤	▸有効成分を霧状にする等して、局所に吹き付ける剤形 ▸手指等では塗りにくい部位や、広範囲に適用する場合に適する

解説

- 【参考】「テープ剤」　親油性高分子を主な基剤とし、水分を含まない貼付剤。薄いため、関節部の貼付にも適しています。
- 【参考】「パップ剤」　水溶性高分子を主な基剤とし、水分を多く含む貼付剤。含水量が多く、湿布効果が期待できます。

症状からみた主な副作用

医薬品は、十分注意して適正に使用された場合でも、副作用を生じることがある。

一般に、重篤な副作用は発生頻度が低く、医薬品の販売等に従事する専門家にとっても遭遇する機会は極めてまれである。しかし、副作用の早期発見・早期対応のためには、医薬品の販売等に従事する専門家が副作用の症状に関する十分な知識を身に付けることが重要である。

医薬品の販売等に従事する専門家は、購入者等に対し、一般用医薬品による副作用と疑われる症状について医療機関の受診を勧奨する際に、その一般用医薬品の添付文書等を見せて説明するなどの対応をすることが望ましい。一般用医薬品による副作用は、長期連用のほか、不適切な医薬品の併用や医薬品服用時のアルコール飲用等が原因で起きる場合があり、医薬品を使用する時の状況に応じて適切な指導を行うことが重要である。

【重篤副作用疾患別対応マニュアル】

厚生労働省では「重篤副作用総合対策事業†」の一環として、関係学会の専門家等の協力を得て、「重篤副作用疾患別対応マニュアル†」を作成し、公表している。

本マニュアルが対象とする重篤副作用疾患の中には、一般用医薬品によって発生する副作用も含まれているので、医薬品の販売等に従事する専門家は、購入者等への積極的な情報提供や相談対応に、本マニュアルを積極的に活用することが望ましい。

解説

- ●【参考】「重篤副作用総合対策事業」　予測・予防的な医薬品の安全対策を行うため、次の三段階から構成されます。
  - ○ 第一段階(早期発見・早期対応の整備) ― 重篤度等から判断して必要性の高いと考えられる副作用について、その治療法、判別法等を包括的にとりまとめた重篤副作用疾患別対応マニュアルを作成し、医療現場での副作用の早期発見、早期対応の向上を図ること
  - ○ 第二段階(予測対応の整備) ― 重篤副作用疾患別対応マニュアル作成後も継続して症例を集積して発生リスクが高い患者群(例：性別、年齢等)を明らかにし、当該患者群に対して慎重な投薬管理を行うようマニュアルの改訂を行うこと
  - ○ 第三段階(予防対応の整備) ― リスク因子の解明と副作用の発生機序研究を計画的に推進することにより、副作用の発生リスクの高い患者群への投薬を避けるとともに、リスクを低減した新薬の開発を可能とすること
- ●【参考】「重篤副作用疾患別対応マニュアル」　重篤副作用総合対策事業の第一段階(早期発見・早期対応の整備)として、重篤度等から判断して必要性の高いと考えられる副作用について、患者及び臨床現場の医師、薬剤師等が活用する治療法、判別法等を包括的にまとめたもの。厚生労働省や(独)医薬品医療機器総合機構のホームページ等において公表されています。

1．全身的に現れる副作用

1　ショック(アナフィラキシー)

ショック(アナフィラキシー)は、生体異物に対する即時型のアレルギー反応の一種である。医薬品の場合、以前にその医薬品によって蕁麻疹等のアレルギーを起こしたことがある人で起きる可能性が高い。

一旦発症すると病態は急速に悪化することが多く、適切な対応が遅れるとチアノーゼ†や呼吸困難等を生じ、死に至ることがある。

発症後の進行が非常に速やかな(通常、2時間以内に急変する)ことが特徴である。直ちに救急救命処置が可能な医療機関を受診する必要がある。何よりも医薬品の使用者本人及びその家族等の冷静沈着な対応が非常に重要である。

主な症状　※一般に複数の症状が現れる
- ▶顔や上半身の紅潮・熱感　▶皮膚の痒み、蕁麻疹
- ▶口唇、舌、手足のしびれ感　▶むくみ(浮腫)　▶吐きけ　▶顔面蒼白
- ▶手足の冷感　▶冷や汗　▶息苦しさ、胸苦しさ

●【参考】「チアノーゼ」　血液中の酸素不足に起因して、皮膚や粘膜が暗青色または暗藍色になる症状

2　重篤な皮膚粘膜障害

a. 皮膚粘膜眼症候群

皮膚粘膜眼症候群は、最初に報告をした二人の医師の名前にちなんで、スティーブンス・ジョンソン症候群(SJS)とも呼ばれる。

発生頻度は、人口100万人当たり年間1～6人と報告されている。発症機序の詳細は不明であり、また、発症の可能性がある医薬品の種類も多いため、発症の予測は極めて困難である。

主な症状
- ▶38℃以上の高熱　▶発疹・発赤、火傷様の水疱等の激しい症状が比較的短時間のうちに全身の皮膚、口、眼等の粘膜に現れる
---

b. 中毒性表皮壊死融解症

中毒性表皮壊死融解症(TEN)は、最初に報告をした医師の名前にちなんでライエル症候群とも呼ばれる。皮膚粘膜眼症候群と関連のある病態と考えられており、中毒性表皮壊死融解症の症例の多くは、皮膚粘膜眼症候群の進展型とみられる。

発生頻度は、人口100万人当たり年間0.4～1.2人と報告されている。発症機序の詳細は不明であり、発症の予測は困難である。

> **主な症状**
> ▶38℃以上の高熱 ▶広範囲の皮膚に発赤 ▶全身の10％以上に火傷様の水疱、皮膚の剥離、びらん ▶口唇の発赤・びらん ▶眼の充血

【皮膚粘膜眼症候群と中毒性表皮壊死融解症に共通する事項】

皮膚粘膜眼症候群と中毒性表皮壊死融解症は、いずれも発生は非常にまれであるとはいえ、一旦発症すると多臓器障害の合併症等により致命的な転帰†をたどることがある。また、皮膚症状が軽快した後も眼や呼吸器等に障害が残ったりする。

次のような症状が持続したり、又は急激に悪化したりする場合には、原因と考えられる医薬品の使用を中止して、直ちに皮膚科の専門医を受診する必要がある。

◎ 38℃以上の高熱
◎ 目の充血、目やに(眼分泌物)、まぶたの腫れ、目が開けづらい
◎ 口唇の違和感、口唇や陰部のただれ
◎ 排尿・排便時の痛み
◎ 喉の痛み
◎ 広範囲の皮膚の発赤

特に、両眼に現れる急性結膜炎†は、皮膚や粘膜に現れる変化と比べた場合、ほぼ同時期又は半日～1日程度先行して生じることが知られている。そのような症状が現れたときは、皮膚粘膜眼症候群又は中毒性表皮壊死融解症の前兆である可能性を疑うことが重要である。

皮膚粘膜眼症候群と中毒性表皮壊死融解症は、いずれも原因医薬品の使用開始後2週間以内に発症することが多いが、1ヶ月以上経ってから起こることもある。

解説

● 【参考】「転帰」 疾病が進行した結果として至った状態のこと
● 「急性結膜炎」 結膜が炎症を起こし、充血、目やに、流涙、痒み、腫れ等を生じる病態

3　肝機能障害

　医薬品により生じる肝機能障害†は、中毒性†のものとアレルギー性†のものに大別される。軽度の肝機能障害の場合、自覚症状がなく、健康診断等の血液検査(肝機能検査値の悪化)で初めて判明することが多い。

　肝機能障害が疑われた時点で、原因と考えられる医薬品の使用を中止し、医師の診療を受けることが重要である。漫然と原因と考えられる医薬品を使用し続けると、肝不全(肝臓の不可逆的な病変)を生じ、死に至ることもある。

主な症状
　▶全身の倦怠感(けんたいかん)　▶黄疸(おうだん)　▶発熱　▶発疹　▶皮膚の掻痒感(そうようかん)　▶吐きけ

　黄疸とは、ビリルビン(黄色色素)が胆汁中へ排出されず血液中に滞留することにより生じる、皮膚や白眼が黄色くなる病態である。過剰となった血液中のビリルビンが尿中に排出されることにより、尿の色が濃くなることもある。

解説

- ●「肝機能障害」　いわゆる健康食品、ダイエット食品として購入された無承認無許可医薬品の使用による重篤な肝機能障害も知られています。
- ●「中毒性」の肝障害は、有効成分又はその代謝物の直接的肝毒性(かんどくせい)が原因です。
- ●「アレルギー性」の肝障害は、有効成分に対する抗原抗体反応が原因です。

　Ⓠ　「不可逆的な病変」とは、どういう意味ですか?

　Ⓐ　【参考】肝機能障害になっても、医師の指示に従って養生していれば、次第に良くなってきます。しかし、肝機能障害が進行していくと、肝臓は次第にごつごつとした硬い組織に変わっていきます。このような変化を肝硬変といいます。そして、肝硬変を起こした部位は、通常の治療方法では健康な状態に戻ることはありません。だから、「不可逆的な病変」と表現されます。肝臓の大部分が肝硬変になると、肝臓の機能がほとんど停止した状態(肝不全)となり、死亡してしまいます。

4　偽アルドステロン症

　偽アルドステロン症は、副腎皮質からのアルドステロン分泌が増加していないにもかかわらず、体内に塩分(ナトリウム)と水が貯留し、体からカリウムが失われることによって生じる病態である。

　低身長、低体重など体表面積が小さい者や高齢者で生じやすく、原因医薬品の長期服用後に初めて発症する場合もある。また、複数の医薬品や、医薬品と食品との間の相互作用によって起きることがある。

　初期症状に不審を感じつつも重症化させてしまう例が多い。

　偽アルドステロン症と疑われる症状に気づいたら、直ちに原因と考えられる医薬品の使用を中止し、速やかに医師の診療を受けることが重要である。

主な症状

　▸手足の脱力† 　▸血圧上昇† 　▸筋肉痛 　▸こむら返り 　▸倦怠感

　▸手足のしびれ 　▸頭痛 　▸むくみ(浮腫) 　▸喉の渇き 　▸吐きけ・嘔吐

　▸病態が進行すると、筋力低下、起立不能、歩行困難、痙攣

解説

- ●「手足の脱力」　偽アルドステロン症では、体からカリウムが失われた結果、低カリウム血性ミオパチーによると思われる四肢の脱力が現れます。
- ●「血圧上昇」　偽アルドステロン症では、体にナトリウムが貯留した結果、ナトリウムに水が引き寄せられて血液量が増加し、血圧上昇に伴う頭重感が現れます。

5　抵抗力の低下

　医薬品の使用が原因で血液中の好中球(白血球の一つ)が減少し、細菌やウイルスの感染に対する抵抗力が弱くなることがある。ステロイド性抗炎症薬や抗癌薬などが、そのような易感染性をもたらすことが知られている。

　初期においては、かぜ等の症状と見分けることが難しいため、原因医薬品の使用を漫然と継続して悪化させる場合がある。進行すると重症の細菌感染を繰り返し、致命的となることもある。

　医薬品を一定回数又は一定期間使用した後に症状が出現した場合は、副作用の可能性を考慮して医薬品の使用を中止し、血液検査ができる医師の診断を受ける必要がある。

主な症状

　▸突然の高熱 　▸悪寒 　▸喉の痛み 　▸口内炎 　▸倦怠感

6　出血傾向

　医薬品の使用が原因で血液中の血小板が減少することがある。脳内出血等の重篤な病態への進行を予防するため、何らかの症状に気づいたときは、原因と考えられる医薬品の使用を直ちに中止して、早期に医師の診療を受ける必要がある。

> **主な症状**
>
> ▶鼻血　▶歯ぐきからの出血　▶手足の青あざ(紫斑)
>
> ▶口腔粘膜の血腫等の内出血　▶経血が止まりにくい(月経過多)

2．精神神経系に現れる副作用

1　精神神経障害

　医薬品の副作用によって中枢神経系が影響を受けることがある。

　精神神経症状のうち、眠気は比較的軽視されがちであるが、乗物や危険な機械類の運転操作中に眠気を生じると重大な事故につながる可能性が高いので、眠気を催すことが知られている医薬品を使用した後は、作業に従事しないよう十分に注意する。

　精神神経症状は、医薬品の大量服用や長期連用、乳幼児への適用外の使用等の不適正な使用がなされた場合に限らず、通常の用法・用量でも生じることがある。症状が現れた場合は、原因と考えられる医薬品の使用を中止し、症状によっては医師の診療を受けるなどの対応が必要である。

> **主な症状**
>
> ▶物事に集中できない　▶落ち着きがなくなる　▶不眠　▶不安
>
> ▶震え(振戦†)　▶興奮　▶眠気　▶うつ

● 【参考】「振戦」　筋肉の収縮・弛緩が繰り返される不随意運動で、手足が細かく震える症状が現れます。

無菌性髄膜炎とは、髄膜炎のうち、髄液†に細菌が検出されないものをいう。

大部分はウイルスが原因と考えられているが、マイコプラズマ†感染症やライム病†、医薬品の副作用等によって生じることもある。

医薬品の副作用が原因の場合、全身性エリテマトーデス†、混合性結合組織病†、関節リウマチ等の基礎疾患がある人で発症リスクが高い。

症状が現れた場合は、原因と考えられる医薬品の使用を直ちに中止し、医師の診療を受ける必要がある。早期に原因医薬品の使用を中止すれば、速やかに回復し、予後は比較的良好であることがほとんどである。ただし、重篤な中枢神経系の後遺症が残った例も報告されている。

過去に軽度の症状を経験した人の場合、同じ医薬品を再度使用することにより再発し、症状が急激に進行する場合がある。

主な症状

▶発症は急性の場合が多い　▶首筋のつっぱりを伴った激しい頭痛

▶発熱　▶吐きけ・嘔吐　▶意識混濁

解説

- 【参考】「髄液」　脳や脊髄の隙間を満たす体液のこと
- 【参考】「マイコプラズマ」　細胞壁を持たない細胞体で、最小の生物と位置づけられます。
- 【参考】「ライム病」　ボレリア(スピロヘータの一種)による感染症で、マダニによって媒介されます。
- 「全身性エリテマトーデス」　膠原病の一種。発熱や全身の倦怠感、頬に赤い発疹、手指の腫れと関節痛、口内炎、光線過敏等の症状が現れます。
- 「混合性結合組織病」　膠原病の重複症候群の中の一つの病型。寒冷刺激や精神的緊張によって起こる手指の蒼白化(レイノー現象)、手の甲から指にかけての腫れ、多発関節炎、皮膚の硬化等の症状が現れます。

3　その他の精神神経系の副作用

　心臓や血管に作用する医薬品により、頭痛やめまい、浮動感[†]、不安定感[†]等が生じることがある。また、医薬品を長期連用したり、過量服用するなどの不適正な使用によって、倦怠感や虚脱感等を生じることがある。

　医薬品の販売等に従事する専門家は、医薬品の使用状況にも留意する必要がある。

● 「浮動感」　体がふわふわと宙に浮いたように感じること
● 「不安定感」　体がぐらぐらするように感じること

3．体の局所に現れる副作用

1　消化器系の副作用

a.　消化性潰瘍

　消化性潰瘍は、胃や十二指腸の粘膜組織が傷害され、粘膜組織の一部が粘膜筋板[†]を超えて欠損する状態であり、医薬品の副作用により生じることも多い。

　自覚症状が乏しい場合もあり、貧血症状(動悸、息切れ等)の検査時や突然の吐血[†]・下血[†]によって発見されることもある。

　重篤な病態への進行を防止するため、原因と考えられる医薬品の使用を中止し、医師の診療を受けるなどの対応が必要である。

主な症状

▶胃のもたれ　▶食欲低下　▶胸やけ　▶吐きけ　▶胃痛

▶空腹時にみぞおちが痛くなる　▶消化管出血により糞便が黒くなる

● 【参考】「粘膜筋板」　消化管粘膜層の平滑筋の薄い層を指し、消化管粘膜を動かす働きをします。なお、消化管の蠕動運動は、『粘膜層』の平滑筋ではなく、『筋層』の平滑筋によって行われます。
● 【参考】「吐血」　消化器に損傷を受けて出血し、口から血を吐くこと
● 【参考】「下血」　消化器に損傷を受けて出血し、肛門から血を排出すること

b. イレウス様症状

イレウス[†]様症状（腸閉塞様症状）は、腸管自体は閉塞していなくても、医薬品の作用によって腸管運動が麻痺し、腸内容物の通過が妨げられると生じる。

腹痛などのために水分や食物の摂取が抑制され、嘔吐がない場合でも、脱水状態となることがある。悪化すると、腸内容物の逆流による嘔吐が原因で、脱水症状となったり、腸内細菌の異常増殖によって全身状態の衰弱が急激に進行する可能性がある。

小児や高齢者のほか、普段から便秘傾向のある人は、発症のリスクが高い。また、下痢治癒後の便秘を放置して、症状を悪化させてしまうことがある。

初期症状に気づいたら、原因と考えられる医薬品の使用を中止して、早期に医師の診療を受けるなどの対応が必要である。

主な症状

▶激しい腹痛　▶おならの停止　▶嘔吐　▶腹部膨満感を伴う著しい便秘

解説

● 「イレウス」　腸内容物の通過が阻害された状態

---

c. その他消化器系の副作用

消化器に対する医薬品の副作用によって、吐きけ・嘔吐、食欲不振、腹部（胃部）不快感、腹部（胃部）膨満感、腹痛、口内炎、口腔内の荒れ・刺激感などを生じることがある。

医薬品によっては、一過性の軽い副作用として、口渇、便秘、軟便、下痢等が現れることがある。また、浣腸剤や坐剤の使用によって現れる一過性の症状に、肛門部の熱感等の刺激、異物の注入による不快感、排便直後の立ちくらみなどがある。

添付文書等には、それらの症状が継続したり、症状に増強が見られた場合には、その医薬品の使用を中止して、専門家に相談するよう記載されている。

2　呼吸器系の副作用

 a.　間質性肺炎

　間質性肺炎を発症すると、肺胞と毛細血管の間のガス交換効率が低下して血液に酸素を十分取り込むことができず、体内は低酸素状態となる。一般的に、医薬品の使用開始から 1～2 週間程度で起きることが多い。

間質性肺炎	▶間質† が炎症を起こしたもの
通常の肺炎	▶気管支又は肺胞が細菌に感染して炎症を生じたもの

　初期には登坂等の運動時に息切れを感じるが、病態が進行すると平地歩行や家事等の軽労作時にも意識されるようになる。必ずしも発熱は伴わない。

　症状は、かぜや気管支炎の症状と区別が難しいこともあり、細心の注意を払ってそれらとの鑑別† が行われている。症状が一過性に現れ、自然と回復することもあるが、悪化すると肺線維症(肺が線維化を起こして硬くなる状態)に移行することがある。

　重篤な病態への進行を防止するため、直ちに原因と考えられる医薬品の使用を中止して、速やかに医師の診療を受ける必要がある。

主な症状
　▶**息切れ・息苦しさ等の呼吸困難**　　▶空咳(痰の出ない咳)　　▶発熱

解説
- ●「間質」　肺の中で肺胞と毛細血管を取り囲んで支持している組織
- ●【参考】「鑑別」　念入りに調べ、その種類、性質等を見分けること

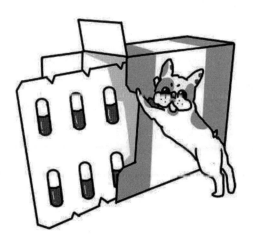

間質性肺炎の症状は、かぜの症状との区別がとても難しいんだ

かぜ薬を服用しても症状が悪化していく場合は、間質性肺炎の副作用かもしれないよ

かぜ薬の服用を中止して医師の診断を受けてね

b. 喘息

　喘息（ぜんそく）は、原因となる医薬品(例：アスピリンなどの非ステロイド性抗炎症成分を含む解熱鎮痛薬)の使用後、短時間(1 時間以内)のうちに症状が現れる。内服薬のほか、坐薬（ざやく）や外用薬でも誘発されることがある。

　合併症を起こさない限り、原因となった医薬品の有効成分が体内から消失すれば症状は寛解（かんかい）する。軽症例は半日程度で回復するが、重症例は 24 時間以上持続し、窒息による意識消失から死に至る危険もある。重症の場合には、直ちに救命救急処置が可能な医療機関を受診しなければならない。

　通年性(非アレルギー性)の鼻炎や慢性副鼻腔炎（ちくのう）(蓄膿症)、鼻茸（はなたけ）†(鼻ポリープ)、嗅覚異常などの鼻の疾患を合併している人や、成人になってから喘息を発症した人、季節に関係なく喘息発作が起こる人等で発症しやすい。特に、これまでに医薬品(内服薬に限らない)で喘息発作を起こしたことがある人は重症化しやすいので、同種の医薬品の使用を避ける必要がある。

> **主な症状**
>
> ▶まず鼻水、鼻づまり　▶続いて咳、喘鳴（ぜんめい）†、呼吸困難
>
> ▶場合によっては顔面の紅潮、目の充血、吐きけ、腹痛、下痢

● 【参考】「鼻茸」　鼻腔内の粘膜がキノコ状に水ぶくれになったもの
● 「喘鳴」　息をするとき喉がゼーゼー又はヒューヒュー鳴る状態
解説

3　循環器系の副作用

a. うっ血性心不全

　うっ血性心不全（けつせいしんふぜん）は、全身が必要とする量の血液を心臓から送り出すことができなくなり、肺に血液が貯留（ちょりゅう）して、種々の症状を示す疾患である。

　症状が現れた場合は、うっ血性心不全の可能性を疑い、早期に医師の診療を受ける必要がある。心不全の既往がある人は、薬剤による心不全を起こしやすい。

> **主な症状**
>
> ▶息切れ　▶疲れやすい　▶足のむくみ　▶急な体重の増加
>
> ▶咳　▶ピンク色の痰

b. 不整脈

不整脈は、心筋の自動性[†](ふせいみゃく)や興奮伝導[†]の異常が原因となって、心臓の拍動リズムが乱れる病態である。

症状が現れたときは、直ちに原因と考えられる医薬品の使用を中止して、速やかに医師の診療を受ける。失神(しっしん)した場合は、生死に関わる危険な不整脈を起こしている可能性があるので、自動体外式除細動器[†](AED)の使用を考慮するとともに、直ちに救急救命処置が可能な医療機関を受診する必要がある。

代謝機能の低下によって発症リスクが高まることがあるので、腎機能や肝機能の低下、併用薬との相互作用等に留意するべきである。特に、高齢者において、そのような配慮が重要である。医薬品の販売等に従事する専門家においては、医薬品を使用する本人だけでなく、その家族等にもあらかじめ注意を促しておく必要がある。

主な症状

▶めまい　▶立ちくらみ　▶全身のだるさ(疲労感)　▶動悸(どうき)　▶息切れ

▶胸部の不快感　▶脈の欠落　▶不整脈の種類によっては失神(意識消失)

解説

- 【参考】「自動性」　心臓の特定部位(洞房結節)において、心臓の鼓動を刻む刺激を生み出すこと。つまり、心臓は脳からの刺激ではなく、自ら生み出した刺激によって拍動しています。
- 【参考】「興奮伝導」　心臓の特定部位(洞房結節)において生み出された刺激が、心臓内の伝導路を伝わっていくこと。興奮伝導に異常が生じると、心臓の各部屋が正しいタイミングで収縮できず、血液をうまく拍出できなくなります。
- 【参考】「自動体外式除細動器」　心室細動等の不整脈が生じた際に、心臓の状態を自動解析し、必要な場合に電気ショックを与えて心臓の興奮伝導の異常を取り除く医療機器のこと。かつては医師にのみ自動体外式除細動器の使用が認められていましたが、2004 年 7 月以降、非医療従事者であっても使ってよいことになりました。

c. その他循環器系の副作用

高血圧や心臓病などの循環器系疾患の診断を受けている人は、心臓や血管に悪影響を及ぼす可能性が高い医薬品を使用してはならない。

使用禁忌(きんき)となっていなくても、使用しようとする人の状態等に応じて使用の可否を慎重に判断すべき医薬品は、使用上の注意の「相談すること」の項で注意喚起がなされている。なお、注意喚起に留意して医薬品を適正に使用した場合であっても、動悸(どうき)(心悸亢進(しんきこうしん))や一過性の血圧上昇、顔のほてり等を生じることがある。

a. 腎障害

　医薬品の使用が原因となって、腎障害†を生じることがある。

　症状が現れたときは、原因と考えられる医薬品の使用を中止して、速やかに医師の診療を受ける必要がある。

主な症状

▶尿量の減少　▶ほとんど尿が出ない、逆に一時的に尿が増える　▶むくみ

▶倦怠感　▶発疹　▶吐きけ・嘔吐　▶発熱　▶尿が濁る・赤みを帯びる(血尿)

● 「腎障害」　外国から個人的に購入した医薬品(生薬・漢方薬)又はそれらと類似する健康食品(健康茶等)の摂取によって、重篤な腎障害を生じた事例もあります。

b. 排尿困難・尿閉

　副交感神経系の機能を抑制する作用がある成分が配合された医薬品を使用すると、膀胱の排尿筋の収縮が抑制され、尿が出にくい、尿が少ししか出ない、残尿感がある等の症状を生じることがある。進行すると、尿意があるのに尿が全く出なくなったり、下腹部が膨満して激しい痛みを感じるようになる。

　医薬品による排尿困難†、尿閉†の症状は、前立腺肥大等の基礎疾患がない人でも現れることがある。また、男性に限らず女性でも現れる。初期段階で適切な対応が図られるよう、尿勢の低下等の兆候に留意することが重要であり、症状が現れたときには、原因と考えられる医薬品の使用を中止する。多くの場合、使用を中止することにより症状は速やかに改善するが、医療機関における処置を必要とする場合もある。

● 「排尿困難」　尿意があるのに尿が出にくい状態
● 「尿閉」　尿意があるのに尿が全く出ない状態

Ⓠ　排尿困難・尿閉に関し「副交感神経系の機能を抑制する作用がある成分」には、どのようなものがありますか？

Ⓐ　抗コリン成分のほか、ロートエキス、抗ヒスタミン成分、ジフェニドール塩酸塩があります。〈P533〉

c.　膀胱炎様症状

　膀胱炎様症状[†]では、頻尿（尿の回数増加）、排尿時の疼痛、残尿感等の症状が現れる。症状が現れたときは、原因と考えられる医薬品の使用を中止し、症状によっては医師の診療を受けるなどの対応が必要である。

解説
●「膀胱炎様症状」　膀胱炎でないにもかかわらず、これと同様の症状（頻尿、排尿痛、血尿、残尿感）の現れるもの

5　感覚器系の副作用

a.　眼圧上昇

　眼房水[†]が排出されにくくなると、眼圧が上昇して視覚障害を生じることがある。
　抗コリン作用のある成分が配合された医薬品によって、眼圧が上昇（急性緑内障発作）することがあり、特に隅角（眼房水の出口）が狭くなっている閉塞隅角緑内障[†]がある人では厳重な注意が必要である。
　高眼圧を長時間放置すると、視神経が損傷して不可逆的な視覚障害（視野欠損、失明）に至るおそれがあるので、速やかに眼科専門医の診療を受ける必要がある。

主な症状
　▶眼痛　▶眼の充血　▶急激な視力低下　▶頭痛　▶吐きけ・嘔吐

解説

- ●「眼房水」 眼房(角膜と水晶体の間の空隙)を満たしている組織液。単に"房水"とも呼ばれます。
- ●【参考】「緑内障」 眼圧が慢性的に高くなる病気。自覚症状に乏しいまま進行し、視細胞の損傷により徐々に視野狭窄などの症状が現れます。
- ●【参考】「閉塞隅角緑内障」 隅角が狭くなって閉塞し、眼房水が排出されなくなることによって生じる緑内障。眼圧が急激に上がって、激しい痛みを伴い、短期間で失明に至ることもあります。

Q 眼圧上昇に関し「抗コリン作用がある成分」とは、どのようなものですか?

A 抗コリン成分のほか、ロートエキス、抗ヒスタミン成分、ジフェニドール塩酸塩、ペントキシベリンクエン酸塩があります。〈P538〉

b. その他感覚器系の副作用

医薬品によっては、散瞳(瞳の拡大)による異常なまぶしさや目のかすみ等の副作用が現れることがある。重大な事故につながるおそれがあるので、散瞳を生じる可能性のある成分が配合された医薬品を使用した後は、作業を避けなければならない。

Q 「散瞳を生じる可能性のある成分」には、どのようなものがありますか?

A 抗コリン成分のほか、ピレンゼピン塩酸塩、ジフェニドール塩酸塩があります。〈P160, 524〉

6　皮膚に現れる副作用

a.　かぶれ症状

　化学物質や金属等に皮膚が反応して、一般に「かぶれ」と呼ばれる症状が現れることがあるが、外用薬の副作用で生じることもある。

> 主な症状
> ▶強い痒みを伴う発疹・発赤　▶腫れ　▶刺激感
> ▶水疱・ただれ等の激しい炎症症状　▶色素沈着　▶白斑

【接触皮膚炎】

　接触皮膚炎は、いわゆる「肌に合わない」という状態であり、外来性の物質が皮膚に接触することで現れる炎症である。

　同じ医薬品が触れても発症するか否かは、その人の体質によって異なる。原因となる医薬品と接触してから発症するまでの時間は様々である。

接触皮膚炎	▶医薬品が皮膚の触れた部分のみに生じ、正常な皮膚との境界がはっきりしている ※アレルギー性皮膚炎†の場合、発症部位は医薬品の接触部位に限定されない

　症状が現れたときは、重篤な病態への進行を防止するため、原因と考えられる医薬品の使用を中止する。通常は１週間程度で症状は治まるが、その医薬品に再び触れると再発する。

解説　●【参考】「アレルギー性皮膚炎」　アレルギー性接触皮膚炎とも呼ばれます。

【光線過敏症】

　光線過敏症は、太陽光線(紫外線)に曝されて初めて、かぶれ症状が生じるものをいう。医薬品が触れた部分だけでなく、全身へ広がって重篤化することがある。貼付剤の場合は、剥がした後でも発症することがある。

　症状が現れた場合は、原因と考えられる医薬品の使用を中止して、皮膚に医薬品が残らないよう十分に患部を洗浄し、遮光(白い生地や薄手の服は紫外線を透過するおそれがあるので不可)して速やかに医師の診療を受ける必要がある。

115

b. 薬疹

　薬疹は、医薬品によって引き起こされるアレルギー反応の一種で、発疹・発赤等の皮膚症状を生じるものをいう。

　医薬品の使用後1〜2週間で起きることが多いが、長期使用後に現れることもある。あらゆる医薬品で起きる可能性があり、同じ医薬品でも生じる発疹の型は人によって様々で、紅斑[†]、丘疹[†]のほか、水疱[†]を生じることもある。蕁麻疹は強い痒みを伴うが、それ以外は痒みがないか、たとえあったとしてもわずかなことが多い。

　皮膚以外に、眼の充血や口唇・口腔粘膜に異常が見られることもある。特に、発熱を伴って眼や口腔粘膜に異常が現れた場合は、急速に皮膚粘膜眼症候群や中毒性表皮壊死融解症等の重篤な病態へ進行することがあるので、厳重な注意が必要である。

解説
- ●「紅斑」　赤い大小の斑点
- ●「丘疹」　小さく盛り上がった湿疹
- ●「水疱」　水ぶくれ

【薬疹に注意するケース】

　薬疹は、アレルギー体質の人、以前に薬疹を起こしたことがある人で生じやすい。以前に薬疹を経験したことがない人であっても、暴飲暴食や肉体疲労が誘因となって生じることがある。

　医薬品の使用後に発疹・発赤等が現れた場合は、薬疹の可能性を考慮し、重篤な病態への進行を防止するため、原因と考えられる医薬品の使用を直ちに中止する。

【薬疹の対処法】

　痒み等の症状に対して、一般の生活者が自己判断で対症療法[†]を行うことは、原因の特定を困難にするおそれがあるため避けるべきである。

　多くの場合、原因医薬品の使用を中止すれば、症状は次第に寛解する。ただし、以前に薬疹を経験したことがある人が、同種の医薬品を再度使用すると、ショック(アナフィラキシー)、皮膚粘膜眼症候群、中毒性表皮壊死融解症等の重篤なアレルギー反応を生じるおそれがあるので、同種の医薬品の使用を避けなければならない。

解説
- ●【参考】「対症療法」　病気の原因を治す目的ではなく、その症状を軽減するために行われる治療のこと

C. その他皮膚の副作用

　外用薬の適用部位(患部)に生じる副作用には、刺激性成分による痛み、焼灼感(ヒリヒリする感じ)、刺激感(熱感、乾燥感等)、腫れ等がある。

　また、外用薬には、感染を起こしている患部には使用を避けることとされているものがある。感染の初期段階に気づかずに使用して、白癬症(みずむし・たむし等)、にきび、化膿症状、持続的な刺激感等を起こす場合があるので注意が必要である。

7　副作用情報等の収集と報告

　登録販売者は、医薬品の副作用等を知った場合において、保健衛生上の危害の発生又は拡大を防止するため必要があると認めるときは、その旨を厚生労働大臣に報告しなければならないとされており(法第68条の10第2項)、実務上は決められた形式に従い、独立行政法人医薬品医療機器総合機構(総合機構)に報告書を提出することになる。〈P508〉

　一般用医薬品においても、毎年、多くの副作用が報告されている。

　医薬品の市販後にも医薬品の安全性を継続的に確保するために、専門家により多くの情報が収集され、医薬品の安全性をより高める活動が続けられている。

Chapter 3　主な医薬品とその作用

学習ポイント！

◎ 各薬効群の特徴について理解すること

◎ 個々の有効成分の働きについて理解すること

◎ 以下の有効成分に関する適正使用情報について理解すること

▶解熱鎮痛成分

▶グリチルリチン酸　▶抗ヒスタミン成分

▶ブロモバレリル尿素・アリルイソプロピルアセチル尿素

▶カフェイン　▶コデイン類　▶アドレナリン作動成分

▶殺菌消毒成分　▶制酸成分　▶胃粘膜保護・修復成分　▶収斂成分

▶ロペラミド塩酸塩　▶刺激性瀉下成分　▶無機塩類　▶抗コリン成分

▶局所麻酔成分　▶女性ホルモン成分　▶クロモグリク酸ナトリウム

▶ステロイド性抗炎症成分　▶ディート　▶カンゾウ　▶マオウ　▶ダイオウ

3　I　精神神経に作用する薬

1．かぜ薬

1　かぜ

　かぜは、主にウイルス[†]が鼻や喉などに感染して起こる上気道の急性炎症の総称で、通常は数日〜1週間程度で自然寛解し、予後は良好である。単一の疾患ではなく、医学的にはかぜ症候群という。

　かぜの約8割はウイルスの感染が原因であるが、それ以外に細菌の感染、まれに非感染性の要因(冷気、乾燥、アレルギー)による場合もある。かぜの原因となるウイルスは、200種類を超えるといわれており、それぞれ活動に適した環境があるため、季節や時期等によって原因となるウイルスや細菌の種類は異なる。

　なお、生体に備わっている免疫機構によってウイルスが消滅すれば、かぜは自然に治癒する。したがって、安静にして休養し、栄養・水分を十分に摂ることが基本である。

 ●「ウイルス」　ライノウイルス、コロナウイルス、アデノウイルス等がかぜの原因となります。

【かぜの症状】

かぜ(感冒)の症状は、呼吸器症状と全身症状が組み合わさって現れる。

呼吸器症状	▶くしゃみ ▶鼻汁・鼻閉(鼻づまり) ▶咽喉痛 ▶咳 ▶痰
全身症状	▶発熱 ▶頭痛 ▶関節痛 ▶全身倦怠感

【かぜではない疾患】

かぜとよく似た症状が現れる疾患に、喘息†、アレルギー性鼻炎†、リウマチ熱†、関節リウマチ†、肺炎†、肺結核†、髄膜炎†、急性肝炎†、尿路感染症†などがある。急激な発熱を伴うとき、症状が4日以上続くとき、症状が重篤なときは、かぜではない可能性が高い。

また、俗に「お腹にくるかぜ」と呼ばれ、冬場に、発熱や頭痛を伴って消化器症状(悪心・嘔吐や、下痢等)が現れた場合は、かぜではなく、ウイルス性胃腸炎†であることが多い。インフルエンザ(流行性感冒)は、ウイルスの呼吸器感染によるものであるが、感染力が強く、重症化しやすいため、かぜとは区別して扱われる。

解説

- ●「喘息」 気管支が慢性炎症により過敏になり、発作性の呼吸困難等を生じる病気
- ●「アレルギー性鼻炎」 アレルゲンに対する過敏反応が原因で生じる鼻粘膜の炎症。花粉をアレルゲンとするものは、花粉症と呼ばれます。
- ●【参考】「リウマチ熱」 溶血連鎖球菌の感染による全身性の炎症性疾患
- ●【参考】「関節リウマチ」 関節膜の内側を主な炎症部位とする病気。関節部に慢性的な痛みが現れ、次第に関節が変形し、ついには可動性が完全に失われます。
- ●「肺炎」 肺や気管支に細菌が感染し、炎症が生じたもの
- ●【参考】「肺結核」 結核菌の感染による肺の慢性炎症
- ●「髄膜炎」 髄膜(頭蓋骨と脳の間の膜)に細菌が感染する等して炎症が生じたもの
- ●【参考】「急性肝炎」 肝炎ウイルスに感染し、潜伏期間を経て突如発症する肝炎
- ●【参考】「尿路感染症」 腎臓、膀胱、尿道、前立腺、精巣などに細菌感染を生じたもの。通常、細菌が外尿道口から侵入することにより引き起こされます。
- ●【参考】「ウイルス性胃腸炎」 感染性胃腸炎のうち、ウイルス(ノロウイルス、ロタウイルス等)の感染で生じるもの

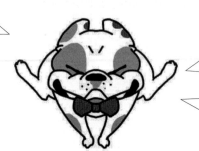

かぜは上気道の急性炎症

ウイルス性胃腸炎はかぜじゃないぞ

インフルエンザもかぜじゃないぞ

2　かぜ薬の働き

かぜ薬 (総合感冒薬)	かぜの諸症状の緩和を目的として使用される医薬品の総称 ※ウイルスの増殖を抑えたり、ウイルスを体内から除去するものではない

　かぜ薬(総合感冒薬)は、咳で眠れなかったり、発熱で体力を消耗しそうなときなどに、それら諸症状の緩和を図る対症療法薬である。

　かぜであるからといって、かぜ薬(総合感冒薬)を選択することが最適とは限らない。発熱、咳、鼻水の症状がはっきりしている場合には、それぞれの症状を効果的に緩和させるため、解熱鎮痛薬、鎮咳去痰薬、鼻炎を緩和させる薬を選択することが望ましい。存在しない症状に対する不要な成分が配合されていると、無意味に副作用のリスクを高めることになる。

3　主な配合成分

a.　解熱鎮痛成分

解熱鎮痛成分は、発熱を鎮め、痛みを和らげる。

▶アスピリン　▶サリチルアミド　▶エテンザミド　▶アセトアミノフェン ▶イブプロフェン　▶イソプロピルアンチピリン
解熱に働く生薬成分 　▶ジリュウ(地竜)〈P137〉　▶ショウキョウ(生姜)〈P190〉　▶ケイヒ(桂皮)〈P189〉 　▶ゴオウ(牛黄)〈P224〉　▶カッコン(葛根)〈P332〉　▶サイコ(柴胡)〈P332〉 　▶ボウフウ(防風)〈P332〉　▶ショウマ(升麻)〈P332〉
鎮痛に働く生薬成分 　▶センキュウ(川芎)〈P253〉　▶コウブシ(香附子)〈P253〉

> **Q**　生薬の表記にカタカナと漢字がありますが、どちらも覚えなければなりませんか？
>
> **A**　生薬成分のカタカナ表記だけではイメージしにくいため、本書では漢字表記を括弧書で記載しています。登録販売者試験においてはカタカナのみで表記されるため、漢字表記を覚える必要はありません。

> **Q** 解熱鎮痛成分とはどういった成分ですか？
>
> **A** 【参考】解熱鎮痛成分は、病気や外傷自体を治すものではなく、プロスタグランジンが原因となって発生する発熱・痛みを鎮めます。
>
> 中枢のプロスタグランジンの産生を抑えることにより、高くなった体温を平熱に戻します。これが解熱鎮痛成分の解熱作用です。ただし、平熱となった体温をさらに下げることはできません。また、体の各部のプロスタグランジンの産生を抑えることにより、局所の痛みを抑えます。これが解熱鎮痛成分の鎮痛作用です。
>
> その他、体の各部のプロスタグランジンの産生を抑えることにより、局所の炎症を抑えます。これが解熱鎮痛成分の抗炎症作用です。

【解熱鎮痛成分の適正使用情報】

- アスピリン、サザピリン、イブプロフェンは、一般用医薬品では、小児に対していかなる場合も使用してはならない

  ※アスピリンアルミニウム、サリチル酸ナトリウムについても小児に使用できない

- サリチルアミド、エテンザミドは、水痘(水疱瘡)又はインフルエンザにかかっている小児(15歳未満)への使用は避ける必要がある

  ※一般の生活者にとって、かぜとインフルエンザとの識別は必ずしも容易でない。そのため、医薬品の販売等に従事する専門家においては、インフルエンザの流行期には購入者等に対して積極的に注意を促したり、解熱鎮痛成分がアセトアミノフェンや生薬成分のみからなる製品の選択を提案したりする等の対応を図ることが重要である

b. 抗ヒスタミン成分

抗ヒスタミン成分は、くしゃみ†や鼻汁†を抑える。

> ▶クロルフェニラミンマレイン酸塩　▶カルビノキサミンマレイン酸塩
> ▶メキタジン　▶クレマスチンフマル酸塩　▶ジフェンヒドラミン塩酸塩

> **Q** 抗ヒスタミン成分とはどういった成分ですか？
>
> **A** 【参考】血管のヒスタミン受容体にヒスタミンが結合すると、血液中の水分が血管外に流れ出します。その結果、漏えい箇所に水がたまって腫れを生じます。知覚神経のヒスタミン受容体に結合すると、神経細胞が興奮し、脳に痒みとして認識されます。胃のヒスタミン受容体に結合すると、胃酸の分泌が促されます。また、中枢神経のヒスタミン受容体に結合すると、脳が活性化し、覚醒状態が維持されます。これらヒスタミン受容体とヒスタミンの結合を妨げ、その受容体機能の発現を抑える物質を、抗ヒスタミン成分といいます。

c.　抗コリン成分

抗コリン成分は、くしゃみ[†]や鼻汁[†]を抑える。

> ▶ベラドンナ総アルカロイド[†]　▶ヨウ化イソプロパミド[†]

解説

- ●【参考】「くしゃみ」　爆発的な呼気の発生により、上気道に付着した異物の体外排出を意図した生体反応。抗ヒスタミン成分は、くしゃみ中枢の興奮を鎮めることにより、くしゃみを抑えます。他方、抗コリン成分は、上気道からくしゃみ中枢への刺激の伝達を抑制することにより、くしゃみを抑えます。
- ●【参考】「鼻汁」　鼻粘膜の腺細胞は、周囲の組織液から水分を調達して鼻汁を生成します。抗ヒスタミン成分は、血管からの水分の漏れを防ぎ、組織液の水分量を減らすことにより、腺細胞が水分を調達しづらいようにして、鼻汁を抑えます。他方、抗コリン成分は、腺細胞での鼻汁の生成機能を抑制するより、鼻汁を抑えます。
- ●「ベラドンナ総アルカロイド」　ベラドンナは、ナス科の草本で、その葉や根に、副交感神経系から放出されるアセチルコリンの働きを抑える作用を示すアルカロイドを含みます。アルカロイドは、植物由来で強い生物活性を有し、窒素を含む有機化合物のことです。
- ●「ヨウ化イソプロパミド」　イソプロパミドヨウ化物とも呼ばれます。

d.　アドレナリン作動成分

アドレナリン作動成分は、鼻粘膜の充血を和らげ、気管・気管支を拡げる。

▶メチルエフェドリン塩酸塩　▶メチルエフェドリンサッカリン塩 ▶プソイドエフェドリン塩酸塩
アドレナリン作動成分と同様の作用の生薬成分 　▶マオウ(麻黄)〈P171〉

Q メチルエフェドリン塩酸塩とメチルエフェドリンサッカリン塩の違いは重要ですか？

A 「塩酸塩」と「サッカリン塩」の部分は、まとめて『塩<rt>えん</rt>』と呼ばれます。

『塩』の違いが、医薬品の性状に影響を与えたり、医薬品に用いる添加物の選択を異なったものにする場合があります。しかし、体内での有効成分の働きには影響を及ぼしません。登録販売者試験において、『塩』の違いを問う問題はほとんど出題されないため、『塩』を区別して覚える必要はありません。ただし、例外的に、『塩』の部分まで問われるケースとして「ジメンヒドリナートはジフェンヒドラミンテオクル酸塩の一般名である」と「デキストロメトルファンフェノールフタリン塩は主にトローチ剤・ドロップ剤に配合される」があります。

Q 第3章にとりかかったところ、いきなりたくさんの成分がでてきてびっくりしています。どうやって覚えていけばよいですか？

A かぜ薬のところでは、多種多様な有効成分が登場してきますが、ここでは有効成分の"顔見せ"程度の位置づけになっています。個々の成分については、以下の薬効群で詳しく扱いますので、その薬効群を勉強する際に学習してください。

● 解熱鎮痛成分	解熱鎮痛薬〈P137〉
● 抗ヒスタミン成分	アレルギー用薬〈P259〉
● 抗コリン成分	胃腸鎮痛鎮痙薬〈P213〉
● アドレナリン作動成分	鎮咳去痰薬〈P171〉
	アレルギー用薬〈P260〉
	鼻炎用点鼻薬〈P267〉
● 鎮咳成分	鎮咳去痰薬〈P169〉
● 去痰成分	鎮咳去痰薬〈P173〉
● 鎮静成分	催眠鎮静薬〈P150〉
● 制酸成分	胃の薬〈P187〉
● カフェイン	眠気防止薬〈P155〉
● ビタミン	滋養強壮保健薬〈P316〉

e.　鎮咳成分

<ruby>鎮咳<rt>ちんがい</rt></ruby>成分は、咳を抑える。

▶コデインリン酸塩水和物　▶ジヒドロコデインリン酸塩 ▶デキストロメトルファン臭化水素酸塩水和物　▶ノスカピン ▶チペピジンヒベンズ酸塩　▶クロペラスチン塩酸塩
鎮咳成分と同様の作用の生薬成分 ▶ナンテンジツ(南天実)〈P176〉

Q クロペラスチン塩酸塩と塩酸クロペラスチンは同じものですか？

A 同じものです。以前は「塩酸クロペラスチン」というように『<ruby>塩<rt>えん</rt></ruby>』の名称を"頭"に付けていました。しかし、平成26年度の登録販売者試験から「クロペラスチン塩酸塩」というように、『塩』の名称を"尾"に付けることに改められました。

f.　去痰成分

<ruby>去痰<rt>きょたん</rt></ruby>成分は、痰の切れを良くする。

▶グアイフェネシン　▶グアヤコールスルホン酸カリウム ▶ブロムヘキシン塩酸塩　▶エチルシステイン塩酸塩
去痰成分と同様の作用の生薬成分〈P176〉 ▶シャゼンソウ(車前草)　▶セネガ　▶キキョウ(桔梗)　▶セキサン(石蒜) ▶オウヒ(桜皮)

Q 去痰成分とはどういった成分ですか？

A 【参考】痰の中には、フコムチン等の粘性タンパク質が含まれており、これが痰に粘り気をもたせ、吸気中の異物を吸着させる働きに寄与しています。

　去痰成分は、おおよそ、気道粘膜からの分泌を促進させて痰の切れを良くするものと、痰の中の粘性タンパク質の粘性を減少させるものとに分けることができます。その他、気道の線毛運動を促す作用を示すものもあります。

g. 抗炎症成分

抗炎症成分は、鼻粘膜や喉(のど)の炎症による腫(は)れを和らげる。

> ▶トラネキサム酸
> ▶グリチルリチン酸二カリウム

抗炎症成分と同様の作用の生薬成分
> ▶カミツレ

カミツレ	【基原】キク科のカミツレの頭花(とうか)
	【作用】抗炎症／抗菌／発汗
	【備考】アズレンを含む／アズレンを水溶性にしたアズレンスルホン酸ナトリウムが用いられる場合もある

① トラネキサム酸

　トラネキサム酸は、体内での起炎物質(きえん)[†]の産生を抑制することで炎症の発生を抑え、腫れを和らげる。

●【参考】「起炎物質」　プラスミンのこと

【トラネキサム酸の適正使用情報】

● 血栓[†]のある人(脳血栓、心筋梗塞、血栓静脈炎等)、血栓を起こすおそれのある人では凝固した血液が溶解されにくくなる

●「血栓」　血液成分が固まったもの。血管を塞いでしまうことがあり、心筋梗塞、脳梗塞、肺塞栓等の原因となります。

② グリチルリチン酸二カリウム

　　グリチルリチン酸(グリチルリチン酸二カリウムの作用本体)は、化学構造がステロイド性抗炎症成分[†]に類似していることから、抗炎症作用を示すと考えられる。

●「ステロイド性抗炎症成分」　副腎皮質ホルモン(ステロイドホルモン)と共通する化学構造を持つ化合物で、抗炎症作用を示すものをいいます。

【グリチルリチン酸の適正使用情報】

◉ グリチルリチン酸を大量に摂取すると、偽アルドステロン症を生じるおそれがある
◉ むくみ、心臓病、腎臓病、高血圧のある人、高齢者では、偽アルドステロン症を生じるリスクが高い ※1日最大服用量がグリチルリチン酸として40mg以上の製品を使用する場合は、治療を行っている医師又は処方薬の調剤を行った薬剤師に相談するなど事前にその適否を十分考慮するとともに、偽アルドステロン症の初期症状に常に留意する
◉ どのような人であっても、1日最大服用量がグリチルリチン酸として40mg以上となる製品の長期連用をしてはいけない ※かぜ薬、解熱鎮痛薬、アレルギー用薬(鼻炎用内服薬を含む。)等では、グリチルリチン酸二カリウム等のグリチルリチン酸を含む成分が配合されているか否かによらず、長期連用は避ける
◉ グリチルリチン酸の総摂取量が継続して過剰にならないよう注意する ※医薬品ではグリチルリチン酸としての1日摂取量が200mgを超えないように用量が定められているが、かぜ薬以外の医薬品にも配合されていることが少なくなく、また、グリチルリチン酸二カリウムは甘味料として一般食品や医薬部外品などにも広く用いられている

Q　グリチルリチン酸が偽アルドステロン症を引き起こすのはなぜですか？

A　[参考]アルドステロンは、ステロイドホルモンの一つで、ナトリウムと水を貯留し、カリウムを排出する働きがあります。グリチルリチン酸は、その化学構造がアルドステロンと似ており、アルドステロンと同様、ナトリウムと水を貯留し、カリウムを排出する作用を示すため、偽アルドステロン症を引き起こしてしまいます。

h. 漢方処方成分・漢方処方製剤

有効成分として医薬品に配合されるものを漢方処方成分、単独で医薬品として用いられるものを漢方処方製剤という。かぜの症状緩和に用いられるものとして、以下のような漢方処方成分、漢方処方製剤がある。

> ▶葛根湯　▶麻黄湯　▶小柴胡湯　▶柴胡桂枝湯　▶小青竜湯　▶桂枝湯
> ▶香蘇散　▶半夏厚朴湯　▶麦門冬湯

葛根湯 ［かぜの諸症状］ カンゾウ　マオウ	【向】体力中等度以上のものの感冒の初期(汗をかいていないもの)、鼻かぜ、鼻炎、頭痛、肩こり、筋肉痛、手や肩の痛みに適すとされる 【不向】体の虚弱な人(体力の衰えている人、体の弱い人)、胃腸の弱い人、発汗傾向の著しい人では、悪心、胃部不快感等の副作用が現れやすい等、不向きとされる 【重副】肝機能障害、偽アルドステロン症
麻黄湯 ［かぜの諸症状］ カンゾウ　マオウ	【向】体力充実して、かぜのひきはじめで、寒気がして発熱、頭痛があり、咳が出て身体のふしぶしが痛く汗が出ていないものの感冒、鼻かぜ、気管支炎、鼻づまりに適すとされる 【不向】胃腸の弱い人、発汗傾向の著しい人では、悪心、胃部不快感、発汗過多、全身脱力感等の副作用が現れやすい等、不向きとされる 【備考】漢方処方製剤としての麻黄湯では、マオウの含有量が多くなるため、体の虚弱な人(体力の衰えている人、体の弱い人)は使用を避ける

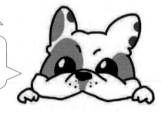

小青竜湯は、薄い水様の痰

麦門冬湯は、切れにくい痰

半夏厚朴湯は、カンゾウを含まない

小柴胡湯 ［かぜの諸症状］ カンゾウ	【向】体力中等度で、ときに脇腹(腹)からみぞおちあたりにかけて苦しく、食欲不振や口の苦味があり、舌に白苔がつくものの食欲不振、吐きけ、胃炎、胃痛、胃腸虚弱、疲労感、かぜの後期の諸症状に適すとされる。また、胃腸虚弱、胃炎のような消化器症状にも用いられる 【不向】体の虚弱な人(体力の衰えている人、体の弱い人)には不向きとされる 【重副】間質性肺炎、肝機能障害 【備考】膀胱炎様症状の副作用が現れることがある ▶インターフェロン製剤で治療を受けている人では、間質性肺炎の副作用が現れるおそれが高まる ▶肝臓病自体が間質性肺炎を起こす要因の一つとされており、肝臓病の診断を受けた人では、治療を行っている医師又は処方薬の調剤を行った薬剤師に相談する ▶かぜの症状の緩和以外に用いる場合には、比較的長期間(1ヶ月位)服用されることがある
柴胡桂枝湯 ［かぜの諸症状］ カンゾウ	【向】体力中等度又はやや虚弱で、多くは腹痛を伴い、ときに微熱・寒気・頭痛・吐きけなどのあるものの胃腸炎、かぜの中期から後期の症状に適すとされる 【重副】間質性肺炎、肝機能障害 【備考】膀胱炎様症状の副作用が現れることがある ▶かぜの症状の緩和以外に用いる場合には、比較的長期間(1ヶ月位)服用されることがある
小青竜湯 ［かぜの諸症状］ ［鼻の症状］ カンゾウ　マオウ	【向】体力中等度又はやや虚弱で、うすい水様の痰を伴う咳や鼻水が出るものの気管支炎、気管支喘息、鼻炎、アレルギー性鼻炎、むくみ、感冒、花粉症に適すとされる 【不向】体の虚弱な人(体力の衰えている人、体の弱い人)、胃腸の弱い人、発汗傾向の著しい人では、悪心、胃部不快感等の副作用が現れやすい等、不向きとされる 【重副】肝機能障害、間質性肺炎、偽アルドステロン症 【備考】かぜの症状の緩和以外に用いる場合には、比較的長期間(1ヶ月位)服用されることがある ▶鼻の症状を主とする人に適すとされる
桂枝湯 ［かぜの諸症状］ カンゾウ	【向】体力虚弱で、汗が出るもののかぜの初期に適すとされる
香蘇散 ［かぜの諸症状］ カンゾウ	【向】体力虚弱で、神経過敏で気分がすぐれず胃腸の弱いもののかぜの初期、血の道症[†]に適すとされる

半夏厚朴湯 （はんげこうぼくとう） ［かぜの諸症状］ ［咳・痰］	【向】体力中等度をめやすとして、気分がふさいで、咽喉・食道部に異物感があり、ときに動悸、めまい、嘔気などを伴う不安神経症、神経性胃炎、つわり、咳、しわがれ声、のどのつかえ感に適すとされる
麦門冬湯 （ばくもんどうとう） ［かぜの諸症状］ ［咳・痰］ カンゾウ	【向】体力中等度以下で、痰が切れにくく、ときに強く咳こみ、又は咽頭の乾燥感があるもののから咳、気管支炎、気管支喘息、咽頭炎、しわがれ声に適すとされる 【不向】水様痰（すいようたん）の多い人には不向きとされる 【重副】間質性肺炎、肝機能障害 【備考】かぜの症状の緩和以外に用いる場合には、比較的長期間(1ヶ月位)服用されることがある

解説

●「血の道症」　月経、妊娠、出産、産後、更年期など女性のホルモン変動に伴って
現れる精神不安やいらだちなどの精神神経症状及び身体症状

Ⓠ　漢方処方製剤の解説のところでは、初めて目にする言い回しでとまどっています。どうすればよいですか？

Ⓐ　漢方処方製剤は、非常に独特な考え方に基づき使用されるもので、使用する人の体質や症状に応じて最適の漢方処方が選択されます。だから、漢方処方製剤においては、"しばり表現"が重要です。また、どのような構成生薬(カンゾウ、マオウ、ダイオウ)を含むかどうかも、副作用に関する注意を払う上でとても重要になります。まずは、「3 -XIV　漢方処方製剤と生薬製剤〈P326〉」に目を通してからとりかかるとスムーズに学習できるでしょう。

Ⓠ　「体力中等度以上のものの」とはどういう意味ですか？

Ⓐ　体力中等度以上の方がご使用くださいという意味です。なお、体力中等度以上とは、次の上から三つのランクを指します。
　　1　体力が充実
　　2　比較的体力がある
　　3　体力中等度
　　4　やや虚弱
　　5　体力虚弱

i.　鎮静成分

鎮静成分は、解熱鎮痛成分の鎮痛作用を補助する。

> ▶ブロモバレリル尿素　▶アリルイソプロピルアセチル尿素

i.　制酸成分

制酸成分は、胃酸を中和し、解熱鎮痛成分(生薬成分の場合を除く)による胃腸障害を軽減する。ただし、かぜ薬に制酸成分が配合されていても、胃腸症状に対する薬効は標榜できない。

> ▶ケイ酸アルミニウム　▶酸化マグネシウム　▶水酸化アルミニウムゲル

Q 胃腸症状に対する薬効を標榜できないのはなぜですか？

A かぜ薬には胃腸症状に対する薬効を発現するために必要な分量が配合されているわけではなく、また、そもそもかぜに消化器症状は含まれないため、胃腸症状に対する薬効を標榜することはできません。

---

k.　カフェイン類

カフェイン類は、解熱鎮痛成分(生薬成分を除く)の鎮痛作用を補助する。

ただし、かぜ薬にカフェイン類が配合されていても、必ずしも抗ヒスタミン成分や鎮静成分による眠気が解消されるわけではない。

> ▶カフェイン　▶無水カフェイン　▶安息香酸ナトリウムカフェイン

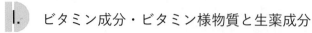

I. ビタミン成分・ビタミン様物質と生薬成分

かぜの時に消耗しやすいため、その補給を目的として、ビタミン[†]又はビタミン様物質[†]が配合されている場合がある。また、生薬成分が配合されている場合がある。

ビタミン 〈P318〉	ビタミン B1 ▶チアミン硝化物　▶フルスルチアミン塩酸塩 ▶ビスイブチアミン　▶チアミンジスルフィド ▶ベンフォチアミン　▶ビスベンチアミン	疲労回復
	ビタミン B2 ▶リボフラビン ▶リボフラビンリン酸エステルナトリウム[†]	粘膜の健康維持・回復
	ビタミン C ▶アスコルビン酸　▶アスコルビン酸カルシウム	粘膜の健康維持・回復
ビタミン 様物質	▶ヘスペリジン[†]	粘膜の健康維持・回復
	▶アミノエチルスルホン酸[†](タウリン)	疲労回復
生薬成分	▶ニンジン(人参)〈P322〉 ▶チクセツニンジン(竹節人参)〈P302〉	強壮作用

解説

● 「ビタミン」　微量(それ自体エネルギー源や生体構成成分とならない)で体内の代謝に重要な働きを担うにもかかわらず、自ら産生することができない、又は産生されても不十分であるため外部から摂取する必要がある化合物

● 「ビタミン様物質」　不足した場合に欠乏症を生じるかどうか明らかにされていないが、微量でビタミンと同様に働く又はビタミンの働きを助ける化合物

● 「リボフラビンリン酸エステルナトリウム」　リン酸リボフラビンナトリウムとも呼ばれます。

● 「ヘスペリジン」　ビタミン C の吸収を助ける等の作用が期待されます。

● 「アミノエチルスルホン酸」　細胞の機能が正常に働くために重要な物質で、肝臓機能の改善が期待されます。

4 副作用と相互作用・受診勧奨

a. 副作用

　かぜ薬の重篤な副作用は、配合されている解熱鎮痛成分(生薬成分を除く)によるものが多く、まれにショック(アナフィラキシー)、皮膚粘膜眼症候群、中毒性表皮壊死融解症、喘息、間質性肺炎が起きることがある。これらの副作用は、かぜ薬(漢方処方成分と生薬成分のみから成る場合を除く)の使用上の注意では、配合成分によらず共通の記載となっている。その他の副作用として、皮膚症状(発疹・発赤、搔痒感)、消化器症状(悪心† ・嘔吐、食欲不振)、めまい等を生じることがある。

　また、配合成分によっては、以下のような副作用が現れる。

重篤な副作用	肝機能障害 　▸アスピリン　▸アスピリンアルミニウム　▸アセトアミノフェン 　▸イブプロフェン　▸葛根湯　▸小柴胡湯　▸柴胡桂枝湯　▸小青竜湯 　▸麦門冬湯		
	偽アルドステロン症 　▸グリチルリチン酸二カリウム　▸グリチルレチン酸　▸カンゾウ(甘草)		
	腎障害	▸イブプロフェン	
	無菌性髄膜炎	▸イブプロフェン	
その他の副作用	眠気	▸抗ヒスタミン成分　▸鎮静成分	
	口渇	▸抗ヒスタミン成分	
	便秘	▸コデインリン酸塩水和物　▸ジヒドロコデインリン酸塩	
	排尿困難	▸抗コリン成分　▸抗ヒスタミン成分　▸マオウ(麻黄)	

●【参考】「悪心」　吐きそうな気持ち悪さ

b. 相互作用

　かぜ薬には、通常、複数の有効成分が配合されているため、他のかぜ薬や解熱鎮痛薬、鎮咳去痰薬、鼻炎用薬、アレルギー用薬、鎮静薬、睡眠改善薬と併用すると、同じ成分又は同種の作用を持つ成分が重複して、効き目が強く現れたり、副作用が起こりやすくなるおそれがある。

　かぜに対する民間療法として、しばしば酒類(アルコール)が用いられるが、アルコールは医薬品の成分の吸収や代謝に影響を与えるため、肝機能障害等の副作用が起こりやすくなる。したがって、かぜ薬の服用期間中は、飲酒を控える必要がある。

Q　お酒を飲むとき、特にどのような医薬品に気をつければよいですか?

A　以下の医薬品の服用前後は、飲酒しないこととされています。

	理由
かぜ薬、解熱鎮痛薬	肝機能障害、胃腸障害が生じるおそれがあるため
次硝酸ビスマス、次没食子酸ビスマス等のビスマスを含む成分	吸収増大による精神神経系障害が生じるおそれがあるため
ブロモバレリル尿素又はアリルイソプロピルアセチル尿素が配合された解熱鎮痛薬、催眠鎮静薬、乗物酔い防止薬	鎮静作用の増強が生じるおそれがあるため
抗ヒスタミン成分を主薬とする催眠鎮静薬	鎮静作用の増強が生じるおそれがあるため

C.　受診勧奨

　かぜ薬の使用は、発熱や頭痛・関節痛、くしゃみ、鼻汁・鼻閉(鼻づまり)、咽喉痛、咳、痰等の症状を緩和する対症療法であるため、以下の場合は医療機関で診療を受けるなどの対応が必要である。

◎ 一定期間又は一定回数使用して症状の改善がみられない場合(かぜとよく似た症状の別の疾患や細菌感染の合併等が疑われ、一般用医薬品で対処することは適当でない可能性があるため)
◎ かぜ薬の使用後に症状が悪化した場合(間質性肺炎やアスピリン喘息等、かぜ薬自体の副作用による症状が現れた可能性があるため)
◎ 高熱、黄色や緑色に濁った膿性の鼻汁・痰、喉(扁桃)の激しい痛みや腫れ、呼吸困難を伴う激しい咳といった症状がみられる場合(一般用医薬品によって自己治療を図ることは適当でないため)
◎ 慢性の呼吸器疾患、心臓病、糖尿病等の基礎疾患がある人の場合(基礎疾患の悪化や合併症の発症を避けるため)
◎ 症状が長引く場合
◎ 小児の場合(急性中耳炎†を併発しやすいため)
◎ 2歳未満の乳幼児の場合(医師の診断を受けさせることを優先し、止むを得ない場合にのみ服用させることとされているため)

●「急性中耳炎」　ウイルス(呼吸器に感染してかぜを引き起こすものと同じ)や細菌が、耳管に入り込んで増殖して起こる病気

2. 解熱鎮痛薬

1 痛みや発熱が起こる仕組み

　痛みは病気や外傷などに対する警告信号として、発熱は細菌やウイルス等の感染等に対する生体防御機能の一つとして引き起こされる症状である。ただし、月経痛(生理痛)のように、必ずしも病気が原因とは言えない痛みもある。

　プロスタグランジンはホルモンに似た働きをする物質で、病気や外傷があるときに活発に産生されるようになり、体の各部位で発生した痛みが脳へ伝わる際に、そのシグナルを増幅することで痛みの感覚を強めている。また、温熱中枢(脳の下部[†]にある体温を調節する部位)に作用して、体温を通常よりも高く維持[†]するように調節するほか、炎症の発生にも関与する。頭痛や関節痛も、プロスタグランジンによって増強される。

- ●【参考】「脳の下部」　視床下部のこと
- ●「高く維持」　高体温は、ウイルスの増殖を抑えたり、免疫機構の働きを高める体内環境にします。

2 解熱鎮痛薬の働き

　解熱鎮痛薬は、鎮痛[†]、解熱[†]、抗炎症[†]を目的として使用される。

解熱鎮痛薬 (げねつちんつうやく)	発熱や痛みの原因となっている病気や外傷を根本的に治すものではなく、病気や外傷が原因で生じている発熱や痛みを緩和するために使用される医薬品(内服薬)の総称

　多くの解熱鎮痛薬には、体内におけるプロスタグランジンの産生を抑える成分が配合されている。月経が起こる過程にプロスタグランジンが関わっていることから、解熱鎮痛薬の効能・効果に月経痛(生理痛)が含まれている。

　他方、腹痛を含む痙攣性の内臓痛は、痛みの発生の仕組みが異なるため、解熱鎮痛薬(一部の漢方処方製剤[†]を除く)の効果が期待できない。

- ●「鎮痛」　痛みのシグナルの増幅を防いで痛みを鎮めること
- ●「解熱」　異常となった体温調節メカニズムを正常状態に戻して熱を下げること
- ●「抗炎症」　炎症が発生している部位に作用して腫れなどの症状を軽減すること
- ●【参考】「一部の漢方処方製剤」　芍薬甘草湯は、内臓の筋肉の痙攣に伴う痛みにも用いられます。

136

Ⓠ　「解熱鎮痛薬は、発熱や痛みを緩和するために使用される医薬品(内服薬)の総称」と書いてありますが、アセトアミノフェンの坐薬は解熱鎮痛薬ではないのですか？

Ⓐ　【参考】アセトアミノフェンの内服薬は『解熱鎮痛薬』に分類されますが、一般用医薬品のアセトアミノフェンの坐薬では鎮痛の効能効果が認められていないため、解熱鎮痛薬ではなく、『解熱薬』として扱われます。

　　ただし、医療用医薬品のアセトアミノフェンの坐薬においては鎮痛の効能効果も認められており、『解熱鎮痛薬』として扱われています。

　　少なくとも「解熱鎮痛薬は、発熱や痛みを緩和するために使用される医薬品(内服薬)の総称」という記述は、外用消炎鎮痛薬といった外皮用薬の鎮痛薬は解熱鎮痛薬に含まれないことを明確にしたものといえるでしょう。

3　主な配合成分

a. 解熱鎮痛成分

サリチル酸系
　▶アスピリン(アセチルサリチル酸)　▶アスピリンアルミニウム
　▶サザピリン　▶サリチル酸ナトリウム　▶エテンザミド　▶サリチルアミド

　▶アセトアミノフェン　▶イブプロフェン　▶イソプロピルアンチピリン

解熱に働く生薬成分
　▶ジリュウ　▶ショウキョウ(生姜)〈P190〉　▶ケイヒ(桂皮)〈P189〉

鎮痛に働く生薬成分
　▶シャクヤク　▶ボタンピ　▶ボウイ

抗炎症に働く生薬成分
　▶カンゾウ(甘草)〈P173〉

ジリュウ (地竜)	【基原】フトミミズ科の*Pheretima aspergillum*(フェレティマ　アスペルギルム) Perrier又は 　その近縁動物の内部を除いたもの 【作用】解熱 【備考】古くから「熱さまし」として用いられている ▶ジリュウのエキスを製剤化した製品では、感冒時(かんぼうじ)の解熱が 　効能・効果となっている

シャクヤク (芍薬)	【基原】ボタン科のシャクヤクの根 【作用】鎮痛鎮痙／鎮静 【備考】内臓の痛みにも用いられる
ボタンピ (牡丹皮)	【基原】ボタン科のボタンの根皮 【作用】鎮痛鎮痙／鎮静 【備考】内臓の痛みにも用いられる
ボウイ (防己)	【基原】ツヅラフジ科のオオツヅラフジの蔓性の茎及び根茎を、通例、横切したもの 【作用】鎮痛／利尿(尿量増加) 【備考】日本薬局方収載のボウイは、煎薬として筋肉痛、神経痛、関節痛に用いられる

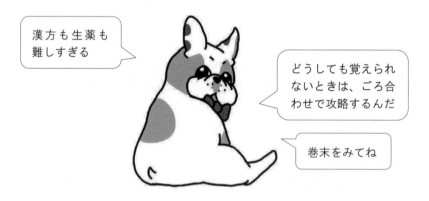

漢方も生薬も難しすぎる

どうしても覚えられないときは、ごろ合わせで攻略するんだ

巻末をみてね

【解熱鎮痛成分の作用メカニズム】

解熱	▶中枢神経系におけるプロスタグランジンの産生抑制によるもの ▶腎臓における水分の再吸収を促して循環血流量を増やし、発汗を促進する作用も寄与する
鎮痛・抗炎症	▶局所におけるプロスタグランジンの産生抑制によるもの ※アセトアミノフェンを除く

Q 腎臓における水分の再吸収を促すと循環血流量が増えるのはなぜですか？

A 【参考】「吸収」とは、物質が血液中に入る現象をいいます。そして、腎臓の尿細管における水分の再吸収とは、原尿中の水分が血液中に戻っていくことを意味します。血液中に水分を戻す作用が促されると、循環血液量が増すことになります。なお、腎臓におけるプロスタグランジンの産生抑制は、尿細管での水分の再吸収を促すだけでなく、腎臓に流れ込む血流量も減らし、尿の生成を抑えて結果的に循環血流量を増加させます。

【解熱鎮痛成分の適正使用情報】

- 心臓に障害があると、その症状を悪化させるおそれがある(循環血流量の増加は心臓の負担を増大させるため)
- 腎機能[†]に障害があると、その症状を悪化させるおそれがある(末梢におけるプロスタグランジンの産生抑制は、腎血流量[†]を減少させるため)
- 肝臓で代謝されて生じる物質(解熱鎮痛成分の代謝産物)がアレルゲンとなってアレルギー性の肝機能障害を誘発することがある
- 肝機能障害があると、その症状を悪化させるおそれがある(プロスタグランジンの産生抑制が逆に肝臓の炎症を起こしやすくする可能性があるため)
- 成分によっては、まれに重篤な副作用として肝機能障害や腎障害を生じる
- 胃酸分泌が増加するとともに胃壁の血流量が低下して、胃粘膜障害を起こしやすくなる(プロスタグランジンの胃酸分泌調節作用や胃腸粘膜保護作用が妨げられるため)
  ※胃への悪影響を軽減するため、なるべく空腹時を避けて使用する製品が多い
- 胃・十二指腸潰瘍があると、その症状を悪化させるおそれがある
- 心臓病、腎臓病、肝臓病の診断を受けた人、胃・十二指腸潰瘍のある人では、使用する前に、治療を行っている医師又は処方薬の調剤を行った薬剤師に相談する
  ※これらの基礎疾患がない場合でも、長期連用は避けるべきである(長期間にわたって使用すると、自覚症状がないまま徐々に臓器の障害が進行するおそれがあるため)
- 解熱鎮痛薬の服用期間中は、飲酒をしてはいけない(アルコールが解熱鎮痛成分の吸収や代謝に影響を与え、肝機能障害等の副作用を起こしやすくするため)
- 化学的に合成された解熱鎮痛成分に共通して、まれに重篤な副作用としてショック(アナフィラキシー)、皮膚粘膜眼症候群、中毒性表皮壊死融解症、喘息を生じる
  ※喘息についてはアスピリン喘息としてよく知られているが、これはアスピリン特有の副作用ではなく、他の解熱鎮痛成分でも生じる可能性がある
- 胎児への影響を考慮し、妊婦又は妊娠していると思われる女性には「相談すること」の項で注意喚起がなされている

解説

- 【参考】「腎機能」　尿をつくる機能のこと
- 【参考】「腎血流量」　輸入細動脈(腎臓に入る動脈が細かく枝分かれしたもの)を通って糸球体に入る血液の量のこと

【解熱鎮痛成分と同様の作用の生薬成分の適正使用情報】

- アスピリン等の解熱鎮痛成分の使用を避けなければならない場合にも使用でき
  る(生薬成分が解熱又は鎮痛をもたらす仕組みは、プロスタグランジンの産生を抑
  える作用と異なるものと考えられているため)

① サリチル酸系

アスピリン(別名：アセチルサリチル酸)、サザピリン、サリチル酸ナトリウム、
エテンザミド、サリチルアミド等を総称して、サリチル酸系解熱鎮痛成分という。

【サリチル酸系の適正使用情報】

- アスピリンは、他の解熱鎮痛成分に比較して胃腸障害を起こしやすい
  ※アスピリンアルミニウムとして胃粘膜への悪影響の軽減を図っている製品も
  ある
- サリチル酸系解熱鎮痛成分ではライ症候群[†]の発生が示唆されている
- アスピリン、アスピリンアルミニウム、サザピリン及びサリチル酸ナトリウム
  は、一般用医薬品では、小児(15歳未満)に対していかなる場合も使用してはな
  らない
- エテンザミド、サリチルアミドは、水痘(水疱瘡)又はインフルエンザにかかっ
  ている小児(15歳未満)への使用を原則避ける必要がある
- アスピリン、アスピリンアルミニウムは、胎児や出産時の母体への影響を考慮
  して、出産予定日12週間以内の使用を避ける(血液を凝固しにくくさせるため)
  ※医療用医薬品のアスピリンは、血栓ができやすい人に対する血栓予防薬の成
  分としても用いられている。既にアスピリン製剤が処方されている場合は、
  一般用医薬品の解熱鎮痛薬を自己判断で使用することは避け、医師又は薬剤
  師に相談する
- アスピリン、アスピリンアルミニウムは、まれに重篤な副作用として肝機能障
  害を生じる

● 「ライ症候群」　主として小児が水痘(水疱瘡)やインフルエンザ等のウイルス性疾患にかかっているときに、激しい嘔吐や意識障害、痙攣等の急性脳症の症状が現れる症候群。その発生はまれながら死亡率が高く、生存の場合も脳に重い障害を残すなど予後は不良です。

【ＡＣＥ処方】

多くの解熱鎮痛成分では、痛みの発生を抑える働きが作用の中心となっている。

しかし、エテンザミドは、他の解熱鎮痛成分に比べて、痛みの伝わりを抑える働きが強いため、作用の仕組みの違いによる相乗効果を期待して、他の解熱鎮痛成分と組み合わせて配合されることが多い。アセトアミノフェン、カフェイン、エテンザミドの組合せは、それぞれの頭文字から「ACE 処方」と呼ばれる。

② アセトアミノフェン

アセトアミノフェンは、主として中枢作用によって解熱・鎮痛をもたらすため、末梢における抗炎症作用は期待できない。その分、他の解熱鎮痛成分のような胃腸障害は少ないため、空腹時に服用できる製品もあるが、食後の服用が推奨されている。内服薬のほか、専ら小児の解熱に用いる製品としてアセトアミノフェンが配合された坐薬もある。

【アセトアミノフェンの適正使用情報】

◉ まれに重篤な副作用として皮膚粘膜眼症候群、中毒性表皮壊死融解症、急性汎発性発疹性膿疱症†、間質性肺炎、腎障害、肝機能障害を生じる
※特に定められた用量を超えて使用した場合、日頃から酒類(アルコール)をよく摂取する人で起こりやすい

◉ 一般の生活者では「坐薬と内服薬とは影響し合わない」と誤って認識している場合があるので、解熱鎮痛薬やかぜ薬を併用することがないよう注意を喚起する
※誤って坐薬を服用することがないよう注意する必要もある

● 【参考】「急性汎発性発疹性膿疱症」　高熱(38℃以上)とともに、急速に全身が赤くなったり、赤い斑点がみられ、さらにこの赤い部分に多数の小膿疱(小さな白っぽい膿のようなぶつぶつ)が出現します。原因となる医薬品を飲んだ数日後に発症することが多く、その服用を中止すると約２週間で発疹は軽快します。

③ イブプロフェン

　イブプロフェンは、アスピリン等に比べて胃腸への悪影響が少なく、抗炎症作用も示すことから、頭痛、咽頭痛、月経痛(生理痛)、腰痛等に使用されることが多い。

【イブプロフェンの適正使用情報】

● 一般用医薬品では、小児(15歳未満)に対していかなる場合も使用してはならない
● 消化管に広範に炎症を生じる疾患である胃・十二指腸潰瘍、潰瘍性大腸炎[†]又はクローン病[†]の既往歴がある人では、それら疾患の再発を招くおそれがある(プロスタグランジンの産生を抑制することで消化管粘膜の防御機能が低下するため)
● 出産予定日12週間以内の妊婦は使用してはならない
● まれに重篤な副作用として肝機能障害、腎障害、無菌性髄膜炎を生じる
● 全身性エリテマトーデス又は混合性結合組織病のある人では、使用する前に、治療を行っている医師又は処方薬の調剤を行った薬剤師に相談する(無菌性髄膜炎を生じやすいため)

- 「潰瘍性大腸炎」　大腸に潰瘍や糜爛を生じる病気。免疫抗体の異常等が原因とされます。
- 「クローン病」　口腔から肛門までの消化管全域にわたって不連続に炎症や潰瘍を生じる病気。クローン氏病とも呼ばれます。

④ イソプロピルアンチピリン

　イソプロピルアンチピリンは、解熱及び鎮痛の作用は比較的強いが、抗炎症作用は弱いため、他の解熱鎮痛成分と組み合わせて配合される。

　ピリン系[†]と呼ばれる解熱鎮痛成分である。1960年代半ばまでは、イソプロピルアンチピリン以外のピリン系解熱鎮痛成分も、一般用医薬品のかぜ薬や解熱鎮痛薬に配合されていたが、ショック等の重篤な副作用が頻発したため用いられなくなった。現在では、イソプロピルアンチピリンが一般用医薬品で唯一のピリン系解熱鎮痛成分となっている。なお、医療用医薬品においては、現在でもイソプロピルアンチピリン以外のピリン系解熱鎮痛成分を有効成分とするものがある。

【イソプロピルアンチピリンの適正使用情報】

● ピリン系解熱鎮痛成分によって薬疹[†](ピリン疹と呼ばれる)等のアレルギー症状を起こしたことがある人は使用してはならない
● 一般の生活者では「非ピリン系解熱鎮痛成分では薬疹のおそれがない」と誤って認識している場合がある

- ●「ピリン系」　ピリン系以外の解熱鎮痛成分を『非ピリン系』と呼ぶことがあります。アスピリンやサザピリンは、その成分名が『〜ピリン』となっていますが、非ピリン系の解熱鎮痛成分です。
- ●「薬疹」　イソプロピルアンチピリン以外の解熱鎮痛成分でも薬疹等のアレルギー症状を生じることがあります。

b.　コンドロイチン硫酸

　コンドロイチン硫酸ナトリウムは、関節痛や肩こり痛の改善を促す作用が期待され、他の解熱鎮痛成分と組み合わせて配合されている場合がある。

c.　鎮静成分

鎮静成分は、解熱鎮痛成分の鎮痛作用を助ける。

▶ブロモバレリル尿素　▶アリルイソプロピルアセチル尿素
鎮静成分と同様の作用の生薬成分 　▶カノコソウ(鹿子草)〈P151〉

d.　制酸成分

　制酸成分は、胃酸を中和し、解熱鎮痛成分(生薬成分を除く)による胃腸障害を軽減する。ただし、解熱鎮痛薬に制酸成分が配合されていても、胃腸症状に対する薬効は標榜（ひょうぼう）できない。

▶ケイ酸アルミニウム　▶酸化マグネシウム　▶水酸化アルミニウムゲル ▶メタケイ酸アルミン酸マグネシウム

e. メトカルバモール

　メトカルバモールは、骨格筋の緊張を鎮める。骨格筋の緊張をもたらす脊髄反射†を抑制する作用を示し、いわゆる「筋肉のこり」を和らげることを目的として、骨格筋の異常緊張、痙攣・疼痛を伴う腰痛、肩こり、筋肉痛、関節痛、神経痛、打撲、捻挫等に用いられる。

●【参考】「脊髄反射」　末梢からの刺激の一部について、脳を介さずに返すこと

【メトカルバモールの適正使用情報】

◎ 鎮静作用があるため、眠気、めまい、ふらつきが現れることがある
◎ 服用後は乗物又は機械類の運転操作を避ける
◎ 鎮静成分が配合された他の医薬品との併用は避ける
◎ 悪心・嘔吐、食欲不振、胃部不快感等の消化器系の副作用を生じる

f. カフェイン類

　カフェイン類は、解熱鎮痛成分の鎮痛作用を増強する効果を期待して、また、中枢神経系を刺激して頭をすっきりさせたり、疲労感・倦怠感を和らげること等を目的としている。なお、解熱鎮痛薬にカフェイン類が配合されていても、必ずしも鎮静成分による眠気が解消されるわけではない。

▶カフェイン　▶無水カフェイン　▶安息香酸ナトリウムカフェイン

g. ビタミン成分

発熱等によって消耗されやすいため、ビタミンが配合されている場合がある。

ビタミン B1
▶チアミン塩化物塩酸塩　▶チアミン硝化物　▶ジベンゾイルチアミン ▶チアミンジスルフィド　▶ビスベンチアミン　▶ジセチアミン塩酸塩

ビタミン B2
▶リボフラビン　▶リボフラビンリン酸エステルナトリウム

ビタミン C
▶アスコルビン酸　▶アスコルビン酸カルシウム

h. 漢方処方製剤

鎮痛に用いられるものとして、以下のような漢方処方製剤がある。

芍薬甘草湯 [鎮痛] カンゾウ	【向】体力に関わらず使用でき、筋肉の急激な痙攣を伴う痛みのあるもののこむらがえり、筋肉の痙攣、腹痛、腰痛に適すとされる 【重副】肝機能障害、間質性肺炎、うっ血性心不全†、心室頻拍† 【備考】心臓病の診断を受けた人は使用を避ける ▶症状があるときのみの服用にとどめ、連用は避ける
桂枝加朮附湯 [鎮痛] カンゾウ	【向】体力虚弱で、汗が出、手足が冷えてこわばり、ときに尿量が少ないものの関節痛、神経痛に適すとされる 【不向】動悸、のぼせ、ほてり等の副作用が現れやすい等の理由で、のぼせが強く赤ら顔で体力が充実している人には不向きとされる 【備考】比較的長期間(1ヶ月位)服用されることがある
桂枝加苓朮附湯 [鎮痛] カンゾウ	【向】体力虚弱で、手足が冷えてこわばり、尿量が少なく、ときに動悸、めまい、筋肉のぴくつきがあるものの関節痛、神経痛に適すとされる 【不向】動悸、のぼせ、ほてり等の副作用が現れやすい等の理由で、のぼせが強く赤ら顔で体力が充実している人には不向きとされる 【備考】比較的長期間(1ヶ月位)服用されることがある
薏苡仁湯 [鎮痛]	【向】体力中等度で、関節や筋肉のはれや痛みがあるものの関節痛、筋肉痛、神経痛に適すとされる 【不向】悪心・嘔吐、胃部不快感等の副作用が現れやすい等の

カンゾウ マオウ	理由で、体の虚弱な人(体力の衰えている人、体の弱い人)、 胃腸の弱い人、発汗傾向の著しい人には不向きとされる 【備考】比較的長期間(1ヶ月位)服用されることがある
麻杏薏甘湯 [鎮痛] カンゾウ マオウ	【向】体力中等度で、関節痛、神経痛、筋肉痛、いぼ、手足の あれ(手足の湿疹・皮膚炎)に適すとされる 【不向】悪心・嘔吐、胃部不快感等の副作用が現れやすい等の 理由で、体の虚弱な人(体力の衰えている人、体の弱い人)、 胃腸の弱い人、発汗傾向の著しい人には不向きとされる 【備考】比較的長期間(1ヶ月位)服用されることがある
疎経活血湯 [鎮痛] カンゾウ	【向】体力中等度で、痛みがあり、ときにしびれがあるものの 関節痛、神経痛、腰痛、筋肉痛に適すとされる 【不向】消化器系の副作用(食欲不振、胃部不快感等)が現れや すい等の理由で、胃腸が弱く下痢しやすい人には不向きとさ れる 【備考】比較的長期間(1ヶ月位)服用されることがある
当帰四逆加呉茱萸 生姜湯 [鎮痛] カンゾウ	【向】体力中等度以下で、手足の冷えを感じ、下肢の冷えが強 く、下肢又は下腹部が痛くなりやすいものの冷え症、しもや け、頭痛、下腹部痛、腰痛、、下痢、月経痛に適すとされる 【不向】胃腸の弱い人には不向きとされる 【備考】比較的長期間(1ヶ月位)服用されることがある
釣藤散 [鎮痛] カンゾウ	【向】体力中等度で、慢性に経過する頭痛、めまい、肩こりな どがあるものの慢性頭痛、神経症、高血圧の傾向のあるもの に適すとされる 【不向】消化器系の副作用(食欲不振、胃部不快感等)が現れや すい等の理由で、胃腸虚弱で冷え症の人には不向きとされる 【備考】比較的長期間(1ヶ月位)服用されることがある
呉茱萸湯 [鎮痛]	【向】体力中等度以下で、手足が冷えて肩がこり、ときにみぞ おちが膨満するものの頭痛、頭痛に伴う吐きけ・嘔吐、しゃ っくりに適すとされる 【備考】比較的長期間(1ヶ月位)服用されることがある

解説

● 【参考】「うっ血性心不全」　静脈側に血液が貯留(うっ血)した心不全のこと。なお、心臓機能が低下し、心拍出量が減少することによって、全身組織が必要とする酸素需要量を賄えなくなる状態を心不全といいます。

● 【参考】「心室頻拍」　心拍数が異常に増加することにより、心室に血液が満たされないまま収縮を繰り返し、血液の送出量が低下する状態。失神することが多いため、危険な不整脈といえます。

4　相互作用と受診勧奨

a.　相互作用

　一般用医薬品の解熱鎮痛薬は、複数の有効成分が配合されている製品が多く、他の解熱鎮痛薬やかぜ薬、鎮静薬、外用消炎鎮痛薬(一般用医薬品に限らない)等が併用されると、同じ成分又は同種の作用を持つ成分が重複して、効き目が強く現れたり、副作用が起こりやすくなるおそれがある。

　一般の生活者においては、「痛み止めと熱さましは影響し合わない」と誤って認識している場合があるため、医薬品の販売等に従事する専門家は、適宜注意を促すことが重要である。

【酒類との相互作用】

- アルコールによる胃粘膜の荒れが、アスピリン、アセトアミノフェン、イブプロフェン、イソプロピルアンチピリン等による胃腸障害を増強する
- アルコールにより、アセトアミノフェンによる肝機能障害が起こりやすくなる

b.　受診勧奨

　解熱鎮痛薬の使用は、発熱や痛みを一時的に抑える対症療法であって、疾病の原因を根本的に解消するものではない。自己判断で安易に熱を下げることは、かえって発熱の原因である病気の診断を困難にさせ、また、病態を悪化させるおそれがある。

　通常、体温が 38℃以下であればひきつけや著しい体力消耗等のおそれはなく、平熱になるまで解熱鎮痛薬を用いる必要はない。ただ、発汗に伴って体から水分や電解質が失われるので、スポーツドリンク等でそれらを補給することが重要である。

　解熱鎮痛薬は、頭痛の症状が軽いうちに服用すると効果的であるが、症状が現れないうちに予防的に使用することは適切でない。解熱鎮痛薬の連用により頭痛が常態化することがあるので注意を要する。

　解熱鎮痛薬を使用したときは症状が治まるものの、しばらくすると頭痛が再発し、解熱鎮痛薬が常時手放せないような場合には、薬物依存が形成されている可能性も考えられる。

　以下のような場合は、一般用医薬品によって自己治療を図るのではなく、医療機関を受診するなどの対応が必要である。

- ◎ 発熱しており、以下のような場合(単なるかぜが原因ではなく、かぜ以外の感染症やその他の重大な病気が原因となっている可能性があるため)
  - ▶激しい腹痛や下痢などの消化器症状を伴っている場合
  - ▶息苦しいなどの呼吸器症状を伴っている場合
  - ▶排尿時の不快感等の泌尿器症状を伴っている場合
  - ▶発疹や痒みなどの皮膚症状等を伴っている場合
  - ▶発熱が1週間以上続いている場合
- ◎ 関節痛で、以下のような場合(関節リウマチ、痛風†、変形性関節炎†の可能性があるため)
  - ▶歩くときや歩いたあとに膝関節が痛む場合
  - ▶関節が腫れて強い熱感がある場合
  - ▶起床したときに関節にこわばりがある場合
- ◎ 月経痛(生理痛)で、年月の経過に伴って次第に増悪していく場合(子宮内膜症†の可能性があるため)
- ◎ 頭痛で、以下のような場合(自己治療で対処できる範囲を超えていると判断されるため)
  - ▶頭痛が頻繁に出現して24時間以上続く場合
  - ▶一般用医薬品を使用しても痛みを抑えられない場合
- ◎ 頭痛で、以下のような場合(くも膜下出血†などの生命に関わる重大な病気である可能性が疑われるため)
  - ▶頭痛の頻度と程度が次第に増してきて耐え難くなった場合
  - ▶これまで経験したことがないような突然の激しい頭痛の場合
  - ▶手足のしびれや意識障害などの精神神経系の異常を伴う頭痛が現れた場合

解説

- ●【参考】「痛風」 足の親指付け根の関節などに生じる突発性の極めて激しい痛みを初発症状として、一週間程度で痛みが自然に融解するという特徴があります。運動等の刺激によって、関節内に析出した尿酸塩の結晶が剥落し、好中球が剥離面を異物と認識して炎症反応を誘起することが原因と考えられています。
- ●【参考】「変形性関節炎」 関節部に炎症・変形が生じて痛みを伴う病気。原因はよく分かっていませんが、軟骨の慢性的な退行性病変(磨耗)等によって生じます。
- ●「子宮内膜症」 子宮内膜やそれに類似した組織が、子宮内膜層以外の骨盤内の組織・臓器で増殖する病気
- ●【参考】「くも膜下出血」 くも膜の下に出血がある状態。多くの場合、脳動脈瘤の破裂によって生じます。なお、くも膜は、脳を保護する三層の膜(硬膜、くも膜、軟膜)の中間に位置する膜のことです。

3．眠気を促す薬

　はっきりした原因がなくても、日常生活における人間関係のストレスや生活環境の変化等の様々な要因によって自律神経系のバランスが崩れ、寝つきが悪い、眠りが浅い、いらいら感、緊張感、精神興奮、精神不安といった精神神経症状を生じることがある。また、それらの症状のために十分な休息が取れず、疲労倦怠感、寝不足感、頭重等の身体症状を伴う場合もある。

催眠鎮静薬 (さいみんちんせいやく)	寝つきが悪いといった精神神経症状、その症状のために現れる疲労倦怠感等の身体症状が生じたときに、睡眠を促したり、精神のたかぶりを鎮めたりすることを目的とする医薬品

1　主な配合成分

a.　抗ヒスタミン成分

　ヒスタミン[†]は、脳の下部にある睡眠・覚醒(かくせい)に関与する部位[†]で神経細胞の刺激を介して、覚醒の維持や調節を行う働きを担っている。脳内におけるヒスタミン刺激が低下すると眠気が促(うなが)される。

　抗ヒスタミン成分を主薬とする催眠鎮静薬は、睡眠改善薬[†]として一時的な睡眠障害(寝つきが悪い、眠りが浅い)の緩和に用いられるものである。

- 【参考】「ヒスタミン」　神経細胞から放出され、近接する細胞に情報を伝達することから、神経伝達物質のような働きをします。また、炎症時には肥満細胞等から放出され、近隣の細胞に情報を伝達することから、化学伝達物質(ケミカルメディエーター)であるともいえます。このように、ヒスタミンは一つの枠に収まらない役割を果たしていることから、生体内情報伝達物質と呼ばれています。
- 【参考】「睡眠・覚醒に関与する部位」　視床下部のこと
- 「睡眠改善薬」　医療機関において不眠症の治療のため処方される医療用医薬品の睡眠薬と区別するため、一般用医薬品では、睡眠改善薬又は睡眠補助薬と呼ばれています。

【抗ヒスタミン成分の適正使用情報】

- ジフェンヒドラミン塩酸塩は、中枢作用(ヒスタミン刺激を低下させて眠気を促す作用)が特に強い

- 慢性的な不眠症状がある人、不眠症の診断を受けている人を対象とするものではない(睡眠改善薬は一時的な睡眠障害に用いられるものであるため)

- 妊婦又は妊娠していると思われる女性への使用は避ける(妊娠中にしばしば生じる睡眠障害は、ホルモンのバランスや体型の変化等が原因であり、睡眠改善薬の適用対象ではないため)

- 小児(15歳未満)への使用は避ける(小児及び若年者では、抗ヒスタミン成分により眠気とは反対の神経過敏や中枢興奮などが現れることがあり、特に15歳未満の小児ではそうした副作用が起きやすいため)

- 抗アレルギー薬など、催眠鎮静薬以外の医薬品に抗ヒスタミン成分が含まれている場合は、眠気の副作用に注意する

- 抗ヒスタミン成分を含有する医薬品の服用後は、自動車の運転など、危険を伴う機械の操作に従事してはならない
  ※睡眠改善薬の場合、目が覚めた後でも、注意力の低下や寝ぼけ様症状、判断力の低下等の一時的な意識障害、めまい、倦怠感を起こすことがある。翌日まで眠気やだるさを感じるときは、それらの症状が消失するまで自動車の運転など危険を伴う機械の操作は避ける

b. ブロモバレリル尿素とアリルイソプロピルアセチル尿素(鎮静成分)

ブロモバレリル尿素、アリルイソプロピルアセチル尿素は、脳の興奮を抑え、痛覚を鈍くする作用をもつ。

【ブロモバレリル尿素とアリルイソプロピルアセチル尿素の適正使用情報】

- いずれも依存性がある
  ※反復して摂取すると依存を生じることが知られており、ブロモバレリル尿素、アリルイソプロピルアセチル尿素が配合された医薬品は、乱用されることがある

- いずれも使用した後は、乗物や危険を伴う機械類の運転操作を避ける(少量でも眠気を催しやすく、重大な事故を招くおそれがあるため)

- ブロモバレリル尿素は、妊婦又は妊娠していると思われる女性への使用を避けることが望ましい(胎児に障害を引き起こす可能性があるため)

【ブロモバレリル尿素による自殺】

　不眠や不安の症状はうつ病に起因して生じる場合があり、うつ病患者はときに自殺行動を起こすことがある。

　かつて不眠症や不安緊張状態の鎮静を目的にブロモバレリル尿素が頻繁に用いられていたが、その大量摂取による自殺が日本で社会問題になったこと、また、その役割は、ベンゾジアゼピン系成分†に取って代わられたことから、近年、ブロモバレリル尿素の使用量が減少している。

●「ベンゾジアゼピン系成分」　抗不安薬、催眠薬、抗けいれん薬、筋弛緩薬として
　用いられています。

C.　生薬成分

　神経の興奮・緊張緩和が期待されるものとして、以下のような生薬成分がある。

チョウトウコウ (釣藤鈎)	【基原】アカネ科のカギカズラ、*Uncaria sinensis*（ウンカリア　シネンシス）Haviland又は*Uncaria macrophylla* Wallich（ウンカリア　マクロフィラ　ウォーリッチ）の通例とげ（つうれい） 【作用】神経の興奮・緊張の緩和
サンソウニン (酸棗仁)	【基原】クロウメモドキ科のサネブトナツメの種子 【作用】神経の興奮・緊張の緩和
カノコソウ (鹿子草)	【基原】オミナエシ科のカノコソウの根及び根茎（こんけい） 【作用】神経の興奮・緊張の緩和 【備考】別名：キッソウコン
チャボトケイソウ	【基原】南米原産のトケイソウ科の植物で、その開花期（かいかき）における茎及び葉が薬用部位となる 【作用】神経の興奮・緊張の緩和 【備考】別名：パッシフローラ
ホップ	【基原】ヨーロッパ南部から西アジアを原産とするアサ科のホップ*Humulus lupulus*（フムルス　ルプルス） L.の成熟した球果状（きゅうか）の果穂（かすい）が薬用部位となる 【作用】神経の興奮・緊張の緩和

Ｑ　チョウトウコウの基原の「通例とげ」とはなんのことですか？

Ａ　【参考】アカネ科のカギカズラ等の植物の葉の根元には、鈎（かぎ）のような形をしたトゲ状のものが存在します。これがチョウトウコウ(釣藤鈎)の基原となります。

【生薬成分の適正使用情報】

◉ 生薬成分のみからなる鎮静薬であっても、複数の鎮静薬の併用、長期連用は避けるべきである

d. 漢方処方製剤

神経質、精神不安、不眠等の症状の改善に用いられるものとして、以下のような漢方処方製剤がある。

酸棗仁湯 ［精神不安・不眠］ カンゾウ	【向】体力中等度以下で、心身が疲れ、精神不安、不眠などがあるものの不眠症、神経症に適すとされる 【不向】胃腸が弱い人、下痢又は下痢傾向のある人では、消化器系の副作用(悪心、食欲不振、胃部不快感等)が現れやすい等、不向きとされる 【備考】比較的長期間(1ヶ月位)服用されることが多い ▶1週間位服用して症状の改善がみられない場合には、漫然と服用を継続せず、医療機関を受診する
加味帰脾湯 ［精神不安・不眠］ カンゾウ	【向】体力中等度以下で、心身が疲れ、血色が悪く、ときに熱感を伴うものの貧血、不眠症、精神不安、神経症に適すとされる 【備考】比較的長期間(1ヶ月位)服用されることが多い
抑肝散 ［精神不安・不眠］ ［小児の疳］ カンゾウ	【向】体力中等度をめやすとして、神経がたかぶり、怒りやすい、イライラなどがあるものの神経症、不眠症、小児夜なき、小児疳症(神経過敏)、歯ぎしり、更年期障害、血の道症に適すとされる 【備考】動くと息が苦しい、疲れやすい、足がむくむ、急に体重が増えた場合は、心不全を引き起こす可能性があるため、直ちに医師の診療を受ける ▶比較的長期間(1ヶ月位)服用されることが多い ▶小児の夜泣きに1週間位服用しても症状の改善がみられないときは、いったん服用を中止して専門家に相談する
抑肝散加陳皮半夏 ［精神不安・不眠］ ［小児の疳］ カンゾウ	【向】体力中等度をめやすとして、やや消化器が弱く、神経がたかぶり、怒りやすい、イライラなどがあるものの神経症、不眠症、小児夜なき、小児疳症(神経過敏)、更年期障害、血の道症、歯ぎしりに適すとされる 【備考】比較的長期間(1ヶ月位)服用されることが多い

	▶小児の夜泣きに 1 週間位服用しても症状の改善がみられないときは、いったん服用を中止して専門家に相談する
柴胡加竜骨牡蛎湯 さいこかりゅうこつぼれいとう ［精神不安・不眠］ ［小児の疳］ ダイオウ	【向】体力中等度以上で、精神不安があって、動悸、不眠、便秘などを伴う高血圧の随伴症状(動悸、不安、不眠)、神経症、更年期神経症、小児夜なき、便秘に適すとされる 【不向】体の虚弱な人(体力の衰えている人、体の弱い人)、胃腸が弱く下痢しやすい人、瀉下薬(下剤)を服用している人では、腹痛、激しい腹痛を伴う下痢の副作用が現れやすい等、不向きとされる 【重副】間質性肺炎、肝機能障害 【備考】比較的長期間(1 ヶ月位)服用されることが多い ▶小児の夜泣きに 1 週間位服用しても症状の改善がみられないときは、いったん服用を中止して専門家に相談する
桂枝加竜骨牡蛎湯 けいしかりゅうこつぼれいとう ［精神不安・不眠］ ［小児の疳］ カンゾウ	【向】体力中等度以下で疲れやすく、神経過敏で、興奮しやすいものの神経質、不眠症、小児夜なき、夜尿症、眼精疲労、神経症に適すとされる 【備考】比較的長期間(1 ヶ月位)服用されることが多い ▶小児の夜泣きに 1 週間位服用しても症状の改善がみられないときは、いったん服用を中止して専門家に相談する

2　相互作用と受診勧奨

a.　相互作用

　ジフェンヒドラミン塩酸塩、ブロモバレリル尿素、アリルイソプロピルアセチル尿素は、催眠鎮静薬以外の一般用医薬品や医療用医薬品にも配合されていることがあり、そうした医薬品と併用すると、効き目や副作用が増強するおそれがある。

　一般用医薬品の催眠鎮静薬を自己判断で使用すると、医師による治療を妨げるおそれがあるため、医療機関で不眠症(睡眠障害)、不安症、神経症等と診断され、治療(薬物治療以外の治療を含む)を受けている患者は、一般用医薬品の催眠鎮静薬の使用を避ける必要がある。

【飲酒・ハーブによる相互作用】

　寝つきが悪いときの処置としてアルコールを摂取すること(いわゆる寝酒)あるが、飲酒をしながらジフェンヒドラミン塩酸塩、ブロモバレリル尿素、アリルイソプロピルアセチル尿素を含む催眠鎮静薬を服用すると、その薬効や副作用が増強するおそれがある。服用時には飲酒を避ける必要がある。

　生薬成分のみからなる鎮静薬や漢方処方製剤の場合は、飲酒を避けることとはなっていないが、アルコールが睡眠の質を低下させ、医薬品の効果を妨げることがある。

　カノコソウ、サンソウニン、チャボトケイソウ、ホップ等を含む製品は、医薬品的な効能効果が標 榜又は暗示されていなければ食品(ハーブ等)として流通可能であり、それらハーブ又はセントジョーンズワート†等を含む食品を併せて摂取すると、医薬品の薬効が増強、減弱したり、副作用のリスクが高まったりすることがある。

● 【参考】「セントジョーンズワート」　オミナエシ科セイヨウオトギリソウ(西洋弟切草)の地上部を用いたハーブ。鎮静作用があるとされます。

b. 　**受診勧奨**

　不眠に対して一般用医薬品で対処することが可能なのは、基本的に、特段の基礎疾患がない人における、ストレス、疲労、時差ぼけ等の睡眠リズムの乱れが原因の一時的な不眠や寝つきが悪い場合である。

　以下のような場合は、医療機関を受診するなどの対応が必要である。

◉ 以下の症状が慢性的に続いている場合(うつ病等の精神神経疾患、何らかの身体疾患に起因する不眠、催眠鎮静薬の使いすぎによる不眠の可能性が考えられるため)
　▶入眠障害(寝ようとして床に入ってもなかなか寝つけない)
　▶熟眠障害(睡眠時間を十分取ったつもりでもぐっすり眠った感じがしない)
　▶中途覚醒(睡眠時間中に何度も目が覚めてしまい再び寝つくのが難しい)
　▶早朝覚醒(まだ眠りたいのに早く目が覚めてしまって寝つけない)

◉ ブロモバレリル尿素等の大量摂取により昏睡や呼吸抑制が起きている場合(通常の使用状況における場合とは異なって高度な専門的判断を必要とし、直ちに救命救急が可能な医療機関で対処する必要があるため)

◉ ブロモバレリル尿素等の反復摂取によって薬物依存の状態になっている場合(自己の努力のみで依存からの離脱を図ることは困難であるため)

4．眠気を防ぐ薬

　睡眠は健康維持に欠かせないものである。しかし、ある程度の睡眠を取っていても、食事のあとや単調な作業が続くときなど、脳の緊張が低下して眠気や倦怠感(だるさ)を生じることがある。

眠気防止薬	眠気や倦怠感を除去することを目的とし、主な有効成分としてカフェインが配合された医薬品

1　主な配合成分

a.　カフェイン

　カフェインは、脳に軽い興奮状態を引き起こし、一時的に眠気や倦怠感を抑える。

▸無水カフェイン　▸安息香酸ナトリウムカフェイン

【カフェインの適正使用情報】

● 脳が過剰に興奮すると、振戦(震え)、めまい、不安、不眠、頭痛を生じる
● 利尿をもたらす(腎臓におけるナトリウムイオン(同時に水分)の再吸収を抑制するため)
● 胃腸障害(食欲不振、悪心・嘔吐)を生じる(胃液分泌を亢進するため)
● 胃酸過多の人、胃潰瘍†のある人は、服用を避ける
● 心臓病のある人は、服用を避ける(心筋を興奮させる作用があり、動悸が現れることがあるため)
● 弱いながら反復摂取により依存を形成するという性質がある ※「短期間の服用にとどめ、連用しないこと」という注意喚起がなされている
● カフェインの一部は血液－胎盤関門を通過して胎児に到達し、胎児の発達に影響を及ぼす可能性がある
● 摂取されたカフェインの一部は乳汁中に移行する ※授乳中の女性がカフェインを大量に摂取したり、カフェインを連用した場合には、乳児†の体内にカフェインが蓄積して頻脈や不眠等を引き起こす可能性があるため、授乳期間中はカフェインの総摂取量が継続して多くならないように留意する

解説

　●【参考】「潰瘍」　皮膚や粘膜が傷つき、その深部まで損傷している状態
　●「乳児」　乳児は肝臓が未発達であるため、カフェインの代謝にはより多くの時間を要します。カフェインの血中濃度が最高血中濃度の半分に低減するのにかかる時間は、通常の成人が約3.5時間であるのに対して、乳児では約80時間です。

b.　倦怠感を和らげる補助成分

眠気を抑える成分ではないが、眠気による倦怠感を和らげる補助成分として、ビタミン又はビタミン様物質が配合されている場合がある。

ビタミン	ビタミン B1 ▶チアミン硝化物　▶チアミン塩化物塩酸塩
	ビタミン B2 ▶リボフラビンリン酸エステルナトリウム
	ビタミン B6 ▶ピリドキシン塩酸塩
	ビタミン B12 ▶シアノコバラミン
	▶ナイアシン(ニコチン酸アミド[†])
	▶パントテン酸カルシウム[†]
ビタミン様物質	▶アミノエチルスルホン酸(タウリン)

● 【参考】「ニコチン酸アミド」　ビタミン B3 のこと
● 【参考】「パントテン酸カルシウム」　ビタミン B5 のこと

2　相互作用と受診勧奨・休養の勧奨　

a. 相互作用

　眠気防止薬において、カフェインの1回摂取量は200mg、1日摂取量は500mg が上限とされている。

> ● カフェインを含む医薬品、医薬部外品又は食品と、眠気防止薬を同時に摂取した場合、カフェインが過量（かりょう）となり、中枢神経系や循環器系等への作用が強く現れるおそれがある
> ※カフェインは、眠気防止薬以外の医薬品(かぜ薬、解熱鎮痛薬、乗物酔い防止薬、滋養強壮保健薬等)や医薬部外品(ビタミン含有保健剤等)、食品(お茶、コーヒー等)にも含まれている
>
> ● かぜ薬やアレルギー用薬等の使用による眠気を抑えるため、眠気防止薬を使用するのは適切ではない
> ※眠気が生じると不都合なときは、眠気を催（もよお）す成分を含まない医薬品が選択されるべきである。また、それらの医薬品には配合成分としてカフェインが含まれている場合が多いため、重複摂取を避ける観点からも併用を避ける必要がある

●「食品」　100ｇ中に含まれるカフェイン量の目安は、玉露（ぎょくろ）：160mg、煎茶（せんちゃ）：20mg、ウーロン茶：20mg、紅茶：30mg、コーヒー：60mg です。

> **Q** ビタミン含有保健剤とは何ですか？
>
> **A** 【参考】ビタミン、アミノ酸その他身体の保持等に必要な栄養素の補給等を目的とする内用剤のことを、ビタミン含有保健剤といいます。
> 　なお、滋養強壮保健薬とは、体調不良を生じやすい状態や体質の改善、特定の栄養素の不足による症状の改善又は予防等を目的として、ビタミン成分、カルシウム、アミノ酸、生薬成分等が配合された医薬品のことです。
> 　滋養強壮保健薬は医薬品ですが、これと似ている医薬部外品は保健薬(保健剤)と呼ばれます。

b. 受診勧奨

以下のような場合は、医療機関を受診するなどの対応が必要である。

- 十分な睡眠をとっていても、眠気防止薬の使用では抑えられない眠気や倦怠感が続く場合(神経、心臓、肺、肝臓等の重大な病気が原因となっている可能性があるため)
  ※睡眠時無呼吸症候群†、重度の不安症†やうつ病†、ナルコレプシー†による眠気であることも考えられる

解説

- 「睡眠時無呼吸症候群」 睡眠中に一時的な呼吸停止又は低呼吸を生じる病気
- 【参考】「不安症」 妄想でつくりあげた恐れの対象を怖がるような心のたかぶりのうち病的なもの。その不安感により、過呼吸、動悸、吐きけ、下痢等の身体症状も現れます。
- 【参考】「うつ病」 落ち込むような気持ちのうち病的なもの。気分の落ち込み、不安、焦燥、食欲低下、不眠、自殺衝動等の症状が現れます。
- 「ナルコレプシー」 十分な睡眠をとっていても、なお、突然に耐え難い眠気の発作が起こる病気

c. 休養の勧奨

眠気防止薬は、一時的に精神的な集中を必要とするときに、眠気や倦怠感を除去する目的で使用されるものであり、疲労を解消したり、睡眠が不要になるというものではない。睡眠不足による疲労には、早めに十分な睡眠をとることが望ましい。

睡眠により免疫機能が高まるが、細菌やウイルス等の感染による眠気は、生体防御のための病態生理的反応であるため、眠気防止薬で睡眠を妨げると病気の治癒が遅れるおそれがある。

【小児の発育と睡眠】

成長ホルモンは生体を構築したり修復したりする上で重要な働きをしている。成長ホルモンの分泌を促す脳ホルモンは、ある種の睡眠物質と同時に分泌され、睡眠を促進することが知られている。すなわち、定期的な睡眠によって、生体は正常な状態に維持され、成長することができる。

特に成長期の小児の発育には睡眠が重要であることから、眠気防止薬に小児用のものはない。眠気防止薬が「小・中学生の試験勉強に効果がある」と誤解され、誤用事故を起こした事例も知られており、15 歳未満の小児に使用されることがないよう注意する必要がある。

【眠気防止薬の内用液剤】

　眠気防止薬の内服液剤は、その製剤上の特徴†から、乱用(本来の目的以外の意図に基づく不適正な使用)がなされることがある。

●「製剤上の特徴」　既に有効成分が液中に溶けた状態にあるため、服用後は比較的速やかに消化管から吸収され、有効成分の血中濃度が上昇しやすいという特徴

5．鎮暈薬(乗物酔い防止薬)

　めまい(眩暈(げんうん))は、平衡機能†に異常が生じて起こる症状で、内耳にある平衡器官や中枢神経系の障害など様々な要因により引き起こされる。

鎮暈薬(ちんうんやく) (乗物酔い防止薬(のりものよ ぼうしやく))	乗物酔い(動揺病(どうようびょう))によるめまい、吐きけ、頭痛を防止し、緩和することを目的とする医薬品

●「平衡機能」　体の平衡を感知して保持する機能

【乗物酔い防止薬の適正使用情報】

◉ 吐きけを抑える成分も配合されているが、つわりに伴う吐きけへの対処として使用することは適当でない

1 主な配合成分

抗めまい成分、抗ヒスタミン成分、抗コリン成分、鎮静成分は、いずれも眠気を促す作用を示す。また、抗コリン成分では、眠気を促すほかに、散瞳による目のかすみや異常なまぶしさを引き起こすことがある。そのため、乗物の運転操作をするときは、乗物酔い防止薬の使用を控える必要がある。

a. 抗めまい成分(ジフェニドール)

ジフェニドール塩酸塩は、前庭神経(内耳にある前庭と脳を結ぶ神経)の調節作用のほか、内耳への血流を改善する作用を示す。抗ヒスタミン成分と共通する類似の薬理作用を示し、海外では制吐薬やめまいの治療薬として使われてきた。日本においては専ら抗めまい成分として用いられている。

【ジフェニドール塩酸塩の適正使用情報】

- 抗ヒスタミン成分や抗コリン成分と同様、頭痛、排尿困難、眠気、散瞳による異常なまぶしさ、口渇のほか、浮動感や不安定感を生じる
- 排尿困難の症状がある人、緑内障の診断を受けた人では、使用する前に、治療を行っている医師又は処方薬の調剤を行った薬剤師に相談する(症状を悪化させるおそれがあるため)

b. 抗ヒスタミン成分

抗ヒスタミン成分は、延髄にある嘔吐中枢への刺激や、内耳の前庭における自律神経反射を抑える。抗ヒスタミン成分には抗コリン作用を示すものも多いが、抗コリン作用も乗物酔いによるめまい、吐きけ等の防止・緩和に寄与すると考えられている。

ジメンヒドリナート、メクリジン塩酸塩は、専ら乗物酔い防止薬に配合される成分である。

> ▶ジメンヒドリナート(ジフェンヒドラミンテオクル酸塩の一般名)
> ▶メクリジン塩酸塩　▶プロメタジン塩酸塩
> ▶クロルフェニラミンマレイン酸塩　▶ジフェンヒドラミンサリチル酸塩

【抗ヒスタミン成分の適正使用情報】

◉ メクリジン塩酸塩は、他の抗ヒスタミン成分と比べて、作用の発現が遅く、持続時間が長い

◉ プロメタジン塩酸塩等のプロメタジンを含む成分は、小児(15歳未満)への使用を避ける(外国において、乳児突然死症候群[†]や乳児睡眠時無呼吸発作[†]のような致命的な呼吸抑制を生じたとの報告があるため)

解説

● 【参考】「乳児突然死症候群」　乳児に突然の死をもたらした病態であって、それまでの健康状態及び既往歴からその死亡が予測できず、しかも死亡後の状況調査及び解剖検査によってもその原因が同定されないもの

● 【参考】「乳児睡眠時無呼吸発作」　乳児にみられる睡眠時無呼吸発作。『無呼吸』とは、睡眠時に10秒以上の呼吸の停止が頻回に起こる状態のことです。

Q 自律神経反射とは何ですか？

A 【参考】所定の刺激に対して惹起(じゃっき)される定型の応答を「反射」といいます。

つまり、自律神経反射とは、自律神経系が関与する反射を意味します。

自律神経反射の例として、圧受容器反射というものがあります。圧受容器とは、動脈(大動脈弓等の血管)に存在し、血圧を感知する働きがあります。ここに高い血圧がかかると、自律神経反射により、心臓では「心拍数を下げる、心筋収縮力を弱める」という定型の応答をします。また、動脈では「血管を拡張する」という定型の応答をします。

このような応答の結果、血圧は適切な範囲に保たれることになります。

c. 抗コリン成分

抗コリン成分のように抗コリン作用を有する成分は、中枢に作用して自律神経系の混乱を軽減させるとともに、末梢では消化管の緊張を低下させる。

▶スコポラミン臭化水素酸塩水和物
抗コリン成分と同様の作用の生薬成分 ▶ロートエキス(ロートコンの抽出物)

ロートコン	【基原】ナス科のハシリドコロ、*Scopolia carniolica* Jacquin又は*Scopolia parviflora* Nakaiの根茎及び根 【作用】ロートエキス：鎮暈／胃液の分泌抑制／鎮痛鎮痙 【備考】抗コリン作用を示すアルカロイド(例：スコポラミン)を含む

● 「アルカロイド」 主に植物由来のアルカリ性化合物の総称。一部、中性や弱酸性を示すものもあります。

【スコポラミン臭化水素酸塩水和物の適正使用情報】

◎ 古くから乗物酔いの防止に用いられている
◎ 消化管からよく吸収される
◎ 他の抗コリン成分と比べて脳内に移行しやすいとされる
◎ 抗ヒスタミン成分と比べて作用の持続時間は短い(肝臓で速やかに代謝されてしまうため)

d. 鎮静成分

乗物酔いの発現には不安や緊張などの心理的な要因による影響も大きく、鎮静成分は、そうした不安や緊張を和らげる。

▶ブロモバレリル尿素　▶アリルイソプロピルアセチル尿素

e.　キサンチン系成分

キサンチン系成分は、脳に軽い興奮を起こさせて平衡感覚の混乱によるめまいを軽減させる。

> ▶無水カフェイン　▶クエン酸カフェイン　▶ジプロフィリン

カフェインには、乗物酔いに伴う頭痛を和らげる作用も期待される。

なお、乗物酔い防止薬にカフェインが配合されていても、抗めまい成分や抗ヒスタミン成分、抗コリン成分、鎮静成分による眠気が解消されるわけではない。

f.　局所麻酔成分

局所麻酔成分は、胃粘膜への麻酔作用によって嘔吐刺激を和らげ、乗物酔いに伴う吐きけを抑える。

> ▶アミノ安息香酸エチル

【局所麻酔成分の適正使用情報】

> ◉ アミノ安息香酸エチルは、6歳未満への使用を避ける

g.　ビタミン成分

吐きけの防止に働くことを期待して、ビタミンが補助的に配合されている場合がある。

> ▶ピリドキシン塩酸塩(ビタミン B6)　▶リボフラビン(ビタミン B2)
> ▶ナイアシン(ニコチン酸アミド)

a. 相互作用

　抗ヒスタミン成分、抗コリン成分、鎮静成分、カフェイン類等の配合成分が重複して、鎮静作用や副作用が強く現れるおそれがあるので、かぜ薬、解熱鎮痛薬、催眠鎮静薬、鎮咳去痰薬、胃腸鎮痛鎮痙薬、アレルギー用薬(鼻炎用内服薬を含む)等との併用は避ける必要がある。

b. 受診勧奨

　3歳未満では、乗物酔いが起こることはほとんどないため、乗物酔い防止薬に3歳未満の乳幼児向けの製品はない。3歳未満の乳幼児が乗物で移動中に機嫌が悪くなる場合には、気圧変化による耳の痛みなどの他の要因が考慮されるべきであり、乗物酔い防止薬を安易に使用することのないよう注意される必要がある。

　高齢者は、平衡機能の衰えによってめまいを起こしやすい。聴覚障害(難聴、耳鳴り等)に伴ってめまいが現れることも多い。

　以下のような場合は、基本的に医療機関を受診するなどの対応が必要である。

> ● 乗物酔いに伴う一時的な症状ではなく、日常において度々めまいを生じる場合
> 　※動悸や立ちくらみ、低血圧等によるふらつきと、平衡機能の障害によるめまい
> 　　は区別される必要がある

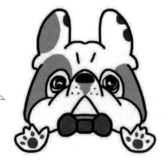

3歳未満の子供は乗物酔いしないのか

でっくんは車酔いするし、船酔いもするぞ

6．小児鎮静薬

　小児では、特段身体的な問題がなく、基本的な欲求が満たされていても、夜泣き、ひきつけ、疳の虫等の症状が現れることがある。他者との関わり等への不安や興奮から生じる情緒不安定・神経過敏が要因の一つといわれ、また、睡眠のリズムが形成されるまでの発達の一過程とも考えられている。授乳後にげっぷが出なかったり、泣く際に空気を飲み込んでしまうなどして、消化管に過剰な空気が入ることと関連づけられることもある。

　乳児は、食道と胃を隔てている括約筋が未発達で、胃の内容物をしっかり保っておくことができず、胃食道逆流に起因するむずがり、夜泣き、乳吐き等を起こすことがある。

小児鎮静薬[†]	夜泣き、ひきつけ、疳の虫、胃食道逆流に起因するむずがり等の症状を鎮めるほか、小児における虚弱体質、消化不良などの改善を目的とする医薬品(生薬製剤[†]・漢方処方製剤[†])

　小児鎮静薬は、症状の原因となる体質の改善を主眼としているものが多く、比較的長期間(1ヶ月位)継続して服用されることがある。

　なお、身体的な問題がなく生じる夜泣き、ひきつけ、疳の虫等の症状については、成長に伴って自然に治まるのが通常である。発達段階の一時的な症状と保護者が達観することも重要であり、小児鎮静薬を保護者側の安眠等を図ることを優先して使用することは適当でない。

解説

- ●「小児鎮静薬」　小児五疳薬と呼ばれることもあります。
- ●「生薬製剤」　生薬を組み合わせて配合した医薬品。これには漢方医学(日本の伝統医学)の考え方に基づかないものも含まれます。生薬成分を組み合わせた医薬品のうち、漢方処方製剤以外のものを生薬製剤という場合もあります。
- ●「漢方処方製剤」　漢方医学の考え方に沿うように、生薬を組み合わせて構成したもの

1 主な配合成分

　小児の疳は、乾という意味もあるとも言われ、"痩せて血が少ない"ことから生じると考えられている。そのため、小児鎮静薬には、鎮静作用のほか、血液の循環を促す作用があるとされる生薬成分が配合されている。その生薬成分の中には、鎮静と中枢刺激のように相反する作用を期待するものが配合されている場合もあるが、身体の状態によってそれらに対する反応が異なり、総じて効果がもたらされると考えられている。

　いずれの配合成分も古くから伝統的に用いられているものであるが、購入者等が、「作用が穏やかで小さな子供に使っても副作用が無い」という安易な考えで使用することを避ける必要がある。

a. 生薬成分

　鎮静作用のほか、血液の循環を促す作用が期待されるものとして、以下のような生薬成分がある。

> ▶ゴオウ(牛黄)〈P224〉　▶ジャコウ(麝香)〈P224〉　▶レイヨウカク　▶ジンコウ
> ▶リュウノウ(竜脳)〈P225〉　▶ユウタン(熊胆)〈P189〉　▶動物胆〈P189〉
> ▶チョウジ(丁子)〈P183〉　▶サフラン〈P253〉　▶ニンジン(人参)〈P322〉
> ▶カンゾウ(甘草)〈P173〉

レイヨウカク (羚羊角)	【基原】ウシ科のサイカレイヨウ(高鼻レイヨウ)等の角 【作用】緊張や興奮を鎮める
ジンコウ (沈香)	【基原】ジンチョウゲ科のジンコウ、その他同属植物の材、特にその辺材の材質中に黒色の樹脂が沈着した部分を採取したもの 【作用】鎮静／健胃／強壮

【カンゾウの適正使用情報】

> ● カンゾウは、小児の疳を適応症とする生薬製剤では主として健胃作用を期待して用いられ、その配合量は比較的少ないことが多いが、他の医薬品、医薬部外品、食品からカンゾウ(グリチルリチン酸を含む)が摂取されることがあるので、その総量が継続して多くならないよう注意する

b. 漢方処方製剤

小児の疳に用いられるものとして、以下のような漢方処方製剤がある。

> ▶小建中湯　▶柴胡加竜骨牡蛎湯〈P153〉　▶桂枝加竜骨牡蛎湯〈P153〉
> ▶抑肝散〈P152〉　▶抑肝散加陳皮半夏〈P152〉

小建中湯 ［小児の疳］ カンゾウ	【向】体力虚弱で疲労しやすく腹痛があり、血色がすぐれず、ときに動悸、手足のほてり、冷え、ねあせ、鼻血、頻尿及び多尿などを伴うものの小児虚弱体質、疲労倦怠、慢性胃腸炎、腹痛、神経質、小児夜尿症、夜なきに適すとされる 【備考】比較的長期間(1ヶ月位)服用されることがある

【漢方処方製剤の適正使用情報】

- 漢方処方製剤は、用法用量において適用年齢の下限が設けられていない場合にあっても、生後3ヶ月未満の乳児には使用しない
- 漢方処方製剤を乳幼児に使用する場合、体格の個人差から体重当たりのグリチルリチン酸の摂取量が多くなる場合があるので、特に体重の軽い子供では注意する
- 小建中湯は、乳幼児の体格の個人差から体重当たりのグリチルリチン酸の摂取量が多くなる場合があることに加え、比較的長期間(1ヶ月位)用いられるものであるので、グリチルリチン酸の摂取量に特に注意する
- 柴胡加竜骨牡蛎湯、桂枝加竜骨牡蛎湯、抑肝散、抑肝散加陳皮半夏を小児の夜泣きに用いる場合、1週間位服用しても症状の改善がみられないときは、いったん服用を中止して専門家に相談するなどの対応が必要である

2 受診勧奨

　乳幼児は状態が急変しやすく、容態が変化した場合に自分の体調を適切に伝えることが難しいため、保護者等が状態をよく観察し、医薬品の使用の可否を見極めることが重要である。以下のような場合は、医療機関を受診するなどの対応が必要である。

- 小児鎮静薬を一定期間又は一定回数服用させても症状の改善がみられない場合(食事アレルギー、ウイルス性胃腸炎等に起因する可能性が考えられるため)
- 激しい下痢や高熱があるような場合(脱水症状につながるおそれがあるため)
※乳幼児では、しばしば一過性の下痢や発熱を起こすことがある
- 吐瀉物が緑色(胆汁が混じることによるもの)をしていたり、血が混じっている場合
- 吐き出すときに咳込んだり、息を詰まらせたりする場合

3 Ⅱ 呼吸器官に作用する薬

1. 鎮咳去痰薬

1 咳や痰が生じる仕組み

　咳は、気管や気管支に何らかの異変が起こったときに、その刺激が中枢神経系に伝わり、延髄にある咳嗽中枢[†]の働きによって引き起こされる反応である。

　気道に吸い込まれた埃や塵などの異物が気道粘膜の線毛運動によって排出されないとき、飲食物等が誤って気管に入ってしまったとき、冷たい空気や刺激性のある蒸気などを吸い込んだときには、それらを排除しようとして反射的に咳が出る。咳はむやみに抑え込むべきではないが、長く続く咳では体力の消耗や睡眠不足をまねくなどの悪影響も生じる。

　痰は、気道粘膜から分泌された粘液に、気道に入り込んだ異物や粘膜上皮細胞の残骸などが混じったものである。呼吸器官に感染を起こしたときや、空気が汚れた環境で過ごしたり、タバコを吸いすぎたときには、気道粘膜からの粘液分泌が増える。痰が気道粘膜上に滞留すると呼吸の妨げとなるため、反射的に咳が生じて痰を排除しようとする。

　気道粘膜に炎症を生じたときにも咳が誘発される。また、炎症に伴って気管や気管支が収縮して喘息[†]を生じることもある。

- ●【参考】「咳嗽中枢」　下気道からの刺激が伝わると咳嗽中枢が興奮し、その指令を受けて呼吸筋、咽頭筋、顔面筋等が連動して収縮することにより、咳が引き起こされます。
- ●「喘息」　息が切れて、喉がゼーゼーと鳴る状態

2 鎮咳去痰薬の働き

鎮咳去痰薬	咳を鎮める、痰の切れを良くする、また、喘息症状を和らげることを目的とする医薬品の総称 ※咳を鎮める成分、気管支を拡げる成分、痰の切れを良くする成分、気道の炎症を和らげる成分等を組み合わせたもの

　鎮咳去痰薬には、錠剤、カプセル剤、顆粒剤、散剤、内用液剤、シロップ剤等のほか、口腔咽喉薬の目的を兼ねたトローチ剤やドロップ剤がある。

3　主な配合成分

a. 鎮咳成分

鎮咳成分は、延髄の咳嗽中枢に作用して咳を抑える。

麻薬性鎮咳成分[†]

　▶コデインリン酸塩水和物　▶ジヒドロコデインリン酸塩

非麻薬性鎮咳成分

　▶ノスカピン　▶ノスカピン塩酸塩水和物

　▶デキストロメトルファン臭化水素酸塩水和物

　▶デキストロメトルファンフェノールフタリン塩[†]

　▶チペピジンヒベンズ酸塩　▶チペピジンクエン酸塩

　▶ジメモルファンリン酸塩　▶クロペラスチン塩酸塩

　▶クロペラスチンフェンジゾ酸塩　▶ペントキシベリンクエン酸塩[†]

鎮咳成分と同様の作用の生薬成分

　▶ハンゲ

ハンゲ (半夏)	【基原】サトイモ科のカラスビシャクのコルク層を除いた塊茎 【作用】鎮咳(中枢性の鎮咳作用)

解説

- ●「麻薬性鎮咳成分」　作用本体(コデイン、ジヒドロコデイン)がモルヒネと同じ基本構造を持ち、依存性がある成分。モルヒネは、アヘン(ケシの未成熟果実から採取される乳液を乾燥させたもの)の主要な生理活性成分で、麻薬及び向精神薬取締法において麻薬に指定されています。
- ●「デキストロメトルファンフェノールフタリン塩」　主にトローチ剤・ドロップ剤に配合されます。
- ●【参考】「ペントキシベリンクエン酸塩」　咳嗽中枢を抑制して鎮咳作用を示しますが、抗コリン作用も示すため、抗コリン成分と同様の注意が必要になります。

Ⓠ　咳を抑える成分にはどういったものがありますか？

Ⓐ　咳を抑える成分は、鎮咳成分と気管支拡張成分(アドレナリン作動成分、マオウ、キサンチン系成分)に大別することができます。鎮咳成分は、延髄の咳嗽中枢の興奮を抑えることにより、咳を鎮めます。一方、気管支拡張成分は、気管・気管支を拡げ、空気の通りを良くすることにより、咳を鎮めます。

【コデイン類[†]の適正使用情報】

- 長期連用や大量摂取によって倦怠感（けんたい）や虚脱感（きょだつ）、多幸感[†]（たこう）が現れ、薬物依存[†]につながるおそれがある　※特に内服液剤では、その製剤的な特徴から乱用されることがある
- 12歳未満の小児には使用禁忌となっている
- 妊娠中に服用した場合、成分の一部が血液－胎盤関門を通過して胎児に移行する　※コデインリン酸塩水和物では、動物実験(マウス)で催奇形作用[†]が報告されている
- 分娩時の服用により新生児に呼吸抑制が現れたとの報告がある
- 授乳中の人は服用しないか、授乳を避ける(母乳への移行により乳児でモルヒネ中毒が生じたとの報告があるため)
- 胃腸の運動を低下させ、便秘を生じる

解説

- ●「コデイン類」　コデインリン酸塩水和物又はジヒドロコデインリン酸塩のこと
- ●【参考】「多幸感」　報酬系の刺激によって生じる快感のこと。報酬系では、生理的要求に基づく行動(例：飲食、性行為等)を自身にとらせるため、その"褒美"として快感が与えられます。
- ●【参考】「薬物依存」　薬物を使用することにより生じる精神的・身体的依存のこと。精神的依存とは薬物の使用を我慢できない状態、身体的依存とは薬物を使用せずにいると不快な離脱症状を生じる状態をいいます。
- ●【参考】「催奇形作用」　胎芽(胎齢8週未満)や胎児(胎齢8週以上)に奇形を生じさせる作用のこと

【コデイン類による小児の呼吸抑制発生リスク】

　米国等で、コデイン類を含む医薬品の12歳未満の小児等への使用を禁忌（きんき）とする措置がとられたことを踏まえ、薬事・食品衛生審議会において本剤の安全対策について検討された。その結果、日本では、本剤による死亡例の国内報告はなく、欧米と比較して遺伝学的に呼吸抑制のリスクが低いと推定されたこと等から、国内で直ちに使用を制限する必要性は考えにくいとされた。その一方で、コデイン類を含む医薬品による小児の呼吸抑制発生リスクを可能な限り低減する観点から、一般用医薬品、医療用医薬品とも、以下のような予防的な措置を行うこととされた。

- 速やかに添付文書を改訂し、原則、本剤を12歳未満の小児等に使用しないよう注意喚起を行うこと
- 1年6ヶ月程度の経過措置期間を設けた上で、コデイン類を含まない代替製品や、12歳未満の小児を適応外とする製品への切換えを行うこと
- 12歳未満の小児を適応外とする製品への切換え後は、12歳未満の小児への使用を禁忌とする使用上の注意の改訂を再度実施すること(一般用医薬品については「してはいけないこと」に「12歳未満の小児」を追記する使用上の注意の改訂を再度実施すること)

b. 気管支拡張成分

気管支拡張成分は、気管支を拡張させる作用を示し、呼吸を楽にして咳や喘息の症状を鎮めることを目的として用いられる。

アドレナリン作動成分【交感神経系を刺激して気管支を拡張させる】
▶メチルエフェドリン塩酸塩　▶メチルエフェドリンサッカリン塩 ▶トリメトキノール塩酸塩水和物　▶メトキシフェナミン塩酸塩
アドレナリン作動成分と同様の作用の生薬成分 　▶マオウ
キサンチン系成分【自律神経系を介さず、気管支の平滑筋に直接作用して気管支を拡張させる】 　▶ジプロフィリン

マオウ （麻黄）	【基原】マオウ科の*Ephedra sinica* Stapf、*Ephedra intermedia* Schrenk et C.A.Meyer又は*Ephedra equisetina* Bungeの地上茎
	【作用】気管支拡張／発汗促進／利尿
	【備考】エフェドリンを含む

> **Q** マオウはアドレナリン作動成分と同様の作用を示す生薬成分であるのに、利尿作用があるのはおかしくないですか?
>
> **A** 【参考】マオウは生薬であるため、多種多様な成分を含みます。その中のアルカロイド等の作用により、結果として利尿作用が現れると考えられます。

【アドレナリン作動成分・マオウの適正使用情報】

※マオウを構成生薬とする漢方処方製剤を含む

- ● 交感神経系への刺激作用によって、心臓血管系や肝臓でのエネルギー代謝等にも影響を生じることが考えられる

- ● 心臓病、高血圧、糖尿病、甲状腺機能亢進症の診断を受けた人では、使用する前に、治療を行っている医師又は処方薬の調剤を行った薬剤師に相談する(症状を悪化させるおそれがあるため)

- ● 高齢者では、使用する前にその適否を十分考慮する(心臓病や高血圧、糖尿病の基礎疾患がある場合が多く、また、一般的に心悸亢進や血圧上昇、血糖値上昇を招きやすいため)
  ※使用する場合にはこれらの初期症状に常に留意する等、慎重に使用する

- ● メチルエフェドリン塩酸塩、メチルエフェドリンサッカリン塩、マオウは、中枢神経系に対する作用が他の成分に比べ強いとされ、依存性がある

- ● メチルエフェドリン塩酸塩、メチルエフェドリンサッカリン塩は、吸収された成分の一部が乳汁中に移行する
  ※定められた用法用量の範囲内で乳児への影響は不明である

【ジプロフィリンの適正使用情報】

- ● 甲状腺機能障害又はてんかん[†]の診断を受けた人では、使用する前に、治療を行っている医師又は処方薬の調剤を行った薬剤師に相談する(中枢神経系を興奮させる作用を示し、症状の悪化を招くおそれがあるため)
- ● 動悸の副作用が現れることがある(心臓刺激作用を示すため)

解説

- ●【参考】「てんかん」 短時間ながら、意識障害、けいれん等の運動障害、あるいは既視体験、恐怖等の感覚異常を生じる発作が反復して現れる病気。脳細胞が突然異常興奮し、脳機能障害を生じることが原因で起こります。

c. 去痰成分

去痰成分は、痰の切れを良くする。

気道粘膜からの粘液の分泌を促進する作用を示すもの
▶グアイフェネシン　▶グアヤコールスルホン酸カリウム ▶クレゾールスルホン酸カリウム
痰の中の粘性タンパク質を溶解・低分子化して粘性を減少させるもの
▶エチルシステイン塩酸塩　▶メチルシステイン塩酸塩　▶カルボシステイン
粘液成分の含量比を調整し痰の切れを良くするもの
▶カルボシステイン
(気道粘膜からの粘液)分泌促進・溶解低分子化・線毛運動促進作用を示すもの
▶ブロムヘキシン塩酸塩

d. 抗炎症成分

抗炎症成分は、気道の炎症を和らげる。

▶トラネキサム酸　▶グリチルリチン酸二カリウム
グリチルリチン酸と同様の作用の生薬成分
▶カンゾウ
構成生薬がカンゾウのみからなる漢方処方製剤 ▶甘草湯

カンゾウ (甘草)	【基原】マメ科の *Glycyrrhiza uralensis* Fischer又は *Glycyrrhiza glabra* Linné の根及びストロン†で、ときには周皮を除いたもの（皮去りカンゾウ） 【作用】グリチルリチン酸による抗炎症／気道粘膜からの粘液分泌を促す／小児の疳を適応症とする生薬製剤では健胃 【備考】グリチルリチン酸を含む
甘草湯 ［咳・痰］ カンゾウ	【向】体力に関わらず使用でき、激しい咳、咽喉痛、口内炎、しわがれ声に、外用では痔・脱肛の痛みに用いられる 【備考】短期間の服用に止め、連用しない(5～6回使用しても咳や喉の痛みが鎮まらない場合は、漫然と継続せず、医師の診療を受ける) ▶甘草湯のエキス製剤を乳幼児に使用する場合は、体格の個人差†から体重あたりのグリチルリチン酸の摂取量が多くならないよう特に注意する

- 【参考】「ストロン」 植物の茎の基部から地面に沿って伸びる枝(地下茎)のこと
- 【参考】「体格の個人差」 体重1kgにすぎない乳児もいれば、体重20kgくらいの幼児もいます。その場合、単純計算で体重と血液量が比例するとしても、その乳児の血液量はその幼児の20分の1にすぎません。そのような乳児が幼児と同じように甘草湯を摂取した場合、グリチルリチン酸の血中濃度は20倍になってしまい、大きな影響を受けることになります。そこで、乳幼児に使用する場合は、『体格の個人差を勘案して、体重当たりのグリチルリチン酸の総摂取量が多くならないよう気をつけましょう』と注意を促しています。

【カンゾウの適正使用情報】

◎ カンゾウを大量に摂取すると、偽アルドステロン症を生じるおそれがある(グリチルリチン酸の大量摂取につながるため)
◎ むくみ、心臓病、腎臓病、高血圧のある人、高齢者では、偽アルドステロン症を生じるリスクが高い ※1日最大服用量がカンゾウ(原生薬換算)として1g以上の製品を使用する場合は、治療を行っている医師又は処方薬の調剤を行った薬剤師に相談するなど事前にその適否を十分考慮するとともに、偽アルドステロン症の初期症状に常に留意する
◎ どのような人であっても、1日最大服用量がカンゾウ(原生薬換算)として1g以上となる製品の長期連用をしてはいけない
◎ グリチルリチン酸の総摂取量が継続して過剰にならないよう注意する ※かぜ薬や鎮咳去痰薬以外の医薬品にもカンゾウが配合されていることは少なくなく、また、甘味料†として一般食品や医薬部外品などにも広く用いられている

- 「甘味料」 医薬品の添加物(甘味料)としてグリチルリチン酸を含む成分が配合されている場合もあります。ただし、その場合、抗炎症の薬効は期待できません。

e.　抗ヒスタミン成分

抗ヒスタミン成分[†]は、アレルギー[†]に起因する咳や喘息、気道の炎症を和らげ、鎮咳成分や気管支拡張成分、抗炎症成分の働きを助ける。

> ▶クロルフェニラミンマレイン酸塩　▶クレマスチンフマル酸塩
> ▶カルビノキサミンマレイン酸塩

- 【参考】「抗ヒスタミン成分」　気管支にはヒスタミン受容体が存在しており、これにヒスタミンが結合すると気管支が収縮します。抗ヒスタミン成分はヒスタミン受容体の働きを抑えることにより気管支を拡張(収縮抑制)させます。
- 「アレルギー」による気管支喘息は、炎症による粘膜の腫れにより、気道の過敏性が亢進して、気管支の内径が狭くなるとともに、ヒスタミン等の物質が気管支を収縮させることで引き起こされます。

【抗ヒスタミン成分の適正使用情報】

◉ 気道粘膜での粘液分泌を抑えて痰が出にくくなることがあるため、痰の切れを良くしたい場合は注意が必要である

f.　殺菌消毒成分

殺菌消毒成分は、口腔咽喉薬の効果を兼ねたトローチ剤やドロップ剤に配合されている場合がある。

> ▶セチルピリジニウム塩化物

基本的に他の配合成分は腸で吸収され、循環血液中に入って薬効をもたらすのに対し、殺菌消毒成分は口腔内及び咽頭部において局所的に作用する。したがって、口中に含み、噛まずにゆっくり溶かすようにして使用されることが重要である。噛み砕いて飲み込んでしまうと殺菌消毒作用は期待できない。

g. 生薬成分

比較的穏やかな鎮咳去痰作用が期待されるものとして、以下のような生薬成分がある。

キョウニン (杏仁)	【基原】バラ科のホンアンズ、アンズ等の種子 【作用】体内で分解されて生じた代謝物の一部が延髄の呼吸中枢、咳嗽中枢を鎮静させる
ナンテンジツ (南天実)	【基原】メギ科のシロミナンテン(シロナンテン)又はナンテンの果実 【作用】知覚神経・末梢運動神経に作用して咳止めに効果がある
ゴミシ (五味子)	【基原】マツブサ科のチョウセンゴミシの果実 【作用】鎮咳／強壮
シャゼンソウ (車前草)	【基原】オオバコ科のオオバコの花期の全草 【作用】去痰 【備考】種子のみを用いたものはシャゼンシと呼ばれる ▶日本薬局方収載のシャゼンソウは煎薬として咳に用いられる
オウヒ (桜皮)	【基原】バラ科のヤマザクラ又はカスミザクラの樹皮 【作用】去痰
キキョウ (桔梗)	【基原】キキョウ科のキキョウの根 【作用】痰／痰を伴う咳
セネガ	【基原】ヒメハギ科のセネガ又はヒロハセネガの根 【作用】去痰 【備考】糖尿病の検査値に影響し、糖尿病が改善したと誤認されるおそれがあるため、1日最大配合量がセネガ原生薬として1.2g以上を含有する製品では、使用上の注意において成分及び分量に関連する注意として記載されている
オンジ (遠志)	【基原】ヒメハギ科のイトヒメハギの根及び根皮 【作用】去痰 【備考】糖尿病の検査値に影響し、糖尿病が改善したと誤認されるおそれがあるため、1日最大配合量がオンジ原生薬として1g以上を含有する製品では、使用上の注意において成分及び分量に関連する注意として記載されている
セキサン (石蒜)	【基原】ヒガンバナ科のヒガンバナの鱗茎 【作用】去痰 【備考】セキサンのエキスは白色濃厚セキサノールとも呼ばれる
バクモンドウ (麦門冬)	【基原】ユリ科のジャノヒゲの根の膨大部 【作用】鎮咳／去痰／滋養強壮

h. 漢方処方製剤

咳や痰に用いられるものとして、以下のような漢方処方製剤がある。

> ▶柴朴湯　▶五虎湯　▶麻杏甘石湯　▶神秘湯　▶甘草湯〈P173〉
> ▶半夏厚朴湯〈P130〉　▶麦門冬湯〈P130〉

柴朴湯 ［咳・痰］ カンゾウ	【向】体力中等度で、気分がふさいで、咽喉、食道部に異物感があり、かぜをひきやすく、ときに動悸、めまい、嘔気などを伴うものの小児喘息、気管支喘息、気管支炎、咳、不安神経症、虚弱体質に適すとされる。 【不向】むくみの症状のある人等には不向きとされる 【重副】間質性肺炎、肝機能障害 【備考】頻尿、排尿痛、血尿、残尿感等の膀胱炎様症状が現れることがある ▶比較的長期間(1ヶ月位)服用されることがある ▶別名：小柴胡合半夏厚朴湯
五虎湯 ［咳・痰］ カンゾウ マオウ	【向】体力中等度以上で、咳が強くでるものの咳、気管支喘息、気管支炎、小児喘息、感冒、痔の痛みに用いられる 【不向】胃腸の弱い人、発汗傾向の著しい人には不向きとされる 【備考】比較的長期間(1ヶ月位)服用されることがある
麻杏甘石湯 ［咳・痰］ カンゾウ マオウ	【向】体力中等度以上で、咳が出て、ときにのどが渇くものの咳、小児喘息、気管支喘息、気管支炎、感冒、痔の痛みに用いられる 【不向】胃腸の弱い人、発汗傾向の著しい人には不向きとされる 【備考】比較的長期間(1ヶ月位)服用されることがある
神秘湯 ［咳・痰］ カンゾウ マオウ	【向】体力中等度で、咳、喘鳴、息苦しさがあり、痰が少ないものの小児喘息、気管支喘息、気管支炎に用いられる 【不向】胃腸の弱い人、発汗傾向の著しい人には不向きとされる 【備考】比較的長期間(1ヶ月位)服用されることがある

a. 相互作用

　一般用医薬品の鎮咳去痰薬は、複数の有効成分が配合されている場合が多いため、他の鎮咳去痰薬、かぜ薬、抗ヒスタミン成分やアドレナリン作動成分を含有する医薬品(鼻炎用薬、睡眠改善薬、乗物酔い防止薬、アレルギー用薬等)が併用された場合、同じ成分又は同種の作用を有する成分が重複摂取となり、効き目が強く現れたり、副作用が起こりやすくなるおそれがある。

　一般の生活者においては、「咳止めと鼻炎の薬は影響し合わない」と誤って認識している場合があるため、医薬品の販売等に従事する専門家は、適宜注意を促すことが重要である。

b. 受診勧奨

　鎮咳去痰薬に解熱成分は配合されておらず、発熱を鎮める効果は期待できない。発熱を伴うときは、呼吸器に細菌やウイルス等の感染を生じている可能性がある。

　また、痰を伴わない乾いた咳が続く場合は、間質性肺炎等の初期症状で、その原因が医薬品の副作用によることがある。

　以下のような場合は、医療機関を受診するなどの対応が必要である。

● 咳がひどく痰に線状の血が混じる、黄色や緑色の膿性の痰を伴う場合
● 咳や痰、息切れ等の症状が長期間にわたる場合(慢性気管支炎や肺気腫[†]等の慢性閉塞性肺疾患(COPD)の可能性があるため) ※喫煙(当人の喫煙だけでなく、生活環境に喫煙者がいる場合の受動喫煙を含む)は、咳や痰などの呼吸器症状を遷延化・慢性化させ、COPD のリスク要因の一つとして指摘されている。喫煙に伴う症状のため鎮咳去痰薬を漫然と長期間にわたって使用することは適当でない
● 喘息の場合(喘息発作が重積すると生命に関わる呼吸困難につながることがあるため) ※気管支粘膜の炎症が慢性化していると、一般用医薬品の鎮咳去痰薬で一時的に喘息の症状を抑えることができたとしても、しばらくすると発作が繰り返し現れる
● ジヒドロコデインリン酸塩水和物、メチルエフェドリン塩酸塩等の反復摂取によって依存を生じている場合(自己努力のみで依存からの離脱を図ることは困難であるため) ※薬物依存は医療機関での診療が必要な病気である

解説　　●「肺気腫」　何らかの原因によって次第に肺胞が壊れて、呼吸機能が低下する病気

2．口腔咽喉薬と含嗽薬

1　口腔咽喉薬と含嗽薬の働き

口腔咽喉薬 （こうくういんこうやく）	口腔内又は咽頭部の粘膜に局所的に作用して、それらの部位の炎症による痛み、腫れ等の症状の緩和を主たる目的とする医薬品(トローチ剤、ドロップ剤、口腔内に噴霧又は塗布して使用する外用液剤) 　※殺菌消毒成分が配合され、口腔及び咽頭の殺菌・消毒等を目的とする製品もある 　※鎮咳成分、気管支拡張成分、去痰成分は配合されておらず、これらの成分が配合されている場合は、口腔咽喉薬ではなく、鎮咳去痰薬に分類される
含嗽薬 （がんそうやく） （うがい薬（ぐすり））	口腔及び咽頭の殺菌・消毒・洗浄、口臭の除去等を目的として、用時水に希釈又は溶解してうがいに用いる、又は患部に塗布した後に水でうがいする外用液剤

【医薬部外品】

　胸部や喉の部分に適用し、体温で暖められて揮散（きさん）した有効成分が吸入されることにより、かぜに伴う諸症状(鼻づまりやくしゃみ等)を緩和する外用剤(塗り薬又は貼り薬)がある。現在のところ、これらの製品に医薬品はなく、医薬部外品(鼻づまり改善薬)として製造販売されている。また、有効成分が生薬成分、グリチルリチン酸二カリウム、セチルピリジニウム塩化物等のみからなる製品で、効能・効果が以下の範囲に限られる製品は、医薬部外品として扱われている。

> 医薬部外品の効能効果の範囲
> 　痰、喉（のど）の炎症による声がれ、喉の荒れ、喉の不快感、喉の痛み、喉の腫れ、口腔内や喉の殺菌・消毒・洗浄又は口臭の除去

179

【口腔咽喉薬・含嗽薬に関する一般的な注意事項】

◉ トローチ剤、ドロップ剤は、有効成分が口腔内や咽頭部に行き渡るよう、口中に含み、噛まずにゆっくり溶かすようにして使用する ※かみ砕いて飲み込んでしまうと効果は期待できない
◉ 噴射式の液剤は、軽く息を吐きながら使用する(息を吸いながら噴射すると気管支や肺に入ってしまうおそれがあるため)
◉ 含嗽薬では、調製した濃度が濃すぎても薄すぎても効果が十分得られない ※含嗽薬は、水で用時希釈又は溶解して使用するものが多い
◉ 一般的に、薬液を 10〜20mL 程度口に含み、顔を上向きにして咽頭の奥まで薬液が行き渡るようにガラガラを繰り返してから吐き出し、それを数回繰り返すと良い
◉ 含嗽薬の使用後、すぐに食事を摂ると、殺菌消毒効果が薄れやすい
◉ 配合成分によっては、成分の一部が口腔や咽頭の粘膜から吸収されて循環血流中に入りやすく、全身的な影響を生じる
◉ 口内炎等により口腔内にひどいただれがある人では、刺激感等が現れやすく、循環血流中への移行による全身的な影響も生じやすい

2 主な配合成分

　一般用医薬品の口腔咽喉薬や含嗽薬には、抗炎症成分、殺菌消毒成分等が組み合わせて配合されている。

a. 抗炎症成分

　抗炎症成分は、咽頭部（いんとう）の炎症を和らげ、声がれ、喉の荒れ、喉の不快感、喉の痛み又は喉の腫れの症状を鎮めることを目的としている。

▶グリチルリチン酸二カリウム　▶トラネキサム酸

　炎症を生じた粘膜組織の修復を促す作用を期待して、組織修復成分のアズレンスルホン酸ナトリウム(水溶性アズレン)が配合されている場合もある。

b. 殺菌消毒成分

殺菌消毒成分は、口腔内や喉に付着した細菌等を死滅させたり、その増殖を抑える。

> ▶セチルピリジニウム塩化物　▶デカリニウム塩化物　▶ベンゼトニウム塩化物
> ▶ポビドンヨード　▶ヨウ化カリウム　▶ヨウ素
> ▶クロルヘキシジングルコン酸塩　▶クロルヘキシジン塩酸塩　▶チモール

【殺菌消毒成分の適正使用情報】

- ヨウ素系殺菌消毒成分(ポビドンヨード、ヨウ化カリウム)、クロルヘキシジングルコン酸塩、クロルヘキシジン塩酸塩は、アレルギーの既往歴がある人への使用を避ける(まれにショック(アナフィラキシー)を生じることがあるため)

- ヨウ素系殺菌消毒成分は、甲状腺疾患(バセドウ病[†]、橋本病[†]等)の診断を受けた人に使用する前に、治療を行っている医師又は処方薬の調剤を行った薬剤師に相談する(治療薬の効果減弱等の悪影響を生じるおそれがあるため)
  ※ヨウ素系殺菌消毒成分を口腔内に使用すると、結果的にヨウ素の摂取につながり、甲状腺におけるホルモン産生[†]に影響を及ぼす可能性がある

- ヨウ素系殺菌消毒成分は、妊婦が長期間にわたって大量に使用した場合、胎児にヨウ素の過剰摂取による甲状腺機能障害を生じるおそれがある(ヨウ素の一部は血液－胎盤関門を通過して胎児に移行するため)

- ヨウ素系殺菌消毒成分は、授乳婦が長期間にわたって大量に使用した場合、乳児にヨウ素の過剰摂取による甲状腺機能障害を生じるおそれがある(摂取されたヨウ素の一部が乳汁中に移行するため)

- ヨウ素系殺菌消毒成分は、口腔粘膜の荒れ、しみる、灼熱感、悪心(吐きけ)、不快感の副作用を生じる

- ポビドンヨードは、銀を含有する歯科材料(義歯等)を変色させることがある

- クロルヘキシジングルコン酸塩は、口腔内に傷やひどいただれのある人への使用を避ける(強い刺激を生じるおそれがあるため)

解説

- 「バセドウ病」　甲状腺ホルモンの分泌が異常に亢進して、眼球突出、頻脈等の症状が現れる病気
- 「橋本病」　甲状腺ホルモンの分泌が低下して、倦怠感、むくみ、筋力低下等の症状が現れる病気
- 「甲状腺におけるホルモン産生」　甲状腺は、喉頭突起(のどぼとけ)の下方に位置する小さな分泌腺で、ヨウ素を取り込んで甲状腺ホルモンを産生しています。

c. 局所保護成分

局所保護成分は、喉の粘膜を刺激から保護する。

> ▸グリセリン

日本薬局方収載の複方ヨード・グリセリン[†]は、喉の患部に塗布して殺菌・消毒に用いられる。

●「複方ヨード・グリセリン」　グリセリンに、ヨウ化カリウム、ヨウ素、ハッカ水、液状フェノール等を加えたもの

d. 抗ヒスタミン成分

抗ヒスタミン成分は、咽頭の粘膜に付着したアレルゲンによる喉の不快感等の症状を鎮める。

> ▸クロルフェニラミンマレイン酸塩

口腔咽喉薬に抗ヒスタミン成分が配合されていても、咳に対する薬効は標榜できない。また、咽頭における局所的な作用を目的としているが、結果的に抗ヒスタミン成分を経口的に摂取することとなり、内服薬と同様の副作用が現れることがある。

e. 生薬成分

ラタニア	【基原】クラメリア科のクラメリア・トリアンドラ及びその同属植物の根 【作用】咽頭粘膜をひきしめる(収斂)作用による炎症の寛解
ミルラ (没薬)	【基原】カンラン科のミルラノキ等の植物の皮部の傷口から流出して凝固した樹脂 【作用】咽頭粘膜をひきしめる(収斂)／抗菌
ハッカ (薄荷)	【基原】シソ科のハッカの地上部 【作用】ハッカ油：芳香による清涼感／冷感刺激で知覚神経を麻痺させることによる鎮痛・鎮痒／冷感刺激で軽い炎症を起こし、反射的な血管の拡張による患部の血行を促す

ウイキョウ (茴香)	【基原】セリ科のウイキョウの果実 【作用】香りによる健胃 【作用】ウイキョウ油：芳香による清涼感
チョウジ (丁子)	【基原】フトモモ科のチョウジの蕾 【作用】香りによる健胃 【作用】チョウジ油：芳香による清涼感／殺菌消毒／抗炎症
ユーカリ	【基原】フトモモ科のユーカリノキ又はその近縁植物の葉 【作用】ユーカリ油：芳香による清涼感／冷感刺激で知覚神経を麻痺させることによる鎮痛・鎮痒／冷感刺激で軽い炎症を起こし、反射的な血管の拡張による患部の血行を促す

f.　漢方処方製剤

　主として喉の痛みに用いられ、咳や痰に対する効果を標榜しないものとして、以下のような漢方処方製剤がある。

桔梗湯 ［喉の痛み］ カンゾウ	【向】体力に関わらず使用でき、喉が腫れて痛み、ときに咳がでるものの扁桃炎、扁桃周囲炎に適すとされる 【不向】胃腸が弱く下痢しやすい人では、食欲不振、胃部不快感等の副作用が現れやすい等、不向きとされる 【備考】短期間の使用に限られるものでないが、5～6回服用しても症状の改善がみられない場合には、漫然と継続せず、医師の診療を受ける。特に高熱を伴う場合、扁桃炎や扁桃周囲炎から細菌等の二次感染を生じている可能性がある
駆風解毒散／ 駆風解毒湯 ［喉の痛み］ カンゾウ	【向】体力に関わらず使用でき、喉が腫れて痛む扁桃炎、扁桃周囲炎に適すとされる 【不向】体の虚弱な人(体力の衰えている人、体の弱い人)、胃腸が弱く下痢しやすい人では、食欲不振、胃部不快感等の副作用が現れやすい等、不向きとされる 【備考】水又はぬるま湯に溶かしてうがいしながら少しずつゆっくり服用する ▶駆風解毒湯ではトローチ剤もある ▶短期間の使用に限られるものでないが、5～6回服用しても症状の改善がみられない場合には、漫然と継続せず、医師の診療を受ける。特に高熱を伴う場合、扁桃炎や扁桃周囲炎から細菌等の二次感染を生じている可能性がある

白虎加人参湯 （びゃっこかにんじんとう） [喉の痛み] カンゾウ	【向】体力中等度以上で、熱感と口渇が強いものの喉の渇き、ほてり、湿疹・皮膚炎、皮膚のかゆみに適すとされる 【不向】体の虚弱な人（体力の衰えている人、体の弱い人）、胃腸虚弱で冷え症の人では、食欲不振、胃部不快感等の副作用が現れやすい等、不向きとされる 【備考】比較的長期間（1ヶ月位）服用されることがある
響声破笛丸 （きょうせいはてきがん） [喉の痛み] カンゾウ ダイオウを含む場合もある	【向】体力に関わらず使用できる。しわがれ声、咽喉不快に適すとされる 【不向】胃腸が弱く下痢しやすい人では、食欲不振、胃部不快感等の副作用が現れやすい等、不向きとされる 【備考】短期間の使用に限られるものでないが、5～6日間使用して症状の改善がみられない場合には、漫然と継続せず、専門家に相談する

3 相互作用と受診勧奨

a. 相互作用

　ヨウ素は、レモン汁やお茶などに含まれるビタミンCと反応すると脱色を生じて殺菌作用が失われる。ヨウ素系殺菌消毒成分が配合された含嗽薬（がんそう）では、ビタミンCを含む食品を摂取した直後の使用を避けることが望ましい。

b. 受診勧奨

　以下のような場合は、基本的に医療機関を受診するなどの対応が必要である。

- 飲食物を飲み込むときに激しい痛みを感じるような場合（扁桃蜂巣炎（へんとうほうそうえん）†や扁桃膿瘍（へんとうのうよう）†等を生じている可能性があるため）
- 喉（のど）を酷使（こくし）したりしていないにもかかわらず症状が数週間以上続く場合（喉頭癌等の重大な疾患が原因となっている可能性があるため）

　※声がれ、喉の荒れ、喉の不快感、喉の痛み等の症状は、かぜの症状の一部として起こることが多く、通常であれば、かぜの寛解とともに治まる

- 「扁桃蜂巣炎」　扁桃の回りの組織が細菌の感染により炎症を起こした状態
- 「扁桃膿瘍」　扁桃の部分に膿が溜まった状態

3 Ⅲ 胃腸に作用する薬

1. 胃の薬

1 胃の不調

　胃の働きに異常が生じると、胃液の分泌量の増減や食道への逆流が起こったり、胃液による消化作用から胃自体を保護する働きや胃の運動が低下して、胸やけ、胃の不快感、消化不良、胃もたれ、食欲不振等の症状が現れる。また、胃の働きに異常を生じていなくても、食べすぎたときなど、胃内容物を処理する働きが追いつかないことにより、腹部に不調を感じる場合もある。

　吐きけや嘔吐は、延髄にある嘔吐中枢†の働きによって起こる。嘔吐中枢を刺激する経路†はいくつかあるが、消化管での刺激が副交感神経系を通じて嘔吐中枢を刺激する経路も知られており、胃の痙攣によって吐きけが起きている場合もある。

- ●【参考】「嘔吐中枢」　嘔吐中枢が興奮すると、次のように諸器官の筋肉が連動して収縮し、嘔吐行動が引き起こされます。
  - ① 胃と十二指腸の境に位置する幽門が閉鎖する
  - ② 食道と胃の境に位置する噴門が開口する
  - ③ 横隔膜と腹筋が収縮して腹腔内の圧が大幅に上昇する
  - ④ 食道最下部の胃食道括約筋が弛緩して食道に吐瀉物を排出する
  - ⑤ 逆蠕動運動により口から消化管内容物を排出する
- ●「嘔吐中枢を刺激する経路」　副交感神経系を経由する刺激以外の、嘔吐中枢を刺激する主な経路としては、内耳の前庭にある平衡器官の不調によって生じる刺激、大脳皮質の興奮による刺激等がある。また、延髄にある受容体が薬物等により直接刺激されることによって誘発される嘔吐もある。

制酸薬 せいさんやく	胃液の分泌亢進による胃酸過多や、それに伴う胸やけ、腹部の不快感、吐きけ等の症状を緩和することを目的とする医薬品 ※胃酸の働きを弱める成分、胃液の分泌を抑える成分が主体
健胃薬 けんいやく	健胃(弱った胃の働きを高めること)を目的とする医薬品 ※独特の味や香りを有し、唾液や胃液の分泌を促して胃の働きを活発にする作用があるとされる生薬成分が主体
消化薬 しょうかやく	炭水化物、脂質、タンパク質等の分解に働く酵素を補う等により、胃や腸の内容物の消化を助けることを目的とする医薬品

【総合胃腸薬】

　制酸薬、健胃薬、消化薬のほか、一般用医薬品には、様々な胃腸の症状に幅広く対応できるよう、制酸、胃粘膜保護、健胃、消化、整腸、鎮痛鎮痙、消泡等の作用を目的とする成分を組み合わせたものとして、いわゆる総合胃腸薬もある。制酸と健胃のように相反する作用を期待する成分が配合されている場合もあるが、胃腸の状態によりそれらの成分に対する反応が異なり、総じて効果がもたらされると考えられている。しかし、消化不良、胃痛、胸やけといった症状がはっきりしている場合は、効果的に症状の改善を図るため、症状に合った成分のみが配合された製品を選択することが望ましい。

【医薬部外品】

　健胃薬、消化薬、整腸薬又はそれらの目的を併せ持つものには、医薬部外品として製造販売されている製品もある。ただし、人体に対する作用が緩和なものとして、配合できる成分やその上限量が定められており、効能・効果の範囲も限定されている。

3　主な配合成分

a.　制酸成分

制酸成分は、中和反応によって胃酸の働きを弱めること(制酸)を目的とする。

ナトリウムを含む成分
　▶炭酸水素ナトリウム(重曹)

アルミニウムを含む成分
　▶乾燥水酸化アルミニウムゲル
　▶ジヒドロキシアルミニウムモノアセテート

マグネシウムを含む成分
　▶ケイ酸マグネシウム　▶酸化マグネシウム　▶炭酸マグネシウム

アルミニウムとマグネシウムを含む成分
　▶合成ヒドロタルサイト　▶メタケイ酸アルミン酸マグネシウム

カルシウムを含む成分
　▶沈降炭酸カルシウム　▶リン酸水素カルシウム

制酸成分と同様の作用の生薬成分
　▶ボレイ

ボレイ (牡蛎)	【基原】イタボガキ科のカキの貝殻 【作用】制酸 【備考】炭酸カルシウムを含む

【制酸成分の適正使用情報】

- メタケイ酸アルミン酸マグネシウムは、胃酸の中和作用のほか、胃粘膜にゼラチン状の皮膜を形成して保護する作用もあるとされる
- 炭酸飲料での服用は適当でない(酸度の高い食品と一緒に使用すると中和作用の低下が考えられるため)
- アルミニウムを含む成分は、透析療法を受けている人への使用を避ける(透析療法を受けている人が長期間服用した場合にアルミニウム脳症[†]、アルミニウム骨症[†]を引き起こしたとの報告があるため)
- アルミニウムを含む成分は、透析治療を受けていない人でも長期連用は避ける
- 腎臓病の診断を受けた人は、制酸薬を使用する前に治療を行っている医師又は処方薬の調剤を行った薬剤師に相談する(ナトリウム、カルシウム、マグネシウム、アルミニウム等の無機塩類の排泄が遅れたり、体内に貯留しやすくなるため)

- 制酸成分は他の医薬品(かぜ薬、解熱鎮痛薬等)にも配合されていることが多く、併用すると制酸作用が強くなりすぎる可能性がある。また、高カルシウム血症、高マグネシウム血症等を生じるおそれがあるため、同種の無機塩類を含む医薬品との相互作用に注意する
- カルシウム、アルミニウムを含む成分は、止瀉薬に配合される成分でもあるため、便秘の症状に注意する
- マグネシウムを含む成分は、瀉下薬に配合される成分でもあるため、下痢の症状に注意する

 解説
- 「アルミニウム脳症」　脳にアルミニウムが蓄積して生じる脳症。アルミニウムが脳の組織に付着して脳神経系の伝達を妨げ、言語障害等を引き起こします。
- 「アルミニウム骨症」　骨組織にアルミニウムが蓄積して骨が軟化する病気。広範囲な骨・関節痛、骨折等を生じます。

b. 健胃成分

健胃成分は、味覚や嗅覚を刺激して反射的な唾液や胃液の分泌を促すことにより、弱った胃の働きを高める。

【健胃成分の適正使用情報】

- 健胃成分として生薬成分が配合されている場合、散剤をオブラート†で包む服用の仕方は適当でない(味や香りが遮蔽されて効果が期待できないため)

 解説
- 【参考】「オブラート」　デンプンやゼラチンを原料としてつくられた薄い紙状のもの。散剤等を包んで服用するために用いられます。

① 生薬の健胃成分

| ▶オウバク　▶オウレン　▶センブリ　▶ゲンチアナ　▶リュウタン　▶ユウタン |
| ▶動物胆　▶ケイヒ　▶コウボク　▶ショウキョウ　▶チンピ　▶ソウジュツ |
| ▶ビャクジュツ　▶オウゴン　▶チョウジ(丁子)⟨P183⟩　▶ウイキョウ(茴香)⟨P183⟩ |

オウバク (黄柏)	【基原】ミカン科のキハダ又は *Phellodendron chinense* Schneiderの周皮を除いた樹皮 【作用】苦味による健胃／止瀉／収斂／抗菌／抗炎症／血行促進／打ち身／捻挫 【備考】日本薬局方収載のオウバク末†は、止瀉薬、外用薬†としても用いられる ▶オウバクのエキス製剤は、苦味による健胃作用よりも、ベルベリンによる止瀉作用を期待して、消化不良による下痢、食あたり、吐き下し、水あたり、下り腹、軟便等の症状に用いられる ▶日本薬局方収載のオウバク末は、内服では健胃又は止瀉の作用を期待して用いられるが、外用では水で練って患部に貼り、打ち身、捻挫に用いられることがある ▶ベルベリン、タンニン酸を含む
オウレン (黄連)	【基原】キンポウゲ科のオウレン、*Coptis chinensis* Franchet、*Coptis deltoidea* C.Y. Cheng et Hsiao又は*Coptis teeta* Wallichの根をほとんど除いた根茎 【作用】苦味による健胃／止瀉／収斂／抗菌／抗炎症 【備考】日本薬局方収載のオウレン末は、止瀉薬としても用いられる ▶ベルベリン、タンニン酸を含む
センブリ (千振)	【基原】リンドウ科のセンブリの開花期の全草 【作用】苦味による健胃 【備考】日本薬局方収載のセンブリ末は、止瀉薬としても用いられる
ゲンチアナ	【基原】リンドウ科の*Gentiana lutea* Linnéの根及び根茎 【作用】苦味による健胃
リュウタン (竜胆)	【基原】リンドウ科のトウリンドウ等の根及び根茎 【作用】苦味による健胃
ユウタン (熊胆)	【基原】クマ科の*Ursus arctos* Linnéその他近縁動物の胆汁を乾燥したもの　【作用】苦味による健胃／利胆(消化補助)
動物胆	【基原】ウシ等の胆汁を乾燥したもの 【作用】苦味による健胃／利胆(消化補助)
ケイヒ (桂皮)	【基原】クスノキ科の*Cinnamomum cassia* J. Preslの樹皮†又は周皮†の一部を除いた樹皮 【作用】香りによる健胃†／発汗を促し解熱を助ける

コウボク (厚朴)	【基原】モクレン科のホオノキ、*Magnolia officinalis* Rehder et Wilson 又は *Magnolia officinalis* Rehder et Wilson var.*biloba* Rehder et Wilsonの樹皮 【作用】香りによる健胃
ショウキョウ (生姜)	【基原】ショウガ科のショウガの根茎 【作用】香りによる健胃／発汗を促し解熱を助ける
チンピ (陳皮)	【基原】ミカン科のウンシュウミカンの成熟した果皮 【作用】香りによる健胃
ソウジュツ (蒼朮)	【基原】キク科のホソバオケラ、シナオケラ又はそれらの種間雑種の根茎 【作用】香りによる健胃
ビャクジュツ (白朮)	【基原】キク科のオケラの根茎(和ビャクジュツ)又はオオバナオケラの根茎(唐ビャクジュツ) 【作用】香りによる健胃
オウゴン (黄芩)	【基原】シソ科のコガネバナの周皮を除いた根 【作用】香りによる健胃／抗炎症

解説

- 「末」　生薬を粉末にしたもの
- 「外用薬」　日本薬局方収載のオウバク末は、健胃又や止瀉等の作用を期待して内服で用いられますが、外用では水で練って患部に貼り、打ち身、捻挫に用いられることがあります。
- 「樹皮」　植物の維管束形成層から外側にある組織
- 「周皮」　樹皮のうち外側に位置する部分
- 「香りによる健胃」作用を期待して用いられる生薬は、芳香性健胃生薬と呼ばれます。

② 生薬以外の健胃成分(味覚や嗅覚に対する刺激以外の作用による健胃成分)

▶乾燥酵母　▶カルニチン塩化物

　乾燥酵母は、胃腸の働きに必要な栄養素を補給することにより胃の働きを高めるものと考えられている。

　カルニチン塩化物は、生体内に存在する有機酸の一種で、その働きは必ずしも明らかにされていないが、胃液分泌を促す、胃の運動を高める、胃壁の循環血流を増す等の作用があるとされる。胃の働きの低下や食欲不振の改善を期待して、胃腸薬や滋養強壮保健薬に用いられる。

C. 消化成分

消化成分は、炭水化物、脂質、タンパク質、繊維質等の分解に働く酵素を補うことを目的としている。

酵素
▶ジアスターゼ　▶プロザイム　▶ニューラーゼ　▶リパーゼ　▶セルラーゼ
複合酵素[†]
▶ビオジアスターゼ　▶タカヂアスターゼ
利胆成分[†]
▶ウルソデオキシコール酸　▶デヒドロコール酸
利胆成分と同様の作用の生薬成分
▶ユウタン(熊胆)〈P189〉　▶動物胆〈P189〉　▶胆汁末[†]

- ●【参考】「複合酵素」　複数の酵素を含み、複数の反応の触媒となる酵素
- ●「利胆成分」　胆汁の分泌を促す成分。消化を助ける効果を期待して用いられます。
- ●【参考】「胆汁末」　動物の胆汁の乾燥物を粉末にしたもの

【利胆成分の適正使用情報】

※利胆成分と同様の作用の生薬成分を含む

- ● 肝臓病の診断を受けた人では、使用する前に、治療を行っている医師又は処方薬の調剤を行った薬剤師に相談する(肝臓の働きを高める作用もあるとされるが、かえって症状を悪化させるおそれがあるため)

d. 胃粘膜保護・修復成分

胃粘膜保護・修復成分は、胃粘液の分泌を促す、胃粘膜を覆って胃液による消化から保護する、荒れた胃粘膜の修復を促す等の作用が期待される。

▶アズレンスルホン酸ナトリウム(水溶性アズレン)　▶アルジオキサ ▶スクラルファート　▶ゲファルナート　▶ソファルコン　▶テプレノン ▶セトラキサート塩酸塩　▶トロキシピド　▶銅クロロフィリンカリウム ▶銅クロロフィリンナトリウム　▶メチルメチオニンスルホニウムクロライド
胃粘膜保護・修復成分と同様の作用の生薬成分 　▶アカメガシワ

アカメガシワ (赤芽槲)	【基原】トウダイグサ科のアカメガシワの樹皮 【作用】胃粘膜保護

【胃粘膜保護・修復成分の適正使用情報】

● アルジオキサ†、スクラルファートは、透析を受けている人への使用を避ける（アルミニウムを含む成分であるため）
● アルジオキサ、スクラルファートは、透析治療を受けていない人でも長期連用は避ける
● 腎臓病の診断を受けた人は、アルジオキサ、スクラルファートを使用する前に、治療を行っている医師又は処方薬の調剤を行った薬剤師に相談する（アルミニウムが体内に貯留しやすいため）
● 肝臓病の診断を受けた人は、ソファルコン、テプレノンを使用する前に、治療を行っている医師又は処方薬の調剤を行った薬剤師に相談する（まれに重篤な副作用として肝機能障害を生じることがあるため）
● テプレノンは、腹部膨満感、吐きけ、腹痛、頭痛、皮下出血、便秘、下痢、口渇の副作用を生じる
● 血栓のある人、血栓を起こすおそれのある人は、セトラキサート塩酸塩を使用する前に、治療を行っている医師又は処方薬の調剤を行った薬剤師に相談する（セトラキサート塩酸塩が体内で代謝されるとトラネキサム酸†を生じ、血栓が分解されにくくなることが考えられるため）

解説
● 「アルジオキサ」　アラントイン(組織修復成分)と水酸化アルミニウムの複合体
● 「トラネキサム酸」　起炎物質の産生を抑制して炎症の発生を抑える成分

e.　抗炎症成分

抗炎症成分は、胃粘膜の炎症を和らげる。

> ▶グリチルリチン酸二カリウム　▶グリチルリチン酸ナトリウム
> ▶グリチルリチン酸モノアンモニウム

グリチルリチン酸と同様の作用の生薬成分
> ▶カンゾウ(甘草) 〈P173〉

f.　消泡成分

消泡[†]成分は、消化管内容物中に発生した気泡の分離を促す。

> ▶ジメチルポリシロキサン(別名：ジメチコン)

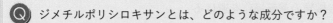

●「消泡」　消化管内容物中に発生した気泡の分離を促すこと。気泡(空気などの気体が球状になって液体中に存在するもの)を生じた液体は、気体の体積の分だけ全体の体積が増します。液体状である消化管内容物中に無数の気泡が発生すると、その体積の増加によって消化管が刺激され、腹部の膨満感として知覚されます。消泡によって気体の吸収、排出が容易になります。

Q　ジメチルポリシロキサンとは、どのような成分ですか？

A　【参考】ジメチルポリシロキサンは、泡の張力を弱め、泡をはじけさせる作用を示します。泡がなくなった分、消化管内容物の体積が少なくなるので、腹部膨満感の解消に役立つものと考えられています。なお、ジメチルポリシロキサン自体は、非常に安定であり、かつ、消化管吸収されないため、投与されたものはそのまま便として体外に排出されることになります。

g. 胃液分泌抑制成分

胃液分泌抑制成分は、副交感神経の伝達物質であるアセチルコリン[†]の働きを抑える成分である。副交感神経系からの刺激によって胃液の分泌が亢進することから、過剰な胃液の分泌を抑える作用を期待して用いられる。

> ▶ロートエキス[†]〈P162〉　　▶ピレンゼピン塩酸塩

- ●「アセチルコリン」のほか、ヒスタミンも胃液分泌に関与する伝達物質の一つです。胃液分泌を抑制することを目的として、ヒスタミンの働きを抑える成分が配合された"H2 ブロッカー"と呼ばれる製品群もあります。
- ●「ロートエキス」　ロートコンの抽出物

【胃液分泌抑制成分の適正使用情報】

◉ 胃腸鎮痛鎮痙薬、乗物酔い防止薬との併用を避ける
◉ ピレンゼピン塩酸塩は、消化管の運動にはほとんど影響を与えず[†]に胃液の分泌を抑える作用を示すとされる。
◉ ピレンゼピン塩酸塩は、排尿困難、動悸、目のかすみの副作用を生じる(一般的な抗コリン作用のため)
◉ 排尿困難の症状がある人、緑内障の診断を受けた人は、使用する前に、治療を行っている医師又は処方薬の調剤を行った薬剤師に相談する(症状の悪化を招くおそれがあるため)
◉ 使用後は乗物又は機械類の運転操作を避ける
◉ まれに重篤な副作用としてアナフィラキシーを生じる

- ●【参考】「ほとんど影響を与えず」　ピレンゼピン塩酸塩は、抗コリン作用を有する成分ですが、抗コリン成分とは少し働きが異なるため、通常、『抗コリン成分』の分類には含まれません。

h. 漢方処方製剤

胃の不調の改善に用いられるものとして、以下のような漢方処方製剤がある。

安中散 （あんちゅうさん） ［胃の不調］ カンゾウ	**【向】**体力中等度以下で、腹部は力がなくて、胃痛又は腹痛があって、ときに胸やけや、げっぷ、胃もたれ、食欲不振、吐きけ、嘔吐などを伴うものの神経性胃炎、慢性胃炎、胃腸虚弱に適すとされる **【備考】**比較的長期間(1ヶ月位)服用されることがある
人参湯 （にんじんとう） ［胃の不調］ カンゾウ	**【向】**体力虚弱で疲れやすくて手足などが冷えやすいものの胃腸虚弱、下痢、嘔吐、胃痛、腹痛、急・慢性胃炎に適すとされる **【備考】**下痢、嘔吐に1週間位服用しても症状の改善がみられない場合には、漫然と服用を継続せず、専門家に相談する ▶比較的長期間(1ヶ月位)服用されることがある ▶別名：理中丸（りちゅうがん）
平胃散 （へいいさん） ［胃の不調］ カンゾウ	**【向】**体力中等度以上で、胃がもたれて消化が悪く、ときに吐きけ、食後に腹が鳴って下痢の傾向のあるものの食べすぎによる胃のもたれ、急・慢性胃炎、消化不良、食欲不振に適すとされる **【備考】**急性胃炎に5～6回使用しても症状の改善がみられない場合には、漫然と服用を継続せず、専門家に相談する
六君子湯 （りっくんしとう） ［胃の不調］ カンゾウ	**【向】**体力中等度以下で、胃腸が弱く、食欲がなく、みぞおちがつかえ、疲れやすく、貧血性で手足が冷えやすいものの胃炎、胃腸虚弱、胃下垂（いかすい）、消化不良、食欲不振、胃痛、嘔吐に適すとされる **【重副】**肝機能障害 **【備考】**比較的長期間(1ヶ月位)服用されることがある

一般用医薬品の胃薬(制酸薬、健胃薬、消化薬)は、基本的に、一時的な胃の不調に伴う諸症状を緩和する目的で使用されるものである。

また、制酸薬は、胃内容物の刺激によって分泌促進される胃液から胃粘膜を保護することを目的として食前又は食間に服用することとなっているものが多いが、暴飲暴食による胸やけ[†]、吐きけ(二日酔い・悪酔いのむかつき、嘔気)、嘔吐等の症状を予防するものではない。「腹八分目を心がける」「良く噛んでゆっくりと食べる」「香辛料やアルコール、カフェインを多く含む食品[†]の摂取を控えめにする」など、生活習慣の改善が図られることも重要である。

以下のような場合は、医療機関を受診するなどの対応が必要である。

> ● 慢性的に胸やけや胃部不快感、胃部膨満感等の症状が現れる場合、医薬品を使用したときは治まるが、やめると症状がぶり返して医薬品が手放せない場合(食道裂孔ヘルニア[†]、胃・十二指腸潰瘍、胃ポリープ等を生じている可能性が考えられるため)

> ● 嘔吐に発熱や下痢、めまいや興奮を伴う場合

> ● 胃の中に吐くものがないのに吐きけが治まらない場合

> ● 乳幼児や高齢者で嘔吐が激しい場合(脱水症状を招きやすく、吐瀉物が気道に入り込んで呼吸困難を生じることがあるため)

解説

- ●【参考】「胸やけ」 胃酸が逆流して食道粘膜を損傷することにより生じ、胸部に焼けつくような不快感が現れます。
- ●「香辛料やアルコール、カフェインを多く含む食品」 胃液の分泌を過度に高める場合があります。
- ●「食道裂孔ヘルニア」 胃の一部が横隔膜の上に飛び出して、胃液が食道に逆流しやすくなる状態

5　胃の薬の服用方法

　胃の薬は、健胃成分、消化成分、制酸成分などが、その治療目的に合わせて組み合わされる。胃の薬を選択する場合は、胃の症状のひどい時間を確認†し、その服用方法も参考†にするとよい。

胃の薬のタイプ	服用方法
①消化を助け、胃もたれを改善し、胃をすっきりさせるもの	食後服用のものが多い
②空腹時や就寝時の胸やけ、ストレスによる胃酸の出すぎを抑えるもの	食間†や就寝前の服用のものが多い
③　①と②のどちらの効果も有するもの	食後又は食間の服用指示のものが多い

　なお、医療機関で処方された医療用医薬品を服用している場合は、副作用による胃の不快感を防止するために胃の薬も処方されている場合もあるので、販売時には胃の薬が処方されていないかを必ず確認する必要がある。

- 【参考】「確認」　症状が顕著に現れているときに胃の状態を確認すると、『胃をすっきりさせる』べきなのか、それとも『胃酸の出すぎを抑える』べきなのかを判断しやすくなります。
- 【参考】「製剤の服用方法も参考」　食後服用のものは『胃をすっきりさせる製剤』で、食間服用のものは『胃酸の出すぎを抑える製剤』製剤と、概ね判断することができます。
- 【参考】「食間」　食事と食事の間という意味です。食事の最中という意味ではありません。

2. 腸の薬

1 腸の不調

　腸における消化、栄養成分や水分の吸収が正常に行われなかったり、腸管がその内容物を送り出す運動に異常が生じると、便秘や軟便、下痢といった症状が現れる。

　水分の吸収は、大半が小腸で行われる。大腸では腸内容物が糞便となる過程で適切な水分量に調整がなされる。糞便には、腸内細菌の活動によって生じる物質や腸内細菌自体及びその死骸が多く含まれ、それらも便通や糞便の質に影響を与える。

　異常を生じる要因は、腸自体やその内容物によるものだけではない。腸の働きは自律神経系†により制御されており、腸以外の病気等が自律神経系を介して腸の働きに異常を生じさせる場合もある。

●「自律神経系」　交感神経系と副交感神経系の二系統があり、交感神経系が優位になると腸管運動が低下し、副交感神経系が優位になると腸管運動が促されます。

【腸の不調の原因】

下痢	急性のもの	▶体の冷え ▶消化不良 ▶細菌やウイルス等の消化器感染(食中毒等) ▶緊張等の精神的なストレス
	慢性のもの	▶腸自体に生じた病変
便秘	一過性のもの	▶環境変化等のストレス ▶医薬品の副作用
	慢性のもの	▶加齢や病気による腸の働きの低下 ▶便意を繰り返し我慢し続けること等による腸管の感受性の低下

　また、これらの要因が重なり合って、便秘と下痢が繰り返し現れる場合もある。

2　腸の薬の働き

整腸薬	整腸(腸の調子や便通を整える)、腹部膨満感、軟便、便秘に用いられることを目的とする医薬品 ※腸内細菌の数やバランスに影響を与える成分、腸の活動を促す成分等が配合される
止瀉薬	下痢、食あたり、吐き下し、水あたり、下り腹、軟便等に用いられること(止瀉†)を目的とする医薬品 ※腸やその機能に直接働きかける成分、腸管内の環境を整えて腸への悪影響を減らすことによる効果を期待する成分等が配合される
瀉下薬 (下剤)	便秘症状及び便秘に伴う肌荒れ、頭重、のぼせ、吹き出物、食欲不振、腹部膨満、腸内異常発酵、痔の症状の緩和、又は腸内容物の排除に用いられること(瀉下)を目的とする医薬品 ※腸管を直接刺激する成分、腸内細菌の働きによって生成した物質が腸管を刺激する成分、糞便のかさや水分量を増すもの成分等が配合される

解説

● 「瀉」　お腹を下すこと

【医薬部外品】

　整腸薬、瀉下薬には、医薬部外品†として製造販売されている製品もある。ただし、人体に対する作用が緩和なものとして、配合できる成分†やその上限量が定められており、効能・効果の範囲も限定されている†。

解説

● 「医薬部外品」　止瀉薬には、医薬部外品として製造販売されている製品はありません。
● 「配合できる成分」　瀉下薬の医薬部外品に配合できる成分は、糞便のかさや水分量を増すことにより作用する成分に限られます。
● 「限定されている」　下痢・便秘の繰り返し等の場合における整腸については、医薬品においてのみ認められています。

199

a. 整腸成分

整腸成分は、腸内細菌のバランスを整えることを目的としている。

生菌成分
▶ビフィズス菌　▶アシドフィルス菌　▶ラクトミン　▶乳酸菌 ▶酪酸菌
▶トリメブチンマレイン酸塩
整腸成分と同様の作用の生薬成分 　▶ケツメイシ　▶ゲンノショウコ　▶アセンヤク

ケツメイシ （決明子）	【基原】マメ科のエビスグサ又は*Cassia tora* Linné（カッシア トーラ リンネ）の種子 【作用】整腸 【備考】日本薬局方収載のケツメイシは、煎薬†（せんやく）として整腸、腹部膨満感等に用いられる
ゲンノショウコ （現の証拠）	【基原】フウロソウ科のゲンノショウコの地上部 【作用】整腸 【備考】日本薬局方収載のゲンノショウコは、煎薬として整腸、腹部膨満感等に用いられる
アセンヤク （阿仙薬）	【基原】アカネ科の*Uncaria gambir* Roxburgh（ウンカリア ガンビール ロックスボロー）の葉及び若枝（わかえ）から得た水製乾燥エキス†（すいせい） 【作用】整腸

● 【参考】「煎薬」　生薬成分を水で煮出してつくる飲み薬のこと
● 【参考】「水製乾燥エキス」　生薬を水で煮出して抽出液とし、粉末になるまで水分をとばしたもの

【トリメブチンマレイン酸塩の適正使用情報】

● 胃及び腸の平滑筋に直接作用し、消化管の運動を調整する作用（消化管運動が低下しているときは亢進的に、運動が亢進しているときは抑制的に働く）があるとされる
● 肝臓病の診断を受けた人は、使用する前に、治療を行っている医師又は処方薬の調剤を行った薬剤師に相談する（まれに重篤な副作用として肝機能障害を生じることがあるため）

b.　止瀉成分

①　収斂成分

収斂成分は、腸粘膜のタンパク質と結合して不溶性の膜を形成し、腸粘膜をひきしめ(収斂)、腸粘膜を保護することで止瀉に働く。

▶次没食子酸ビスマス　▶次硝酸ビスマス　▶タンニン酸アルブミン
収斂成分と同様の作用の生薬成分 　▶ゴバイシ　▶オウバク(黄柏)〈P189〉　▶オウレン(黄連)〈P189〉

ゴバイシ (五倍子)	【基原】ウルシ科のヌルデの若芽や葉上にアブラムシ科のヌルデシロ 　　アブラムシが寄生し、その刺激によって葉上に生成した嚢状虫こぶ 【作用】収斂作用による止瀉 【備考】タンニン酸を含む

ビスマスを含む成分(次没食子酸ビスマス、次硝酸ビスマス)は、収斂作用のほか、腸内で発生した有毒物質を分解する作用も持つとされる。

【収斂成分の適正使用情報】

● 細菌性の下痢や食中毒のときに使用すると、かえって状態を悪化させるおそれがある
● 急性の激しい下痢又は腹痛・腹部膨満・吐きけの症状を伴う人では、安易な使用を避けることが望ましい(細菌性の下痢や食中毒が疑われるため)
● ビスマスを含む成分は、1週間以上継続して使用しない(海外において長期連用した場合に精神神経症状(不安、記憶力減退、注意力低下、頭痛等)が現れたとの報告があるため)
● ビスマスを含む成分の服用時は飲酒を避ける(アルコールと一緒に摂取されると、循環血液中への移行が高まって精神神経症状を生じるおそれがあるため)
● 胃潰瘍や十二指腸潰瘍の診断を受けた人は、ビスマスを含む成分を使用する前に、治療を行っている医師又は処方薬の調剤を行った薬剤師に相談する(損傷した粘膜からビスマスの吸収が高まるおそれがあるため)
● ビスマスを含む成分は、妊婦又は妊娠していると思われる女性への使用を避けるべきである(ビスマスは血液－胎盤関門を通過するため)
● タンニン酸アルブミンは、まれに重篤な副作用としてショック(アナフィラキシー)を生じる
● タンニン酸アルブミンは、牛乳にアレルギーがある人への使用を避ける(タンニン酸アルブミンに含まれるアルブミンは、牛乳に含まれるカゼインというタンパク質から精製された成分であるため)

② ロペラミド

　ロペラミド塩酸塩は、腸管の運動を低下させることで止瀉に働く。また、水分や電解質の分泌を抑える作用があるとされる。

【ロペラミド塩酸塩の適正使用情報】

● 食べすぎ・飲みすぎによる下痢、寝冷えによる下痢の症状に用いられる
● 食あたりや水あたりによる下痢は適用対象でない
● 発熱を伴う下痢の場合、血便のある場合、粘液便が続く場合は、安易な使用は避けるべきである(適用対象でない可能性があり、症状の悪化、治療期間の延長を招くおそれがあるため)
● 一般用医薬品の場合、15 歳未満の小児には適用がない(外国で乳幼児が過量摂取した場合に、中枢神経系障害、呼吸抑制、腸管壊死に至る麻痺性イレウスを起こしたとの報告があるため)
● 短期間の服用に止める(2〜3 日間使用しても症状に改善がみられない場合は、医師の診療を受ける)
● 胃腸鎮痛鎮痙薬との併用を避ける(腸管の運動を低下させるため)
● 効き目が強すぎて便秘が現れることがあり、まれに重篤な副作用としてイレウス様症状を生じる
● 便秘を避けなければならない肛門疾患がある人は使用を避けるべきである
● まれに重篤な副作用としてショック(アナフィラキシー)、皮膚粘膜眼症候群、中毒性表皮壊死融解症を生じる
● 服用後は乗物又は機械類の運転操作を避ける(中枢神経系を抑制する作用があり、めまいや眠気を生じることがあるため)
● 服用時は飲酒をしない(中枢抑制作用が増強するおそれがあるため)
● 母乳を与える女性は使用を避けるか、使用期間中の授乳を避ける(成分の一部が乳汁中に移行するため)

③ 腸内殺菌成分

　　腸内殺菌成分は、細菌感染による下痢の症状を鎮める。腸管内に生息する通常の腸内細菌に対しても抗菌作用を示すが、ブドウ球菌や大腸菌等に対する抗菌作用の方が優位である。下痢状態では腸内細菌のバランスが乱れている場合が多いため、結果的に腸内細菌のバランスを正常に近づけることにつながると考えられている。

▶ベルベリン塩化物　▶タンニン酸ベルベリン　▶アクリノール
腸内殺菌成分と同様の作用の生薬成分 　　▶オウバク(黄柏)〈P189〉　▶オウレン(黄連)〈P189〉

　　ベルベリンは、オウバクやオウレンに含まれる物質で、抗菌作用のほか、抗炎症作用をあわせ持つとされる。
　　タンニン酸ベルベリンは、タンニン酸とベルベリンの化合物で、消化管内ではタンニン酸(収斂作用)とベルベリン(抗菌作用)に分かれて、それぞれが止瀉に働くことを期待して用いられる。

【腸内殺菌成分の適正使用情報】

◉ 腸内殺菌成分の入った止瀉薬は、あくまで下痢の症状がある時、その症状を改善する必要のある間のみの服用にとどめるべきである(下痢の予防で服用したり、症状が治まったのに漫然と服用したりすると、腸内細菌のバランスを崩し、腸内環境を悪化させることもあるため)

④ 吸着成分

　　吸着成分は、腸管内の異常発酵等によって生じた有害な物質を吸着させることで止瀉に働く。

▶炭酸カルシウム　▶沈降炭酸カルシウム　▶乳酸カルシウム ▶リン酸水素カルシウム　▶天然ケイ酸アルミニウム ▶ヒドロキシナフトエ酸アルミニウム
吸着成分と同様の作用の生薬成分 　　▶カオリン　▶薬用炭

カオリン	【基原】カオリナイト等からなる粘土 【作用】有害物質の吸着による止瀉
薬用炭	【基原】活性炭 【作用】有害物質の吸着による止瀉

⑤ 生薬成分

木クレオソート[†]は、過剰な腸管の(蠕動)運動を正常化し、あわせて水分や電解質の分泌を抑える止瀉作用がある。また、歯に使用の場合、局所麻酔作用もあるとされる。

●「木クレオソート」　木材を原料とするクレオソート。石炭を原料とする"石炭クレオソート"は発がん性のおそれがあり、医薬品として使用できません。

Q 木クレオソートの「水分や電解質の分泌を抑える」とはどういう意味ですか?

A 【参考】腸では、水分や電解質を吸収するとともに、水分や電解質の分泌も行っています。長く続く水様性の下痢では、水分や電解質等の喪失を招き、脱水症状の原因となります。木クレオソートは、腸壁から腸管内への水分や電解質等の分泌を抑制するため、脱水症状を防ぐ効果も期待できます。

C. 瀉下成分

① 刺激性瀉下成分

刺激性瀉下成分は、腸管を刺激して反射的な腸の運動を引き起こすことにより瀉下に働く。

小腸刺激性	▶ヒマシ油
大腸刺激性	▶センノシド[†]　▶センノシドカルシウム ▶ビサコジル　▶ピコスルファートナトリウム
	大腸刺激性瀉下成分と同様の作用の生薬成分 ▶センナ　▶ダイオウ　▶アロエ　▶ジュウヤク　▶ケンゴシ
ヒマシ油 (蓖麻子油)	【基原】トウダイグサ科のトウゴマの種子(ヒマシ)を圧搾して得られた脂肪油 【作用】小腸刺激による瀉下(小腸でリパーゼの働きによって生じる分解物による小腸刺激) 【備考】日本薬局方収載のヒマシ油、加香ヒマシ油は、腸内容物の急速な排除を目的として用いられる

センナ	【基原】マメ科の*Cassia angustifolia* Vahl又は*Cassia acutifolia* Delileの小葉 【作用】大腸刺激による瀉下 【備考】センノシドを含む
ダイオウ (大黄)	【基原】タデ科の*Rheum palmatum* Linné、*Rheum tanguticum* Maximowicz、*Rheum officinale* Baillon、*Rheum coreanum* Nakai又はそれらの種間雑種の、通例、根茎 【作用】大腸刺激による瀉下 【備考】センノシドを含む
アロエ†	【基原】ユリ科の*Aloe ferox* Miller又はこれと*Aloe africana* Miller又は*Aloe spicata* Bakerとの種間雑種の葉から得た液汁を乾燥したもの 【作用】大腸刺激による瀉下 【備考】センノシドに類似の物質を含む
ジュウヤク (十薬)	【基原】ドクダミ科のドクダミの花期の地上部 【作用】大腸刺激による瀉下 【備考】センノシドに類似の物質を含む
ケンゴシ (牽牛子)	【基原】ヒルガオ科のアサガオの種子 【作用】大腸刺激による瀉下 【備考】センノシドに類似の物質を含む

　センノシドは、胃や小腸では分解されず、大腸に生息する腸内細菌によって分解され、その分解生成物が大腸を刺激して瀉下に働くと考えられている。

　ビサコジルは、大腸のうち、特に結腸や直腸の粘膜を刺激して瀉下に働くと考えられている。また、結腸での水分の吸収を抑えて、糞便のかさを増大させる働きもあるとされる。

　ピコスルファートナトリウムは、胃や小腸では分解されず、大腸に生息する腸内細菌によって分解されて大腸への刺激作用を示すようになる。

解説
- ●「センノシド」　生薬成分のセンナから抽出された成分
- ●「アロエ」　観葉植物として栽培されるキダチアロエや食用に用いられるアロエ・ベラは、生薬であるアロエの基原植物とは別種となります。

【刺激性瀉下成分の適正使用情報】

- 大量使用は避ける(腸管粘膜への刺激が大きくなり、激しい腹痛や腸管粘膜に炎症を引き起こすおそれがあるため)
- ヒマシ油は、激しい腹痛又は悪心・嘔吐の症状がある人、妊婦又は妊娠していると思われる女性、3歳未満の乳幼児への使用を避ける(峻下作用†を示すため)
- 腸の急激な動きに刺激されて流産・早産を誘発するおそれがある(特にセンナ、センノシドが配合された瀉下薬については、妊婦又は妊娠していると思われる女性では、使用を避けるべきである)
- ヒマシ油、センナ、センノシド、ダイオウは、母乳を与える女性は使用しないか、授乳を避ける(成分の一部が乳汁中に移行して、乳児に下痢を引き起こすおそれがあるため)
- ヒマシ油は、腸管内の物質をすみやかに体外に排除させなければならない場合(有害物質の誤食・誤飲)に用いられる。ただし、防虫剤や殺鼠剤等の脂溶性物質の誤飲の場合は使用を避ける(ナフタレンやリン等がヒマシ油に溶け出して、中毒症状を増悪するおそれがあるため)

- 「峻下作用」　急激で強い瀉下作用のこと

【ダイオウを含む漢方処方製剤の適正使用情報】

- 瀉下を目的としない漢方処方製剤において、ダイオウの瀉下作用は副作用となる
- 瀉下薬の併用に注意する(瀉下作用の増強を生じて、腹痛、激しい腹痛を伴う下痢等の副作用が現れやすくなるため)
- 母乳を与える女性は使用しないか、授乳を避ける(成分の一部が乳汁中に移行して、乳児に下痢を引き起こすおそれがあるため)

【ビサコジルの腸溶性製剤】

　ビサコジルの内服薬では、胃内で分解されて効果が低下したり、胃粘膜に無用な刺激をもたらすことを避けるため、腸溶性製剤†となっている製品が多い。

　胃内でビサコジルが溶け出すおそれがあるため、腸溶性製剤の服用前後1時間以内は、制酸成分を含む胃腸薬の服用や、牛乳の摂取を避けることとされている。

- 「腸溶性製剤」　腸内で溶けるように、錠剤がコーティング等されているもの

> Ⓠ　牛乳を飲むと、なぜ、胃内でビサコジルが溶け出すおそれがあるのですか？
>
> Ⓐ　【参考】牛乳には胃酸を中和する働きがあるためです。牛乳を飲むと、本来は酸性条件下の胃内では溶けない筈の腸溶性製剤が溶け出してしまうおそれがあります。

【大腸刺激性瀉下成分の服用方法】

　大腸刺激性瀉下成分が配合された瀉下薬は、服用してから数時間後に効果のあるものが多いので、就寝前に服用して起床時に効果を求めると、排便のリズムも付きやすい。

　とはいえ、毎日漫然と同じ瀉下薬を連続して服用していると、腸の運動が緩慢になり、服用する薬の量を増やさないと効果が出なくなることが多いため、便秘時の頓服[†]として使用すべきである。

　毎日の排便が滞るような時は、次のような大腸刺激性瀉下成分のみに依存しない方法を指導することが必要である。

　　○　無機塩類や膨潤性瀉下成分の製剤を使用すること

　　○　整腸成分(例：ビフィズス菌、乳酸菌)の製剤を並行して使用すること

　　○　食物繊維を積極的に摂ること

●「頓服」　あらかじめ決められたタイミング(例：1日3回)で服用するのではなく、症状が現れたタイミング(例：発作時)で服用する方法のこと

②　無機塩類

　無機塩類は、腸内容物の浸透圧[†]を高めて糞便中の水分量を増やし、また、大腸を刺激することにより瀉下に働く。

マグネシウムを含む成分
▶酸化マグネシウム　▶水酸化マグネシウム　▶硫酸マグネシウム

ナトリウムを含む成分
▶硫酸ナトリウム

●「浸透圧」　水に溶け込んだ物質が、周辺の水を引き寄せて抱え込もうとする性質、すなわち"水を誘引する力"のこと。腸管内外の浸透圧の差を利用して水分を吸収しているため、腸内容物の塩分濃度が高まると水分の吸収が妨げられます。

Q 無機塩類の働きがよく理解できません。

A 【参考】ナトリウムやマグネシウムには、水分を強く引き寄せる力があります。少しおおげさにいえば、"ナトリウム、マグネシウムのあるところに水分あり"と理解してもよいくらいです。酸化マグネシウムや硫酸ナトリウム等を服用することにより、腸内容物中の塩分濃度(マグネシウム濃度、ナトリウム濃度)が高まると、消化管内の水分が引き寄せられ、水分が消化管吸収されにくくなります。

【無機塩類の適正使用情報】

- 腎臓病の診断を受けた人は、マグネシウムを含む成分を使用する前に、治療を行っている医師又は処方薬の調剤を行った薬剤師に相談する(高マグネシウム血症[†]を生じるおそれがあるため)
  ※マグネシウムを含む成分は、一般に消化管からの吸収は少ないとされているが、一部は腸で吸収されることが知られている
- 心臓病の診断を受けた人は、硫酸ナトリウムを使用する前に、治療を行っている医師又は処方薬の調剤を行った薬剤師に相談する(血液中の電解質のバランスが損なわれて心臓の負担が増加し、心臓病を悪化させるおそれがあるため)

解説

- 「高マグネシウム血症」 血液中のマグネシウム濃度が異常に高くなる状態。脱力感、低血圧、呼吸障害などが現れ、重症の場合は心停止が起こることもあります。

③ 膨潤性瀉下成分

膨潤性瀉下成分は、腸管内で水分を吸収して腸内容物に浸透し、糞便のかさを増やすとともに糞便を柔らかくすることにより瀉下に働く。その効果を高めるため、使用と併せて十分に水分を摂取することが重要である。

- ▶カルメロースナトリウム(別名:カルボキシメチルセルロースナトリウム)
- ▶カルメロースカルシウム(別名:カルボキシメチルセルロースカルシウム)

膨潤性瀉下成分と同様の作用の生薬成分
- ▶プランタゴ・オバタ

プランタゴ・オバタ	【基原】オオバコ科のプランタゴ・オバタの種子又は種皮 【作用】糞便の膨潤による瀉下

④　ジオクチルソジウムスルホサクシネート

　ジオクチルソジウムスルホサクシネート(DSS)は、腸内容物に水分を浸透しやすくし、糞便中の水分量を増やすとともに糞便を柔らかくすることによる瀉下を期待して用いられる。

Q　無機塩類、膨潤性瀉下成分、ジオクチルソジウムスルホサクシネートの働きは似ているように感じますが、どこが違うのですか？

A　【参考】無機塩類、膨潤性瀉下成分、ジオクチルソジウムスルホサクシネートは、いずれも"水分量"がカギになります。

　無機塩類は、消化管内の浸透圧を高め、消化管内の水分量を増加させることにより、糞便中の水分量を増やします。

　膨潤性瀉下成分は、その成分自体が水分を含むことにより、糞便中の水分量を増やします。なお、カルメロースナトリウムの"ナトリウム"は少量であり、無機塩類の場合とは異なって、瀉下に必要な浸透圧を発現させることはできない。

　ジオクチルソジウムスルホサクシネートは、界面活性剤の一種で、消化管内容物に水分を含ませやすくすることにより、糞便中の水分量を増やします。

---

⑤　マルツエキス

　マルツエキスは、腸内細菌が麦芽糖(マルツエキスの主成分)を分解して生じるガスによって便通を促すとされている。

【マルツエキスの適正使用情報】

● 比較的作用が穏やかなため、主に乳幼児の便秘に用いられる
● 水分不足に起因する便秘には効果が期待できない 　※乳児の便秘は、母乳不足や調整乳の希釈方法の誤りによって起こることがある
● 麦芽糖を 60％以上含んでいるため、水飴状で甘く、乳幼児の発育不良時の栄養補給にも用いられる

d. 漢方処方製剤

腸の不調の改善に用いられるものとして、以下のような漢方処方製剤がある。

桂枝加芍薬湯 [腸の不調] カンゾウ	【向】体力中等度以下で、腹部膨満感のあるもののしぶり腹†、腹痛、下痢、便秘に適すとされる 【備考】短期間の使用に限られるものでないが、1週間位服用しても症状の改善がみられない場合には、いったん使用を中止して専門家に相談する
大黄甘草湯 [腸の不調] カンゾウ ダイオウ	【向】体力に関わらず使用できる。便秘、便秘に伴う頭重、のぼせ、湿疹・皮膚炎、ふきでもの(にきび)、食欲不振(食欲減退)、腹部膨満、腸内異常発酵、痔などの症状の緩和に適すとされる 【不向】体の虚弱な人(体力の衰えている人、体の弱い人)、胃腸が弱く下痢しやすい人では、激しい腹痛を伴う下痢等の副作用が現れやすい等、不向きとされる 【備考】他の瀉下薬との併用を避ける ▶短期間の使用に限られるものでないが、5～6日間服用しても症状の改善がみられない場合には、いったん使用を中止して専門家に相談する
大黄牡丹皮湯 [腸の不調] ダイオウ	【向】体力中等度以上で、下腹部痛があって、便秘しがちなものの月経不順、月経困難、月経痛、便秘、痔疾に適すとされる 【不向】体の虚弱な人(体力の衰えている人、体の弱い人)、胃腸が弱く下痢しやすい人では、激しい腹痛を伴う下痢等の副作用が現れやすい等、不向きとされる 【備考】他の瀉下薬との併用を避ける ▶便秘、痔疾に1週間位服用しても症状の改善がみられない場合には、いったん使用を中止して専門家に相談する ▶月経不順、月経困難に用いる場合には、比較的長期間(1ヶ月位)服用されることがある
麻子仁丸 [腸の不調] ダイオウ	【向】体力中等度以下で、ときに便が硬く塊状なものの便秘、便秘に伴う頭重、のぼせ、湿疹・皮膚炎、ふきでもの(にきび)、食欲不振(食欲減退)、腹部膨満、腸内異常発酵、痔などの症状の緩和に適すとされる 【不向】胃腸が弱く下痢しやすい人では、激しい腹痛を伴う下痢等の副作用が現れやすい等、不向きとされる 【備考】他の瀉下薬との併用を避ける ▶短期間の使用に限られるものでないが、5～6日間服用しても症状の改善がみられない場合には、いったん使用を中止して専門家に相談する

●「しぶり腹」 残便感があり、繰り返し腹痛を伴い便意を催すもの

4 相互作用と受診勧奨

a. 相互作用

- 止瀉薬と便秘の副作用を生じる医薬品を併用した場合、瀉下薬と下痢の副作用を生じる医薬品を併用した場合は、作用が強く現れたり、副作用が起こりやすくなるおそれがある
  ※逆に、整腸薬や止瀉薬、瀉下薬が、他の医薬品の有効性や安全性に影響を及ぼすこともある
- ヒマシ油と駆虫薬の併用は避ける（ヒマシ油を使用した場合には、駆虫成分が腸管内にとどまらず吸収されやすくなり、全身性の副作用を生じる危険性が高まるため）
  ※駆除した寄生虫の排出を促すため、駆虫薬と瀉下薬が併用されることはある
- 腸内殺菌成分が配合された止瀉薬と、生菌成分が配合された整腸薬を併用した場合、腸内殺菌成分によって生菌成分の働きが弱められる
  ※整腸薬と止瀉薬の効能・効果には、いずれも軟便が含まれていることがある
- どのような種類の瀉下成分を含有するものであっても、瀉下薬を使用している間は、他の瀉下薬の使用を避ける（複数の瀉下薬を併用すると、激しい腹痛を伴う下痢や、下痢に伴う脱水症状等を生じるおそれがあるため）
- 瀉下薬と緩下作用†を示す食品の相互作用に注意する
  ※センナの茎を用いた製品は、医薬品的な効能効果が標榜又は暗示されていなければ、食品（医薬品的な効能効果は標榜・暗示できない）として流通しているが、ときに微量のセンノシドが含まれていることがある。そのため、「医薬品ではないから大丈夫」と安易に考えて瀉下薬と同時期に摂取すると、激しい腹痛を伴う下痢や、下痢に伴う脱水症状等の健康被害につながるおそれがある

●「緩下作用」 緩和な瀉下作用のこと

b. 受診勧奨

　一般用医薬品の使用はあくまで対症療法であり、その適正な使用を確保する上では、下痢や便秘を引き起こした原因の特定やその解消を図る必要がある。医薬品の使用中に原因が明確でない下痢や便秘[†]を生じた場合は、安易に止瀉薬や瀉下薬を使用して症状を抑えようとせず、その医薬品の使用を中止して、医師や薬剤師などの専門家に相談するよう説明するべきである。

　下痢は、腸管内の有害な物質を排出するための防御反応でもあり、止瀉薬によって下痢を止めることでかえって症状の悪化を招くことがある。また、下痢に伴って脱水症状を招きやすいため、水分・電解質の補給が重要である。

　便秘については、食生活等の生活習慣の改善が図られることが重要で、瀉下薬の使用は一時的なものにとどめることが望ましい。特に、刺激性瀉下成分を主体とする瀉下薬は、繰り返し使用すると腸管の感受性が低下して効果が弱くなるため、常用を避ける必要がある。

　下痢、便秘のいずれに関しても、一般用医薬品により対処を図ることが適当であるかどうか、適切に判断することが重要である。

　以下のような場合は、医療機関を受診するなどの対応が必要である。

◉ 下痢や便秘の症状が長引く場合(過敏性腸症候群[†]の便通障害のように下痢と便秘が繰り返し現れるものがあるため)
◉ 発熱を伴う下痢の場合(食中毒菌等による腸内感染症、虫垂炎や虚血性大腸炎[†]等の重大な疾患の可能性があるため)
◉ 便に血が混じっている場合(赤痢や腸管出血性大腸菌(O157 等)、潰瘍性大腸炎、大腸癌等による腸管出血の可能性があるため)
◉ 粘液便が続いている場合(腸の炎症性疾患の可能性があるため)
◉ 瀉下薬が手放せなくなる慢性の便秘
◉ 腹痛は便秘の時にしばしば起こる症状であるが、腹痛が著しい場合、便秘に伴って吐きけや嘔吐が現れた場合(急性腹症[†]の可能性があるため)

解説

- ●「下痢や便秘」　胃腸薬の副作用として下痢や便秘が現れることもあります。
- ●「過敏性腸症候群」　腸管の組織自体に形態的な異常はないにもかかわらず、腸が正常に機能せず、腹痛や下痢・便秘等を生じる病気
- ●「虚血性大腸炎」　大腸への動脈血流が突然あるいは長期にわたって妨げられたため起こる大腸粘膜やその内側の粘膜層の損傷。大腸粘膜に潰瘍(糜爛)を生じます。
- ●「急性腹症」　急に激しい腹痛を生じる症状。腸管の狭窄、閉塞、腹腔内器官の炎症等が原因で生じます。

3．胃腸鎮痛鎮痙薬

1　主な鎮痙成分

a. 抗コリン成分

急な胃腸の痛みは、主として胃腸の痙攣（過剰な動き）によって生じる。副交感神経系の刺激は、消化管の運動のほか、胃液分泌の亢進にも働く。

そのため、鎮痛鎮痙[†]のほか、胃酸過多や胸やけに対する効果を期待し、副交感神経の伝達物質であるアセチルコリンと受容体の反応を妨げることで、その働きを抑える抗コリン成分が用いられる。

▶メチルベナクチジウム臭化物　▶ブチルスコポラミン臭化物 ▶メチルオクタトロピン臭化物　▶ジサイクロミン塩酸塩 ▶オキシフェンサイクリミン塩酸塩　▶チキジウム臭化物
抗コリン成分と同様の作用の生薬成分 　▶ロートエキス〈P162〉

【抗コリン成分の適正使用情報】

⦿ 散瞳による目のかすみや異常なまぶしさ、顔のほてり、頭痛、眠気、口渇、便秘、排尿困難を生じることがある（抗コリン成分が副交感神経系の働きを抑える作用は、消化管に限定されないため）
⦿ 使用後は乗物又は機械類の運転操作を避ける（重大な事故につながるおそれがあるため）
⦿ 排尿困難の症状がある人、心臓病又は緑内障の診断を受けた人は、使用する前に、治療を行っている医師又は処方薬の調剤を行った薬剤師に相談する（症状の悪化を招くおそれがあるため）
⦿ 高齢者では、使用する前にその適否を十分考慮する（排尿困難や緑内障の基礎疾患を持つ場合が多く、一般的に口渇や便秘が現れやすいため） ※使用する場合にはこれらの初期症状に常に留意する等、慎重に使用する
⦿ ブチルスコポラミン臭化物は、まれに重篤な副作用としてショック（アナフィラキシー）を生じる
⦿ ロートエキスは、母乳を与える女性は使用しないか、授乳を避ける（成分の一部が母乳中に移行して、乳児に頻脈[†]を起こすおそれがあるため） ※メチルオクタトロピン臭化物についても、成分の一部が母乳中に移行する
⦿ ロートエキスは、母乳を出にくくすることがある

解説
- 「鎮痛鎮痙」　胃痛、腹痛、さしこみ(疝痛、癪)を鎮めること。なお、『疝痛』は発作性の間欠的な痛みのこと、『癪』は胸部や腹部に生じる激しい痛みの通俗的な総称です。
- 「頻脈」　脈が速くなる状態

b.　パパベリン

パパベリン塩酸塩は、消化管の平滑筋に直接働いて、胃腸の痙攣を鎮める作用を示すとされる。抗コリン成分と異なり、胃液分泌を抑える作用は見出されない。

【パパベリン塩酸塩の適正使用情報】

- 抗コリン成分と異なり自律神経系を介した作用ではないが、眼圧を上昇させる
- 緑内障の診断を受けた人は、使用する前に、治療を行っている医師又は処方薬の調剤を行った薬剤師に相談する(症状の悪化を招くおそれがあるため)

c.　局所麻酔成分

局所麻酔成分は、消化管の粘膜及び平滑筋に対する麻酔作用による鎮痛鎮痙の効果を期待して用いられる。

オキセサゼインは、局所麻酔作用のほか、胃液分泌を抑える作用もあるとされ、胃腸鎮痛鎮痙薬と制酸薬の両方の目的で使用される。

> ▶アミノ安息香酸エチル　▶オキセサゼイン

【局所麻酔成分の適正使用情報】

- 長期間にわたって漫然と使用することは避ける(痛みが感じにくくなることで重大な消化器疾患や状態の悪化等を見過ごすおそれがあるため)
- アミノ安息香酸エチルは、6歳未満への使用を避ける(メトヘモグロビン血症†を起こすおそれがあるため)
- オキセサゼインは、頭痛、眠気、めまい、脱力感等の精神神経系の副作用を生じる
- オキセサゼインは、妊婦又は妊娠していると思われる女性、小児(15歳未満)への使用を避ける(妊娠中や小児における安全性が確立されていないため)

214

●「メトヘモグロビン血症」　赤血球中のヘモグロビンの一部がメトヘモグロビンに変化し、赤血球の酸素運搬能力が低下して貧血症状を生じる病気。正常な赤血球の場合、メトヘモグロビンの割合はヘモグロビン全体の1%以下に維持されていますが、メトヘモグロビン血症では10%以上になります。

d. 生薬成分

鎮痛鎮痙作用が期待されるものとして、以下のような生薬成分がある。

> ▶エンゴサク　▶シャクヤク(芍薬)〈P138〉

エンゴサク (延胡索)	【基原】ケシ科の*Corydalis turtschaninovii* Besser forma *yanhusuo* Y.H.Chou et C.C.Hsuの塊茎を、通例、湯通ししたものを基原とする生薬 【作用】鎮痛鎮痙

2 相互作用と受診勧奨

a. 相互作用

- 胃腸鎮痛鎮痙薬を使用している間は、他の胃腸鎮痛鎮痙薬の使用を避ける(胃腸鎮痛鎮痙薬の配合成分のほとんどは胃腸以外に対する作用も示し、複数の胃腸鎮痛鎮痙薬を併用した場合、泌尿器系や循環器系、精神神経系の副作用が現れやすくなるため)

- 抗コリン作用を有する成分を含有する医薬品同士を併用すると、排尿困難、目のかすみや異常なまぶしさ、頭痛、眠気、口渇、便秘等の副作用が現れやすくなる(抗コリン作用が増強されるため)
  ※抗コリン成分は、胃腸鎮痛鎮痙薬以外の医薬品(かぜ薬、乗物酔い防止薬、鼻炎用内服薬等)に配合されている場合がある
  ※抗ヒスタミン成分は、抗コリン作用を併せ持つものがあり、かぜ薬、睡眠改善薬、乗物酔い防止薬、鎮咳去痰薬、アレルギー用薬等に配合されている場合がある

 「抗コリン作用を有する成分」には、どのようなものがありますか?

抗コリン作用を有する成分として、抗コリン成分、ロートエキス、ピレンゼピン塩酸塩、抗ヒスタミン成分、ジフェニドール塩酸塩、ペントキシベリンクエン酸塩があります。〈P160, 524, 538〉

b. 受診勧奨

　医師の診療を受けるまでの当座の対処として一般用医薬品を使用すると、痛みの発生部位が不明確となり、原因の特定を困難にすることがあるので、原因不明の腹痛に安易に胃腸鎮痛鎮痙薬を使用することは好ましくない。

　腹部の痛みは、胃腸に生じたものとは限らず、胃腸以外の臓器に起因する場合(月経困難症†、胆嚢炎†、胆管炎†、胆石症†、急性膵炎†等)がある。下痢を伴わずに腹部に痛みを生じる病気としては、胃腸以外の臓器に起因する場合ほか、腸閉塞、アニサキス症†等がある。

　下痢に伴う腹痛の場合、基本的に下痢への対処が優先され、胃腸鎮痛鎮痙薬の適用となる症状ではない。

　以下のような場合は、医療機関を受診するなどの対応が必要である。

● 次第に強くなる痛みの場合
● 周期的に現れる痛みの場合
● 嘔吐や発熱を伴う痛みの場合
● 下痢や血便・血尿を伴う痛みの場合
● 原因不明の痛みが 30 分以上続く場合
● 血尿を伴う側腹部の痛みの場合(腎臓や尿路の病気が疑われるため)
● 小児が長時間、頻回に腹痛を訴える場合 ※小児では、内臓に異常がないにもかかわらず、へその周りに激しい痛み(ときに吐きけを伴う)が繰り返し現れることがあり、精神的なストレスによる自律神経系の乱れが主な原因と考えられている。多くの場合、数時間以内に自然寛解する

解説

- ●【参考】「月経困難症」　月経時の下腹部が痛み(月経痛)、頭痛、発熱、発汗、めまい、下痢、便秘等であって、日常生活に支障をきたすものをいいます。
- ●【参考】「胆嚢炎」「胆管炎」　胆嚢又は胆管が炎症を起こした病気。胆汁の流れが悪くなったときに、消化管から大腸菌等が遡行して引き起こされます。胆嚢炎と胆管炎は合併することが多く、右脇腹の痛み、寒気、発熱等の症状が現れます。
- ●【参考】「胆石症」　胆嚢や胆管内に結石が生じ、胆汁の流れを閉塞してしまうことに起因する病気。右脇腹に波状的な疝痛発作(突然の激痛)の症状が現れます。
- ●【参考】「急性膵炎」　膵臓からタンパク質分解酵素が逸脱し、自己消化することにより生じる病気
- ●「アニサキス症」　海洋動物を宿主とする寄生虫の一種のアニサキスが、魚の生食によりヒトの消化管に入り、胃腸粘膜にくい込んで腹痛(嘔吐を伴う)を引き起こす病気

4．浣腸薬

1 浣腸薬の働き

浣腸薬	便秘の場合に排便を促すことを目的として、直腸内に適用される医薬品 ※剤形には、注入剤[†]のほか、坐剤がある

【浣腸薬の適正使用情報】

- 浣腸薬の連用は避ける(繰り返し使用すると直腸の感受性の低下が生じて効果が弱くなり、医薬品の使用に頼りがちになるため)
- 便秘以外の場合に直腸内容物の排除を目的として用いることは適当でない
- 一時的な使用にとどめ、特に乳幼児では安易な使用を避ける
※便秘は、食生活等の生活習慣の改善を図ることが重要である
- 妊婦又は妊娠していると思われる女性では使用を避ける(一般に直腸の急激な動きに刺激されて流産・早産を誘発するおそれがあるため)
- 腹痛が著しい場合、便秘に伴って吐きけや嘔吐が現れた場合は、急性腹症の可能性があり、浣腸薬の配合成分の刺激によってその症状を悪化させるおそれがある
- 排便時に出血を生じる場合、医師の診療を受ける(痔出血のほか、直腸ポリープ[†]や直腸癌等に伴う出血である可能性があるため)

- 「注入剤」　肛門から薬液を注入する剤形。一般に"浣腸薬"という場合、多くは、注入剤として用いられるものを指しています。
- 【参考】「ポリープ」　消化管等の粘膜に生じる隆起性の病変のこと

2　浣腸薬の注入剤

a.　注入剤の用法に関連した注意

① 薬液の放出部を肛門に差し込み、薬液だまりの部分を絞って、薬液を押し込むように注入する
② 注入するときはゆっくりと押し込み、注入が終わったら放出部をゆっくりと抜き取る。注入する薬液は人肌程度に温めておくと、不快感を生じることが少ない ※肛門から異物を注入する用法であることから、人によっては肛門部の不快感を生じることがある
③ 薬液を注入した後すぐに排便を試みると、薬液のみが排出されて効果が十分得られないことから、便意が強まるまでしばらく我慢する。薬液が漏れ出しそうな場合は、肛門を脱脂綿等で押さえておくとよい
④ 半量等を使用する用法がある場合、残量を再利用すると感染のおそれがあるので使用後は廃棄する

b.　注入剤の浣腸成分

　浣腸成分は、浸透圧の差によって腸管壁から水分を取り込んで直腸粘膜を刺激し、排便を促す効果を期待して用いられる。体調によっては、直腸内の浸透圧変化に伴って肛門部に熱感を生じることがある。

▶グリセリン　▶ソルビトール

【グリセリンの適正使用情報】

● 高齢者又は心臓病の診断を受けた人は、使用する前に、治療を行っている医師等に相談する(排便時に血圧低下を生じて、立ちくらみの症状が現れるとの報告があり、そうした症状は体力の衰えている高齢者や心臓に基礎疾患がある人で特に現れやすいため)
● 痔出血の症状がある人は、使用する前に、治療を行っている医師等に相談する(肛門や直腸の粘膜に損傷があり出血しているときに使用すると、グリセリンが傷口から血管内に入って、赤血球の破壊(溶血)又は腎不全[†]を起こすおそれがあるため)

●【参考】「腎不全」　正常時の概ね 40％以下に腎機能が低下した状態

218

3　浣腸薬の坐剤

a.　坐剤の用法に関連した注意

① 柔らかい場合は、しばらく冷やした後に使用する。硬すぎる場合は、無理に挿入すると直腸粘膜を傷つけるおそれがあるため、柔らかくなった後に使用する
② 坐剤を挿入した後すぐに排便を試みると、坐剤が排出されて効果が十分得られないことから、便意が強まるまでしばらく我慢する

b.　坐剤の浣腸成分

▶ビサコジル〈P205, 206〉　▶炭酸水素ナトリウム

　ビサコジルは、瀉下薬の有効成分として内服でも用いられるが、その坐剤を誤って服用することのないよう注意する。

　炭酸水素ナトリウムは、直腸内で徐々に分解して炭酸ガスの微細な気泡を発生し、直腸を刺激する作用を期待して用いられる。

【炭酸水素ナトリウムの適正使用情報】

◉ まれに重篤な副作用としてショック†を生じる

● 【参考】「ショック」　顔面蒼白、呼吸困難、血圧低下等の症状が現れます。

解説

1　回虫と蟯虫

回虫と蟯虫は、いずれも手指や食物に付着した虫卵が口から入ることで感染する。

回虫の場合、孵化した幼虫が腸管壁から体組織に入り込んで体内を巡り、肺に達した後に気道から再び消化管内に入って成虫となる。そのため腹痛や下痢、栄養障害等の消化器症状のほか、呼吸器等にも障害を引き起こすことがある。

蟯虫の場合、肛門から這い出してその周囲に産卵するため、肛門部の痒みやそれに伴う不眠、神経症を引き起こすことがある。

2　駆虫薬の働き

駆虫薬	腸管内の寄生虫に対して、これを駆除するために用いられる医薬品 ※一般用医薬品の駆虫薬は、回虫と蟯虫[†]を対象としている

【駆虫薬の適正使用情報】

- 再度、駆虫を必要とする場合には、1ヵ月以上間隔を置いてから使用する(駆虫薬は腸管内に生息する虫体のみに作用し、虫卵や腸管内以外に潜伏した回虫の幼虫には駆虫作用が及ばず、成虫となった頃にあらためて使用しないと完全に駆除できないため)

- 保健所等で虫卵検査を受けて感染が確認された場合は、家族一緒に駆虫を図る(回虫や蟯虫の場合、通常、衣食を共にする家族全員に感染の可能性があるため)

- 定められた1日の服用回数や服用期間を守って適正に使用する(一度に多く服用しても駆虫効果が高まることはなく、かえって副作用が現れやすくなるため)

- 複数の駆虫薬を併用しない(駆虫効果が高まることはなく、副作用が現れやすくなり、また、組合せによっては駆虫作用が減弱することがあるため)

- 空腹時に使用するものが多い(食事を摂って消化管内に内容物があるときに使用すると、消化管内容物の消化・吸収に伴って駆虫成分の吸収が高まるため)
  ※駆虫薬は腸管内において薬効をもたらす局所作用を目的とする医薬品であり、消化管からの駆虫成分の吸収は好ましくない全身作用(頭痛、めまい等の副作用)を生じる原因となるため、極力少ないことが望ましい

- ヒマシ油との併用を避ける(ヒマシ油を使用すると腸管内で駆虫成分が吸収されやすくなり、副作用を生じる危険性が高まるため)
  ※駆除した虫体や腸管内に残留する駆虫成分の排出を促すため、瀉下薬を併用することがある

●「回虫と蟯虫」　条虫(いわゆるサナダ虫など)や吸虫、鉤虫、旋毛虫、鞭虫等
解説 の駆除を目的とする一般用医薬品はありません。これらについては、医療機関を
受診して診療を受けるなどの対応が必要です。

3　主な駆虫成分

① サントニン

　サントニンは、回虫の自発運動を抑える作用を示し、虫体を排便とともに排出
させることを目的として用いられる。

【サントニンの適正使用情報】

- 肝臓病の診断を受けた人では、使用する前に、治療を行っている医師又は処方薬
の調剤を行った薬剤師に相談する(肝機能障害を悪化させるおそれがあるため)
　※消化管から吸収されたサントニンは、主に肝臓で代謝される
- 服用後、一時的に物が黄色く見えたり、耳鳴り、口渇が現れることがある

② カイニン酸

　カイニン酸は、回虫に痙攣を起こさせる作用を示し、虫体を排便とともに排出させ
ることを目的として用いられる。カイニン酸を含む生薬成分として、マクリがある。

マクリ	【基原】フジマツモ科のマクリの全藻
	【作用】回虫の駆虫
	【備考】カイニン酸を含む
	▶日本薬局方収載のマクリは、煎薬として回虫の駆除に用いられる

③ ピペラジン

　ピペラジンリン酸塩は、アセチルコリン伝達を妨げて、回虫及び蟯虫（ぎょうちゅう）の運動筋を麻痺させる作用を示し、虫体を排便とともに排出させることを目的として用いられる。

【ピペラジンリン酸塩の適正使用情報】

● 痙攣（けいれん）、倦怠感、眠気、食欲不振、下痢、便秘を生じる
● 痙攣の症状のある人、貧血、著しい栄養障害の診断を受けた人は、使用する前に、治療を行っている医師又は処方薬の調剤を行った薬剤師に相談する(症状の悪化を招くおそれがあるため)
● 肝臓病、腎臓病の診断を受けた人は、使用する前に、治療を行っている医師又は処方薬の調剤を行った薬剤師に相談する(吸収されて循環血液中に移行したピペラジンが滞留して副作用を生じやすくなるおそれがあるため)

④ パモ酸ピルビニウム

　パモ酸ピルビニウムは、蟯虫の呼吸や栄養分の代謝を抑えて殺虫作用を示すとされる。

【パモ酸ピルビニウムの適正使用情報】

● 赤〜赤褐色の成分で、尿や糞便が赤く着色することがある
● 水に溶けにくいため消化管からの吸収は少ないとされているが、ヒマシ油との併用は避けるべきである
● 空腹時に服用することとはなっていないが、脂質分の多い食事やアルコール摂取は避けるべきである

3 IV　心臓などの器官や血液に作用する薬

■ 1.　強心薬

1　動悸と息切れ　

　心臓は、血液を全身に循環させるポンプの働きを担っているが、通常、自律神経系によって無意識のうちに調整がなされており、激しい運動をしたり、興奮したときなどの動悸や息切れは、正常な健康状態でも現れる。体の不調による動悸、息切れは、日常生活の身体活動や平静にしているときに起こる。

　動悸†は、心臓の働きが低下して十分な血液を送り出せなくなり、脈拍数を増やすことによってその不足を補おうとして生じる。

　息切れ†は、心臓から十分な血液が送り出されないと体の各部への酸素の供給が低下するため、呼吸運動によって取り込む空気の量を増やすことで補おうとして生じる。

　動悸、息切れは、睡眠不足や疲労による心臓の働きの低下のほか、不安やストレス等の精神的な要因で起こる。また、女性では、貧血や、更年期†に生じるホルモンバランスの乱れなどによって起こることがある。

解説
- ●「動悸」　心臓の拍動が強くもしくは速くなり、又は脈拍が乱れ、それが不快に感じられる状態
- ●「息切れ」　息をすると胸苦しさや不快感があり、意識的な呼吸運動を必要とする状態
- ●「更年期」とは、閉経の前後の女性ホルモン量が大きく変動する時期をいいます。

2　強心薬の働き　

強心薬	疲労やストレス等による軽度の心臓の働きの乱れについて、心臓の働きを整えて、動悸や息切れ等の症状の改善を目的とする医薬品 ※強心成分†が主体

解説
- ●「強心成分」　心筋に作用し、その収縮力を高めるとされる成分

223

a. 強心成分

強心成分は、強心作用†を期待して用いられる。

センソ (蟾酥)	【基原】ヒキガエル科のアジアヒキガエル等の耳腺の分泌物を集めたもの 【作用】強心 【備考】微量で強い強心作用を示す ▶皮膚や粘膜に触れると局所麻酔作用を示す ▶センソが配合された内服固形製剤は噛まずに服用する(口中でかみ砕くと舌が麻痺することがあるため) ▶有効域†が比較的狭い成分で、1日用量中センソ5mgを超えて含有する医薬品は劇薬に指定されている ▶一般用医薬品では、1日用量がセンソ5mg以下となるよう用法・用量が定められており、それに従って適正に使用する。 ▶通常用量においても、悪心(吐きけ)、嘔吐の副作用を生じる
ジャコウ (麝香)	【基原】シカ科のジャコウジカの雄の麝香腺分泌物 【作用】強心／呼吸中枢を刺激して呼吸機能を高めたり、意識をはっきりさせる／緊張や興奮を鎮める／血液の循環を促す 【備考】強心薬のほか、小児五疳薬†、滋養強壮保健薬に配合されている場合がある
ゴオウ (牛黄)	【基原】ウシ科のウシの胆囊中に生じた結石 【作用】強心／末梢血管の拡張による血圧降下／緊張や興奮を鎮める／血液の循環を促す／解熱 【備考】強心薬のほか、小児五疳薬、滋養強壮保健薬に配合されている場合がある
ロクジョウ (鹿茸)	【基原】シカ科の*Cervus nippon* Temminck、*Cervus elaphus* Linné、*Cervus canadensis* Erxleben又はその他同属動物の雄鹿の角化していない幼角 【作用】強心／強壮／血行促進 【備考】強心薬のほか、小児五疳薬、滋養強壮保健薬に配合されている場合がある

解説

● 「強心作用」　心筋に直接刺激を与え、その収縮力を高める作用
● 「有効域」　最小有効濃度と危険域の間の血中濃度の範囲のこと
● 「小児五疳薬」　小児鎮静薬のこと

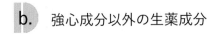 **強心成分以外の生薬成分**

　強心成分以外の生薬成分は、強心成分の働きを助ける効果を期待して用いられる。また、鎮静、強壮などの作用を目的とする生薬成分を組み合わせて配合されている場合が多い。

▶リュウノウ　▶シンジュ　▶レイヨウカク†(羚羊角)〈P166〉
▶ジンコウ(沈香)〈P166〉　▶ユウタン(熊胆)〈P189〉　▶動物胆(どうぶつたん)〈P189〉　▶サフラン〈P253〉
▶ニンジン(人参)〈P322〉　▶インヨウカク(淫羊藿)〈P322〉

リュウノウ (竜脳)	【作用】中枢神経系の刺激作用による気つけ†
	【備考】ボルネオールを含む
シンジュ (真珠)	【基原】ウグイスガイ科のアコヤガイ、シンジュガイ又はクロチョウガイ等の外套膜組成中に病的に形成された顆粒状物質
	【作用】鎮静

- 「レイヨウカク」　絶滅のおそれのある野生動植物の種の国際取引に関する条約による規制により、今後は本邦においてレイヨウカクの入手が困難となることが予想されるため、レイヨウカクを含有する強心薬のうち、センソ又はゴオウを主体とする一般用医薬品(例：いわゆる「六神丸」、「感応丸」)の中には、スイギュウカク(水牛角)へ代替するものもあります。
- 「気つけ」　心臓の働きの低下による一時的なめまい、立ちくらみ等の症状に対して、意識をはっきりさせたり、活力を回復させる効果のこと

C. 漢方処方製剤

苓桂朮甘湯は、強心作用が期待される生薬を含まず、主に利尿作用により、水毒†の排出を促すことを主眼としている。

苓桂朮甘湯 ［動悸・息切れ］ カンゾウ	【向】体力中等度以下で、めまい、ふらつきがあり、ときにのぼせや動悸があるものの立ちくらみ、めまい、頭痛、耳鳴り、動悸、息切れ、神経症、神経過敏に適すとされる
	【備考】高血圧、心臓病、腎臓病の診断を受けた人では、カンゾウ中のグリチルリチン酸による偽アルドステロン症を生じやすい
	※動悸や息切れの症状は、これらの基礎疾患によって起こることがある
	▶比較的長期間(1ヶ月位)服用されることがある

●「水毒」　漢方の考え方で、体の水分が停滞したり偏在して、その循環が悪いことを意味します。

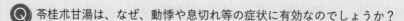

Ⓠ 苓桂朮甘湯は、なぜ、動悸や息切れ等の症状に有効なのでしょうか？

Ⓐ 【参考】医療用医薬品の場合、①心臓を無理矢理元気にして働かせる薬(強心薬)、②血液を血管内にとどめ、心臓にかかる負荷を軽減する薬(血管拡張薬)、③血液量を減らして心臓にかかる負荷を軽減する薬(利尿薬)が心臓病の薬として用いられます。苓桂朮甘湯は、その利尿作用により血液量を減らして心臓の負荷を軽減できるため、動悸や息切れの症状の改善に有効といえるでしょう。

4　相互作用と受診勧奨

a.　相互作用

- 特に滋養強壮保健薬では、強心薬と同じ生薬成分が配合されていることが多い
- 医師の治療を受けている人は、強心薬を使用する前に、治療を行っている医師又は処方薬の調剤を行った薬剤師に相談する（何らかの疾患のため医師の治療を受けている場合には、強心薬の使用が治療中の疾患に悪影響を生じることがあり、また、動悸や息切れの症状が、治療中の疾患に起因する可能性や処方された薬剤の副作用である可能性が考えられるため）

b.　受診勧奨

　心臓の働きの低下が比較的軽微であれば、心臓に無理を生じない程度の軽い運動と休息の繰り返しを日常生活に積極的に取り入れることにより、心筋が鍛えられ、また、手足の筋肉の動きによって血行が促進されて心臓の働きを助けることにつながる。強心薬の使用によって症状の緩和を図るだけでなく、こうした生活習慣の改善によって、動悸や息切れを起こしにくい体質づくりが図られることも重要である。

　一般用医薬品の副作用として動悸が現れることがあるが、一般の生活者においては、それが副作用による症状と認識されずに、強心薬による対処を図ろうとすることも考えられる。医薬品の販売等に従事する専門家においては、強心薬を使用しようとする人における状況の把握に努めることが重要である。

　以下のような場合は、医療機関を受診するなどの対応が必要である。

- 一般に 5～6 日間使用して症状の改善がみられない場合（心臓以外の要因として、呼吸器疾患、貧血、高血圧症、甲状腺機能の異常等のほか、精神神経系の疾患が考えられるため）
- 激しい運動をしていないにもかかわらず、突発的に動悸や息切れが起こる、意識が薄れる、脈が十分触れなくなる、胸部の痛み、冷や汗を伴う場合

2. 高コレステロール改善薬

　コレステロールは、細胞の構成成分であるとともに、胆汁酸や副腎皮質ホルモン等の生理活性物質の産生に重要な物質でもあり、生体に不可欠な物質となっている。食事から摂取された糖及び脂質から産生され、その産生及び代謝は主に肝臓で行われる。

【リポタンパク質】

　コレステロールは水に溶けにくい物質であるため、血液中では血漿タンパク質と結合したリポタンパク質となって存在する。リポタンパク質は比重によっていくつかの種類に分類され、低密度リポタンパク質(LDL)と高密度リポタンパク質(HDL)などがある。

LDL	コレステロールを肝臓から末梢組織へと運ぶ ※LDL コレステロールは「悪玉コレステロール」とも呼ばれる
HDL	コレステロールを末梢組織から肝臓へと運ぶ ※HDL コレステロールは「善玉コレステロール」とも呼ばれる

　このように、2種類のリポタンパク質によって、肝臓と末梢組織の間をコレステロールが行き来しているが、血液中の LDL が多く、HDL が少ないと、コレステロールの運搬が末梢組織側に偏ってその蓄積を招き、心臓病や肥満、動脈硬化症等の生活習慣病につながる危険性が高くなる。血漿中のリポタンパク質のバランスの乱れは、生活習慣病を生じる以前の段階では自覚症状を伴うものでないため、自分で気付いて医療機関の受診がなされるよりもむしろ、偶然又は生活習慣病を生じて指摘されることが多い。

　脂質異常症とは、医療機関で測定する検査値として、LDL が 140mg/dL 以上、HDL が 40mg/dL 未満、中性脂肪が 150mg/dL 以上のいずれかである状態をいう。

> **Q** コレステロールが水に溶けにくいことと、リポタンパク質となって存在することに、どのような関係があるのでしょうか?
>
> **A** 【参考】コレステロールは、油の一種ですから、「水と油」といわれるように、そのままでは水に溶け込むことも、混ざり合うこともできません。しかし、リポタンパク質は、その表面が親水性の性質をもち、内部は疎水性の性質をもっています。この疎水性の内部環境は、コレステロールにとってとても相性が良く、絶好の"住みか"となります。血中は水性の環境なので、コレステロールはなかなかリポタンパク質から出て行くことができず、リポタンパク質の内部に潜んだ状態で全身を巡ることになります。

Q 低密度リポタンパク質の「密度」とは、何のことですか？

A 【参考】リポタンパク質は種類ごとに、コレステロールやトリグリセリドの含有比率が違い、その比重、密度が異なっているため、血漿を超遠心分離器という機械にかけると様々な画分に分かれていきます。そうした画分に含まれるリポタンパク質のことを、それぞれ高密度リポタンパク質(HDL)、低密度リポタンパク質(LDL)、カイロミクロンといいます。そこで、リポタンパク質について言及する場合、「比重」とか「密度」という用語がしばしば用いられます。

Q LDL は"悪玉"なので、体に悪さをするリポタンパク質なのですよね。

A 【参考】その認識は正しくありません。1950〜1960 年頃から、米国では動脈硬化で死亡する人が急増し大きな社会問題となったことから、国を挙げて高脂血症の研究が行われました。その結果、血液中には様々なリポプロテインが存在しており、中でも LDL と HDL がコレステロールの運搬に関与していることが判明しました。

　LDL は肝臓のコレステロールを末梢組織に運搬する役割を担っていることから、動脈硬化の原因となる"悪い奴"と早合点され、LDL コレステロール(LDL に含まれるコレステロール)が「悪玉コレステロール」と呼ばれるようになりました。HDL は末梢組織のコレステロールを肝臓に運搬する役割を担っていることから、HDL コレステロールが「善玉コレステロール」と呼ばれました。

　とはいえ、実際のところ、LDL と HDL の両方ともが身体にとって必要であり、どちらが"善"でどちらが"悪"といえるほど単純なものではありません。

2　高コレステロール改善薬の働き

高コレステロール改善薬	血中コレステロール異常の改善、血中コレステロール異常に伴う末梢血行障害(手足の冷え、痺れ)の緩和等を目的として使用される医薬品
	※末梢組織へのコレステロールの吸収を抑える、肝臓におけるコレステロールの代謝を促す等により、血中コレステロール異常の改善を促すとされる成分が主体

a. 高コレステロール改善成分

> ▶大豆油不けん化物（ソイステロール）　▶リノール酸
> ▶ポリエンホスファチジルコリン†　▶パンテチン

大豆油不けん化物 （ソイステロール）	▶腸管におけるコレステロールの吸収を抑える働きがあるとされる
リノール酸／ ポリエンホスファ チジルコリン	▶コレステロールと結合して、代謝されやすいコレステロールエステルを形成するとされる ▶肝臓におけるコレステロールの代謝を促す効果を期待して用いられる
パンテチン	▶LDL 等の異化排泄を促進し、リポタンパクリパーゼ活性を高めて、HDL 産生を高める作用があるとされる

解説
- 「ポリエンホスファチジルコリン」　大豆から抽出・精製したレシチン(細胞膜を構成するリン脂質)の一種

Q 「LDL 等の異化排泄を促進」とは、どういう意味ですか？

A 【参考】パンテチンには、肝臓でコレステロールを胆汁酸に代謝(異化)する働きがあり、その胆汁酸は胆汁とともに消化管に排出されます。その結果、体内のコレステロールが減少し、LDL のコレステロールの減少につながると考えられます。

【高コレステロール改善成分の適正使用情報】

◉ 悪心(吐きけ)、胃部不快感、胸やけ、下痢等の消化器系の副作用を生じる

b. ビタミン成分

① ビタミンB2

> ▶リボフラビン酪酸(らくさん)エステル

　血漿中に過剰に存在するコレステロールは、過酸化脂質(かさんかししつ)となって種々の障害の原因となることが知られている。

　リボフラビンは、酵素によりフラビンモノヌクレオチド[†](FMN)、さらにフラビンアデニンジヌクレオチド[†](FAD)へと活性化され、フラビン酵素[†]の補酵素(ほこうそ)[†]として細胞内の酸化還元系やミトコンドリア[†]における電子伝達系[†]に働き、糖質、脂質の生体内代謝に広く関与しており、結果的に、コレステロールの生合成抑制と排泄・異化(いか)促進作用、中性脂肪の抑制作用、過酸化脂質の分解作用を有するとされる。

[†]解説

- 【参考】「フラビンモノヌクレオチド」　リボフラビンにリン酸が結合したもの
- 【参考】「フラビンアデニンジヌクレオチド」　リボフラビンにリン酸とアデニル酸が結合したもの
- 【参考】「フラビン酵素」　フラビン依存性酵素のこと。フラビンモノヌクレオチド、フラビンアデニンジヌクレオチドを補酵素とするタンパク質の総称です。
- 【参考】「補酵素」　タンパク質に可逆的に結合し、酵素活性を発現させる低分子化合物のこと。コエンザイムとも呼ばれます。
- 【参考】「ミトコンドリア」　真核細胞の細胞小器官で、その内膜は電子伝達系の場となっており、大量のATP(基本的なエネルギー)を産生しています。
- 【参考】「電子伝達系」　酸素を消費して大量のATPを産生する代謝系です。

【ビタミンB2の適正使用情報】

- リボフラビンの摂取によって尿が黄色くなることがあるが、使用の中止を要する副作用等の異常ではない

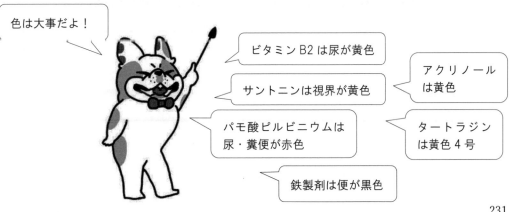

色は大事だよ！

ビタミンB2は尿が黄色

サントニンは視界が黄色

パモ酸ピルビニウムは尿・糞便が赤色

鉄製剤は便が黒色

アクリノールは黄色

タートラジンは黄色4号

② ビタミンE

> ▶トコフェロール酢酸エステル

　ビタミンEは、コレステロールからの過酸化脂質の生成を抑えるほか、末梢血管における血行を促進する作用があるとされ、血中コレステロール異常に伴う末梢血行障害(手足の冷え、痺れ)の緩和等を目的として用いられる。

　ビタミンEと同様の作用を期待して、ガンマーオリザノールが配合されている場合もある。

4　生活習慣改善のアドバイスと受診勧奨

a. 生活習慣改善のアドバイス

- 高コレステロール改善薬の使用による対処は、食事療法、運動療法の補助的な位置づけである

  ※糖質や脂質を多く含む食品の過度の摂取を控える、日常生活に適度な運動を取り入れる等、生活習慣の改善が図られることが重要となる

- 目安としてウエスト周囲径(腹囲)が、男性なら85cm、女性なら90cm以上である場合に生活習慣病を生じるリスクが高まるとされている

- いわゆるメタボリックシンドローム[†]の予防では、血中コレステロール値に留意することが重要となる

- 高コレステロール改善薬は、結果的に生活習慣病の予防につながるものであるが、ウエスト周囲径(腹囲)を減少させるなどの痩身効果を目的とする医薬品ではない

解説

● 【参考】「メタボリックシンドローム」　内臓肥満に高血圧・高血糖・脂質代謝異常が組み合わさり、心臓病や脳卒中などになりやすい病態のこと

b.　受診勧奨

以下のような場合は、医療機関を受診するなどの対応が必要である。

● 生活習慣の改善を図りつつ、1〜3 ヶ月間、高コレステロール改善薬の使用を続けても検査値に改善がみられない場合(遺伝的又は内分泌的要因[†]が疑われるため)

●「遺伝的又は内分泌的要因」　遺伝的要因として代謝酵素や受容体、アポタンパク質(リポタンパク質から脂質を取り除いた構造体)の遺伝子異常によるもの、内分泌的要因として糖尿病、腎疾患、甲状腺疾患など他の疾患によって生じるものが考えられます。

1 貧血

貧血は、症状として、疲労、動悸、息切れ、血色不良、頭痛、耳鳴り、めまい、微熱、皮膚や粘膜の蒼白[†]、下半身のむくみ等が現れ、その原因によりビタミン欠乏性貧血[†]、鉄欠乏性貧血[†]等に分類される。

- ●「蒼白」　青白くなること
- ●「ビタミン欠乏性貧血」　赤血球の産生に必要なビタミンが不足することによる貧血。特にビタミンB12の不足により生じる巨赤芽球性貧血は悪性貧血と呼ばれています。ビタミンB12は、内因子(胃腺から分泌される粘液に含まれるタンパク質)と結合体を形成して小腸から吸収されますが、胃粘膜の異常により内因子の分泌が減少すると吸収されにくくなり、ビタミンB12の不足が生じます。
- ●「鉄欠乏性貧血」　ヘモグロビン(赤血球に含まれる色素)の生合成に必要な鉄分が不足することによる貧血

【鉄欠乏性貧血】

鉄分は、赤血球が酸素を運搬する上で重要なヘモグロビン[†]の産生に不可欠なミネラルである。鉄分の摂取不足を生じても、初期には貯蔵鉄[†]や血清鉄[†]が減少するのみでヘモグロビン量自体は変化せず、ただちに貧血の症状は現れない。しかし、持続的に鉄が欠乏すると、ヘモグロビンが減少して貧血症状が現れる。

鉄欠乏状態を生じる要因としては、日常の食事からの鉄分の摂取不足、鉄の消化管からの吸収障害による鉄の供給量の不足、消化管出血等が挙げられる。

体の成長が著しい年長乳児[†]や幼児、月経血損失のある女性、鉄要求量の増加する妊婦・母乳を与える女性では、鉄欠乏状態を生じやすい。

- ●【参考】「ヘモグロビン」　ヘム鉄とグロビンとが結合した色素タンパク質
- ●「貯蔵鉄」　フェリチン(鉄を含有するタンパク質)として肝臓や脾臓に蓄えられている鉄
- ●「血清鉄」　ヘモグロビンを産生するため、赤血球へと運ばれている状態の鉄
- ●【参考】「年長乳児」　定義はありませんが、概ね、生後6か月以上1年未満の乳児を指すものと考えられます。

2　鉄製剤の働き

貧血用薬 （鉄製剤）	鉄欠乏性貧血に対して不足している鉄分を補充することにより、造血機能の回復を図る医薬品

【鉄製剤の適正使用情報】

- 鉄製剤を服用すると便が黒くなることがあるが、これは使用の中止を要する副作用等の異常ではない

  ※鉄製剤の服用前から便が黒い場合は、貧血の原因として消化管内で出血している場合があるため、服用前の便の状況との対比が必要である

- 鉄分の吸収は空腹時のほうが高いとされているが、消化器系の副作用を軽減するため、食後に服用することが望ましい

  ※鉄製剤の主な副作用として、悪心(吐きけ)、嘔吐、食欲不振、胃部不快感、腹痛、便秘、下痢等の胃腸障害が知られている

- 胃への負担を軽減するため、腸溶性とした製品[†]がある

- 「腸溶性とした製品」　胃と腸の pH の違いを利用して、胃ではなく腸で溶けるようにコーティングされた製剤のこと

3 主な配合成分

a. 鉄

鉄は、不足した鉄分を補充することを目的として配合されている。

> ▶フマル酸第一鉄　▶溶性ピロリン酸第二鉄　▶可溶性含糖酸化鉄
> ▶クエン酸鉄アンモニウム

b. 銅・コバルト・マンガン

銅は、ヘモグロビンの産生過程で鉄の代謝や輸送に重要な役割を持ち、補充した鉄分を利用したヘモグロビンの産生を助ける。

コバルトは、赤血球ができる過程で必要不可欠なビタミン B12 の構成成分で、骨髄での造血機能を高める。

マンガンは、糖質・脂質・タンパク質の代謝をする際に働く酵素の構成物質で、エネルギー合成を促進する。

> ▶硫酸銅　▶硫酸コバルト　▶硫酸マンガン

c. ビタミン成分

貧血を改善するため、ビタミンが配合されている場合がある。

ビタミン B6	▶ヘモグロビンの産生に必要
ビタミン B12／葉酸	▶正常な赤血球の形成に働く
ビタミン C	▶消化管内で鉄が吸収されやすい状態に保つ

4　相互作用と受診勧奨

a. 相互作用

- 複数の貧血用薬と併用すると、鉄分の過剰摂取となり、胃腸障害や便秘等の副作用が起こりやすくなる
- 貧血用薬の服用前後は、タンニン酸を含む飲食物の摂取を控える(服用の前後30分にタンニン酸を含む飲食物(緑茶、紅茶、コーヒー、ワイン、柿等)を摂取すると、タンニン酸と反応して鉄の吸収が悪くなることがあるため)
- 医師の治療を受けている人は、使用する前に、治療を行っている医師又は処方薬の調剤を行った薬剤師に相談する(鉄分の吸収に影響を及ぼす薬剤が処方されている場合があるため)

b. 受診勧奨

　貧血のうち鉄製剤で改善できるのは、鉄欠乏性貧血のみである。特段の基礎疾患等がなく鉄分の欠乏を生じる主な要因としては、鉄分の摂取不足が考えられ、鉄製剤の使用による対処と併せて、食生活の改善が図られることが重要である。

　なお、貧血の症状がみられる以前から予防的に鉄製剤を使用することは適当でない。以下のような場合は、医療機関を受診するなどの対応が必要である。

- 食生活を改善し、鉄製剤(貧血用薬)の使用を 2 週間程度続けても症状の改善がみられない場合(月経過多、消化管出血、痔、子宮筋腫などの出血性の疾患による慢性的な血液の損失が原因である可能性があり、これらの基礎疾患の治療が優先されるべきであるため、また、鉄欠乏性貧血以外の貧血[†]により症状が現れていることが疑われ、鉄製剤によって対処すること自体が適当でない可能性があるため)

- 「鉄欠乏性貧血以外の貧血」　ビタミン欠乏性貧血など、鉄以外の要素の欠損による貧血である場合があります。また、造血器系に異常が認められなくても、腎不全等の腎障害により、赤血球が生成される上で必要なタンパク質の産生が低下する腎性貧血であることも考えられます。

4．その他の循環器用薬

1 主な配合成分

> ▶ユビデカレノン　▶ヘプロニカート　▶イノシトールヘキサニコチネート
> ▶ルチン

ユビデカレノン	▶肝臓や心臓などの臓器に多く存在し、エネルギー代謝に関与する酵素の働きを助ける ▶摂取された栄養素からエネルギーが産生される際にビタミンB群とともに働く ▶別名：コエンザイムQ10 ▶心筋の酸素利用効率を高めて収縮力を高めることによって血液循環の改善効果を示すとされる ▶軽度な心疾患により日常生活の身体活動を少し越えたときに起こる動悸、息切れ、むくみの症状に用いられる
ヘプロニカート／イノシトールヘキサニコチネート	▶ニコチン酸が遊離し、その働きによって末梢の血液循環を改善する作用を示すとされる ▶ビタミンEと組み合わせて用いられることが多い
ルチン	▶ビタミン様物質の一種 ▶高血圧等における毛細血管の補強、強化の効果を期待して用いられる

【ユビデカレノンの適正使用情報】

◉ 2週間位使用して症状の改善がみられない場合は、漫然と使用を継続することは適当でない(心臓以外の病気が原因である可能性が考えられるため)
◉ 胃部不快感、食欲減退、吐きけ、下痢、発疹・痒みを生じる
◉ 15歳未満の小児向けの製品はない(小児において心疾患による動悸、息切れ、むくみの症状がある場合は、医師の診療を受けることが優先されるため)
◉ 心臓の病気で医師の治療又は指示を受けている人は、使用する前に、治療を行っている医師又は処方薬の調剤を行った薬剤師に相談する(医師の処置が優先されるため)
◉ 高血圧症、呼吸器疾患、腎臓病、甲状腺機能の異常、貧血の基礎疾患がある人は、使用する前に、治療を行っている医師又は処方薬の調剤を行った薬剤師に相談する(動悸、息切れ、むくみの症状は、これらの基礎疾患が原因で起こることがあるため)

a. 生薬成分

コウカ (紅花)	【基原】キク科のベニバナの管状花をそのまま又は黄色色素の大部分を除いたもので、ときに圧搾して板状としたもの 【作用】末梢の血行を促してうっ血を除く 【備考】日本薬局方収載のコウカを煎じて服用する製品は、冷え症及び血色不良に用いられる

b. 漢方処方製剤

三黄瀉心湯 [高血圧の随伴症状] ダイオウ	【向】体力中等度以上で、のぼせ気味で顔面紅潮し、精神不安、みぞおちのつかえ、便秘傾向などのあるものの高血圧の随伴症状(のぼせ、肩こり、耳なり、頭重、不眠、不安)、鼻血、痔出血、便秘、更年期障害、血の道症に適すとされる 【不向】体の虚弱な人(体力の衰えている人、体の弱い人)、胃腸が弱く下痢しやすい人、だらだら出血が長引いている人では、激しい腹痛を伴う下痢等の副作用が現れやすい等、不向きとされる 【備考】瀉下薬との併用を避ける ▶鼻血に 5～6 回使用しても症状の改善がみられない場合には、いったん使用を中止して専門家に相談する ▶痔出血、便秘に 1 週間位使用しても症状の改善がみられない場合には、いったん使用を中止して専門家に相談する ▶その他の適応に用いる場合には、比較的長期間(1 ヶ月位)服用されることがある
七物降下湯 [高血圧の随伴症状]	【向】体力中等度以下で、顔色が悪くて疲れやすく、胃腸障害のないものの高血圧に伴う随伴症状(のぼせ、肩こり、耳鳴り、頭重)に適すとされる 【不向】胃腸が弱く下痢しやすい人では、胃部不快感等の副作用が現れやすい等、不向きとされる 【備考】小児(15 歳未満)への使用は避ける 　　※小児向けの漢方処方ではない ▶比較的長期間(1 ヶ月位)服用されることがある

2　相互作用と受診勧奨

a.　相互作用

- コエンザイム Q10 を含む食品を併せて摂取すると、胃部不快感、吐きけ、下痢等の副作用が起こりやすくなるおそれがある
  ※コエンザイム Q10 は、医薬品的な効能効果が標榜又は暗示されていなければ、食品(いわゆる健康食品)の素材として流通可能となっている
- コエンザイム Q10 は、強心薬との併用を避ける(作用が増強されて心臓に負担を生じたり、副作用が現れやすくなるおそれがあるため)

b.　受診勧奨

以下のような場合は、医療機関を受診するなどの対応が必要である。

- 高血圧や心疾患そのものに対処する場合(高血圧や心疾患に伴う諸症状を改善する医薬品は、体質の改善又は症状の緩和を主眼とした補助的なもので、高血圧や心疾患そのものの治療を目的とするものではないため)

3　Ⅴ　排泄に関わる部位に作用する薬

■ 1．痔の薬

1　痔

　痔は、肛門付近の血管がうっ血し、肛門に負担がかかることによって生じる肛門の病気の総称で、主な病態としては、痔核、裂肛、痔瘻がある。

痔核 （いぼ痔）	▶肛門に存在する細かい血管群が部分的に拡張し、肛門内にいぼ状の腫れが生じたもの ▶便秘や長時間同じ姿勢でいる等、肛門部に過度の圧迫をかけることが主な原因で生じる	
	内痔核[†]	▶自覚症状が少ない（直腸粘膜には知覚神経が通っていないため） ▶排便時に、脱肛[†]、出血を生じる
	外痔核[†]	排便と関係なく、出血や患部の痛みを生じる
裂肛 （切れ痔） （裂痔）	▶肛門の出口からやや内側の上皮に傷が生じた状態 ▶便秘等により硬くなった糞便を排泄する際や、下痢の便に含まれる多量の水分が肛門の粘膜に浸透して炎症を起こしやすくなった状態で便が勢いよく通過する際に粘膜が傷つけられて生じる	
痔瘻	▶肛門内部に存在する肛門腺窩と呼ばれる小さなくぼみに糞便の滓が溜まって炎症・化膿を生じた状態 ▶体力低下等により抵抗力が弱まっているときに生じやすい ▶炎症・化膿が進行すると、肛門周囲の皮膚部分から膿があふれ、その膿により周辺部の皮膚がかぶれ、赤く腫れて激痛を生じる	

　痔は、肛門部に過度の負担をかけることやストレス等により生じる生活習慣病である。長時間座ることを避け、軽い運動によって血行を良くすることが痔の予防につながる。

　また、食物繊維の摂取を心がける等、便秘を避けることや香辛料などの刺激性のある食べ物を避けること等も痔の予防に効果的である。

　●「内痔核」　直腸粘膜と皮膚の境目となる歯状線より上部の直腸粘膜にできた痔核
　●「脱肛」　肛門から成長した痔核がはみ出る症状
　●「外痔核」　歯状線より下部の、肛門の出口側にできた痔核

一般用医薬品の痔疾用薬には、外用痔疾用薬(肛門部又は直腸内に適用する外用薬)と内用痔疾用薬(内服して使用する内用薬)がある。内用痔疾用薬は、外用痔疾用薬と併せて用いると効果的なものである。いずれもその使用と併せて、痔を生じた要因となっている生活習慣の改善等が図られることが重要である。

外用痔疾用薬 (がいようじしつようやく)	痔核(いぼ痔)又は裂肛(切れ痔)による痛み、痒み、腫れ、出血等の緩和、患部の消毒を目的とする坐剤(ざざい)、軟膏剤(なんこうざい)(注入軟膏を含む)又は外用液剤
内用痔疾用薬 (ないようじしつようやく)	比較的緩和な抗炎症作用、血行改善作用を目的とする成分のほか、瀉下・整腸成分等が配合された内服薬

3 外用痔疾用薬の主な配合成分

　外用痔疾用薬は局所に適用されるものであるが、坐剤及び注入軟膏では、成分の一部が直腸粘膜から吸収されて循環血流中に入りやすく、全身的な影響を生じることがある。

a. 局所麻酔成分

　局所麻酔成分は、皮膚や粘膜などの局所に適用されると、その周辺の知覚神経に作用して刺激の神経伝導を可逆的に遮断する。痔に伴う痛み・痒みを和らげることを目的として用いられる。

> ▶リドカイン　▶リドカイン塩酸塩　▶アミノ安息香酸エチル
> ▶ジブカイン塩酸塩　▶プロカイン塩酸塩

【局所麻酔成分の適正使用情報】

> ◉ リドカイン、リドカイン塩酸塩、アミノ安息香酸エチル、ジブカイン塩酸塩が配合された坐剤及び注入軟膏は、まれに重篤な副作用としてショック(アナフィラキシー)を生じる

b. 鎮痒成分

① 抗ヒスタミン成分

抗ヒスタミン成分は、痔に伴う痒（かゆ）みを和らげる。

> ▶ジフェンヒドラミン塩酸塩　▶ジフェンヒドラミン
> ▶クロルフェニラミンマレイン酸塩

② 局所刺激成分

局所刺激成分は、局所への穏やかな刺激によって痒みを抑える効果を期待して用いられる。

熱感刺激	▶クロタミトン
冷感刺激	▶カンフル　▶ハッカ油〈P182〉　▶メントール

c. 抗炎症成分

① ステロイド性抗炎症成分

ステロイド性抗炎症成分は、痔による肛門部の炎症や痒みを和らげる。

> ▶ヒドロコルチゾン酢酸エステル　▶プレドニゾロン酢酸エステル

【ステロイド性抗炎症成分の適正使用情報】

> ◉ ステロイド性抗炎症成分が配合された坐剤及び注入軟膏は、その含有量によらず長期連用を避ける

② グリチルレチン酸

グリチルレチン酸は、比較的緩和な抗炎症作用を示す。

グリチルレチン酸は、グリチルリチン酸が分解されてできる成分で、グリチルリチン酸と同様に作用する。

d. 組織修復成分

組織修復成分は、痔による肛門部（こうもん）の創傷（そうしょう）の治癒（ちゆ）を促す効果を期待して用いられる。

> ▶アラントイン
> ▶アルミニウムクロルヒドロキシアラントイネート(別名：アルクロキサ)

e. 止血成分

① アドレナリン作動成分

アドレナリン作動成分は、血管収縮作用による止血効果を期待して用いられる。

> ▸テトラヒドロゾリン塩酸塩　▸メチルエフェドリン塩酸塩
> ▸エフェドリン塩酸塩　▸ナファゾリン塩酸塩

【アドレナリン作動成分の適正使用情報】

- 心臓病、高血圧、糖尿病又は甲状腺機能障害の診断を受けた人は、メチルエフェドリン塩酸塩が配合された坐剤及び注入軟膏を使用する前に、治療を行っている医師又は処方薬の調剤を行った薬剤師に相談する(交感神経系に対する刺激作用によって心臓血管系や肝臓でのエネルギー代謝等にも影響を生じることが考えられ、症状を悪化させるおそれがあるため)
- 高齢者では、使用する前にその適否を十分考慮する(心臓病や高血圧、糖尿病の基礎疾患がある場合が多く、また、一般的に心悸亢進や血圧上昇、血糖値上昇を招きやすいため)
  ※使用する場合にはこれらの初期症状に常に留意する等、慎重に使用する

② 収斂保護止血成分

収斂保護止血成分は、粘膜表面に不溶性の膜を形成することによる粘膜の保護・止血を目的としている。

> ▸タンニン酸　▸酸化亜鉛　▸硫酸アルミニウムカリウム　▸卵黄油(らんおうゆ)

ロートエキス・タンニン坐剤、複方ロートエキス・タンニン軟膏のように、ロートエキス(鎮痛鎮痙作用を示す)とタンニン酸が組み合わせて用いられることもある。

f. 殺菌消毒成分

殺菌消毒成分は、痔疾患に伴う局所の感染を防止する。

> ▸クロルヘキシジン塩酸塩　▸セチルピリジニウム塩化物
> ▸ベンザルコニウム塩化物　▸デカリニウム塩化物
> ▸イソプロピルメチルフェノール

g.　生薬成分

シコン (紫根)	【基原】ムラサキ科のムラサキの根 【作用】組織修復の促進／新陳代謝の促進／抗菌／抗炎症
セイヨウトチノミ	【基原】トチノキ科のセイヨウトチノキ(マロニエ)の種子 【作用】血行促進／抗炎症 【備考】別名：セイヨウトチノキ種子

h.　ビタミン成分

ビタミンE ▶トコフェロール酢酸エステル	肛門周囲の末梢血管の血行を改善する
▶ビタミンA油	傷の治りを促す

4　内用痔疾用薬の主な配合成分

a.　止血成分

毛細血管を補強、強化して出血を抑える働き(止血効果)があるとされる。

▶カルバゾクロム

b.　ビタミンE

ビタミンEは、肛門周囲の末梢血管の血行を促して、うっ血を改善する効果を期待して用いられる。

▶トコフェロール酢酸エステル　▶トコフェロールコハク酸エステル

c. 生薬成分

痛に伴う症状の緩和を目的として、以下のような生薬成分が配合されている。

> ▶センナ、センノシド〈P205〉　▶ダイオウ(大黄)〈P205〉　▶カンゾウ(甘草)〈P173〉
> ▶ボタンピ(牡丹皮)〈P138〉　▶トウキ(当帰)〈P253〉　▶サイコ(柴胡)〈P332〉
> ▶オウゴン(黄芩)〈P190〉　▶セイヨウトチノミ〈P245〉　▶カイカ　▶カイカク

カイカ (槐花)	【基原】マメ科のエンジュの蕾
	【作用】止血
カイカク (槐角)	【基原】マメ科のエンジュの成熟果実
	【作用】止血

d. 漢方処方製剤

乙字湯 ［痔の症状］ カンゾウ 通常はダイオウ も含む	【向】体力中等度以上で、大便がかたく、便秘傾向のあるものの痔核(いぼ痔)、切れ痔、便秘、軽度の脱肛に適すとされる
	【不向】体の虚弱な人(体力の衰えている人、体の弱い人)、胃腸が弱く下痢しやすい人では、悪心・嘔吐、激しい腹痛を伴う下痢等の副作用が現れやすい等、不向きとされる
	【重副】肝機能障害、間質性肺炎
	【備考】比較的長期間(1ヶ月位)服用されることがある
	▶短期間の使用に限られるものでないが、切れ痔、便秘に5〜6日間服用しても症状の改善がみられない場合には、いったん使用を中止して専門家に相談する
芎帰膠艾湯 ［痔の症状］ カンゾウ	【向】体力中等度以下で冷え症で、出血傾向があり胃腸障害のないものの痔出血、貧血、月経異常・月経過多・不正出血、皮下出血に適すとされる
	【不向】胃腸が弱く下痢しやすい人では、胃部不快感、腹痛、下痢等の副作用が現れやすい等、不向きとされる
	【備考】比較的長期間(1ヶ月位)服用されることがある
	▶短期間の使用に限られるものでないが、1週間位服用しても症状の改善がみられない場合には、いったん使用を中止して専門家に相談する

5　相互作用と受診勧奨

a.　相互作用

　外用痔疾薬の坐剤及び注入軟膏は、成分の一部が直腸で吸収されて循環血流中に入り、内服の場合と同様の影響を生じることがある。そのため、同種の作用を有する成分を含む内服薬や医薬部外品、食品等と併用すると、効き目が強く現れたり、副作用が起こりやすくなることがある。

b.　受診勧奨

　一般の生活者においては、痔はその発症部位から恥ずかしい病気として認識されている場合が多く、不確かな情報に基づく誤った対処をしたり、放置して症状を悪化させてしまうことがある。
　以下のような場合は、医療機関を受診するなどの対応が必要である。

> ◉ 膿瘍†や痔瘻を生じた場合(治療には手術を要することがあるため)
> 　※肛門部にはもともと多くの細菌が存在しているが、肛門の括約筋によって外部からの細菌の侵入を防いでおり、血流量も豊富なため、細菌によって感染症を生じることはあまりない。しかし、痔の悪化等により細菌感染が起きると、異なる種類の細菌の混合感染が起こり、膿瘍や痔瘻を生じて周囲の組織に重大なダメージをもたらすことがある
>
> ◉ 痔の原因となる生活習慣の改善を図るとともに、一定期間、痔疾用薬を使用しても排便時の出血、痛み、肛門周囲の痒み等の症状が続く場合(肛門癌†等の重大な病気の症状である可能性が考えられるため)

解説

●【参考】「膿瘍」　炎症によって組織が化膿し、局部的に膿が溜まった状態
●「肛門癌」　肛門周囲に接している皮膚細胞又は肛門と直腸の境の粘膜上皮細胞が腫瘍化したもの

1 主な配合成分

a. 生薬成分

尿路の殺菌消毒・利尿
▶ウワウルシ

利尿
▶カゴソウ ▶キササゲ ▶サンキライ ▶ソウハクヒ ▶モクツウ ▶ブクリョウ

ウワウルシ	【基原】ツツジ科のクマコケモモの葉 【作用】尿路の殺菌消毒／利尿 【備考】尿中に排出される分解代謝物が抗菌作用を示す ▶日本薬局方収載のウワウルシは、煎薬として残尿感、排尿に際して不快感のあるものに用いられる
カゴソウ (夏枯草)	【基原】シソ科のウツボグサの花穂 【作用】利尿 【備考】日本薬局方収載のカゴソウは、煎薬として残尿感、排尿に際して不快感のあるものに用いられる
キササゲ (木大角豆)	【基原】ノウゼンカズラ科のキササゲ等の果実 【作用】利尿 【備考】日本薬局方収載のキササゲは、煎薬として尿量減少の症状に用いられる
サンキライ (山帰来)	【基原】ユリ科の*Smilax glabra* Roxburghの塊茎 【作用】利尿 【備考】日本薬局方収載のサンキライは、煎薬として尿量減少の症状に用いられる
ソウハクヒ (桑白皮)	【基原】クワ科のマグワの根皮 【作用】利尿 【備考】日本薬局方収載のソウハクヒは、煎薬として尿量減少の症状に用いられる
モクツウ (木通)	【基原】アケビ科のアケビ又はミツバアケビの蔓性の茎を、通例、横切りしたもの 【作用】利尿
ブクリョウ (茯苓)	【基原】サルノコシカケ科のマツホドの菌核で、通例、外層をほとんど除いたもの 【作用】利尿／健胃／鎮静

b. 漢方処方製剤

牛車腎気丸 ごしゃじんきがん ［泌尿器の症状］	【向】体力中等度以下で、疲れやすくて、四肢が冷えやすく尿量減少し、むくみがあり、ときに口渇があるものの下肢痛、腰痛、しびれ、高齢者のかすみ目、痒み、排尿困難、頻尿、むくみ、高血圧に伴う随伴症状の改善(肩こり、頭重†、耳鳴り)に適すとされる 【不向】胃腸が弱く下痢しやすい人、のぼせが強く赤ら顔で体力の充実している人では、胃部不快感、腹痛、のぼせ、動悸等の副作用が現れやすい等、不向きとされる 【重副】肝機能障害、間質性肺炎 【備考】比較的長期間(1ヶ月位)使用されることがある
八味地黄丸 はちみじおうがん ［泌尿器の症状］	【向】体力中等度以下で、疲れやすくて、四肢が冷えやすく、尿量減少又は多尿でときに口渇があるものの下肢痛、腰痛、しびれ、高齢者のかすみ目、痒み、排尿困難、残尿感、夜間尿、頻尿、むくみ、高血圧に伴う随伴症状の改善(肩こり、頭重、耳鳴り)、軽い尿漏れに適すとされる 【不向】胃腸の弱い人、下痢しやすい人では、食欲不振、胃部不快感、腹痛、下痢の副作用が現れるおそれがあるため使用を避ける必要があり、また、のぼせが強く赤ら顔で体力の充実している人では、のぼせ、動悸等の副作用が現れやすい等、不向きとされる 【備考】比較的長期間(1ヶ月位)使用されることがある
六味丸 ろくみがん ［泌尿器の症状］	【向】体力中等度以下で、疲れやすくて尿量減少又は多尿で、ときに手足のほてり、口渇があるものの排尿困難、残尿感、頻尿、むくみ、痒み、夜尿症、しびれに適すとされる 【不向】胃腸が弱く下痢しやすい人では、胃部不快感、腹痛、下痢等の副作用が現れやすい等、不向きとされる 【備考】比較的長期間(1ヶ月位)使用されることがある
猪苓湯 ちょれいとう ［泌尿器の症状］	【向】体力に関わらず使用でき、排尿異常があり、ときに口が渇くものの排尿困難、排尿痛、残尿感、頻尿、むくみに適すとされる 【備考】比較的長期間(1ヶ月位)使用されることがある
竜胆瀉肝湯 りゅうたんしゃかんとう ［泌尿器の症状］ カンゾウ	【向】体力中等度以上で、下腹部に熱感や痛みがあるものの排尿痛、残尿感、尿の濁り、こしけ(おりもの)、頻尿に適すとされる 【不向】胃腸が弱く下痢しやすい人では、胃部不快感、下痢等の副作用が現れやすい等、不向きとされる 【備考】比較的長期間(1ヶ月位)使用されることがある

解説 ●「頭重」　頭が重い症状のこと

 Q　牛車腎気丸と八味地黄丸の効能効果は同じように感じるのですが、何が違う
のでしょうか？

A　【参考】牛車腎気丸は、八味地黄丸のいわば改良版の漢方処方製剤といえるかも
しれません。
　八味地黄丸は、ジオウ(地黄)、サンシュユ(山茱萸)、サンヤク(山薬)、ブクリョ
ウ(茯苓)、タクシャ(沢瀉)、ボタンピ(牡丹皮)、ケイヒ(桂皮)、ブシ(附子)の 8 種
類の生薬成分から構成されていますが、これにゴシツ(牛膝)とシャゼンシ(車前子)
を加えたものが牛車腎気丸です。
　牛車腎気丸では、2 種類の生薬成分を加えたために、八味地黄丸と比較し、利
尿作用がより強く現れます。
　ちなみに八味地黄丸からケイヒ(桂皮)とブシ(附子)を除いたものが六味丸です。
　六味丸では、2 種類の生薬成分を除いた結果、体を温める作用等が失われてお
り、八味地黄丸や牛車腎気丸とは異なり、のぼせが強く赤ら顔で体力の充実して
いる人にも用いることができます。

2　受診勧奨

　残尿感や尿量減少は、一時的な体調不良等によるもののほか、泌尿器系の疾患にお
ける自覚症状としても現れる。例えば、膀胱炎や前立腺肥大等によっても、残尿感や尿
量減少の症状が起こることがあるが、その場合、一般用医薬品によって対処することは
適当でない。

3 VI 婦人薬

1 婦人特有の症状

月経 げっけい	● 子宮内膜†がはがれ落ち、経血と共に排出される生理現象 ● 妊娠可能な期間(妊娠中を除く)に、ほぼ毎月、周期的に起こる
月経周期	● 個人差があり、約 21 日〜40 日と幅がある ● 種々のホルモンの複雑な相互作用によって調節されており、視床下部や下垂体で産生されるホルモン†と卵巣で産生される女性ホルモン†が関与している
閉経 へいけい	● 加齢とともに卵巣からの女性ホルモンの分泌が減少していき、やがて月経が停止して、妊娠可能な期間が終了すること
更年期障害 こうねんき	● 閉経の前後の移行的な時期は更年期(閉経周辺期)と呼ばれ、体内の女性ホルモンの量が大きく変動することがある ● 更年期にみられる、月経周期が不規則になる、不定愁訴†として、血の道症†、冷え症、腰痛、頭痛、頭重、ほてり、のぼせ、立ちくらみ等が起こるといった症候群
血の道症 ち みちしょう	● 月経、妊娠、分娩、産褥†、更年期等の生理現象、流産、人工妊娠中絶、避妊手術等による異常生理で起こるとされる ● 更年期障害よりも範囲が広く、必ずしも更年期に限らない
月経前症候群 げっけいぜんしょうこうぐん	● 月経の約 10〜3 日前に現れ、月経開始と共に消失する身体症状(腹部膨満感、頭痛、乳房痛等)や精神症状(感情の不安定、抑うつ等)を主体とするもの

解説

● 「子宮内膜」　子宮の内壁を覆っている膜
● 【参考】「視床下部で産生されるホルモン」　性腺刺激ホルモン放出ホルモンのこと。下垂体からの性腺刺激ホルモンの分泌を促します。
● 【参考】「下垂体で産生されるホルモン」　性腺刺激ホルモン(卵胞刺激ホルモン、黄体形成ホルモン等)のこと。卵胞刺激ホルモンは、未成熟の卵胞を成熟させ、エストロゲンの分泌を促します。黄体形成ホルモンは、排卵を促し、プロゲステロンの分泌を促します。
● 【参考】「卵巣で産生される女性ホルモン」　卵巣ホルモン(エストロゲン、プロゲステロン)のこと。エストロゲンは、子宮内膜のほか、乳房や膣等の発育を促します。プロゲステロンは、受精卵が子宮内膜に着床しやすい状態にし、着床後は妊娠状態の維持に働きます。
● 「不定愁訴」　体のどの部位が悪いのかはっきりしない訴え。全身の倦怠感や疲労感、微熱感等を特徴とし、更年期障害のほか、自律神経失調症等の心身症の症状として現れることもあります。

- 「血の道症」　臓器・組織の形態的異常がなく、抑うつや寝つきが悪くなる、神経質、集中力の低下等の精神神経症状が現れる病態
- 「産褥」　分娩後、母体が通常の身体状態に回復するまでの期間のこと

2　婦人薬の働き

　婦人薬は、血の道症、更年期障害、月経異常及びそれらに随伴する冷え症、月経痛、腰痛、頭痛、のぼせ、肩こり、めまい、動悸、息切れ、手足のしびれ、こしけ(おりもの)、血色不良、便秘、むくみ等に用いられる。

婦人薬（ふじんやく）	月経及び月経周期に伴って起こる症状を中心として、女性に現れる特有な諸症状(血行不順、自律神経系の働きの乱れ、生理機能障害等の全身的な不快症状)の緩和と、保健を主たる目的とする医薬品

3　主な配合成分

a.　女性ホルモン成分

　女性ホルモン成分は、人工的に合成された女性ホルモンの一種である。エストラジオールを補充するもので、膣粘膜（ちつ）又は外陰部（がいいん）に適用される。

▶エチニルエストラジオール　▶エストラジオール

【女性ホルモン成分の適正使用情報】

- 適用部位(膣粘膜、外陰部)から吸収されて循環血液中に移行する
- 妊婦又は妊娠していると思われる女性は使用を避ける(妊娠中の女性ホルモン成分の摂取によって胎児の先天性異常の発生が報告されているため)
- 母乳を与える女性は使用を避けるべきである(成分の一部が乳汁中に移行することが考えられるため)
- 長期連用によって、血栓症を生じるおそれ、乳癌（がん）や脳卒中の発生確率が高まる可能性がある

b.　生薬成分

> ▶サフラン　▶コウブシ　▶センキュウ　▶トウキ　▶ジオウ
>
> ▶シャクヤク(芍薬)〈P138〉　▶ボタンピ(牡丹皮)〈P138〉
>
> ▶サンソウニン(酸棗仁)〈P151〉　▶カノコソウ(鹿子草)〈P151〉
>
> ▶カンゾウ(甘草)〈P173〉　▶オウレン(黄連)〈P189〉　▶ソウジュツ(蒼朮)〈P190〉
>
> ▶ビャクジュツ(白朮)〈P190〉　▶ダイオウ(大黄)〈P205〉　▶モクツウ(木通)〈P248〉
>
> ▶ブクリョウ(茯苓)〈P248〉

サフラン	【基原】アヤメ科のサフランの柱頭† 【作用】鎮静／鎮痛／女性の滞っている月経を促す 【備考】日本薬局方収載のサフランを煎じて服用する製品は、冷え症及び血色不良に用いられる
コウブシ (香附子)	【基原】カヤツリグサ科のハマスゲの根茎 【作用】鎮静／鎮痛／女性の滞っている月経を促す
センキュウ (川芎)	【基原】セリ科のセンキュウの根茎を、通例、湯通ししたもの 【作用】血行を改善して血色不良や冷えの緩和／強壮／鎮静／鎮痛
トウキ (当帰)	【基原】セリ科のトウキ又はホッカイトウキの根を、通例、湯通ししたもの 【作用】血行を改善して血色不良や冷えの緩和／強壮／鎮静／鎮痛
ジオウ (地黄)	【基原】ゴマノハグサ科のアカヤジオウ等の根又はそれを蒸したもの 【作用】血行を改善して血色不良や冷えの緩和／強壮／鎮静／鎮痛

その他、鎮痛・鎮痙の作用を期待してシャクヤク、ボタンピが、鎮静作用を期待してサンソウニン、カノコソウが、抗炎症作用を期待してカンゾウが、胃腸症状に対する効果を期待してオウレン、ソウジュツ、ビャクジュツ、ダイオウが、利尿作用を期待してモクツウ、ブクリョウが配合されている場合がある。

●【参考】「柱頭」　雌しべの先端部分。花粉を受け取る役割を担います。

【ダイオウの適正使用情報】

- 妊婦又は妊娠していると思われる女性における使用に注意する(腸の急激な動きに刺激されて流産・早産を誘発するおそれがあるため)
- 授乳婦における使用に注意する(乳児に下痢を生じるおそれがあるため)

c. ビタミン成分その他

ビタミン	ビタミン B1	ビタミンの補給
	▸チアミン硝化物　▸チアミン塩化物塩酸塩	
	ビタミン B2	
	▸リボフラビン	
	▸リボフラビンリン酸エステルナトリウム	
	ビタミン B6	
	▸ピリドキシン塩酸塩	
	ビタミン B12	
	▸シアノコバラミン	
	ビタミン C	
	▸アスコルビン酸	
	ビタミン E	血行促進
	▸トコフェロールコハク酸エステル	
▸アミノエチルスルホン酸(タウリン)		滋養強壮
▸グルクロノラクトン　▸ニンジン(人参)		

d. 漢方処方製剤

女性の月経や更年期障害に伴う諸症状の緩和に用いられるものとして、以下のような漢方処方製剤がある。

温経湯（うんけいとう） ［女性特有の症状］ カンゾウ	【向】体力中等度以下で、手足がほてり、唇が乾くものの月経不順、月経困難、こしけ(おりもの)、更年期障害、不眠、神経症、湿疹・皮膚炎、足腰の冷え、しもやけ、手あれ(手の湿疹・皮膚炎)に適すとされる 【不向】胃腸の弱い人では、不向きとされる 【備考】比較的長期間(1ヶ月位)服用されることがある
温清飲（うんせいいん） ［女性特有の症状］	【向】体力中等度で、皮膚はかさかさして色つやが悪く、のぼせるものの月経不順、月経困難、血の道症、更年期障害、神経症、湿疹・皮膚炎に適すとされる 【不向】胃腸が弱く下痢しやすい人では胃部不快感、下痢等の副作用が現れやすい等、不向きとされる 【重副】肝機能障害 【備考】比較的長期間(1ヶ月位)服用されることがある

加味逍遙散 かみしょうようさん ［女性特有の症状］ カンゾウ	【向】体力中等度以下で、のぼせ感があり、肩がこり、疲れ やすく、精神不安やいらだちなどの精神神経症状、ときに 便秘の傾向のあるものの冷え症、虚弱体質、月経不順、月 経困難、更年期障害、血の道症、不眠症に適すとされる 【不向】胃腸の弱い人では悪心^{おしん}(吐きけ)、嘔吐、胃部不快感、 下痢等の副作用が現れやすい等、不向きとされる 【重副】肝機能障害、腸間膜静脈硬化症[†] 【備考】比較的長期間(1ヶ月位)服用されることがある
桂枝茯苓丸 けいしぶくりょうがん ［女性特有の症状］	【向】比較的体力があり、ときに下腹部痛、肩こり、頭重^{ずおも}、 めまい、のぼせて足冷えなどを訴えるものの、月経不順、 月経異常、月経痛、更年期障害、血の道症、肩こり、め まい、頭重、打ち身(打撲症)、しもやけ、しみ、湿疹・ 皮膚炎、にきびに適すとされる 【不向】体の虚弱な人(体力の衰えている人、体の弱い人)で は不向きとされる 【重副】肝機能障害 【備考】比較的長期間(1ヶ月位)服用されることがある
五積散 ごしゃくさん ［女性特有の症状］ カンゾウ マオウ	【向】体力中等度又はやや虚弱で、冷えがあるものの胃腸 炎、腰痛、神経痛、関節痛、月経痛、頭痛、更年期障害、 感冒に適すとされる 【不向】体の虚弱な人(体力の衰えている人、体の弱い人)、 胃腸の弱い人、発汗傾向の著しい人では、不向きとされ る 【備考】比較的長期間(1ヶ月位)服用されることがある(感冒^{かんぼう} に用いる場合を除く)
柴胡桂枝乾姜湯 さいこけいしかんきょうとう ［女性特有の症状］ カンゾウ	【向】体力中等度以下で、冷え症、貧血気味、神経過敏で、 動悸、息切れ、ときにねあせ、頭部の発汗、口の渇きがあ るものの更年期障害、血の道症、不眠症、神経症、動悸、 息切れ、かぜの後期の症状、気管支炎に適すとされる 【重副】間質性肺炎、肝機能障害 【備考】比較的長期間(1ヶ月位)服用されることがある
四物湯 しもつとう ［女性特有の症状］	【向】体力虚弱で、冷え症で皮膚が乾燥、色つやの悪い体質 で胃腸障害のないものの月経不順、月経異常、更年期障 害、血の道症、冷え症、しもやけ、しみ、貧血、産後あ るいは流産後の疲労回復に適すとされる 【不向】体の虚弱な人(体力の衰えている人、体の弱い人)、 胃腸の弱い人、下痢しやすい人では、胃部不快感、腹痛、 下痢等の副作用が現れやすい等、不向きとされる 【備考】比較的長期間(1ヶ月位)服用されることがある

桃核承気湯 [女性特有の症状] カンゾウ ダイオウ	【向】体力中等度以上で、のぼせて便秘しがちなものの月経不順、月経困難症、月経痛、月経時や産後の精神不安、腰痛、便秘、高血圧の随伴症状(頭痛、めまい、肩こり)、痔疾、打撲症に適すとされる 【不向】体の虚弱な人(体力の衰えている人、体の弱い人)、胃腸が弱く下痢しやすい人では、激しい腹痛を伴う下痢等の副作用が現れやすい等、不向きとされる 【備考】ダイオウを含有するため、妊婦又は妊娠していると思われる女性、授乳婦における使用に注意する ▶比較的長期間(1ヶ月位)服用されることがある(便秘に用いる場合を除く)
当帰芍薬散 [女性特有の症状]	【向】体力虚弱で、冷え症で貧血の傾向があり疲労しやすく、ときに下腹部痛、頭重、めまい、肩こり、耳鳴り、動悸などを訴えるものの月経不順、月経異常、月経痛、更年期障害、産前産後あるいは流産による障害(貧血、疲労倦怠、めまい、むくみ)、めまい・立ちくらみ、頭重、肩こり、腰痛、足腰の冷え症、しもやけ、むくみ、しみ、耳鳴りに適すとされる 【不向】胃腸の弱い人では、胃部不快感等の副作用が現れやすい等、不向きとされる 【備考】比較的長期間(1ヶ月位)服用されることがある

● 【参考】「腸間膜静脈硬化症」 腸間膜静脈の線維性肥厚及び石灰化によって生じる虚血性の消化管疾患

Ｑ 四物湯は、体力虚弱に向いており、体の虚弱な人には不向きとなっています。おかしくないですか？

Ａ 【参考】「体力虚弱」とは、漢方独自の病態認識の「証」でいうところの"虚の病態"を意味しています。一方、「体の虚弱な人」とは、体力の衰えている人、体の弱い人のことです。四物湯は、虚の病態に用いられる漢方処方製剤ですが、体力の衰えている人、体の弱い人の場合には慎重な使用が求められることになります。

4　相互作用と受診勧奨

a.　相互作用

　内服で用いられる婦人薬は、複数の生薬成分が配合されている場合が多く、他の婦人薬や生薬成分を含有する医薬品(鎮静薬、胃腸薬、内用痔疾用薬、滋養強壮保健薬、漢方処方製剤等)が併用されると、同じ生薬成分又は同種の作用を示す生薬成分の重複摂取により、効き目が強く現れたり、副作用が起こりやすくなるおそれがある。

　一般の生活者においては、「痔の薬と更年期障害の薬は影響し合わない」と誤って認識している場合があるため、医薬品の販売等に従事する専門家は、適宜注意を促すことが重要である。

> ● 医師の治療を受けている人は、婦人薬を使用する前に、治療を行っている医師又は処方薬の調剤を行った薬剤師に相談する(何らかの疾患のため医師の治療を受けている場合には、婦人薬の使用が治療中の疾患に悪影響を生じることがあり、また、動悸や息切れ、めまい、のぼせ等の症状が、治療中の疾患に起因する可能性や処方された薬剤の副作用である可能性が考えられるため)

b.　受診勧奨

　内服で用いられる婦人薬は、比較的作用が穏やかで、ある程度長期間使用することによって効果が得られるとされる。効果の現れ方は、症状や使用する人の体質、体の状態等により異なるが、効果がみられないにもかかわらず漫然と使用を継続することは適当でない。月経不順は、卵巣機能の不全による場合もあるが、過度のストレスや不適切なダイエット等による栄養摂取のかたよりによって起こることもあり、月経前症候群を悪化させる要因ともなる。

　以下のような場合は、医療機関を受診するなどの対応が必要である。

> ● 1ヶ月位使用して症状の改善がみられず、日常生活に支障を来す場合
> ● 月経痛が年月の経過に伴って次第に増悪していく場合、大量の出血を伴う場合(子宮内膜症等の病気の可能性があるため)
> ● 不正出血(月経以外の不規則な出血)がある場合
> 　※おりものは、女性の生殖器からの分泌物で、卵巣が働いている間は程度の差はあるものの、ほとんどの女性にみられる。おりものの量の急な増加、膿のようなおりもの、血液が混じったおりものが生じたような場合は、膣や子宮に炎症や感染症を起こしている可能性がある
> ● 更年期障害の不定愁訴とされる症状の原因疾患が判明した場合(その治療が優先されるため)　※不定愁訴とされる症状の背景に原因となる病気が存在し、うつ状態はうつ病による場合、動悸・息切れは心疾患による場合、のぼせ・ほてりは高血圧、心臓、甲状腺の病気による場合がある

アレルギー用薬

1 アレルギー

どのような物質がアレルゲン(抗原_{こうげん})となってアレルギーを生じるかは、人によって異なる。複数の物質がアレルゲンとなることもある。主なアレルゲンとしては、小麦、卵、乳、そば、落花生_{らっかせい}、えび、かに等の食品、ハウスダスト(室内塵_{しつないじん}†)、家庭用品が含有する化学物質や金属等が知られており、スギやヒノキ、ブタクサ等の花粉†のように季節性のものもある。

皮膚や粘膜からアレルゲンが体内に入り込むと、その物質を特異的に認識した免疫グロブリン_{めんえき}†(抗体_{こうたい})によって肥満細胞†が刺激され、ヒスタミン†やプロスタグランジン等の物質が遊離する。肥満細胞から遊離したヒスタミンは、周囲の器官や組織の表面に分布する受容体と反応することで、血管拡張†、血管透過性_{こうしん}†亢進等の作用を示す。

- †●「室内塵_{じんあい}」 塵埃、動物の皮屑(フケ)、屋内塵_{ひせつ}性ダニの糞や死骸等が混じったもの
- ●「花粉」 スギ、ヒノキでは春に、カモガヤ等のイネ科の草本では初夏に、ブタクサやヨモギ等のキク科の草本では真夏から秋口に花粉が飛散します。
- ●【参考】「免疫グロブリン」 B細胞リンパ球で産生され、体液中に存在するタンパク質(IgG、IgA、IgM、IgD、IgE)のこと。このうち、IgEの基部が肥満細胞の表面に結合し、さらにIgEとアレルゲンが特異的に結合することにより、その刺激が肥満細胞に伝わって、ヒスタミン等が肥満細胞から大量に遊離します。アレルギーの症状は、このヒスタミンが肥満細胞の近くの細胞のヒスタミン受容体と結合することが原因で引き起こされます。
- ●「肥満細胞」 マスト細胞とも呼ばれます。特に皮膚・皮下組織、肺、消化管、肝臓の血管周囲に存在し、免疫機構の一端を担っています。"肥満細胞"という名称は、ヒスタミンやプロスタグランジン等の生理活性物質を細胞内に貯蔵して細胞自体が大きいことから付けられたものであり、肥満症との関連性はありません。
- ●「ヒスタミン」 細胞間の刺激の伝達を担う生理活性物質
- ●「血管拡張」 血管の容積が拡張すること
- ●「血管透過性」 血漿タンパク質が組織中に流れ出ること

【蕁麻疹とヒスタミン】

蕁麻疹_{じんましん}は、アレルゲンとの接触によって生じる。アレルゲン以外にも、皮膚への物理的な刺激等によって肥満細胞からヒスタミンが遊離して生じるもの(寒冷蕁麻疹、日光蕁麻疹、心因性蕁麻疹)もある。

また、サバ等の食品が傷むと、ヒスタミンやヒスタミン様物質(ヒスタミンに類似した物質)が生成することがあり、そうした食品の摂取によって蕁麻疹が生じることもある。

2　アレルギー用薬の働き

内服アレルギー用薬 （ないふく）	蕁麻疹や湿疹、かぶれ及びそれらに伴う皮膚の痒み又は鼻炎に用いられる内服薬の総称 　※抗ヒスタミン成分(ヒスタミンの働きを抑える)が主体
鼻炎用内服薬 （びえんようないふくやく）	急性鼻炎、アレルギー性鼻炎又は副鼻腔炎による諸症状の緩和を目的とした内服薬 　※抗ヒスタミン成分、アドレナリン作動成分(鼻粘膜の充血や腫れを和らげる)、抗コリン成分(鼻汁分泌やくしゃみを抑える)等を組み合わせたもの

3　主な配合成分

a.　抗ヒスタミン成分

　抗ヒスタミン成分は、肥満細胞（ひまん）から遊離したヒスタミンと受容体の反応を妨げることにより、ヒスタミンの働きを抑える。

> ▶クロルフェニラミンマレイン酸塩　▶カルビノキサミンマレイン酸塩
> ▶クレマスチンフマル酸塩　▶ジフェンヒドラミン塩酸塩
> ▶ジフェニルピラリン塩酸塩　▶ジフェニルピラリンテオクル酸塩
> ▶トリプロリジン塩酸塩　▶メキタジン
> ▶アゼラスチン　▶エメダスチン
> ▶ケトチフェンフマル酸塩　▶エピナスチン塩酸塩
> ▶フェキソフェナジン塩酸塩　▶ロラタジン

【抗ヒスタミン成分の適正使用情報】

- メキタジンは、まれに重篤な副作用としてショック(アナフィラキシー)、肝機能障害、血小板減少を生じる
- 抗ヒスタミン成分が配合された内服薬を服用した後は、乗物又は機械類の運転操作を避ける(重大な事故につながるおそれがあるため)

  ※ヒスタミンは、脳の下部にある睡眠・覚醒に大きく関与する部位において覚醒の維持・調節を行う働きを担っているが、抗ヒスタミン成分によりヒスタミンの働きが抑えられると眠気が促される
- ジフェンヒドラミンを含む成分(ジフェンヒドラミン塩酸塩、ジフェンヒドラミンサリチル酸塩)は、母乳を与える女性への使用を避けるか、使用する場合には授乳を避ける(ジフェンヒドラミンの一部が乳汁に移行して乳児に昏睡を生じるおそれがあるため)
- 排尿困難や口渇、便秘を生じる(抗ヒスタミン作用以外に抗コリン作用も示すため)
- 排尿困難の症状がある人、緑内障の診断を受けた人は、使用する前に、治療を行っている医師又は処方薬の調剤を行った薬剤師に相談する(症状の悪化を招くおそれがあるため)

b. 抗炎症成分

抗炎症成分は、皮膚や鼻粘膜の炎症を和らげる。

> ▶グリチルリチン酸二カリウム　▶グリチルリチン酸
> ▶グリチルリチン酸モノアンモニウム　▶トラネキサム酸

> グリチルリチン酸と同様の作用の生薬成分
> ▶カンゾウ(甘草)〈P173〉

c. アドレナリン作動成分

　アドレナリン作動成分は、交感神経系を刺激して鼻粘膜の血管を収縮させることによって鼻粘膜の充血や腫れを和らげる。メチルエフェドリン塩酸塩は、血管収縮作用により痒みを鎮める効果を期待して用いられることがある。

> ▶プソイドエフェドリン塩酸塩　▶フェニレフリン塩酸塩
> ▶メチルエフェドリン塩酸塩

【アドレナリン作動成分の適正使用情報】

- プソイドエフェドリン塩酸塩は、不眠や神経過敏を生じる(他のアドレナリン作動成分に比べて中枢神経系に対する作用が強いため)

- プソイドエフェドリン塩酸塩は、心臓病、高血圧、糖尿病又は甲状腺機能障害の診断を受けた人、前立腺肥大による排尿困難の症状がある人への使用を避ける(交感神経系に対する刺激作用によって心臓血管系や肝臓でのエネルギー代謝等への影響を生じやすく、症状を悪化させるおそれがあるため)

- プソイドエフェドリン塩酸塩は、自律神経系を介した副作用として、めまい、頭痛、排尿困難を生じる

- プソイドエフェドリン塩酸塩は、パーキンソン病の治療のため医療機関でセレギリン塩酸塩等のモノアミン酸化酵素阻害剤による治療を受けている人への使用を避ける必要がある(体内でのプソイドエフェドリンの代謝が妨げられて、副作用が現れやすくなるおそれが高いため)

  ※一般用医薬品の販売等に従事する専門家は、プソイドエフェドリン塩酸塩が配合された鼻炎用内服薬の購入者等に対して、その医薬品を使用しようとする人がモノアミン酸化酵素阻害剤で治療を受けている可能性がある場合には、治療を行っている医師又は処方薬の調剤を行った薬剤師に事前に確認するよう説明する

- プソイドエフェドリン塩酸塩、メチルエフェドリン塩酸塩は、依存性があり、長期間にわたって連用された場合には薬物依存につながるおそれがある

Ⓠ パーキンソン病とモノアミン酸化酵素の関係について教えてください。

Ⓐ 【参考】パーキンソン病になると、じっとしているときでも手や足にふるえが現れますが、これは脳のドーパミン量の不足によって引き起こされると考えられています。そこで、パーキンソン病の治療薬には、脳のドーパミン量を高める作用をもつ成分が用いられます。

　ドーパミンとは、モノアミンと呼ばれる物質の一つですが、脳の中にはモノアミン酸化酵素が存在しており、これがドーパミンを分解しています。

　モノアミン酸化酵素阻害剤であるセレギリン塩酸塩は、モノアミン酸化酵素の働きを妨げる作用を示し、これによりドーパミンが分解されにくくなります。ドーパミンが分解されにくくなれば、脳内のドーパミン量が高まるため、パーキンソン病の症状の軽減に有効といえます。

d. 抗コリン成分

抗コリン成分は、鼻腔内の粘液分泌腺からの粘液の分泌を抑えるとともに、鼻腔内の刺激を伝達する副交感神経系の働きを抑えることによって、鼻汁分泌やくしゃみを抑える。

> ▶ベラドンナ総アルカロイド　▶ヨウ化イソプロパミド

e. ビタミン成分

皮膚や粘膜の健康維持・回復を目的として、ビタミンが配合されている場合がある。

ビタミン B2 　▶リボフラビンリン酸エステルナトリウム
ビタミン B6 　▶ピリドキサールリン酸エステル、ピリドキシン塩酸塩
ビタミン C 　▶アスコルビン酸
▶ナイアシン(ニコチン酸アミド)
▶パンテノール　▶パントテン酸カルシウム

f. 生薬成分

シンイ (辛夷)	【基原】モクレン科の*Magnolia biondii* Pampanini、ハクモクレン、*Magnolia sprengeri* Pampanini、タムシバ又はコブシの蕾(つぼみ) 【作用】鎮静／鎮痛
サイシン (細辛)	【基原】ウマノスズクサ科のケイリンサイシン又はウスバサイシンの根及び根茎(こんけい) 【作用】鎮痛／鎮咳／利尿／鼻閉への効果
ケイガイ (荊芥)	【基原】シソ科のケイガイの花穂(かすい) 【作用】発汗／解熱／鎮痛／鼻閉(びへい)への効果

g. 漢方処方製剤

> ▶茵蔯蒿湯　▶十味敗毒湯　▶消風散　▶当帰飲子　▶葛根湯加川芎辛夷
> ▶小青竜湯〈P129〉　▶荊芥連翹湯　▶辛夷清肺湯

茵蔯蒿湯 ［皮膚の症状］ ［口内炎］ ダイオウ	【向】体力中等度以上で、口渇があり、尿量少なく、便秘するものの蕁麻疹、口内炎、湿疹・皮膚炎、皮膚の痒みに適すとされる 【不向】体の虚弱な人(体力の衰えている人、体の弱い人)、胃腸が弱く下痢しやすい人では、激しい腹痛を伴う下痢等の副作用が現れやすい等、不向きとされる 【重副】肝機能障害 【備考】短期間の使用に限られるものではないが、1週間位使用しても症状の改善がみられない場合には、いったん使用を中止して専門家に相談する
十味敗毒湯 ［皮膚の症状］ カンゾウ	【向】体力中等度なものの皮膚疾患で、発赤があり、ときに化膿するものの化膿性皮膚疾患・急性皮膚疾患の初期、蕁麻疹、湿疹・皮膚炎、水虫に適すとされる 【不向】体の虚弱な人(体力の衰えている人、体の弱い人)、胃腸が弱い人では不向きとされる 【備考】短期間の使用に限られるものでないが、化膿性皮膚疾患・急性皮膚疾患の初期、急性湿疹に1週間位使用しても症状の改善がみられない場合には、いったん使用を中止して専門家に相談する
消風散 ［皮膚の症状］ カンゾウ	【向】体力中等度以上の人の皮膚疾患で、痒みが強くて分泌物が多く、ときに局所の熱感があるものの湿疹・皮膚炎、蕁麻疹、水虫、あせもに適すとされる 【不向】体の虚弱な人(体力の衰えている人、体の弱い人)、胃腸が弱く下痢をしやすい人では、胃部不快感、腹痛等の副作用が現れやすい等、不向きとされる 【備考】比較的長期間(1ヶ月以上)服用されることがある
当帰飲子 ［皮膚の症状］ カンゾウ	【向】体力中等度以下で、冷え症で、皮膚が乾燥するものの湿疹・皮膚炎(分泌物の少ないもの)、痒みに適すとされる 【不向】胃腸が弱く下痢をしやすい人では、胃部不快感、腹痛等の副作用が現れやすい等、不向きとされる 【備考】比較的長期間(1ヶ月以上)服用されることがある

葛根湯加川芎辛夷 ［鼻の症状］ カンゾウ マオウ	【向】比較的体力があるものの鼻づまり、蓄膿症(副鼻腔炎)、慢性鼻炎に適すとされる 【不向】体の虚弱な人(体力の衰えている人、体の弱い人)、胃腸が弱い人、発汗傾向の著しい人では、悪心、胃部不快感等の副作用が現れやすい等、不向きとされる 【備考】比較的長期間(1ヶ月以上)服用されることがある
荊芥連翹湯 ［鼻の症状］ カンゾウ	【向】体力中等度以上で、皮膚の色が浅黒く、ときに手足の裏に脂汗をかきやすく腹壁が緊張しているものの蓄膿症(副鼻腔炎)、慢性鼻炎、慢性扁桃炎、にきびに適すとされる 【不向】胃腸の弱い人では、胃部不快感等の副作用が現れやすい等、不向きとされる 【重副】肝機能障害、間質性肺炎 【備考】比較的長期間(1ヶ月以上)服用されることがある
辛夷清肺湯 ［鼻の症状］	【向】体力中等度以上で、濃い鼻汁が出て、ときに熱感を伴うものの鼻づまり、慢性鼻炎、蓄膿症(副鼻腔炎)に適すとされる 【不向】体の虚弱な人(体力の衰えている人、体の弱い人)、胃腸虚弱で冷え症の人では、胃部不快感等の副作用が現れやすいなど、不向きとされている 【重副】肝機能障害、間質性肺炎、腸間膜静脈硬化症 【備考】比較的長期間(1ヶ月以上)服用されることがある

4 相互作用と受診勧奨

a. 相互作用

　一般用医薬品のアレルギー用薬は、複数の有効成分が配合されている場合が多く、他のアレルギー用薬や抗ヒスタミン成分、アドレナリン作動成分又は抗コリン成分を含有する医薬品(かぜ薬、睡眠補助薬、乗物酔い防止薬、鎮咳去痰薬、口腔咽喉薬、胃腸鎮痛鎮痙薬等)が併用されると、同じ成分又は同種の作用を有する成分の重複摂取となり、効き目が強く現れたり、副作用が起こりやすくなるおそれがある。

　一般の生活者においては、「鼻炎の薬と蕁麻疹の薬は影響し合わない」と誤って認識している場合があるため、医薬品の販売等に従事する専門家は、適宜注意を促すことが重要である。また、アレルギー用薬(内服薬)と鼻炎用点鼻薬(外用薬)でも成分が重複することがあり、「内服薬と外用薬は影響し合わない」との誤った認識に基づいて、併用されることがないよう注意が必要である。

b. 受診勧奨

　蕁麻疹や鼻炎等のアレルギー症状に対する医薬品の使用は、基本的に対症療法である。アレルギー症状を軽減するには、何がアレルゲンとなって症状が生じているのかが見極め、日常生活におけるアレルゲンの除去・回避といった根源的な対応を図ることが重要である。アレルゲンを厳密に特定するためには医療機関における検査を必要とする。減感作療法†とは、アレルゲンを特定した上で、そのアレルゲンに体を徐々に慣らしていく治療法である。

　皮膚感染症(たむし、疥癬†等)により、湿疹やかぶれに似た症状が現れることがあるが、その場合、アレルギー用薬によって一時的に痒み等の緩和を図ることは適当でなく、皮膚感染症そのものへの対処を優先する必要がある。

　以下のような場合は、医療機関を受診するなどの対応が必要である。

◉ 5〜6 日間使用しても症状の改善がみられない場合(一般用医薬品のアレルギー用薬は一時的な症状の緩和に用いられるものであるため)
◉ アレルギー症状が連鎖的に現れる場合(例：皮膚症状が治まると喘息が現れる)
◉ アトピー性皮膚炎†が疑われる場合(アトピー性皮膚炎による慢性湿疹等の治療に用いることを目的とした一般用医薬品はないため)
◉ 医薬品の使用中に症状が悪化・拡大した場合(医薬品の副作用である可能性があるため) ※特にアレルギー用薬の場合、一般の生活者では、使用目的となる症状(蕁麻疹等)と副作用の症状(皮膚の発疹・発赤等の薬疹)を見分けにくい
◉ 高熱を伴う鼻炎の場合(かぜではなく、ウイルス感染症等の重大な病気である可能性があるため)

- ●「減感作療法」　医師の指導の下に行われるべき治療法であり、一般の生活者が自己判断によりアレルギーの治療目的でアレルゲンを含む食品を摂取して行うことは避けなければなりません。症状の悪化や重篤なアレルギー症状(血圧低下、呼吸困難、意識障害等)を引き起こすおそれがあります。
- ●「疥癬」　ヒゼンダニ(ダニの一種)の皮膚感染によって引き起こされる皮膚疾患。激しい痒みを伴う皮疹(皮膚に現れる発疹のこと)を生じます。
- ●「アトピー性皮膚炎」　増悪と寛解を繰り返しながら慢性に経過する湿疹。多くの場合、気管支喘息、アレルギー性鼻炎、アレルギー性結膜炎等の病歴又は家族歴があります。

3 VIII 鼻に用いる薬

1 鼻炎

急性鼻炎	▶鼻腔内に付着したウイルスや細菌が原因となって生じる鼻粘膜の炎症 ▶かぜの随伴症状[†]として現れることが多い
アレルギー性鼻炎	▶ハウスダストや花粉等のアレルゲンに対する過敏反応によって引き起こされる鼻粘膜の炎症 ▶スギ等の花粉がアレルゲンとなって生じるアレルギー性鼻炎は、一般に「花粉症」と呼ばれる
副鼻腔炎	▶鼻粘膜の炎症が副鼻腔にも及んだもの ▶慢性の副鼻腔炎は、一般に「蓄膿症」と呼ばれる

● 【参考】「随伴症状」　ある症状に伴って現れる症状のこと

2 鼻炎用点鼻薬の働き

鼻炎用点鼻薬	急性鼻炎、アレルギー性鼻炎又は副鼻腔炎による諸症状のうち、鼻づまり、鼻水[†]、くしゃみ、頭重の緩和を目的として、鼻腔内に適用される外用液剤 ※一般用医薬品の鼻炎用点鼻薬の対応範囲は、急性鼻炎、アレルギー性鼻炎及びそれらに伴う副鼻腔炎であり、慢性のもの(蓄膿症、慢性鼻炎等)は対象となっていない ※漢方処方製剤(内服薬)の中には、蓄膿症、慢性鼻炎の効能を有するものがある ※アドレナリン作動成分(鼻粘膜の充血を和らげる)が主体 ※スプレー式で鼻腔内に噴霧する剤形が多い

　鼻炎用点鼻薬にアドレナリン作動成分のほか、抗ヒスタミン成分や抗炎症成分が配合されている場合であっても、鼻炎用内服薬とは異なり、いずれの成分も鼻腔内における局所的な作用を目的としている。

● 「鼻水」　鼻汁過多の症状のこと

【スプレー式鼻炎用点鼻薬の適正使用情報】

● 使用前に鼻をよくかむ(噴霧後に鼻汁とともに逆流する場合があるため)
● なるべく直接容器に鼻が触れないようにする
● 使用後は鼻に接した部分を清潔なティッシュペーパー等でふき、キャップを閉めた状態で保管する
● 他人と共有しない

3　主な配合成分

a.　アドレナリン作動成分

　アドレナリン作動成分は、交感神経系を刺激して鼻粘膜を通っている血管を収縮させることにより、鼻粘膜の充血や腫れを和らげる。

> ▶ナファゾリン塩酸塩　▶フェニレフリン塩酸塩　▶テトラヒドロゾリン塩酸塩

【アドレナリン作動成分の適正使用情報】

● 過度に使用すると鼻粘膜の血管が反応しなくなり、逆に血管が拡張して二次充血を招き、鼻づまり(鼻閉)がひどくなりやすい
● 成分が鼻粘膜から循環血液中に入りやすく、全身的な影響を生じることがある

b.　抗ヒスタミン成分

　アレルギー性鼻炎の発生には、生体内の伝達物質であるヒスタミンが関与している。また、急性鼻炎の場合は、鼻粘膜が刺激に対して敏感になることから肥満細胞からヒスタミンが遊離し、くしゃみや鼻汁等の症状が生じやすくなる。

　抗ヒスタミン成分は、ヒスタミンの働きを抑えることにより、アレルギー性鼻炎や急性鼻炎の症状を緩和する。

> ▶クロルフェニラミンマレイン酸塩　▶ケトチフェンフマル酸塩

c. 抗アレルギー成分

抗アレルギー成分は、肥満細胞からヒスタミンの遊離を抑えることにより、花粉、ハウスダスト(室内塵)等による鼻アレルギー症状を緩和する。通常、抗ヒスタミン成分と組み合わせて配合される。

> ▶クロモグリク酸ナトリウム

【クロモグリク酸ナトリウムの適正使用情報】

◉ アレルギー性でない鼻炎や副鼻腔炎に対しては無効である
◉ アレルギーによる症状か他の原因による症状かはっきりしない人は、使用する前に、専門家に相談する ※3日間使用しても症状の改善がみられない場合には、アレルギー以外の原因による可能性が考えられる
◉ 医療機関において減感作療法等のアレルギーの治療を受けている人は、使用する前に、治療を行っている医師又は処方薬の調剤を行った薬剤師に相談する(治療の妨げとなるおそれがあるため)
◉ まれに重篤な副作用としてアナフィラキシーを生じる
◉ 鼻出血や頭痛を生じる
◉ 症状の改善がみられた場合であっても、専門家に相談しながら慎重に使用する(2週間を超えて使用した場合の有効性、安全性に関する科学的データは限られており、また、鼻アレルギーの要因に対する改善策(花粉、ハウスダスト等のアレルゲンの除去・回避)を講じることが重要であるため) ※連用に伴って、他の配合成分(特にアドレナリン作動成分)による影響が生じることも考えられる

d. 局所麻酔成分

局所麻酔成分は、鼻粘膜の過敏性や痛み・痒みを抑える。

> ▶リドカイン　▶リドカイン塩酸塩

e. 殺菌消毒成分

殺菌消毒成分は、鼻粘膜を清潔に保ち、細菌による二次感染を防止する。

> ▶ベンザルコニウム塩化物　▶ベンゼトニウム塩化物
> ▶セチルピリジニウム塩化物

ベンザルコニウム塩化物、ベンゼトニウム塩化物、セチルピリジニウム塩化物は、いずれも陽性界面活性成分で、黄色ブドウ球菌、溶血性連鎖球菌等の細菌†、カンジダ等の真菌†類に対する殺菌消毒作用を示す。結核菌†やウイルス†には効果がない。

- ●【参考】「細菌」　真菌よりも原始的な細胞体で核を持たず、原核細胞に分類されます。細菌の遺伝子(DNA)は細胞の中にそのまま入っています。
- ●【参考】「真菌」　その細胞体には核があり、真核細胞に分類されます。真菌の遺伝子(DNA)は核の中に入っています。
- ●【参考】「結核菌」　ミコール酸(蝋燭のロウのような物質)に富む細胞壁を持つため薬剤抵抗性が高い、マクロファージに貪食されても死滅しない、空気感染する等、やっかいな性質をもつため、一般細菌とは別に扱われます。
- ●【参考】「ウイルス」　細胞を構成単位としないため、非細胞性生物(非生物)として位置づけられます。核酸(DNA、RNA)とタンパク質から構成される生命体です。

Ｑ 陽性界面活性成分とは何ですか？

Ａ 【参考】界面活性成分は、石けんのような性質をもち、水と油のように混ざりあわない物同士を混ぜることができます。これは、界面活性成分の一端が親水性となっており、もう一端が疎水性になっているためです。つまり、親水性の部分が水と馴れ合い、疎水性の部分が油と馴れ合っているわけです。この親水性の部分がプラスに帯電しているものを、陽性界面活性成分といいます。

f. 抗炎症成分

抗炎症成分は、鼻粘膜の炎症を和らげる。

> ▶グリチルリチン酸二カリウム

4　相互作用と受診勧奨

a.　相互作用

　アドレナリン作動成分は、鼻炎用点鼻薬以外にも、鎮咳去痰薬に気管支拡張成分として、外用痔疾用薬に止血成分として、また、点眼薬に結膜の充血を取り除く目的で配合されている場合があるため、これらの医薬品が併用されると、同種の作用を有する成分の重複摂取により、効き目が強く現れたり、副作用が起こりやすくなるおそれがある。

　また、抗ヒスタミン成分は、鼻炎用点鼻薬以外にも、かぜ薬や睡眠改善薬、乗物酔い防止薬にも配合されている場合があるため、重複摂取に注意する必要がある。

b.　受診勧奨

　鼻炎用点鼻薬は、急性又はアレルギー性の鼻炎及びそれに伴う副鼻腔炎の症状の緩和に働くが、その原因そのものを取り除くわけではない。

　以下のような場合は、医療機関を受診するなどの対応が必要である。

● 3日位使用しても症状の改善がみられない場合(アドレナリン作動成分のように、鼻以外の器官に影響を及ぼすおそれがある成分が配合されており、長期連用を避ける必要があるため)
● 中耳炎が発生した場合 ※かぜ症候群に伴う鼻炎症状が続くと、副鼻腔炎や中耳炎につながることがある
● 鼻茸[†]となっている場合(一般用医薬品により対処を図ることは適当でなく、ステロイド性抗炎症成分を含む点鼻薬の処方等が必要になるため)

●「鼻茸」　鼻粘膜が腫れてポリープとなった状態

3 IX　眼科用薬

1　眼科用薬の働き

眼科用薬	目の疲れやかすみ、痒み等の症状の緩和を目的として、結膜嚢[†]に適用する外用薬

眼科用薬には、点眼薬、洗眼薬、コンタクトレンズ装着液がある。また、一般用医薬品の点眼薬は、その主たる配合成分から、人工涙液、一般点眼薬、抗菌性点眼薬、アレルギー用点眼薬に大別される。

点眼薬	人工涙液	▶涙液成分を補うことを目的とする ▶目の疲れや乾き、コンタクトレンズ装着時の不快感等に用いられる
	一般点眼薬	▶目の疲れや痒み、結膜充血等の症状を抑える成分が配合される
	アレルギー用点眼薬	▶花粉、ハウスダスト等のアレルゲンによる目のアレルギー症状(流涙、目の痒み、結膜充血等)の緩和を目的とする ▶抗ヒスタミン成分、抗アレルギー成分が配合される
	抗菌性点眼薬	▶結膜炎(はやり目)、ものもらい(麦粒腫)、眼瞼炎(まぶたのただれ)等に用いられる ▶抗菌成分が配合される
洗眼薬		▶目の洗浄、眼病予防(水泳のあと、埃や汗が目に入ったとき等)に用いられる ▶涙液成分のほか、抗炎症成分、抗ヒスタミン成分等が配合される
コンタクトレンズ装着液		▶あらかじめ定められた範囲内の成分[†]のみを含む等の基準に当てはまる製品は、医薬部外品として認められている

解説
- ●「結膜嚢」　結膜で覆われた眼瞼(まぶた)の内側と眼球の間の空間
- ●「あらかじめ定められた範囲内の成分」　アスパラギン酸カリウム、アミノエチルスルホン酸、塩化ナトリウム、ヒドロキシプロピルメチルセルロース、ポリビニルアルコール、ポリビニルピロリドンのこと

【点眼薬の適正使用情報】

点眼方法	◉ 点眼の際に容器の先端が眼瞼(まぶた)や睫毛(まつげ)に触れないように注意しながら1滴ずつ正確に点眼する(雑菌が薬液に混入して汚染を生じる原因となるため) ※点眼薬は、結膜嚢に適用するものであるため、通常、無菌的に製造†されている
	◉ 一度に何滴も点眼しても効果が増すわけではない。むしろ薬液が鼻腔内へ流れ込み、鼻粘膜や喉から吸収されて、副作用を起こしやすくなる ※1滴の薬液の量は約50μLであるのに対し、結膜嚢の容積は30μL程度とされている
	◉ 点眼後は、しばらく眼瞼(まぶた)を閉じて薬液を結膜嚢内に行き渡らせる。その際、目頭を押さえる†と、薬液が鼻腔内へ流れ込むのを防ぐことができ、効果的とされる
保管及び取扱い上の注意	◉ 他人と共有しない(別の人が使用している点眼薬は、薬液が汚染されている可能性があるため)
	◉ 容器が開封されてから長期間を経過した製品の使用は避ける ※点眼薬の容器に記載されている使用期限は、未開封の状態におけるものである
コンタクトレンズ使用時の点眼法	◉ ソフトコンタクトレンズ、ハードコンタクトレンズをしたままの点眼は、添付文書に使用可能と記載されていない限り、行うべきではない。
	◉ ソフトコンタクトレンズを装着したままの点眼は避けることとしている製品が多い(通常、ソフトコンタクトレンズは水分を含みやすく、防腐剤などの配合成分がレンズに吸着されて、角膜に障害を引き起こす原因となるおそれがあるため) ※1回使い切りタイプとして防腐剤を含まない製品には、ソフトコンタクトレンズ装着時にも使用できるものがある

解説

● 【参考】「無菌的に製造」　細菌等の存在をほぼ否定できる製造方法のことです。一方、細菌等の存在を完全に否定できる製造方法を『無菌製造』といいます。無菌製造された製品の場合、1回使い切りタイプのものには防腐剤は配合されていません。

● 「目頭を押さえる」　鼻涙管を通って有効成分が鼻粘膜から吸収され、全身的な副作用を生じることがあるため、場合によっては点眼する際に目頭の鼻涙管の部分を圧迫し、有効成分の鼻への流出を防ぐ必要があります。

【眼科用薬に共通する副作用】

- 局所性の副作用として、目の充血や痒み、腫れが現れることがある

  ※これらの副作用は、点眼薬が適応とする症状との区別が難しいため、一定期間使用しても症状の改善がみられない場合には、使用を継続せずに専門家に相談する

- 全身性の副作用として、皮膚に発疹、発赤、痒みが現れることがある

  ※一般の生活者においては、眼科用薬の副作用によるものと思い至らず、アレルギー用薬や外皮用薬で対処してしまう場合がある

2　主な配合成分

a.　ネオスチグミン

　自律神経系の伝達物質であるアセチルコリンは、水晶体の周りを囲んでいる毛様体(もうようたい)に作用して、目の調節機能に関与している。

　目を酷使(こくし)すると、目の調節機能が低下し、目の疲れやかすみといった症状を生じる。

　ネオスチグミンメチル硫酸塩は、コリンエステラーゼの働きを抑える作用を示し、毛様体におけるアセチルコリンの働きを助けることで、目の調節機能を改善する効果を目的として用いられる。

b.　アドレナリン作動成分

　アドレナリン作動成分は、結膜を通っている血管を収縮させ、目の充血を除去する。

> ▶ナファゾリン塩酸塩　▶ナファゾリン硝酸塩　▶エフェドリン塩酸塩
> ▶テトラヒドロゾリン塩酸塩

【アドレナリン作動成分の適正使用情報】

- 緑内障(りょくないしょう)と診断された人は、使用する前に、治療を行っている医師又は治療薬の調剤を行った薬剤師に相談する(眼圧の上昇をまねき、緑内障を悪化させたり、その治療を妨げるおそれがあるため)
- 連用又は頻回に使用すると、異常なまぶしさを感じたり、かえって充血を招くことがある
- 5〜6日間使用しても症状の改善がみられない場合には、使用を継続することなく、専門家に相談する(長引く目の充血症状は、目以外の異変を含む、重大な疾患による可能性が考えられるため)

c. 抗炎症成分

> ▶グリチルリチン酸ニカリウム　▶ベルベリン硫酸塩
> ▶イプシロン－アミノカプロン酸　▶プラノプロフェン

グリチルリチン酸ニカリウム	▶比較的緩和な抗炎症作用を示す
ベルベリン硫酸塩	▶ベルベリン[†]による抗炎症作用を期待して用いられる
イプシロン－アミノカプロン酸	▶炎症の原因となる物質[†]の生成を抑える作用を示す ▶目の炎症を改善する効果を期待して用いられる
プラノプロフェン	▶非ステロイド性抗炎症成分 ▶炎症の原因となる物質[†]の生成を抑える作用を示す ▶目の炎症を改善する効果を期待して用いられる

解説

- ●「ベルベリン」　オウバク(黄柏)やオウレン(黄連)に含まれる成分。抗炎症作用のほか、抗菌作用が期待されます。
- ●【参考】「炎症の原因となる物質」　イプシロン－アミノカプロン酸の場合、アレルギーや炎症に関与する物質であるプラスミンのこと。プラスミノーゲンからプラスミンへの代謝を抑えます。
- ●【参考】「炎症の原因となる物質」　プラノプロフェンの場合、発熱、発痛、炎症に関与する物質であるプロスタグランジンのこと。シクロオキシゲナーゼ(プロスタグランジンの生合成に働く酵素)を阻害することによりプロスタグランジンの生成を抑えます。

d. 組織修復成分

組織修復成分は、炎症を生じた眼粘膜の組織修復を促す作用を期待して用いられる。

> ▶アズレンスルホン酸ナトリウム(水溶性アズレン)　▶アラントイン

e.　収斂成分

　収斂成分は、眼粘膜のタンパク質と結合して皮膜を形成し、外部の刺激から保護する作用を期待して用いられる。

> ▶硫酸亜鉛水和物

f.　目の乾きを改善する成分

　目の乾きを改善する成分は、角膜の乾燥を防ぐ。

> ▶コンドロイチン硫酸ナトリウム　▶精製ヒアルロン酸ナトリウム
> ▶ヒドロキシプロピルメチルセルロース
> ▶ポリビニルアルコール(部分けん化物)

g.　抗ヒスタミン成分

　アレルギーによる目の痒みの発生には、生体内の伝達物質であるヒスタミンが関与している。また、結膜の炎症の場合は、眼粘膜が刺激に対して敏感になることから肥満細胞からヒスタミンが遊離し、痒みの症状が生じやすくなる。
　抗ヒスタミン成分は、ヒスタミンの働きを抑えることにより、目の痒みを和らげる。

> ▶ジフェンヒドラミン塩酸塩　▶クロルフェニラミンマレイン酸塩
> ▶ケトチフェンフマル酸塩

【抗ヒスタミン成分の適正使用情報】

> ◉ 鼻炎用点鼻薬と併用†した場合には、乗物又は機械類の運転操作を避ける(眠気が現れることがあるため)

解説
　● 【参考】「鼻炎用点鼻薬と併用」　抗ヒスタミン成分の配合された眼科用薬の場合、単独で使用する分には眠気の副作用を生じることはほとんどありませんが、鼻炎用点鼻薬には抗ヒスタミン成分が含まれているため、これと併用した場合には、相互作用により眠気の副作用を生じることがあります。なお、抗ヒスタミン成分の配合された内服薬の場合は、併用するまでもなく単独で使用した場合であっても、眠気の副作用を生じることがあります。

h. 抗アレルギー成分

抗アレルギー成分は、肥満細胞からのヒスタミンの遊離を抑えることにより、花粉、ハウスダスト(室内塵)等による目のアレルギー症状(結膜充血、痒み、かすみ、流涙、異物感)を緩和する。通常、抗ヒスタミン成分と組み合わせて配合される。

▶クロモグリク酸ナトリウム

【クロモグリク酸ナトリウムの適正使用情報】

◉ アレルギー性でない結膜炎に対しては無効である
◉ アレルギーによる症状か他の原因による症状かはっきりしないは、使用する前に、専門家に相談する ※片方のみの目に症状がみられる場合、目のみで鼻には症状がみられない場合、視力の低下を伴う場合、2日間使用しても症状の改善がみられない場合には、アレルギー以外の原因による可能性が考えられる
◉ 点眼薬の配合成分として用いられる場合であっても、まれに重篤な副作用としてアナフィラキシーを生じることがある

i. 抗菌成分

サルファ剤
▶スルファメトキサゾール　▶スルファメトキサゾールナトリウム
▶ホウ酸

サルファ剤	▶細菌感染(ブドウ球菌や連鎖球菌)による結膜炎やものもらい(麦粒腫)、眼瞼炎等の化膿性の症状の改善を目的として用いられる
ホウ酸	▶洗眼薬では、用時水に溶解し、結膜嚢の洗浄・消毒に用いられる ▶点眼薬では、添加物の防腐剤として配合されていることがある

【サルファ剤の適正使用情報】

◉ 3〜4日使用しても症状の改善がみられない場合には、眼科専門医の診療を受ける(すべての細菌に効果があるわけではなく、また、ウイルスや真菌の感染には効果がないため)
◉ サルファ剤によるアレルギー症状を起こしたことがある人は使用を避ける

> **Q** サルファ剤とは、何ですか？
>
> **A** 【参考】スルファメトキサゾールのように、"スルファ"と付いている抗菌剤(スルファニルアミド誘導体)のことを総称して、サルファ剤といいます。
>
> 　本来なら、"スルファ剤"と発音する方が正しいのかもしれませんが、昔から"サルファ剤"と呼ばれています

i. 無機塩類

　涙液の主成分はナトリウムやカリウム等の電解質であるため、無機塩類が配合されている。

> ▶塩化カリウム　▶塩化カルシウム　▶塩化ナトリウム　▶硫酸マグネシウム
> ▶リン酸水素ナトリウム　▶リン酸二水素カリウム

k. ビタミン成分とアミノ酸成分

ビタミン A
▶レチノールパルミチン酸エステル[†]　▶レチノール酢酸エステル[†]

ビタミン B2
▶フラビンアデニンジヌクレオチドナトリウム

ビタミン B6
▶ピリドキシン塩酸塩

ビタミン B12
▶シアノコバラミン

ビタミン E
▶トコフェロール酢酸エステル

▶パンテノール[†]　▶パントテン酸カルシウム
▶アスパラギン酸カリウム　▶アスパラギン酸マグネシウム

ビタミン A	▶視細胞が光を感受する反応に関与する ▶視力調整等の反応の改善効果を期待して用いられる
ビタミン B2	▶フラビンアデニンジヌクレオチド(リボフラビンの活性体)は、角膜の酸素消費能を増加させ組織呼吸を亢進する ▶ビタミン B2 欠乏が関与する角膜炎の改善効果を期待して用いられる
ビタミン B6	▶アミノ酸の代謝、神経伝達物質の合成に関与する ▶目の疲れの改善効果を期待して用いられる
ビタミン B12	▶目の調節機能を助ける作用を期待して用いられる
ビタミン E	▶末梢の微小循環を促進させる ▶結膜充血、疲れ目等の改善効果を期待して用いられる
パンテノール／ パントテン酸	▶自律神経系の伝達物質の産生に重要な成分 ▶目の調節機能の回復を促す効果を期待して用いられる
アスパラギン酸	▶新陳代謝を促し、目の疲れの改善効果を期待して用いられる

解説

- ●「レチノールパルミチン酸エステル」　パルミチン酸レチノールとも呼ばれます。
- ●「レチノール酢酸エステル」　酢酸レチノールとも呼ばれます。
- ●【参考】「パンテノール」　ビタミン B5 のこと

3　相互作用と受診勧奨

a.　相互作用

　医師から処方された点眼薬と、一般用医薬品の点眼薬を併用した場合、治療中の疾患に悪影響を生じることがある。また、目のかすみや充血等の症状が、治療中の疾患に起因する可能性や、医師から処方された薬剤の副作用である可能性も考えられる。

　そのため、医師の治療を受けている人では、一般用医薬品の点眼薬を使用する前に、治療を行っている医師又は処方薬の調剤を行った薬剤師に相談するべきである。

b.　受診勧奨

　以下のような場合は、医療機関を受診するなどの対応が必要である。

- 緑内障による目のかすみの場合(緑内障による症状である場合には、効果が期待できないばかりでなく、配合成分によっては緑内障の悪化につながるおそれがあるため)
  ※一般用医薬品の点眼薬に緑内障の症状を改善できるものはない

- 目の痛みが激しい場合(急性緑内障、角膜潰瘍、眼球への外傷等を生じている場合、すみやかに眼科専門医による適切な処置が施されなければ、視力障害等の後遺症を生じるおそれがあるため)

- 視力の異常、眼球、眼瞼の外観の変化、目の感覚の変化の症状が現れた場合(これらの症状が現れたときは、目そのものが原因であることが多いが、脳等の病気による可能性もあるため)

Q　医療用医薬品ではアドレナリン作動成分が緑内障治療薬として使われていますよね。アドレナリン作動成分が配合された一般用医薬品の点眼薬は、緑内障の症状の改善に有用ではないでしょうか?

A　【参考】アドレナリンの受容体には、血管の収縮に働くものもあれば、逆に血管の弛緩に働くものもあります。このように、アドレナリン作動成分が人体に及ぼす作用は難解であるため、緑内障に用いる場合には、必ず、医師の指示の下で行う必要があります。したがって、一般用医薬品では、アドレナリン作動成分が配合された点眼薬であっても、緑内障への使用は認められていません。

3 X 皮膚に用いる薬

1 外皮用薬の働き

外皮用薬†	皮膚表面に生じた創傷や症状、又は皮膚の下にある毛根、血管、筋組織、関節等の症状を改善・緩和するため、外用局所に直接適用される医薬品

● 【参考】「外皮用薬」 皮膚に適用する外用薬(患部局所に適用する薬)のこと

【外皮用薬の適正使用情報】

⦿ 患部を清浄にしてから使用する(皮膚表面に汚れや皮脂が多く付着していると、有効成分の浸透性が低下するため) ※水洗に限らず、清浄綿を用いて患部を清拭する等の方法でもよい	
⦿ 入浴後の使用が効果的とされる(表皮の角質層が柔らかくなって有効成分が浸透しやすくなるため)	
軟膏剤 クリーム剤	⦿ いったん手の甲等に必要量を取ってから患部に塗布することが望ましい(薬剤を容器から直接指に取って患部に塗布した後、また指に取ることを繰り返すと、容器内に雑菌が混入するおそれがあるため)
	⦿ 手についた薬剤を十分に洗い流す(塗布した後、手に薬剤が付着したままにしておくと、薬剤が目や口の粘膜等に触れて刺激感等を生じるおそれがあるため)
テープ剤 パップ剤	⦿ 患部やその周囲に汗や汚れ等が付着した状態で貼付すると、十分な効果が得られない(有効成分の浸透性が低下するほか、剥がれやすくもなるため)
	⦿ 同じ部位に連続して貼付すると、かぶれを生じやすくなる
スプレー剤 エアゾール剤†	⦿ 目の周囲、口唇等の粘膜への使用を避ける(強い刺激を生じるおそれがあるため)
	⦿ 至近距離から噴霧したり、同じ部位に連続して噴霧すると、凍傷を起こすことがある ※使用上の注意に従い、患部から十分離して噴霧し、また、連続して噴霧する時間は 3 秒以内とすることが望ましい。使用時に振盪が必要な製品では、容器を振ってから噴霧する
	⦿ できるだけ吸入しないよう、また、周囲の人にも十分注意して使用する(吸入によりめまいや吐きけを生じることがあるため)

●【参考】「エアゾール剤」　医薬品の溶液等とともに液化ガス等を容器内に封入したもの。圧縮されたガスの圧力により、薬液をエアロゾル(気体中に微粒子が多数浮かんでいる物質)の状態で噴出させることができます。

解説

【外皮用薬に共通する副作用】

◉ 局所性の副作用として、適用部位に発疹・発赤、痒み等が現れることがある
　※これらの副作用は、外皮用薬が適応とする症状との区別が難しいため、一定期間使用しても症状の改善がみられない場合は、使用を継続せずに専門家に相談する

2　殺菌消毒成分

▶アクリノール　▶オキシドール(過酸化水素水)
▶ポビドンヨード　▶ヨードチンキ
▶ベンザルコニウム塩化物　▶ベンゼトニウム塩化物
▶セチルピリジニウム塩化物　▶セトリミド
▶クロルヘキシジングルコン酸塩　▶クロルヘキシジン塩酸塩
▶エタノール(消毒用エタノール)　▶イソプロピルメチルフェノール
▶チモール　▶フェノール(液状フェノール)　▶レゾルシン

アクリノール	▶黄色の色素 ▶一般細菌類の一部(連鎖球菌、黄色ブドウ球菌等の化膿菌)に殺菌消毒作用を示す ▶真菌、結核菌、ウイルスには効果がない ▶比較的刺激性が低く、創傷患部にしみにくい ▶衣類に付着すると黄色く着色し、脱色しにくいことがある
オキシドール (過酸化水素水)	▶過酸化水素の分解に伴って発生する活性酸素による酸化と、発生する酸素による泡立ちによる物理的な洗浄効果による作用 ▶一般細菌類の一部(連鎖球菌、黄色ブドウ球菌等の化膿菌)に殺菌消毒作用を示す ▶作用の持続性は乏しい ▶組織への浸透性は低い ▶目の周りへの使用を避ける(刺激性があるため)

ヨウ素系殺菌消毒成分	▶ヨウ素による酸化作用	
	▶結核菌を含む一般細菌類、真菌類、ウイルスに殺菌消毒作用を示す	
	▶石けんで洗浄した後に使用する場合には、石鹸分をよく洗い落としてから使用する(アルカリ性になるとヨウ素の殺菌力が低下するため)	
	▶ヨウ素に対するアレルギーの既往†がある人は使用を避ける(外用薬として用いた場合でも、まれにショック(アナフィラキシー)のような全身性の重篤な副作用を生じることがあるため)	
	ポビドンヨード	▶ヨウ素をポリビニルピロリドン(PVP)と呼ばれる担体†に結合させて水溶性とし、徐々にヨウ素が遊離して殺菌作用を示すようにしたもの
		▶誤って原液を口腔粘膜に適用しないよう注意する(口腔咽喉薬や含嗽薬の場合より高濃度で配合されているため)
	ヨードチンキ	▶ヨウ素とヨウ化カリウムをエタノールに溶解させたもの
		▶口唇等の粘膜、目の周りへの使用を避ける(皮膚刺激性が強いため)
		▶化膿している部位に使用すると、かえって症状を悪化させるおそれがある
ベンザルコニウム塩化物／ベンゼトニウム塩化物／セチルピリジニウム塩化物／セトリミド	▶陽性界面活性成分である	
	▶細菌(黄色ブドウ球菌、溶血性連鎖球菌等)、真菌類(カンジダ等)に殺菌消毒作用を示す	
	▶結核菌、ウイルスには効果がない	
	▶石けんで洗浄した後に使用する場合には、石けん分をよく洗い落としてから使用する(石けんとの混合によって殺菌消毒効果が低下するため)	
クロルヘキシジングルコン酸塩／クロルヘキシジン塩酸塩	▶一般細菌類、真菌類に比較的広く殺菌消毒作用を示す	
	▶結核菌、ウイルスには効果がない	

エタノール (消毒用エタノール)	▶手指・皮膚の消毒、器具類の消毒のほか、創傷面の殺菌・消毒にも用いられる ▶口唇等の粘膜、目の周りへの使用を避け、また、患部表面を軽く清拭するにとどめ、脱脂綿やガーゼに浸して患部に貼付することは避ける(皮膚刺激性が強いため)
その他の成分	▶イソプロピルメチルフェノール、チモール、フェノール(液状フェノール)、レゾルシンは、細菌や真菌類のタンパク質を変性させることにより殺菌消毒作用を示し、患部の化膿を防ぐことを目的として用いられる ▶レゾルシンは、角質層を軟化させる作用もあり、にきび用薬やみずむし・たむし用薬に配合されている場合がある

- ●「アレルギーの既往」　医療用の造影剤にはヨウ素を含むものが多いことから、造影剤にアレルギーがある人は、ヨウ素を含む医薬品の使用を避けるべきです。
- ●【参考】「担体」　有効成分を固定する土台となる物質のこと

【殺菌消毒薬と医薬部外品】

殺菌消毒薬	日常の生活において生じる、比較的小さなきり傷、擦り傷、掻き傷等の創傷面の化膿を防止すること、又は手指・皮膚の消毒を目的として使用される医薬品

　殺菌消毒薬のうち、配合成分やその濃度、効能・効果等があらかじめ定められた範囲内である製品は、医薬部外品(きず消毒保護剤等)として製造販売されている。
　一方、火傷(熱傷)や化膿した創傷面の消毒、口腔内の殺菌・消毒等を併せて目的とする製品は、医薬品としてのみ認められている。

【一般的な創傷への対応】

- 出血している場合は、創傷部に清潔なガーゼやハンカチ等を当てて圧迫し、止血する（5 分間程度は圧迫を続ける）
  ※創傷部を心臓より高くして圧迫すると、止血効果が高い
- 火傷（熱傷）の場合は、できるだけ早く、水道水などで熱傷部を冷やす
  ※軽度の熱傷であれば、痛みを感じなくなるまで（15〜30 分間）冷やすことで、症状の悪化を防ぐことができる。冷やした後は、水疱†を破らないようにガーゼ等で軽く覆うとよい
- 創傷面が汚れている場合は、水道水等のきれいな水でよく洗い流し、汚れた手で直接触れないようにする
  ※水洗が不十分で創傷面の内部に汚れが残ったまま、創傷表面を乾燥させるタイプの医薬品を使用すると、内部で雑菌が増殖して化膿することがある。

　人間の外皮表面には、通常、皮膚常在菌が存在しており、化膿の原因となる黄色ブドウ球菌、連鎖球菌等の増殖を防いでいる。創傷部に殺菌消毒薬を繰り返し適用すると、皮膚常在菌が殺菌されてしまい、また、殺菌消毒成分により組織修復が妨げられて、かえって治癒しにくくなったり、状態を悪化させることがある。

　最近では、「創傷面に浸出してきた液の中に表皮再生の元になる細胞を活性化させる成分が含まれているため、乾燥させない方が早く治癒する」という考えも広まってきており、創傷面を乾燥させない絆創膏も販売されている。

解説
- 「水疱」　皮膚にできる水ぶくれのこと。水疱が破れると、そこから感染を起こして化膿することがあります。

【受診勧奨】

　以下のような場合は、医療機関を受診するなどの対応が必要である。

- 出血が止まらない又は著しい場合、患部が広範囲な場合、ひどい火傷の場合（状態が悪化するおそれがあるため）
  ※低温火傷では表面上は軽症に見えても、組織の損傷が深部に達している場合がある
- 5〜6 日経過して痛みが強くなってくる場合、傷の周囲が赤く化膿している場合（殺菌消毒成分はすべての細菌やウイルスに効果があるわけではないため）

3 痒み・腫れ・痛みを抑える成分

a. ステロイド性抗炎症成分

　ステロイド性抗炎症成分は、副腎皮質ホルモン(ステロイドホルモン)の持つ抗炎症作用に着目し、それと共通する化学構造(ステロイド骨格)を持つ化合物を人工的に合成したものである。

　外用で用いる場合、患部局所における炎症を抑える作用を示し、特に、痒みや発赤などの皮膚症状を抑えることを目的として用いられる。

> ▶デキサメタゾン　▶プレドニゾロン吉草酸エステル酢酸エステル
> ▶プレドニゾロン酢酸エステル　▶ヒドロコルチゾン
> ▶ヒドロコルチゾン酪酸エステル　▶ヒドロコルチゾン酢酸エステル

【ステロイド性抗炎症成分の適正使用情報】

● 細菌、真菌、ウイルス等による皮膚感染や持続的な刺激感を生じる(末梢組織の免疫機能を低下[†]させる作用を示すため)

● 水痘(水疱瘡)、みずむし、たむし等又は化膿している患部への使用を避ける(症状を悪化させるおそれがあるため)

● 広範囲に生じた皮膚症状や、慢性の湿疹・皮膚炎を対象とするものではない
　※外皮用薬で用いられるステロイド性抗炎症成分は、体の一部分に生じた湿疹、皮膚炎、かぶれ、あせも、虫さされ等の一時的な皮膚症状(ほてり・腫れ・痒み等)の緩和を目的とするものである

● ステロイド性抗炎症成分をコルチゾン[†]に換算して1g又は1mL中0.025mgを超えて含有する製品の長期連用を避ける
　※医薬品の販売等に従事する専門家においては、まとめ買いや頻回に購入する者等に対して注意を促す必要がある
　※短期間の使用であっても、患部が広範囲にわたっている人が患部全体に使用した場合にはステロイド性抗炎症成分の吸収量が相対的に多くなるため、適用部位を限るなど過度の使用を避けるべきである

解説

● 【参考】「免疫機能を低下」　一般用医薬品において、免疫機能を低下させる作用は副作用となります。しかし、医療用医薬品の中には、このような免疫機能の低下作用に着目して、ステロイド性抗炎症成分を免疫抑制剤として利用し、臓器移植の際の拒絶反応を防ぐために用いるものがあります。

● 【参考】「コルチゾン」　ヒトの副腎皮質で生合成される代表的なステロイドホルモン

b. 非ステロイド性抗炎症成分

非ステロイド性抗炎症薬(NSAIDs)は、分子内にステロイド骨格を持たず、プロスタグランジンの産生を抑えることにより抗炎症作用を示す。

① 皮膚の炎症によるほてり・痒みを緩和する成分

ウフェナマート	▶炎症を生じた組織に働いて、細胞膜の安定化、活性酸素の生成抑制等の作用により、抗炎症作用を示すと考えられる ※患部局所におけるプロスタグランジンの産生を抑える作用については必ずしも明らかにされていない ▶湿疹、皮膚炎、かぶれ、あせも等による皮膚症状の緩和を目的として用いられる ▶刺激感(ヒリヒリ感)、熱感、乾燥感を生じる

② 鎮痛成分

皮膚の下層にある骨格筋や関節部まで浸透してプロスタグランジンの産生を抑える作用を示し、筋肉痛、関節痛、肩こりに伴う肩の痛み、腰痛、腱鞘炎、肘の痛み(テニス肘等)、打撲、捻挫に用いられる。

> ▶インドメタシン　▶ケトプロフェン　▶フェルビナク　▶ピロキシカム
> ▶ジクロフェナクナトリウム

Q 鎮痛成分に、解熱作用は期待できないのですか?

A 【参考】プロスタグランジンの産生を抑える成分は、解熱鎮痛成分として、かぜ薬や解熱鎮痛薬に配合されています。この場合、解熱鎮痛成分は、いったん循環血に移行してから薬効を発現します。一方、外皮用薬の場合、プロスタグランジンの産生を抑える成分が循環血に移行することはなく、仮に移行したとしてもその量はわずかであり、温熱中枢に働いて体温を下げる効果を期待することはできません。そこで、外皮用薬に配合されている場合、"解熱鎮痛成分"ではなく、"鎮痛成分"と呼ばれています。

【鎮痛成分に共通する適正使用情報】

◎ 塗り薬又はエアゾール剤の場合は1週間あたり50g（又は50mL）を超えての使用を避ける、貼付剤の場合は連続して2週間以上の使用を避ける製品が多い（過度に使用しても鎮痛効果が増すことはなく、その場合の安全性が確認されていないため）

◎ 長期連用を避ける
※医薬品の販売等に従事する専門家においては、まとめ買いや頻回に購入する者に対して注意を促す必要がある

◎ みずむし、たむし等又は化膿している患部への使用を避ける（殺菌作用はないため皮膚感染症に効果がなく、痛みや腫れを鎮めることでかえって皮膚感染が自覚されにくくなるおそれがあるため）

◎ 喘息を起こしたことがある人は使用を避ける（内服で用いられる解熱鎮痛成分と同様、喘息の副作用を引き起こす可能性があるため）

◎ 妊婦又は妊娠していると思われる女性は、胎児[†]への影響を考慮して、使用を避けるべきである（吸収された成分の一部が循環血液中に入る可能性があるため）

●「胎児」　インドメタシン、ケトプロフェン、ピロキシカム等を、妊娠末期のラットに経口投与した実験において、胎児に高度～中等度の動脈管の収縮が見られたとの報告があります。

【インドメタシンの適正使用情報】

◎ インドメタシンを主薬とする外皮用薬（含量1%の貼付剤を除く）について、11歳未満の小児向けの製品はない。インドメタシン含量1%の貼付剤については、15歳未満の小児向けの製品はない。
※インドメタシン以外の鎮痛成分では、15歳未満の小児向けの製品がない

◎ 皮膚が弱い人がインドメタシン含有の貼付剤を使用する場合には、あらかじめ1～2cm角の小片を腕の内側等の皮膚の薄い部位に半日以上貼ってみて、皮膚に異常を生じないことを確認することが推奨される（適用部位の皮膚に、腫れ、ヒリヒリ感、熱感、乾燥感が現れることがあるため）

【ケトプロフェンの適正使用情報】

- チアプロフェン酸[†]、スプロフェン[†]、フェノフィブラート[†]又はオキシベンゾン[†]、オクトクリレン[†]でアレルギー症状(発疹・発赤、痒み、かぶれ等)を起こしたことがある人は使用を避ける(これらの成分でアレルギー感作[†]された人は、分子の化学構造が類似しているケトプロフェンでもアレルギーを起こすおそれが大きいため)
- まれに重篤な副作用として、アナフィラキシー、接触皮膚炎、光線過敏症を生じる
- 使用している間及び使用後も当分の間は、天候にかかわらず戸外活動を避けるとともに、日常の外出時は塗布部を衣服、サポーター等で覆って紫外線に当たるのを避ける(紫外線により、使用中又は使用後しばらくしてから重篤な光線過敏症が現れることがあるため)

  ※ラップフィルム等の通気性の悪いもので塗布部を覆うことは適当でない
- 腫れ、刺激感、水疱・ただれ、色素沈着、皮膚乾燥を生じる

- 「チアプロフェン酸」「スプロフェン」「フェノフィブラート」　いずれも医療用医薬品の有効成分。チアプロフェン酸は内服薬として用いられる非ステロイド性抗炎症成分、スプロフェンは外用薬として用いられる非ステロイド性抗炎症成分、フェノフィブラートは脂質異常症用薬(内服)の成分です。
- 「オキシベンゾン」「オクトクリレン」　化粧品や医薬部外品に紫外線吸収剤として配合される化合物
- 「アレルギー感作」　免疫機構が物質をアレルゲンとして認識するようになること

【ピロキシカムの適正使用情報】

- 重篤なものは知られていないが、光線過敏症の副作用を生じることがある

  ※野外活動が多い人では、他の抗炎症成分が配合された製品を選択することが望ましい
- 腫れ、かぶれ、水疱、落屑[†]を生じる

- 「落屑」　皮膚片の細かい脱落のこと

③ サリチル酸とイブプロフェンピコノール

サリチル酸メチル／サリチル酸グリコール	▶主として局所刺激により患部の血行を促し、また、末梢の知覚神経に軽い麻痺を起こすことにより、鎮痛作用をもたらすと考えられている ▶皮膚から吸収された後、サリチル酸に分解されて、患部局所におけるプロスタグランジンの産生を抑える作用も期待される
イブプロフェンピコノール	▶イブプロフェンの誘導体[†] ▶吹き出物に伴う皮膚の発赤や腫れを抑えるほか、吹き出物(面皰(めんぽう))の拡張を抑える作用があるとされる ▶外用での鎮痛作用はほとんど期待できない ▶専(もっぱ)らにきび治療薬として用いられる

解説

● 「誘導体」　その化合物の分子内の一部分が変化して生じた化合物のこと

c.　グリチルリチン酸

グリチルリチン酸は、比較的穏やかな抗炎症作用を示す。

> ▶グリチルレチン酸　▶グリチルリチン酸二カリウム
> ▶グリチルリチン酸モノアンモニウム

d.　局所麻酔成分

局所麻酔成分は、きり傷、擦(す)り傷、掻(か)き傷等の創傷面の痛みや、湿疹、皮膚炎、かぶれ、あせも、虫さされ等による皮膚の痒みを和らげる。

> ▶ジブカイン塩酸塩　▶リドカイン　▶アミノ安息香酸エチル
> ▶テシットデシチン

e. アンモニア

アンモニアは、皮下の知覚神経に麻痺を起こさせる作用を示し、主に虫さされによる痒みに用いられる。

【アンモニアの適正使用情報】

- 口唇等の粘膜、目の周りへの使用を避ける(皮膚刺激性が強いため)

f. 抗ヒスタミン成分

湿疹、皮膚炎、かぶれ、あせも、虫さされ等による皮膚の痒みの発生には、生体内の伝達物質であるヒスタミンが関与している。

抗ヒスタミン成分は、外用薬で用いられる場合、適用部位の組織に浸透して、肥満細胞から遊離したヒスタミンとその受容体タンパク質との結合を妨げることにより、患部局所におけるヒスタミンの働きを抑える。湿疹、皮膚炎、かぶれ、あせも、虫さされ等による一時的かつ部分的な皮膚症状(ほてり・腫れ・痒み等)の緩和を目的として用いられる。

- ▶ジフェンヒドラミン ▶ジフェンヒドラミン塩酸塩
- ▶クロルフェニラミンマレイン酸塩 ▶ジフェニルイミダゾール
- ▶イソチペンジル塩酸塩

【抗ヒスタミン成分の適正使用情報】

- 患部の腫れを生じることがある

g. 局所刺激成分

① 冷感刺激成分

冷感刺激成分は、皮膚表面に冷感刺激を与え、軽い炎症を起こして反射的な血管の拡張による患部の血行を促す効果を期待して、また、知覚神経を麻痺させることによる鎮痛・鎮痒の効果を期待して用いられる。

- ▶メントール ▶カンフル ▶ハッカ油 ▶ユーカリ油

【冷感刺激成分の適正使用情報】

- 打撲や捻挫等の急性の腫れや熱感を伴う症状に適すとされる
- 目や目の周り、粘膜面への使用を避ける(刺激が強すぎるため)

② 温感刺激成分

　温感刺激成分は、皮膚に温感刺激を与え、末梢血管を拡張させて患部の血行を促す効果が期待される。クロタミトンについては、皮膚に軽い灼熱感を与え、痒みを感じにくくさせる効果を期待して用いられる。

▶カプサイシン　▶ノニル酸ワニリルアミド　▶ニコチン酸ベンジルエステル ▶クロタミトン
温感刺激成分と同様の作用の生薬成分 ▶トウガラシ

トウガラシ (唐辛子)	【基原】ナス科のトウガラシの果実 【作用】皮膚に温感刺激を与え、末梢血管を拡張させて患部の 　　　血行を促す 【備考】カプサイシンを含む

【温感刺激成分の適正使用情報】

- 人によっては刺激が強すぎて、副作用として痛みを生じることがある
- 貼付剤の場合、コタツや電気毛布等の保温器具で貼付部位を温めると強い痛みを生じやすくなるほか、いわゆる低温やけどを引き起こすおそれがある
- 入浴前後の使用は適当でなく、入浴1時間前には剥がし、入浴後は皮膚のほてりが鎮まってから貼付する
- 目や目の周り、粘膜面への使用を避ける(刺激が強すぎるため)

h.　収斂・皮膚保護成分

酸化亜鉛	▶患部のタンパク質と結合して皮膜を形成し、皮膚を 　保護する
ピロキシリン (ニトロセルロース)	▶創傷面に薄い皮膜を形成して保護する

【収斂・皮膚保護成分の適正使用情報】

● 患部が浸潤又は化膿している場合、傷が深い場合は使用を避ける(表面だけが乾燥してかえって症状を悪化させるおそれがあるため)

i. 組織修復成分

組織修復成分は、損傷皮膚の組織の修復を促す作用を期待して用いられる。

▶アラントイン ▶ビタミンA油

j. 血管収縮成分

血管収縮成分は、きり傷、擦り傷、掻き傷等の創傷面からの出血を抑えることを目的とする。創傷面に浸透して、その部位を通っている血管を収縮させることによる止血効果を期待して、アドレナリン作動成分が用いられる。

▶ナファゾリン塩酸塩

k. 血行促進成分

血行促進成分は、患部局所の血行を促すことを目的として用いられる。ヘパリン類似物質については、抗炎症作用や保湿作用も期待される。

| ▶ヘパリン類似物質† ▶ポリエチレンスルホン酸ナトリウム ▶ニコチン酸ベンジルエステル |
| ビタミンE ▶トコフェロール酢酸エステル ▶トコフェロール |

● 「ヘパリン類似物質」 その構造中に硫酸基、カルボキシル基、水酸基などの多くの親水基を持つため、高い保湿能を有しています。

【血行促進成分の適正使用情報】

◉ ヘパリン類似物質、ポリエチレンスルホン酸ナトリウムは、出血しやすい人、
出血が止まりにくい人、血友病、血小板減少症、紫斑症等の出血性血液疾患の
診断を受けた人への使用を避ける(血液凝固を抑える働きがあるため)

l. 漢方処方製剤

外用のものとして、以下のような漢方処方製剤がある。

紫雲膏 [外用]	【向】ひび、あかぎれ、しもやけ、うおのめ、あせも、ただれ、外傷、火傷、痔核による疼痛、肛門裂傷、湿疹・皮膚炎に適すとされる 【不向】湿潤、ただれ、火傷又は外傷のひどい場合、傷口が化膿している場合、患部が広範囲の場合には不向きとされる
中黄膏 [外用]	【向】急性化膿性皮膚疾患(腫れ物)の初期、打ち身、捻挫に適すとされる 【不向】湿潤、ただれ、火傷又は外傷のひどい場合、傷口が化膿している場合、患部が広範囲の場合には不向きとされる 【備考】捻挫、打撲、関節痛、腰痛、筋肉痛、肩こりに用いる貼り薬(パップ剤)とした製品もある

m. 生薬成分

▶アルニカ　▶サンシシ(山梔子)　▶オウバク(黄柏)〈P189〉
▶セイヨウトチノミ〈P245〉

アルニカ	【基原】キク科のアルニカ 【作用】血行促進／抗炎症
サンシシ (山梔子)	【基原】アカネ科のクチナシの果実で、ときには湯通し又は蒸したもの 【作用】血行促進／抗炎症

【一般的な打撲・捻挫への対応】

- まずは、患部を安静に保つ
  ※足や脚部を痛めた場合は、なるべく歩いたり、走ったりすることを避けることが望ましい
- 次に、氷囊などを用いて患部を冷やす
  ※冷却することにより、内出血を最小限にし、痛みの緩和が図られる
- 弾性包帯やサポーターで軽く圧迫し、患部を心臓より高くしておくと、患部の腫れを抑えるのに効果的とされる

【一般的な湿疹・皮膚炎への対応】

- 皮膚を清浄に保つため、毎日の入浴やシャワーが推奨される
  ※こすり過ぎによる刺激や、洗浄力の強い石けんや全身洗浄剤、シャンプー等の使用は避けることが望ましい
- 生活環境の改善として皮膚への刺激を避ける(患部を掻かないようにする、紫外線やストレス、発汗を避ける等)

【受診勧奨】

　一般用医薬品の使用は、痒みや痛み等の症状を一時的に抑える対症療法である。

　異常を生じている部位と皮膚に痒みや痛みが現れる部位とは必ずしも近接していないこともあり、原因がはっきりしない痒みや痛みについて、安易に一般用医薬品による症状の緩和(対症療法)を図ることは適当でない。

　以下のような場合は、医療機関を受診するなどの対応が必要である。

- 5～6日間使用して症状が治まらない場合
  ※一般用医薬品の使用で症状が抑えられた場合でも、ステロイド性抗炎症成分、非ステロイド性抗炎症成分(インドメタシン、ケトプロフェン、フェルビナク、ピロキシカム等)が配合された医薬品を長期間にわたって使用することは適切でない
- 痛みが著しい又は長引く場合
- 脱臼や骨折が疑われる場合
- 慢性の湿疹や皮膚炎、又は皮膚症状が広範囲にわたって生じている場合(感染症、内臓疾患、免疫機能の異常による可能性があるため)
- アトピー性皮膚炎の場合(医師による専門的な治療を要する疾患であり、一般用医薬品によって対処できる範囲を超えているため)

4　肌の角質化・かさつきを改善する成分　●●●

a.　角質軟化成分

サリチル酸	▶角質成分を溶解することにより角質軟化作用を示す ▶角質軟化のほか、抗菌、抗真菌、抗炎症作用を期待して、にきび用薬に配合される ▶頭皮のふけ(落屑)を抑える効果を期待して、毛髪用薬に配合される
イオウ	▶皮膚の角質層を構成するケラチンを変質させることにより角質軟化作用を示す ▶角質軟化のほか、抗菌、抗真菌作用を期待して、にきび用薬に配合される

b.　保湿成分

　皮膚の乾燥は、角質層の細胞間脂質や角質層中に元来存在する保湿因子(アミノ酸、尿素、乳酸等)が減少したり、皮脂の分泌が低下する等により、角質層の水分保持量が低下することによって生じる。保湿成分は、角質層の水分保持量を高め、皮膚の乾燥を改善することを目的として用いられる。

▶グリセリン　▶尿素　▶白色ワセリン　▶ヘパリン類似物質
保湿成分と同様の作用の生薬成分 　▶オリブ油

オリブ油	【基原】モクセイ科の*Olea europaea* Linnéの果実を圧搾して得た脂肪油 【作用】角質層の水分保持量を高め、皮膚の乾燥を改善する

【肌の角質化により生じる症状】

うおのめ (鶏眼) <small>けいがん</small>	▶皮膚の一部に機械的刺激や圧迫が繰り返し加わったことにより、角質層が部分的に厚くなったもの ▶圧迫されると痛みを感じる(角質の芯が真皮にくい込んでいるため)
たこ (胼胝) <small>べんち</small>	▶皮膚の一部に機械的刺激や圧迫が繰り返し加わったことにより、角質層が部分的に厚くなったもの ▶通常、痛みは伴わない(角質層の一部が単純に肥厚したもので芯がないため)
いぼ (疣贅) <small>ゆうぜい</small>	▶表皮が隆起した小型の良性の腫瘍 ▶ウイルス性のいぼと、老人性のいぼに大別される ▶足の裏にできた場合、たこと間違えられやすい ▶ウイルス性のいぼの場合、1〜2年で自然寛解することが多い

【角質軟化薬と医薬部外品】

　角質軟化薬のうち、配合成分やその濃度等があらかじめ定められた範囲内である製品は、医薬部外品(うおのめ・たこ用剤)として製造販売されている。

　一方、いぼに用いる製品†は、医薬品としてのみ認められている。

●「いぼに用いる製品」　いぼの原因となるウイルスに対する抑制作用はなく、いぼが広範囲にわたって生じたり、外陰部や肛門周囲に生じたような場合には、医師の診療を受けるなどの対応が必要です。

5　抗菌成分

サルファ剤
▸スルファジアジン　▸ホモスルファミン　▸スルフイソキサゾール
▸バシトラシン　▸フラジオマイシン硫酸塩　▸クロラムフェニコール

サルファ剤	細菌のDNA合成を阻害し、抗菌作用を示す
バシトラシン	細菌の細胞壁合成を阻害し、抗菌作用を示す
フラジオマイシン硫酸塩／クロラムフェニコール	細菌のタンパク質合成を阻害し、抗菌作用を示す

【にきび・吹き出物が生じる要因】

にきび、吹き出物†は、最も一般的に生じる化膿性皮膚疾患†である。

その発生要因は、以下のようなものである。

① ストレス、食生活の乱れ、睡眠不足等の様々な要因によって、肌の新陳代謝機能が低下し、毛穴の皮脂や古い角質が溜まる
② 老廃物がつまった毛穴の中で、皮膚常在菌のにきび桿菌(アクネ菌)が繁殖する
③ にきび桿菌が皮脂を分解して生じる遊離脂肪酸によって、毛包周囲に炎症を生じ、さらに他の細菌の感染を誘発して膿疱†や膿腫†ができる
④ 膿疱や膿腫がひどくなると色素沈着を起こして赤いしみや、クレーター状の瘢痕†が残ったりする

解説

- ●【参考】「にきび、吹き出物」　いずれも尋常性痤瘡という皮膚症状で、思春期において顔に生じるものはにきび、それ以外は吹き出物と呼ばれます。
- ●「化膿性皮膚疾患」　皮膚に細菌が感染して化膿したもの
- ●「膿疱」　皮膚にできる水ぶくれのうち、膿を内容物とするもの
- ●「膿腫」　化膿した腫れもの
- ●「瘢痕」　できものや傷口の治癒後にできる"傷あと"のこと

【にきび・吹き出物の基礎的なケア】

基礎的なケアとして、洗顔等により皮膚を清浄（せいじょう）に保つことが基本とされる。

吹き出物を潰したり無理に膿を出そうとすると、炎症を悪化させて皮膚の傷を深くして跡（あと）が残りやすくなる。ストレス等を取り除き、バランスの取れた食習慣、十分な睡眠等、規則正しい生活習慣を心がけることも、にきびや吹き出物ができやすい体質の改善につながる。油分の多い化粧品は、にきびを悪化させることがあり、水性成分主体のものを選択することが望ましい。

【にきび・毛嚢炎・とびひ】

にきび／ 吹き出物	▶にきび桿菌（かんきん）（アクネ菌）が毛穴で増殖することが原因
毛嚢炎（もうのう） （疔）（ちょう）	▶化膿菌（黄色（おうしょく）ブドウ球菌等）が毛穴から侵入し、皮脂腺や汗腺で増殖することが原因 ▶にきびに比べて痛みや腫れが顕著となる ▶顔面に生じたものを面疔（めんちょう）という
とびひ （伝染性膿痂疹）（のうかしん）	▶化膿菌が毛穴を介さずに虫さされ、あせも、掻き傷等から侵入することが原因 ▶水疱やかさぶた（痂皮）（かひ）、ただれ（糜爛）（びらん）を生じる ▶小児に発症することが多い ▶水疱が破れて分泌液が付着すると、皮膚の他の部分や他人の皮膚に拡がることがある

【受診勧奨】

以下のような場合は、医療機関を受診するなどの対応が必要である。

◎ 患部が広範囲である場合、
◎ 患部の湿潤やただれがひどい場合
◎ 化膿性皮膚疾患用薬を5〜6日間使用して症状の改善がみられない場合（免疫機能の低下等の重大な疾患の可能性が考えられるため） ※化膿性皮膚疾患用薬を漫然と使用していると、皮膚常在菌が静菌化される一方で、化膿菌（連鎖球菌、黄色ブドウ球菌等）が耐性（たいせい）を獲得するおそれがある。また、通常であれば、生体に元来備わっている免疫機能の働きによって、化膿菌は自然に排除される

6　抗真菌成分

イミダゾール系抗真菌成分
- ▶オキシコナゾール硝酸塩　▶ネチコナゾール塩酸塩　▶ビホナゾール
- ▶スルコナゾール硝酸塩　▶エコナゾール硝酸塩　▶クロトリマゾール
- ▶ミコナゾール硝酸塩　▶チオコナゾール

- ▶アモロルフィン塩酸塩　▶ブテナフィン塩酸塩　▶テルビナフィン塩酸塩
- ▶シクロピロクスオラミン　▶ウンデシレン酸　▶ウンデシレン酸亜鉛
- ▶ピロールニトリン　▶トルナフタート†　▶エキサラミド†

抗真菌成分と同様の作用の生薬成分
- ▶モクキンピ

イミダゾール系抗真菌成分	▶皮膚糸状菌の細胞膜を構成する成分の産生を妨げたり、細胞膜の透過性を変化させることにより、増殖を抑える
アモロルフィン塩酸塩／ブテナフィン塩酸塩／テルビナフィン塩酸塩	▶皮膚糸状菌の細胞膜を構成する成分の産生を妨げることにより、増殖を抑える
シクロピロクスオラミン	▶皮膚糸状菌の細胞膜に作用して、その増殖・生存に必要な物質の輸送機能を妨げ、増殖を抑える
ウンデシレン酸／ウンデシレン酸亜鉛	▶患部を酸性にすることにより、皮膚糸状菌の発育を抑える
ピロールニトリン	▶皮膚糸状菌の呼吸や代謝を妨げることにより、増殖を抑える ▶単独での抗真菌†作用は弱いため、他の抗真菌成分と組み合わせて配合される
モクキンピ（木槿皮）	【基原】アオイ科のムクゲの幹皮（かんぴ） 【作用】皮膚糸状菌の増殖を抑える

解説

- ●【参考】「トルナフタート」「エキサラミド」　いずれも皮膚糸状菌の増殖抑制作用を示します。
- ●【参考】「抗真菌」　真菌の代謝メカニズムを阻害し、その増殖を抑えること

【イミダゾール系抗真菌成分の適正使用情報】

- ◉ イミダゾール系成分が配合されたみずむし薬でかぶれたことがある人は、他の
イミダゾール系成分が配合された製品についても避けるべきである

【みずむし・たむしの特徴】

　みずむし、たむしは、皮膚糸状菌(白癬菌)による表在性真菌感染症[†]である。スリッパやタオルなどを介して、他の保菌者やペットから皮膚糸状菌が感染することも多い。

　また、以下のように発生する部位によって呼び名が変わる。

みずむし	▶ほとんどの場合は足に生じるが、まれに手に生じることもある ▶病型により以下の 3 つに分類される		
	趾間型	▶指の間の鱗屑[†](皮が剝ける)、浸軟[†](ふやけて白くなる)、亀裂、ただれ(糜爛)を主症状とする	
	小水疱型	▶足底に小さな水疱や鱗屑を生じ、ときに膿疱、ただれ(糜爛)が混じることもある	
	角質増殖型	▶足底全体に瀰漫性紅斑[†]と角質の増殖を生じる ▶皮膚糸状菌の感染巣は硬く、亀裂ができることがある ▶強い痒みはなく、みずむしとして自覚されない場合もある	
ぜにたむし (体部白癬)	▶輪状の小さな丸い病巣が胴や四肢に発生し、発赤と鱗屑、痒みを伴う		
いんきんたむし (頑癬)	▶ぜにたむしと同様の病巣が内股にでき、尻や陰嚢付近に広がっていくもの		
しらくも (頭部白癬)	▶小児に多く、清浄に保てば自然治癒することが多い。 ▶炎症が著しい場合には医師の診療を受ける等の対応が必要である		
爪白癬	▶爪内部に薬剤が浸透しにくいため難治性で、医療機関(皮膚科)における全身的な治療(内服抗真菌薬の処方)を必要とする場合が少なくない		

解説
- ●「表在性真菌感染症」　真菌類(皮膚糸状菌等)が皮膚に寄生することによって起こる疾患
- ●【参考】「鱗屑」　皮膚表面の角質が肥厚し、剥離した状態
- ●【参考】「浸軟」　皮膚表面の角質が水分を吸収し、膨潤して白色になった状態
- ●【参考】「瀰漫性紅斑」　血管拡張等により赤くなった皮膚が特定箇所に限局せず、広範囲に拡がっている状態

【みずむしの基礎的なケア】

みずむしの場合、足(特に指の間)を毎日石けんで洗う等して清潔に保ち、なるべく通気性を良くしておくことが重要である。靴下は毎日履き替える、靴下の洗濯後は日光に当てて干す、通気性の良い靴を選ぶ、連日同じ靴を履くことは避ける等の対処も、みずむしが発生しにくい環境作りにつながる。

みずむし、たむしは古くから知られている皮膚疾患の一つであり、様々な民間療法が存在するが、それらの中には科学的根拠が見出されないものも多く、かえって症状を悪化させる場合がある。

【みずむし・たむし用薬の適正使用情報】

- 軟膏は、一般的に、じゅくじゅくと湿潤している患部に適すとされる
- 液剤は、皮膚が厚く角質化している部分に適している
  ※液剤は有効成分の浸透性が高い
- 液剤は、患部に対する刺激が強い
- 湿疹か皮膚糸状菌による皮膚感染かはっきりしない場合に、抗真菌成分が配合された医薬品を使用することは適当でない(湿疹に抗真菌作用を有する成分を使用すると、かえって湿疹の悪化を招くことがあるため)
  ※湿疹とみずむし等の初期症状は類似していることが多い
  ※陰嚢に痒み、ただれ等の症状がある場合は、湿疹等の他の原因によることが多い
- 膣、陰嚢、外陰部等、湿疹、湿潤、ただれ、亀裂や外傷のひどい患部、化膿している患部への使用を避ける(強い刺激を生じたり、症状が悪化する可能性があるため)
  ※患部が化膿している場合には、抗菌成分を含んだ外用剤を使用するなどして、化膿が治まってから使用することが望ましい

【受診勧奨】

みずむし・たむし用薬の配合成分によっては、痒み、落屑、ただれ、水疱など、みずむし・たむしの症状と判別しにくい副作用が現れることがある。

以下のような場合は、医療機関を受診するなどの対応が必要である。

- ぜにたむし、いんきんたむしの患部が広範囲に及ぶ場合(自己治療の範囲を超えており、また、内服抗真菌薬の処方による全身的な治療が必要な場合があるため)
- みずむしやたむしに対する基礎的なケアと併せて、みずむし・たむし用薬を 2 週間位使用しても症状が良くならない場合(抗真菌成分に耐性を生じている可能性、皮膚糸状菌による皮膚感染でない可能性があるため)
  ※症状が改善しない場合、他のみずむし・たむし用薬に切り換えることはしない

▶カルプロニウム塩化物　エストラジオール安息香酸エステル
生薬成分 ▶カシュウ　▶チクセツニンジン　▶ヒノキチオール

カルプロニウム塩化物	▶適用局所においてアセチルコリンに類似した作用(コリン作用)を示す ▶頭皮の血管を拡張させ、毛根への血行を促すことによる発毛効果を期待して用いられる ▶コリン作用は持続するとされる(アセチルコリンと異なり、コリンエステラーゼによる分解を受けにくいため)
エストラジオール安息香酸エステル	▶女性ホルモン成分の一種 ▶女性ホルモンによる脱毛抑制効果を期待して用いられる(男性ホルモンの過剰な働きが脱毛の一因とされているため)
カシュウ (何首烏)	【基原】タデ科のツルドクダミの塊根 【作用】頭皮における脂質代謝を高めて余分な皮脂を取り除く／強壮
チクセツニンジン (竹節人参)	【基原】ウコギ科のトチバニンジンの根茎を、通例、湯通しししたもの 【作用】強壮／血行促進／抗炎症
ヒノキチオール	【基原】ヒノキ科のタイワンヒノキ、ヒバ等から得られた精油成分 【作用】抗菌・殺菌消毒／抗炎症

【カルプロニウム塩化物の適正使用情報】

◉ コリン作用による副作用として、局所又は全身性の発汗[†]、それに伴う寒気、震え、吐きけを生じる

●「発汗」　エクリン腺を支配する交感神経系においては、ノルアドレナリンではなく、例外的にアセチルコリンが神経伝達物質になっています。

【エストラジオール安息香酸エステルの適正使用情報】

◉ 妊婦又は妊娠していると思われる女性は使用を避けるべきである
　※毛髪用薬は頭皮における局所的な作用を目的とする医薬品であるが、女性ホルモン成分が頭皮から吸収されて循環血流中に入る可能性を考慮する

【毛髪用薬と医薬部外品】

毛髪用薬 （もうはつようやく）	脱毛の防止、育毛、ふけや痒みを抑えること等を目的として、頭皮に適用する医薬品

　毛髪用薬のうち、配合成分やその分量等にかんがみて人体に対する作用が緩和なものは、医薬部外品（育毛剤、養毛剤）として製造販売されている。
　一方、壮年性脱毛症†、円形脱毛症†、粃糠性脱毛症†、瀰漫性脱毛症†等の疾患名を掲げた効能・効果は、医薬品としてのみ認められている。

解説

- ●【参考】「壮年性脱毛症」　男性ホルモンが毛髪の成長を抑制することによって前頭部及び頭頂部に脱毛が生じるもの。男性の青・壮年期に多く現れます。
- ●【参考】「円形脱毛症」　自己免疫によって頭髪が円形に突然抜けるもの。毛包が頭皮に残っているので、再び発毛する可能性があります。
- ●【参考】「粃糠性脱毛症」　ふけを伴い、前頭部及び頭頂部の毛髪が細く乾燥するもの。思春期以降の男性に多く現れます。
- ●【参考】「瀰漫性脱毛症」　頭髪が均等に脱毛し、全体的に薄くなるもの。中年以降の女性に多く現れます。

3 XI 歯や口中に用いる薬

1. 歯痛薬と歯槽膿漏薬

1 歯痛薬(外用)の働き

歯痛は、多くの場合、歯の齲蝕(むし歯)とそれに伴う歯髄炎によって起こる。歯痛薬の使用により、歯の齲蝕が修復されることはない。

歯痛薬	歯の齲蝕による歯痛を応急的に鎮めることを目的とする医薬品

2 歯痛薬(外用)の主な配合成分

a. 局所麻酔成分

局所麻酔成分は、齲蝕により露出した歯髄を通っている知覚神経の伝達を遮断して痛みを鎮める。

▶アミノ安息香酸エチル　▶ジブカイン塩酸塩　▶テーカイン

b. 冷感刺激成分

冷感刺激成分は、冷感刺激を与えて知覚神経を麻痺させることによる鎮痛・鎮痒の効果を期待して用いられる。

▶メントール　▶カンフル　▶ハッカ油〈P182〉　▶ユーカリ油〈P183〉

c. 殺菌消毒成分

殺菌消毒成分は、齲蝕を生じた部分における細菌の繁殖を抑える。

> ▶フェノール　▶歯科用フェノールカンフル
> ▶オイゲノール　▶セチルピリジニウム塩化物

【殺菌消毒成分の適正使用情報】

> ◎ 歯以外の口腔粘膜や唇に付着しないように注意する(粘膜刺激を生じることがあるため)

d. 生薬成分

> ▶サンシシ(山梔子)〈P293〉

3　歯槽膿漏薬の働き

歯肉溝[†]では細菌が繁殖しやすく、歯肉に炎症を起こすことがある。歯肉炎が重症化して、炎症が歯周組織全体に広がったものを歯槽膿漏(歯周炎)という。歯槽膿漏薬には、外用薬(患部局所に適用するもの)と内服薬[†](内服して使用する内用薬[†])もある。内服薬は、外用薬と併せて用いると効果的なものである。

歯槽膿漏薬	歯肉炎、歯槽膿漏の諸症状(歯肉からの出血や膿、歯肉の腫れ、むずがゆさ、口臭、口腔内の粘り等)の緩和を目的とする医薬品

解説

● 「歯肉溝」　歯と歯肉の境目にある溝のこと
● 【参考】「内服薬」　健康保険上の調剤報酬明細書(レセプト)の処方欄に「内服(又は一包)」と記載される内用薬のこと。一般用医薬品の場合、レセプトと関係ないが、これに類する内用薬は内服薬と呼ばれます。
● 【参考】「内用薬」　飲み下して使用する薬のこと。内服薬以外の内用薬として、屯服薬(症状が現れたときに服用するもの)や浸煎薬(生薬を湯に浸し加熱して成分を抽出させた液剤)などがあります。

a. 殺菌消毒成分

殺菌消毒成分は、歯肉溝での細菌の繁殖を抑える。

▶セチルピリジニウム塩化物　▶クロルヘキシジングルコン酸塩 ▶イソプロピルメチルフェノール　▶チモール
殺菌消毒に働く生薬成分 　▶ヒノキチオール〈P302〉　▶チョウジ油〈P183〉

【クロルヘキシジングルコン酸塩の適正使用情報】

- クロルヘキシジングルコン酸塩が口腔内に適用される場合、まれに重篤な副作用としてショック(アナフィラキシー)を生じることがある

b. 抗炎症成分

抗炎症成分は、歯周組織の炎症を和らげる。

▶グリチルリチン酸二カリウム　▶グリチルレチン酸
抗炎症に働く生薬成分 　▶ヒノキチオール〈P302〉　▶チョウジ油〈P183〉

【ステロイド性抗炎症成分の適正使用情報】

- 抗炎症成分としてステロイド性抗炎症成分が配合されている場合には、その含有量によらず長期連用を避ける(口腔内に適用されるものであるため)

c. 止血成分

止血成分は、炎症を起こした歯周組織からの出血を抑える作用を期待して用いられる。

▶カルバゾクロム

d. 組織修復成分

組織修復成分は、炎症を起こした歯周組織の修復を促す作用を期待して用いられる。

> ▶アラントイン

e. 生薬成分

> ▶カミツレ〈P126〉　▶ラタニア〈P182〉　▶ミルラ(没薬)〈P182〉

5 歯槽膿漏薬(内服)の主な配合成分

a. 抗炎症成分

抗炎症成分は、歯周組織の炎症を和らげる。

> ▶グリチルリチン酸二カリウム

b. 止血成分

止血成分は、炎症を起こした歯周組織からの出血を抑える作用を期待して用いられる。フィトナジオンには、血液の凝固機能を正常に保つ働きがある。

> ▶カルバゾクロム　▶フィトナジオン(ビタミンK1)

c. 組織修復成分

組織修復成分は、炎症を起こした歯周組織の修復を促す作用のほか、歯肉炎に伴う口臭を抑える効果を期待して用いられる。

> ▶銅クロロフィリンナトリウム

d. ビタミン成分

　ビタミンCは、コラーゲン代謝を改善して炎症を起こした歯周組織の修復を助け、また、毛細血管を強化して炎症による腫れや出血を抑える効果を期待して用いられる。

　ビタミンEは、歯周組織の血行を促す効果を期待して用いられる。

ビタミンC
　▶アスコルビン酸　　▶アスコルビン酸カルシウム

ビタミンE
　▶トコフェロールコハク酸エステルカルシウム
　▶トコフェロール酢酸エステル

6　相互作用と受診勧奨

a. 相互作用

　歯痛薬(外用)と歯槽膿漏薬(外用)は、いずれも口腔内に食べ物のかすなどが残っている状態のままでは十分な効果が期待できず、口腔内を清浄にしてから使用する。また、口腔咽喉薬、含嗽薬を使用する場合には、十分な間隔を置くべきである。

　歯槽膿漏薬(内服)は、同じ成分又は同種の成分が配合された医薬品(かぜ薬、鎮咳去痰薬、胃腸薬等)が併用された場合、効き目が強く現れたり、副作用が起こりやすくなるおそれがある。

b. 受診勧奨

　歯痛は、歯の齲蝕等†に対する生体の警告信号で、歯痛薬の使用によって一時的に和らげることができたとしても、その繰り返しによってやがて歯髄組織が壊死し、状態の悪化につながるおそれがある。

　歯周病(歯肉炎・歯槽膿漏)は、状態が軽いうちであれば自己治療が可能とされるが、日頃の十分な歯みがき等によって歯肉溝での細菌の繁殖を抑えることが重要である。

以下のような場合は、医療機関を受診するなどの対応が必要である。

● 歯痛の場合(基本的に歯科診療を受けることが優先されるため)

　※歯痛薬による対処は最小限(旅行中や夜間など、歯科診療を受けることが困難な場合)にとどめる

● 歯槽膿漏薬の使用により症状が抑えられても、しばらくすると症状が繰り返し現れる場合

　※一般の生活者において、十分な歯磨きがされたかどうかの判断は必ずしも容易でなく、また、歯石の沈着等によって歯周病が慢性化しやすくなることがある

解説

● 「歯の齲蝕等」　歯の齲蝕のほか、第三大臼歯(親知らず)の伸長による痛みも、歯痛として認識されることがあります。ただし、第三大臼歯の伸長による痛みの場合、歯痛薬(外用)の効果は期待できません。

2. 口内炎用薬

1　口内炎用薬の働き

　口内炎や舌炎は、いずれも口腔粘膜に生じる炎症で、代表的な口腔疾患である。口腔の粘膜上皮に水疱や潰瘍ができて痛み、ときに口臭を伴う。発生の仕組みは必ずしも解明されていないが、栄養摂取の偏り、ストレスや睡眠不足、唾液分泌の低下、口腔内の不衛生などが要因となって生じることが多いとされる。疱疹ウイルスの口腔内感染による場合や、医薬品の副作用として口内炎を生じる場合もある。

口内炎用薬	口内炎、舌炎の緩和を目的として口腔内の局所に適用される外用薬

a. 抗炎症成分

抗炎症成分は、口腔粘膜の炎症を和らげる。

> ▶グリチルリチン酸二カリウム　▶グリチルレチン酸

【ステロイド性抗炎症成分の適正使用情報】

> ◉ 抗炎症成分としてステロイド性抗炎症成分が配合されている場合には、その含有量によらず長期連用を避ける(口腔内に適用されるものであるため)

b. 組織修復成分

組織修復成分は、口腔粘膜の組織修復を促す作用を期待して用いられる。

> ▶アズレンスルホン酸ナトリウム(水溶性アズレン)

c. 殺菌消毒成分

殺菌消毒成分は、患部からの細菌感染を防止する。

> ▶セチルピリジニウム塩化物　▶クロルヘキシジン塩酸塩　▶アクリノール
> ▶ポビドンヨード

d. 生薬成分

> ▶シコン(紫根)〈P245〉

e. 漢方処方製剤(内服)

> ▶茵蔯蒿湯〈P263〉

3　相互作用と受診勧奨

a.　相互作用

　口内炎用薬は、口腔内を清浄にしてから使用する。また、口腔咽喉薬、含嗽薬を使用する場合には、十分な間隔を置くべきである。

b.　受診勧奨

　口内炎や舌炎は、通常であれば1〜2週間で自然寛解する。

　一般用医薬品の副作用として口内炎等が現れることもあるが、一般の生活者においては、それが副作用による症状と認識されずに、口内炎用薬による対処を図ろうとすることも考えられるため、医薬品の販売等に従事する専門家においては、口内炎用薬を使用しようとする人における状況の把握に努める必要がある。

　以下のような場合は、医療機関を受診するなどの対応が必要である。

◎ 口内炎や舌炎が一度に複数箇所に発生して食事に著しい支障をきたす場合
◎ 長期間にわたって症状が長引いている場合(口腔粘膜に生じた腫瘍である可能性があるため)
◎ 再発を繰り返す場合(ベーチェット病†の可能性が考えられるため)
◎ 何らかの疾病のため医療機関で治療を受けている人(処方された薬剤による副作用である可能性があるため)

●「ベーチェット病」　口腔粘膜の潰瘍を初期症状とする全身性の疾患。外陰部潰瘍、皮膚症状(全身の皮膚に湿疹や小膿庖ができる)、眼症状(炎症を起こし、最悪の場合失明に至る)等を引き起こします。

3 XII 禁煙補助剤

1 ニコチン置換療法 ∷∷∷

　タバコの煙に含まれるニコチン[†]は、肺胞の毛細血管から血液中に取り込まれると、すみやかに脳内に到達し、脳の情動を司る部位に働いて覚醒、リラックス効果などをもたらす。習慣的な喫煙により、喫煙していないと次第に体の調子が悪く感じられるようになり、血中のニコチン濃度の低下によって、イライラ感、集中困難、落ち着かない等のニコチン離脱症状(禁断症状)が現れ、喫煙習慣からの離脱(禁煙)が困難になる。

　禁煙を達成するには、本人の禁煙の意思に加えて、ニコチン離脱症状を軽減するニコチン置換療法が有効とされる。

ニコチン置換療法	ニコチンの摂取方法を喫煙以外に換えて離脱症状の軽減を図りながら徐々に摂取量を減らし、最終的にニコチン摂取をゼロにする方法

解説

●【参考】「ニコチン」　タバコに含まれるアルカロイドの一種で、依存性があります。喫煙によって煙から血液中に取り込まれると、中枢神経の受容体(ニコチン性アセチルコリン受容体)に結合し、報酬系と呼ばれる神経回路に作用して心地良さをもたらしますが、この仕組みにより薬物依存を引き起こすとされています。また、副腎髄質からのアドレナリンの放出を促し、交感神経系を興奮させる作用を示します。例えば、血管収縮により血圧を上昇させます。

2　禁煙補助剤の働き

禁煙補助剤	ニコチン置換療法に使用される、ニコチンを有効成分とする医薬品(咀嚼剤、パッチ製剤)

咀嚼剤	噛むことにより口腔内でニコチンが放出され、口腔粘膜から吸収されて循環血液中に移行する
パッチ製剤	1日1回皮膚に貼付することによりニコチンが皮膚を透過して循環血液中に移行する

【咀嚼剤の適正使用情報】

- ゆっくりと断続的に噛む(菓子のガムのように噛む†と唾液が多く分泌され、ニコチンが唾液とともに飲み込まれてしまい、口腔粘膜からの吸収が十分なされず、また、吐きけや腹痛等の副作用が現れやすくなるため)
- 1度に2個以上の使用を避ける(大量に使用しても禁煙達成が早まるものでなく、かえってニコチン過剰摂取による副作用のおそれがあるため)
- 顎の関節に障害がある人は使用を避ける
- 口内炎、喉の痛み・腫れの症状がある人では、口内・喉の刺激感等の症状が現れやすくなる

- 「菓子のガムのように噛む」　噛みすぎて唾液が出過ぎたときは、飲み込まずにティッシュ等に吐き出すこととされています。

【咀嚼剤とパッチ製剤に共通する適正使用情報】

- 重い心臓病の基礎疾患がある人(3ヶ月以内に心筋梗塞の発作を起こした人、重い狭心症の診断を受けた人、重い不整脈の診断を受けた人)は、使用を避ける(循環器系に重大な悪影響を及ぼすおそれがあるため)

- 急性期脳血管障害(脳梗塞・脳出血等)の診断を受けた人は使用を避ける(循環器系に重大な悪影響を及ぼすおそれがあるため)

- 次の診断を受けた人は、使用する前に、治療を行っている医師又は処方薬を調剤した薬剤師に相談する(使用している治療薬の効果に影響を生じたり、症状を悪化させる可能性があるため)
  - ▶心臓疾患(心筋梗塞、狭心症、不整脈)
  - ▶脳血管障害(脳梗塞、脳出血等)
  - ▶末梢血管障害(バージャー病†等)
  - ▶高血圧
  - ▶甲状腺機能障害
  - ▶褐色細胞腫†
  - ▶糖尿病

    ※インスリン製剤を使用している人では、ニコチンがインスリンの血糖降下作用に拮抗し、インスリン製剤の効果を妨げるおそれがある
  - ▶咽頭炎、食道炎、胃・十二指腸潰瘍
  - ▶肝臓病
  - ▶腎臓病

- うつ病と診断されたことのある人は使用を避ける(禁煙時の離脱症状により、うつ症状を悪化させることがあるため)

- 妊婦又は妊娠していると思われる女性は、使用を避ける(摂取されたニコチンにより胎児に影響を生じるおそれがあるため)

- 母乳を与える女性は、使用を避ける(摂取されたニコチンにより乳児に影響を生じるおそれがあるため)

- 非喫煙者は、誤って使用することのないよう注意する(一般にニコチンに対する耐性がなく、吐きけやめまい、腹痛等の症状が現れやすいため)

- 口内炎、喉の痛み、消化器症状(悪心・嘔吐、食欲不振、下痢)、皮膚症状(発疹・発赤、掻痒感)、精神神経症状(頭痛、めまい、思考減退、眠気)、循環器症状(動悸)、その他胸部不快感、胸部刺激感、顔面紅潮、顔面浮腫、気分不良等の副作用を生じる

解説

- 「バージャー病」　末梢動脈に炎症が生じ、末梢部に潰瘍や壊疽を引き起こす病気
- 【参考】「褐色細胞腫」　副腎髄質や傍神経節にできる腫瘍。アドレナリン等のカテコールアミンの分泌が亢進され、高血圧、頭痛、発汗過多、代謝亢進、血糖上昇等の症状が現れます。

3　相互作用と受診勧奨

a.　相互作用

- 口腔内を酸性にする食品(コーヒー、炭酸飲料等)を摂取した後は、しばらく使用を避ける(口腔内が酸性になるとニコチンの吸収が低下するため)
- アドレナリン作動成分が配合された医薬品(鎮咳去痰薬、鼻炎用薬、痔疾用薬等)との併用により、そのアドレナリン作動作用を増強させるおそれがある(ニコチンは交感神経系を興奮させる作用を示すため)
- 喫煙を完全に止めた上で使用する
  ※使用中又は使用直後の喫煙は、血中のニコチン濃度を急激に高めるおそれがあるため避ける
- 他のニコチン含有製剤を併用すると、ニコチンの過剰摂取となるおそれがある

b.　受診勧奨

　禁煙に伴うイライラ感、集中困難、落ち着かない等のニコチン離脱症状は、通常、禁煙開始から1〜2週間の間に起きることが多い。日常生活の中では、日々感じるストレスに対して、喫煙以外のリラックス法を実践すること、スポーツ、散歩、趣味など、タバコを忘れる努力をすることが有益とされる。

　禁煙補助剤によりニコチン離脱症状を軽減しながら、徐々にその使用量を減らしていくこととし、初めから無理に減らそうとしないほうが、結果的に禁煙達成につながるとされる。ただし、禁煙補助剤は長期間にわたって使用されるべきものでなく、添付文書で定められた期限を超える使用は避けるべきである。

　以下のような場合は、医療機関を受診するなどの対応が必要である。

- 禁煙補助剤の使用により禁煙達成が困難なほどの重度の依存を生じている場合

1 主な配合成分

a. ビタミン成分

ビタミンとは、微量(それ自体エネルギー源や生体構成成分とならない)で体内の代謝に重要な働きを担うにもかかわらず、生体が自ら産生できない、又は産生されても不十分であるため外部から摂取する必要がある化合物をいう。

これに対し、ビタミン様物質とは、不足した場合に欠乏症を生じるかどうか明らかにされていないが、微量でビタミンと同様に働く又はビタミンの働きを助ける化合物をいう。

ビタミン成分は、多く摂取したからといって適用となっている症状の改善が早まるものでない。脂溶性ビタミンでは、過剰摂取により過剰症を生じるおそれがある。

① ビタミンA

ビタミンAは、夜間視力を維持したり、皮膚や粘膜の機能を正常に保つために重要な栄養素である。

> ▶レチノール酢酸エステル ▶レチノールパルミチン酸エステル
> ▶ビタミンA油 ▶肝油

ビタミンA 主薬製剤	ビタミンAが主薬として配合された製剤で、目の乾燥感、夜盲症(とり目、暗所での見えにくさ)の症状の緩和、また、妊娠・授乳期、病中病後の体力低下時、発育期等のビタミンAの補給に用いられる

【ビタミンAの適正使用情報】

> ⊚ 妊娠3ヶ月以内の妊婦、妊娠していると思われる女性、妊娠を希望する女性は、医薬品以外からのビタミンAの摂取[†]を含め、過剰摂取に注意する(妊娠3ヶ月前から妊娠3ヶ月までの間にビタミンAを1日10,000国際単位[†]以上摂取した妊婦から生まれた新生児において先天異常の割合が上昇したとの報告があるため)
> ※一般用医薬品におけるビタミンAの1日分量の上限は4,000国際単位である

- 「医薬品以外からのビタミン A の摂取」　人参等の野菜類に含まれる β－カロテンは、体内に入ると必要な分だけがビタミン A に転換されるため、ビタミン A の過剰摂取につながる心配はないとされています。
- 【参考】「国際単位」　生体に対する薬理上の効力の大きさを表す単位。概ね 0.33 μg のビタミン A が 1 国際単位(IU)に相当します。

② ビタミンD

ビタミン D は、腸管でのカルシウム吸収及び尿細管でのカルシウム再吸収を促し、骨の形成を助ける栄養素である。

▶エルゴカルシフェロール　▶コレカルシフェロール

ビタミン D 主薬製剤	ビタミン D が主薬として配合された製剤で、骨歯の発育不良、くる病†の予防、また、妊娠・授乳期、発育期、老年期のビタミン D の補給に用いられる

【ビタミンDの適正使用情報】

◉ ビタミン D の過剰症として、高カルシウム血症†、異常石灰化が知られている ※高カルシウム血症では自覚症状がないこともあるが、初期症状として便秘、吐きけ、嘔吐、腹痛、食欲減退、多尿等が現れる

- 「くる病」　ビタミン D の代謝障害によって、カルシウムやリンの吸収が進まなくなるために起こる乳幼児の骨格異常
- 「高カルシウム血症」　血液中のカルシウム濃度が非常に高くなった状態

③ ビタミンE

ビタミンEは、体内の脂質を酸化から守り、細胞の活動を助ける栄養素であり、血流を改善させる作用もある。

> ▶トコフェロール　▶トコフェロールコハク酸エステル
> ▶トコフェロール酢酸エステル

ビタミンE 主薬製剤	ビタミンEが主薬として配合された製剤で、末梢血管障害による肩・首すじのこり、手足のしびれ・冷え、しもやけの症状の緩和、更年期における肩・首すじのこり、冷え、手足のしびれ、のぼせ・ほてり、月経不順、また、老年期におけるビタミンEの補給に用いられる

【ビタミンEの適正使用情報】

- 生理が早く来たり、経血量が多くなったりすることがある(ビタミンEは下垂体[†]や副腎系に作用し、ホルモン分泌の調節に関与するとされているため)
  ※この現象は内分泌のバランス調整による一時的なものであるが、出血が長く続く場合には他の原因によることも考えられるため、医療機関を受診して専門医の診療を受けるなどの対応が必要である

● 【参考】「下垂体」は、脳の直下に位置する内分泌器官

解説

④ ビタミンB1

ビタミンB1は、炭水化物からのエネルギー産生に不可欠な栄養素で、神経の正常な働きを維持する作用がある。また、腸管運動を促進する働きもある。

> ▶チアミン塩化物塩酸塩　▶チアミン硝化物　▶ビスチアミン硝酸塩
> ▶チアミンジスルフィド　▶フルスルチアミン塩酸塩　▶ビスイブチアミン

ビタミンB1 主薬製剤	ビタミンB1が主薬として配合された製剤で、神経痛、筋肉痛・関節痛(肩・腰・肘・膝痛、肩こり、五十肩など)、手足のしびれ、便秘、眼精疲労(慢性的な目の疲れ及びそれに伴う目のかすみ・目の奥の痛み)の症状の緩和、脚気、また、肉体疲労時、妊娠・授乳期、病中病後の体力低下時におけるビタミンB1の補給に用いられる

⑤ ビタミン B2

　ビタミン B2 は、脂質の代謝に関与し、皮膚や粘膜の機能を正常に保つために重要な栄養素である。

> ▶リボフラビン酪酸エステル　▶フラビンアデニンジヌクレオチドナトリウム
> ▶リボフラビンリン酸エステルナトリウム

ビタミン B2 主薬製剤	ビタミン B2 が主薬として配合された製剤で、口角炎(唇の両端の腫れ・ひび割れ)、口唇炎(唇の腫れ・ひび割れ)、口内炎、舌の炎症、湿疹、皮膚炎、かぶれ、ただれ、にきび・吹き出物、肌あれ、赤ら顔に伴う顔のほてり、目の充血、目の痒みの症状の緩和、また、肉体疲労時、妊娠・授乳期、病中病後の体力低下時におけるビタミン B2 の補給に用いられる

【ビタミン B2 の適正使用情報】

> ◉ 尿が黄色くなることがある

⑥ ビタミン B6

　ビタミン B6 は、タンパク質の代謝に関与し、皮膚や粘膜の健康維持、神経機能の維持に重要な栄養素である。

> ▶ピリドキシン塩酸塩　▶ピリドキサールリン酸エステル

ビタミン B6 主薬製剤	ビタミン B6 が主薬として配合された製剤で、口角炎(唇の両端の腫れ・ひび割れ)、口唇炎(唇の腫れ・ひび割れ)、口内炎、舌の炎症、湿疹、皮膚炎、かぶれ、ただれ、にきび・吹き出物、肌あれ、手足のしびれの症状の緩和、また、妊娠・授乳期、病中病後の体力低下時におけるビタミン B6 の補給に用いられる

⑦ ビタミン B12

　ビタミン B12 は、赤血球の形成を助け、また、神経機能を正常に保つために重要な栄養素で、ビタミン主薬製剤や貧血用薬に配合されている。

> ▶シアノコバラミン　▶ヒドロキソコバラミン塩酸塩

⑧ ビタミンC

　ビタミンCは、体内の脂質を酸化から守る作用(抗酸化作用)を示し、皮膚や粘膜の機能を正常に保つために重要な栄養素である。メラニンの産生を抑える働きもあるとされる。

> ▶アスコルビン酸　▶アスコルビン酸ナトリウム
> ▶アスコルビン酸カルシウム

ビタミンC 主薬製剤	ビタミンCが主薬として配合された製剤で、しみ、そばかす、日焼け・かぶれによる色素沈着の症状の緩和、歯ぐきからの出血・鼻血の予防、また、肉体疲労時、病中病後の体力低下時、老年期におけるビタミンCの補給に用いられる

⑨ その他のビタミン成分

　皮膚や粘膜等の機能を維持することを助ける。

> ▶ナイアシン(ニコチン酸アミド、ニコチン酸)　▶パントテン酸カルシウム
> ▶ビオチン

b. カルシウム成分

　カルシウムは、骨や歯の形成に必要な栄養素であり、筋肉の収縮、血液凝固、神経機能にも関与する。

> ▶クエン酸カルシウム　▶グルコン酸カルシウム　▶乳酸カルシウム
> ▶沈降炭酸カルシウム

カルシウム 主薬製剤	カルシウムが主薬として配合された製剤で、虚弱体質、腺病質†における骨歯の発育促進、妊娠・授乳期の骨歯の脆弱予防に用いられる

●「腺病質」　貧血等になりやすい虚弱・無力体質

【カルシウムの適正使用情報】

- カルシウムの過剰症として、高カルシウム血症が知られている

  ※カルシウムを含む成分は、カルシウムの補給を目的としない医薬品(胃腸薬等)にも配合されており、併用によるカルシウムの過剰摂取に注意する

C.　アミノ酸成分その他

システイン	▶髪や爪、肌などに存在するアミノ酸の一種 ▶皮膚におけるメラニンの生成を抑えるとともに、皮膚の新陳代謝を活発にしてメラニンの排出を促すとされる ▶肝臓においてアルコールを分解する酵素の働きを助け、アセトアルデヒドの代謝を促す働きがあるとされる ▶システイン又はシステイン塩酸塩が主薬として配合された製剤は、しみ・そばかす・日焼け等の色素沈着症、全身倦怠、二日酔い、にきび、湿疹、蕁麻疹、かぶれ等の症状の緩和に用いられる
アミノエチルスルホン酸 (タウリン)	▶筋肉や脳、心臓、目、神経等、体のあらゆる部分に存在し、細胞の機能が正常に働くために重要な物質 ▶肝臓機能を改善する働きがあるとされる
アスパラギン酸ナトリウム	▶アスパラギン酸が生体におけるエネルギーの産生効率を高めるとされる ▶骨格筋に溜まった乳酸の分解を促す等の働きを期待して用いられる
ヘスペリジン	▶ビタミン様物質の一つ ▶ビタミン C の吸収を助ける等の作用があるとされる
コンドロイチン硫酸ナトリウム	▶コンドロイチン硫酸は、軟骨組織の主成分である ▶軟骨成分を形成及び修復する働きがあるとされる ▶関節痛、筋肉痛等の改善を促す作用を期待して、ビタミン B1 等と組み合わせて用いられる
グルクロノラクトン	▶肝臓の働きを助け、肝血流を促進する働きがある ▶全身倦怠感や疲労時の栄養補給を目的として用いられる
ガンマ−オリザノール	▶米油、米胚芽油から見出された抗酸化作用を示す成分 ▶ビタミン E 等と組み合わせて用いられる
カルニチン塩化物	▶生体内に存在する有機酸の一種 ▶胃液分泌を促す、胃の運動を高める、胃壁の循環血流を増す等の作用があるとされる ▶胃の働きの低下や食欲不振の改善を期待して用いられる

d. 生薬成分

▶ニンジン　▶ジオウ(地黄) ⟨P253⟩　▶トウキ(当帰) ⟨P253⟩

▶センキュウ(川芎) ⟨P253⟩　▶ゴオウ(牛黄) ⟨P224⟩　▶ロクジョウ(鹿茸) ⟨P224⟩

▶インヨウカク　▶ハンピ　▶ヨクイニン　▶タイソウ　▶ゴミシ(五味子) ⟨P176⟩

▶サンシュユ　▶サンヤク　▶オウギ　▶カシュウ(何首烏) ⟨P302⟩

ニンジン (人参)	【基原】ウコギ科のオタネニンジンの細根を除いた根又はこれを軽く湯通ししたもの 【作用】神経系の興奮や副腎皮質の機能亢進等の作用により、外界からのストレス刺激に対する抵抗力や新陳代謝を高める／滋養強壮 【備考】別名：高麗人参、朝鮮人参 ▶オタネニンジンの根を蒸したものを基原とする生薬をコウジンという場合もある
インヨウカク (淫羊藿)	【基原】メギ科のキバナイカリソウ、イカリソウ、*Epimedium brevicornum* Maximowicz、*Epimedium wushanense* T. S. Ying、ホザキイカリソウ又はトキワイカリソウの地上部 【作用】強壮／血行促進／強精(性機能の亢進)
ハンピ (反鼻)	【基原】ニホンマムシ等の皮及び内臓を取り除いたもの 【作用】強壮／血行促進／強精(性機能の亢進)
ヨクイニン (薏苡仁)	【基原】イネ科のハトムギの種皮を除いた種子 【作用】肌あれ、いぼ 【備考】ビタミン B2 主薬製剤、ビタミン B6 主薬製剤、瀉下薬の補助成分として配合されている場合もある
タイソウ (大棗)	【基原】クロウメモドキ科のナツメの果実 【作用】強壮
サンシュユ (山茱萸)	【基原】ミズキ科のサンシュユの偽果の果肉 【作用】強壮
サンヤク (山薬)	【基原】ヤマノイモ科のヤマノイモ又はナガイモの周皮を除いた根茎(担根体) 【作用】強壮
オウギ (黄耆)	【基原】マメ科のキバナオウギ又は*Astragalus mongholicus* Bungeの根 【作用】強壮

　ニンジン、ジオウ、トウキ、センキュウが既定値以上配合されている生薬主薬保健薬は、虚弱体質、肉体疲労、病中病後(又は、病後の体力低下)のほか、胃腸虚弱、食欲不振、血色不良、冷え症における滋養強壮の効能が認められている。

　また、数種類の生薬をアルコールで抽出した薬用酒についても、滋養強壮を目的に用いられる。

【薬用酒の適正使用情報】

- 手術や出産の直後等で出血しやすい人は使用を避ける(血行を促進させる作用があるため)
- 服用後は乗物又は機械類の運転操作を避ける(アルコールを含有するため)

e.　漢方処方製剤

　滋養強壮に用いられるものとして、以下のような漢方処方製剤がある。

十全大補湯 [滋養強壮] カンゾウ	【向】体力虚弱なものの病後・術後の体力低下、疲労倦怠、食欲不振、ねあせ、手足の冷え、貧血に適すとされる 【不向】胃腸の弱い人では、胃部不快感の副作用が現れやすい等、不向きとされる 【重副】肝機能障害 【備考】症状の原因となる体質の改善を主眼としているため、比較的長期間(1ヶ月位)服用されることがある
補中益気湯 [滋養強壮] カンゾウ	【向】体力虚弱で元気がなく、胃腸の働きが衰えて、疲れやすいものの虚弱体質、疲労倦怠、病後・術後の衰弱、食欲不振、ねあせ、感冒に適すとされる 【重副】間質性肺炎、肝機能障害 【備考】症状の原因となる体質の改善を主眼としているため、比較的長期間(1ヶ月位)服用されることがある

【滋養強壮保健薬と医薬部外品】

滋養強壮保健薬	体調不良を生じやすい状態や体質の改善、特定の栄養素の不足による症状の改善又は予防等を目的として、ビタミン成分、カルシウム、アミノ酸、生薬成分等が配合された医薬品
ビタミン主薬製剤 (いわゆるビタミン剤)	滋養強壮保健薬のうち、1種類以上のビタミンを主薬とし、そのビタミンの有効性が期待される症状及びその補給に用いられることを目的とする内服薬

　医薬部外品(保健薬)の配合成分や分量は、人体に対する作用が緩和なものに限られ、ビタミン等の補給を目的とする製品の場合、その効能・効果の範囲は、滋養強壮、虚弱体質の改善、病中・病後の栄養補給等に限定されている。

　一方、神経痛、筋肉痛、関節痛、しみ・そばかす等の特定部位の症状に対する効能・効果をもつ製品、カシュウ(何首烏)、ゴオウ(牛黄)、ゴミシ(五味子)、ジオウ(地黄)、ロクジョウ(鹿茸)等の生薬成分が配合された製品、ビタミン成分について 1 日最大量が既定値を超える製品については、医薬品としてのみ認められている。

2　相互作用と受診勧奨　

a.　相互作用

　滋養強壮保健薬は、多く摂取したからといって適用となる症状の改善が早まるものでなく、また、滋養強壮の効果が高まるものでもない。

b.　受診勧奨

　滋養強壮保健薬は、ある程度継続して使用することによって効果が得られる性質の医薬品であるが、以下のような場合は、医療機関を受診するなどの対応が必要である。

● 1 ヶ月位服用しても症状の改善がみられない場合(栄養素の不足以外の要因が考えられるため) ※肩・首筋のこり、関節痛、筋肉痛、神経痛、手足のしびれは、ナトリウムやカリウム等の電解質バランスの乱れによっても生じる
● 症状が慢性化している場合(痛み等を感じる部位が、問題のある部位と必ずしも一致しないことがあるため) ※体のいくつかの場所からの信号が同じ神経経路を通って脊髄から脳へと伝わるため、痛み等が離れた部位に現れることがある。例えば、腎臓、膀胱、子宮、前立腺の痛みが、腰痛として感じられる場合もある
● 目の乾燥感、眼精疲労、目の充血(涙腺の異常、シェーグレン症候群†のような涙腺に障害を及ぼす全身疾患による場合があるため)
● 口内炎、口角炎、口唇炎、舌炎が重症化した場合(水痘・帯状疱疹の感染が再燃・鎮静を繰り返している場合があるため)
● しみ、そばかす、日焼け・かぶれによる色素沈着に関し、皮膚にある色素の点(特に、黒又は濃い色のもの)が次第に大きくなったり、形や色が変化してきたような場合(悪性黒色腫†のような重大な病気の可能性が考えられるため)

● 「シェーグレン症候群」　唾液腺や涙腺等の体液の分泌腺に白血球が浸潤して腺組織に障害を引き起こす病気
● 「悪性黒色腫」　皮膚癌の一種。メラニン産生細胞(メラノサイト)由来の悪性腫瘍

1．漢方処方製剤

1 漢方の考え方

漢方医学 （かんぽういがく）	古来に中国から伝わり、日本において発展してきた日本の伝統医学 ※後ほど西洋から日本に入ってきた蘭方（西洋医学）と区別する ために、漢方医学と呼ばれるようになった
漢方薬 （かんぽうやく）	漢方医学で用いる薬剤全体を概念的に広く表現する時の用語 ※漢方医学の考え方に沿うように基本的に生薬を組み合わせて 構成された漢方処方に基づく漢方処方製剤（漢方方剤）として 存在する

　漢方処方は、処方全体としての適用性等の性質からみて、処方自体が一つの有効成分として独立したものという見方をすべきである。漢方薬は、使用する人の体質や症状その他の状態に適した処方を既成の処方の中から選択して用いられる。

　現代の漢方処方製剤の製品の多くは、漢方処方に基づく生薬混合物の浸出液を濃縮して調製された乾燥エキス製剤を散剤等に加工したものである。このほか、軟エキス†剤、伝統的な煎剤用の刻み生薬の混合物、漢方処方に基づいて調製された丸剤等も存在する。

【漢方薬と似て非なるもの】

　漢方医学の考え方に基づかずに生薬を使用した日本の伝統薬は、漢方処方製剤と合わせて、生薬製剤†と呼ばれる。

　また、現代中国で利用されている中医学†に基づく薬剤は、中薬†と呼ばれ、漢方薬とは別物である。韓国の伝統医学である韓医学に基づく薬剤は、韓方薬と呼ばれ、これも漢方薬とは別物である。

- ●【参考】「軟エキス」　抽出液を水飴状になるまで濃縮したもの
- ●「生薬製剤」には、西洋生薬を組み合わせて配合したものもあります。
- ●「中医学」　日本において発展してきた漢方医学と基（もとい）は同じですが、中国において発展してきたものであり、漢方医学とは考え方等が異なっています。
- ●「中薬」　中医学で使用する薬。個々の使用する人に応じて、生薬を組み合わせたものが用いられるほか、近年では中医学の考え方に基づき工業的に製剤化されたもの（中成薬）も存在します。中薬のほとんどは、日本では医薬品として認められていません。

【漢方独自の病態認識「証」】

　漢方薬の有効性及び安全性を確保するためには、漢方独自の病態認識である「証」に基づいて用いることが重要である。証には虚実、陰陽、気血水、五臓等がある。

　現在、一般用として用いることができるものは約300処方あるが、一般用医薬品では、「証」という専門用語を避け、「しばり」として記載されている。

	証	しばり
虚実	実の病態	体力が充実
	虚実の尺度で中間の病態	体力中等度で
	虚の病態	体力虚弱
	虚実の病態に関わらず幅広く	体力に関わらず
陰陽	陽の病態	のぼせぎみで顔色が赤く
	陰の病態	疲れやすく冷えやすい
気血水	水毒の病態	口渇があり、尿量が減少する
	血虚の病態	皮膚の色つやが悪く
五臓	脾胃虚弱の病態	胃腸虚弱
	肝陽上亢の病態	いらいらして落ち着きのない

　例えば、個々の漢方処方の適応病態を虚実という尺度で見ると、裾野を広げた山のような形をしており、裾野の狭いものや広いものがある。その裾野が虚実中間から実に分布するものについては「体力中等度以上で」と表現されており、逆に裾野が虚実中間から虚の病態に分布するものは「体力中等度以下で」と表現されるなど、それぞれの処方に適した表現がなされている。

【漢方薬の適正使用情報】

- 患者の「証」に合った漢方処方が選択されれば効果が期待できるが、合わないものが選択された場合には効果が得られないばかりでなく、副作用を生じやすくなる
  ※効能効果の欄の「証」の概念をよく理解し、使用する者の体質と症状を踏まえて、「証」にあった漢方処方を選択することが重要になる
- 間質性肺炎、肝機能障害のような重篤な副作用が現れることがある
  ※一般の生活者においては、「漢方薬はすべからく作用が穏やかで、副作用が少ない」と誤って認識している場合があり、副作用を看過する要因[†]となりやすい
- 証にあわない漢方処方製剤によって症状の悪化や副作用を生じることがある
- 用法用量に適用年齢の下限が設けられていない場合であっても、生後3ヶ月未満の乳児には使用しない
- 比較的長期間(1ヶ月位)継続して服用されるものもあるが、一定期間使用した後は専門家に相談するなど症状の経過や副作用の発現に注意する(服用によって、まれに症状が進行する場合があり、その漢方処方が適しているかを見極めるため)

解説

●「副作用を看過する要因」　漢方医学を含む東洋医学では、治療効果が現れる過程で一時的に病状が悪化する等の身体の不調(瞑眩)を生じ、その後病気が完全に治るとの考え方がなされることもあり、一般の生活者においては重篤な副作用の初期症状を看過する要因ともなります。

2　漢方処方製剤

黄連解毒湯 [ほてりの症状]	【向】体力中等度以上で、のぼせぎみで顔色赤く、いらいらして落ち着かない傾向のあるものの鼻出血、不眠症、神経症、胃炎、二日酔い、血の道症、めまい、動悸、更年期障害、湿疹・皮膚炎、皮膚のかゆみ、口内炎に適すとされる 【不向】体の虚弱な人(体力の衰えている人、体の弱い人)では不向きとされる 【重副】肝機能障害、間質性肺炎、腸間膜静脈硬化症 【備考】鼻出血、二日酔いに5〜6回使用しても症状の改善がみられない場合には、いったん使用を中止して専門家に相談する
防已黄耆湯 [肥満症] カンゾウ	【向】体力中等度以下で、疲れやすく、汗のかきやすい傾向があるものの肥満に伴う関節の腫れや痛み、むくみ、多汗症、肥満症(筋肉にしまりのない、いわゆる水ぶとり)に適すとされる 【重副】肝機能障害、間質性肺炎、偽アルドステロン症
防風通聖散 [肥満症] カンゾウ マオウ ダイオウ	【向】体力充実して、腹部に皮下脂肪が多く、便秘がちなものの高血圧や肥満に伴う動悸・肩こり・のぼせ・むくみ・便秘、蓄膿症(副鼻腔炎)、湿疹・皮膚炎、ふきでもの(にきび)、肥満症に適すとされる 【不向】体の虚弱な人(体力の衰えている人、体の弱い人)、胃腸が弱く下痢しやすい人、発汗傾向の著しい人では、激しい腹痛を伴う下痢等の副作用が現れやすい等、不向きとされる 【重副】肝機能障害、間質性肺炎、偽アルドステロン症、腸間膜静脈硬化症 【備考】小児に対する適用はない ▶他の瀉下薬との併用を避ける ▶便秘に1週間位使用しても症状の改善がみられない場合には、いったん使用を中止して専門家に相談する

大柴胡湯 だいさいことう ［肥満症］ ダイオウ	【向】体力が充実して、脇腹からみぞおちあたりにかけて苦しく、便秘の傾向があるものの胃炎、常習便秘、高血圧や肥満に伴う肩こり・頭痛・便秘、神経症、肥満症に適すとされる
	【不向】体の虚弱な人(体力の衰えている人、体の弱い人)、胃腸が弱く下痢しやすい人では、激しい腹痛を伴う下痢等の副作用が現れやすい等、不向きとされる
	【重副】肝機能障害、間質性肺炎
	【備考】常習便秘、高血圧に伴う便秘に1週間位使用しても症状の改善がみられない場合には、いったん使用を中止して専門家に相談する
清上防風湯 せいじょうぼうふうとう ［にきび］ カンゾウ	【向】体力中等度以上で、赤ら顔で、ときにのぼせがあるもののにきび、顔面・頭部の湿疹・皮膚炎、赤鼻(酒さ)に適すとされる
	【不向】胃腸の弱い人では食欲不振、胃部不快感の副作用が現れやすい等、不向きとされる
	【重副】肝機能障害、偽アルドステロン症、腸間膜静脈硬化症
	【備考】本剤の服用で、まれに症状が進行することがある

　防已黄耆湯、防風通聖散、大柴胡湯は、肥満症又は肥胖症†に用いられるものであるが、どのような肥満症にも適すわけではない。基本的に肥満症には、糖質や脂質を多く含む食品の過度の摂取を控える、日常生活に適度な運動を取り入れる等、生活習慣の改善が図られることが重要である。

●「肥胖症」　脂肪過多症(肥満症)の漢方医学における呼称

a. 相互作用

　漢方処方を構成する生薬には、複数の処方で共通しているものもあり、同じ生薬を含む漢方処方製剤を併用すると、作用が強く現れたり、副作用が起こりやすくなるおそれがある。また、漢方処方はそれ自体が一つの有効成分として独立したものであり、自己判断によってみだりに生薬成分を追加摂取すると、生薬の構成が乱れて処方が成立しなくなるおそれもある。したがって、他の漢方処方製剤、生薬製剤又は医薬部外品の併用には注意が必要である。

　小柴胡湯とインターフェロン製剤のように、医療用医薬品との相互作用も知られており、医師の治療を受けている人は、使用の可否について治療を行っている医師又は処方薬の調剤を行った薬剤師に相談する必要がある。

　また、生薬成分は、医薬品的な効能効果が標榜又は暗示されていなければ、食品(ハーブ等)として流通可能なものもある。医薬品の販売等に従事する専門家においては、当該生薬成分を食品として摂取していると思われる人に積極的な情報提供を行うなど、漢方処方製剤の適正使用を促すことが重要である。

> **Q** 「漢方処方はそれ自体が一つの有効成分として独立したもの」とは、どういう意味ですか?
>
> **A** 通常、一つの有効成分といった場合は、単一の成分(例:ジフェンヒドラミン塩酸塩、タンニン酸アルブミン)を指しています。しかし、漢方処方については、複数の生薬から構成されているものですが、「個々の有効成分の集合体」とはみなさず、「一つの有効成分」とみなすこととしています。
>
> 　例えば、かぜ薬の外箱に記載されている有効成分の欄をみてみると、「アセトアミノフェン、マレイン酸クロルフェニラミン、小柴胡湯、チペピジンヒベンズ酸塩、カフェイン」と記載されている製品があります。このように、小柴胡湯という漢方処方は、有効成分の集合体としてではなく、一つの独立した有効成分(漢方処方成分)として扱われています。

b. 受診勧奨

　以下のような場合は、医療機関を受診するなどの対応が必要である。

- 一定期間又は一定回数使用しても症状の改善が認められない場合(証が適していない処方であるほか、一般用医薬品によって対処することが適当でない疾患による症状である可能性があるため)

2．その他の生薬製剤

生薬製剤は、生薬成分を組み合わせて配合した医薬品である。

漢方薬的なものにもみえるが、漢方処方製剤のように、使用する人の体質や症状その他の状態に適した配合を選択するという考え方に基づくものではない。

個々の生薬成分の薬理作用を主に考えて、それらが相加的に配合された、西洋医学的な基調の上に立つものである。「○○丸」のような伝統的な呼称が付されている生薬製剤もあるが、定まった処方というものはない。

1　生薬の考え方

生薬 しょうやく	動植物の薬用とする部分、細胞内容物、分泌物、抽出物又は鉱物等 ※生薬名と薬用動植物・薬用鉱物等の名称を混同して用いられる 場合もあるが、明確に区別される必要がある

生薬から抽出したエキス等を配合して製剤化された製品が多いが、全形生薬[†]、切断生薬[†]又は粉末生薬[†]のままの製品もある。カビ、昆虫又は他の動物による汚損物や混在物その他の異物を避け、清潔かつ衛生的に取り扱う。また、湿気や虫害等を避けて保存する必要がある。

解説

● 【参考】「全形生薬」　薬用部分を乾燥させたもの、又は簡単な加工をしたもの
● 【参考】「切断生薬」　全形生薬を小片・小塊に切断もしくは破砕したもの、又は粗切、中切もしくは細切にしたもの
● 【参考】「粉末生薬」　全形、切断生薬を粗末、中末、細末又は微末にしたもの

ブシ (附子)	【基原】キンポウゲ科のハナトリカブト又はオクトリカブトの塊根を減毒加工して製したもの 【作用】心筋の収縮力を高め、血液循環の改善／血液循環が高まることによる利尿／鎮痛 【備考】鎮痛作用を示すが、アスピリン等と異なりプロスタグランジンを抑えないことから、胃腸障害等の副作用は示さない ▶ブシは生のままでは毒性が高いことから、その毒性を減らし有用な作用を保持する処理を施して使用される
カッコン (葛根)	【基原】マメ科のクズの周皮を除いた根 【作用】解熱／鎮痙
サイコ (柴胡)	【基原】セリ科のミシマサイコの根 【作用】抗炎症／鎮痛／解熱
ボウフウ (防風)	【基原】セリ科の*Saposhnikovia divaricata* Schischkinの根及び根茎 【作用】発汗／解熱／鎮痛／鎮痙
ショウマ (升麻)	【基原】キンポウゲ科の*Cimicifuga dahurica* Maximowicz、*Cimicifuga heracleifolia* Komarov、*Cimicifuga foetida* Linné 又はサラシナショウマの根茎 【作用】発汗／解熱／解毒／消炎
レンギョウ (連翹)	【基原】モクセイ科のレンギョウの果実 【作用】鎮痛／抗菌
サンザシ (山査子)	【基原】バラ科のサンザシ又はオオミサンザシの偽果をそのまま、又は縦切もしくは横切したもの 【作用】健胃／消化促進 【備考】同属植物であるセイヨウサンザシの葉は、血行促進、強心等の作用を期待して用いられる

> **Q** ブシの記載に「プロスタグランジンを抑えないことから、胃腸障害等の副作
> 用は示さない」とありますが、どういう意味ですか？
>
> **A** 【参考】プロスタグランジンには、痛みを増強するほか、胃の粘液の分泌を促す
> 働きがあります。アスピリン等の化学的に合成された解熱鎮痛成分は、体内のプ
> ロスタグランジンの産生を抑制することにより、鎮痛作用を示します。それと同
> 時に、胃の粘液の分泌も抑えてしまいます。胃の粘液の分泌が抑制された結果、
> 胃腸障害の副作用を起こすことがあります。一方、ブシは、プロスタグランジン
> の産生抑制により鎮痛作用を示すわけではないため、胃の粘液の分泌量に影響を
> 与えることはなく、胃腸障害の副作用を引き起こすおそれはありません。

【生薬による健康被害】

　生薬には、サイシン†やモクツウ†のように、薬用部位と、その他の部位又は類似し
た基原植物を取り違えると、期待する効果が得られないばかりでなく、人体に有害な作
用を引き起こすことがある。また、日本と諸外国では、生薬の名称が異なる場合もある。

　日本薬局方に準拠して製造されたものであれば問題ないが、個人輸入等によって入手
した生薬又は生薬製剤によって、健康被害が発生した事例が知られている。

解説

- ●「サイシン」　ウマノスズクサ科のウスバサイシン又はケイリンサイシンの根及び
  根茎を基原とする生薬ですが、その地上部には腎障害を引き起こすことが知られ
  ているアリストロキア酸が含まれています。
- ●【参考】「アリストロキア酸」　アリストロキア属の植物に含まれ、腎障害を引き
  起こします。日本においては、アリストロキア酸を含む生薬・漢方薬は医薬品と
  して承認されていませんが、アリストロキア酸を含む健康食品の使用によるもの
  と疑われる腎障害が報告されています。
- ●「モクツウ」　アケビ科のアケビ又はミツバアケビの蔓性の茎を、通例、横切りし
  たものを基原としますが、中国等では、アリストロキア酸を含有するキダチウマ
  ノスズクサを用いたものが"モクツウ"の名称で流通している場合があります。

3 相互作用と受診勧奨

a. 相互作用

　生薬製剤に配合されている生薬成分には、複数の製品で共通するものものもあり、同じ生薬成分又は同種の作用を示す生薬成分を含有する医薬品、医薬部外品等を併用すると、作用が強く現れたり、副作用が起こりやすくなるおそれがある。

　また、生薬成分は、医薬品的な効能効果が標榜又は暗示されていなければ、食品(ハーブ等)として流通可能なものもあり、そうした食品を合わせて摂取した場合、医薬品の効き目や副作用を増強させることがある。医薬品の販売等に従事する専門家においては、当該生薬成分を食品として摂取していると思われる人に積極的な情報提供を行うなど、生薬製剤の適正使用を促すことが重要である。

b. 受診勧奨

　生薬製剤は、漢方処方製剤と同様、症状の原因となる体質の改善を主眼としているものが多く、比較的長期間(1ヶ月位)継続して服用されることがある。

　一般の生活者においては、「生薬製剤はすべからく作用が緩やかで、副作用が少ない」と誤って認識している場合がある。しかし、センソのように少量で強い作用を示す生薬もあることから、医薬品の販売等に従事する専門家においては、購入者等が適切な医薬品を選択することができるよう積極的な情報提供を行う必要がある。

　以下のような場合は、医療機関を受診するなどの対応が必要である。

> ◉ 一定期間又は一定回数使用しても症状の改善が認められない場合(一般用医薬品によって対処することが適当でない疾患による症状である可能性があるため)
> ※医薬品の販売等に従事する専門家においては、必要に応じて使用期間中の症状の経過や副作用の発現に注意を払う必要性について積極的な情報提供を行うことが重要である

3 XV　公衆衛生用薬

1．消毒薬

1　感染症の防止

　感染症は、病原性のある細菌、寄生虫、ウイルス等が体に侵入することによって起こる望ましくない反応である。日常生活で問題となる感染症には、飛沫感染するものや経口感染するものが多い。特に食中毒は、手指や食品、調理器具等に付着した細菌、寄生虫、ウイルスが、経口的に体内に入って増殖することで生じる。一般に、夏は細菌、冬はウイルスによる食中毒が発生することが多いとされている。

　通常の健康状態にある人の場合、生体に元来備わっている防御機能が働くため、一般的には、石けんで十分に手洗いを行い、器具等については煮沸消毒等を行うといった対応で食中毒を防止することができる。しかし、煮沸消毒が困難な器具等があるほか、食中毒の流行時期の場合、明らかに感染者が身近に存在する場合には、念入りに化学薬剤(消毒薬)を用いた処置を行うことが有効とされる。

2　消毒薬

　消毒薬が微生物†を死滅させる仕組み及び効果は、殺菌消毒成分の種類、濃度、温度、時間、消毒対象物の汚染度、微生物の種類や状態等によって異なる。

　消毒薬によっては、殺菌消毒効果が十分得られない微生物があり、全く殺菌消毒できないものもいる。一方で、生息条件が整えば、消毒薬の溶液中で生存、増殖する微生物も存在する。

　殺菌・消毒の対象となる微生物を考慮し、適切な医薬品の選択、定められた用法に従って適正な使用がなされることが重要である。

殺菌・消毒	生存する微生物の数を減らすこと
滅菌	物質中のすべての微生物を殺滅又は除去すること

●「微生物」　肉眼ではその存在を知ることができず、顕微鏡等によってはじめて観察できる程度以下の生物のこと。細菌、藻類、原生生物、菌類のほか、ごく小型の動物(例：ミジンコ)等も含まれます。

a.　皮膚・器具用の殺菌消毒成分

> ▶クレゾール石けん液　▶ポリアルキルポリアミノエチルグリシン塩酸塩
> ▶ポリオキシエチレンアルキルフェニルエーテル　▶エタノール
> ▶イソプロパノール　▶クロルヘキシジングルコン酸塩

クレゾール石けん液／ ポリアルキルポリアミノエ チルグリシン塩酸塩／ ポリオキシエチレンアルキ ルフェニルエーテル	▶結核菌を含む一般細菌類、真菌類に比較的広い殺菌消毒作用を示す ▶大部分のウイルスには効果がない ▶日本薬局方のクレゾール石けん液は、原液を水で希釈して用いるものであるが、刺激性が強いため、原液が直接皮膚に付着しないようにする ※付着した場合には、直ちに石けん水と水で洗い流す。炎症等を生じたときは医師の診療を受けるなどの対応が必要である
エタノール／ イソプロパノール	▶アルコール分が微生物のタンパク質を変性させ、それらの作用を消失させる ▶結核菌を含む一般細菌類、真菌類、ウイルスに殺菌消毒作用を示す ▶イソプロパノールによるウイルスの不活性効果は、エタノールより低い ▶皮膚に繰り返し使用する場合に適さない(脱脂による肌荒れを起こしやすいため) ▶粘膜面、目の回り、傷がある部分への使用を避ける(粘膜刺激性があるため) ▶揮発性で引火しやすい ▶広範囲に長時間使用する場合は、蒸気の吸引に注意する
クロルヘキシジングルコン 酸塩	▶一般細菌類、真菌類に比較的広い殺菌消毒作用を示す ▶結核菌、ウイルスには効果がない

> **Q** ウイルスの不活性効果の「不活性」とは、どういう意味ですか？
>
> **A** 【参考】ウイルスは、生物の特徴である自己増殖能力がないので、非生物に分類されます。生物でないものを"殺す"ことはできないため、ウイルスが持つ病原性を失わせるときは、「不活性」という用語が用いられます。

【消毒薬と医薬部外品】

　手指又は皮膚の殺菌・消毒を目的とする消毒薬のうち、配合成分やその濃度等があらかじめ定められた範囲内である製品は、医薬部外品として製造販売されている。

　一方、手指又は皮膚に加え、器具等の殺菌・消毒を併せて目的とする製品は、医薬品としてのみ認められている。

b. 　専ら器具用の殺菌消毒成分

塩素系殺菌消毒成分
▶次亜塩素酸ナトリウム　▶サラシ粉 †

有機塩素系殺菌消毒成分
▶ジクロロイソシアヌル酸ナトリウム　▶トリクロロイソシアヌル酸

●【参考】「サラシ粉」　次亜塩素酸カルシウムの粉末のこと

塩素系 　　殺菌消毒成分	▶強い酸化力による作用 ▶一般細菌類、真菌類、ウイルス全般に殺菌消毒作用を示す ▶通常人体の消毒には用いられない(皮膚刺激性が強いため) ▶金属腐食性がある ▶プラスチック、ゴム製品を劣化させる ▶漂白作用がある 　※毛、絹、ナイロン、アセテート、ポリウレタン、色・柄物 　　への使用を避ける ▶酸性の洗剤・洗浄剤と混ざらないように注意する(反応して有 　毒な塩素ガスが発生するため) ▶吐瀉物、血液等が床にこぼれたときの殺菌消毒に適している 　※有機物の影響を受けやすいので、対象物を洗浄した後に使 　　用した方が効果的である
有機塩素系 　　殺菌消毒成分	▶塩素臭、刺激性、金属腐食性が比較的抑えられている ▶プール等の大型設備の殺菌・消毒に用いられることが多い

以下のような応急処置後は、すみやかに医療機関に受診するなどの対応が必要である。

誤って飲み込んだ場合	▶誤飲してから数分以内に多量の牛乳等を飲ませるが、手元にないときはまず水を飲ませる(中毒物質の消化管からの吸収を遅らせ、粘膜を保護するため) ※牛乳以外にも、卵白を水に溶いた卵白水、小麦粉を水で溶いたものを用いてもよい。これらを作るのに手間がかかる場合は早めに水を飲ませることを優先すべきである ▶原末、濃厚液を誤って飲み込んだ場合は、自己判断で安易に吐き出させることは避ける
誤って目に入った場合	▶顔を横に向けて上から水を流す、弱い流れの水道水で洗う等により、流水で十分に(15分間以上)洗眼する ※水流が強いと目に障害を起こすことがある ▶目が痛くて開けられない場合は、水を満たした容器に顔をつけて、水の中で目を開けてもよい ▶酸やアルカリが目に入った場合は、早期に十分な水洗を行う ※特にアルカリ性の場合には念入りに水洗する ▶酸をアルカリで、アルカリを酸で中和する処置は適切でない(熱が発生してかえって刺激を強め、状態が悪化するおそれがあるため)
誤って皮膚に付着した場合	▶流水をかけながら着衣をとり、石けんを用いて流水で皮膚を十分に(15分間以上)水洗する ▶酸やアルカリが付着した場合は、早期に十分な水洗を行う ※特にアルカリ性の場合には念入りに水洗する ▶目に入った場合と同様、中和剤†は用いない
誤って吸入した場合	▶意識がない場合は新鮮な空気の所へ運び出し、人工呼吸等を行う

 ● 【参考】「中和剤」 酸又はアルカリと反応して、それぞれの性質を失わせる薬剤のこと

2．殺虫剤と忌避剤

1　主な衛生害虫

衛生害虫とは、疾病を媒介したり、飲食物を汚染するなど、保健衛生上の害を及ぼす昆虫等をいう。外敵から自らの身を守るために人体に危害を与えるものは、衛生害虫に含まれない。

衛生害虫
▶ハエ　▶蚊　▶ゴキブリ　▶シラミ　▶トコジラミ　▶ノミ　▶イエダニ ▶ツツガムシ　▶ツメダニ類　▶ヒョウヒダニ類　▶ケナガコナダニ
衛生害虫に含まれないもの
▶ハチ　▶ドクガ　▶ドクグモ　▶サソリ

a.　ハエ(イエバエ、センチニクバエ等)

保健衛生上の害
▶赤痢菌、チフス菌、コレラ菌、O－157 大腸菌等の病原菌、皮膚疾患、赤痢アメーバ[†]、寄生虫卵、ポリオウイルス[†]等の病原体を媒介する ※人の体内や皮膚等に幼虫のウジが潜り込み、組織や体液、消化器官内の消化物を食べて直接的な健康被害を与えるハエ蛆症と呼ばれる症状もある
防除法
▶ウジの防除が基本で、通常、有機リン系殺虫成分が用いられる。 ※薬液がウジの生息場所に十分行き渡るよう散布されることが重要であるが、厨芥(生ごみ)がビニール袋に入っているなど薬液が浸透しない場合や、薬液をかけた後に乾燥させることが困難な場合には、主に成虫の防除を行うことになる ▶成虫の防除には、希釈して噴霧する殺虫剤(医薬品)等が用いられる。 ※一般家庭においては、調製を要さずそのまま使用できるエアゾール等の殺虫剤(医薬部外品)やハエ取り紙が用いられる

- 【参考】「赤痢アメーバ」　原虫の一種で、飲食物を介して感染し、アメーバ赤痢(大腸、直腸に潰瘍を生じ、粘液血便や断続的な下痢、痙攣性の腹痛等を伴う疾患)の原因となります。また、一部は、胆管を溯上して肝臓に移行し、腸外アメーバ症の原因ともなります。
- 【参考】「ポリオウイルス」　ポリオ(急性灰白髄炎、小児麻痺)の原因となるウイルスで、汚物が水などを介して口中に運ばれることにより感染します。

b. 蚊(アカイエカ、シナハマダラカ等)

保健衛生上の害
▶吸血によって皮膚に発疹や痒み[†]を引き起こす ▶日本脳炎[†]、マラリア[†]、黄熱[†]、デング熱[†]等を媒介する

防除法
▶種類による生息、発生場所に合わせた防除が必要となる(水のある場所に産卵して幼虫のボウフラとなって繁殖するなど、人が刺される場所と蚊の繁殖場所が異なるため) ※ボウフラに保健衛生上の有害性はない ▶ボウフラの防除は、生態系に与える影響を考慮して行う(水系に殺虫剤を投入することになるため) ▶成虫の防除には、希釈して噴霧する殺虫剤(医薬品)等が用いられる。 ※一般家庭においては、調製を要さずそのまま使用できる蚊取り線香やエアゾール等の殺虫剤(医薬部外品)が用いられる ▶野外など殺虫剤の効果が十分期待できない場所では、忌避剤を用いて蚊による吸血を防止する

解説

- 「発疹や痒み」　蚊のほか、ブユ(ニホンヤマブユ、アオキツメトビブユ等)、アブ(アカウシアブ、シロフアブ等)、ヌカカ(ホシヌカカ、イソヌカカ等)も、吸血によって皮膚に発疹や痒みを引き起こします。これらの昆虫が病気を媒介することは日本ではほとんどありませんが、刺された部位の皮膚症状は、蚊よりもひどくなる場合があります。
- 【参考】「日本脳炎」　蚊が媒介する日本脳炎ウイルスに感染することにより発症し、高熱、頭痛、悪心、嘔吐、さらには痙攣、意識障害等の急性脳炎の症状が現れます。
- 【参考】「マラリア」　ハマダラカが媒介するマラリア病原虫に感染することにより発症し、寒け、震え、高熱の症状が間欠的に繰り返し現れます。
- 【参考】「黄熱」　蚊が媒介する黄熱ウイルスに感染することにより発症し、高熱、筋肉痛、出血、黄疸の症状が現れます。黄熱病とも呼ばれます。
- 【参考】「デング熱」　蚊が媒介するデングウイルスに感染することにより発症し、高熱、関節痛、筋肉痛、発疹の症状が現れます。

c. ゴキブリ(チャバネゴキブリ、クロゴキブリ等)

保健衛生上の害
- ▶食品にサルモネラ菌、ブドウ球菌、腸炎ビブリオ菌、ボツリヌス菌、O－157 大腸菌等を媒介する
- ▶アメーバ赤痢等の中間宿主[†]となる

防除法
- ▶暗所、風のない場所、水分のある場所、暖かい場所を好むので、これらに該当する場所を中心に防除を行う
- ▶燻蒸(くんじょう)処理を行う場合、3 週間位後にもう一度燻蒸処理を行って孵化した幼虫を駆除する
- ※ゴキブリの卵は、医薬品の成分が浸透しない殻(から)で覆われているため

解説
- ●【参考】「中間宿主」　寄生虫がその成長の過程で複数の宿主を必要とする場合、最後の宿主以外の宿主のことです。

 d. シラミ(コロモジラミ、アタマジラミ、ケジラミ等)

保健衛生上の害
- ▶吸血箇所の激しい痒み
  ※吸血された部位を掻(か)くことにより化膿する場合もある
- ▶日本紅斑熱(こうはんねつ)[†]や発疹(はっしん)チフス[†]等の病原細菌であるリケッチア[†]の媒介
  ※リケッチアは人獣(じんじゅう)共通して感染する
- ▶シラミの種類ごとに寄生対象となる動物が決まっているため、ヒト以外の動物に寄生するシラミがヒトに寄生して直接的な害を及ぼすことはない

防除法
- ▶物理的方法として、散髪、洗髪、入浴による除去、衣服の熱湯処理等がある
- ▶医薬品による方法として、殺虫成分のフェノトリンが配合されたシャンプーやてんか粉(こ)が用いられる
  ※フェノトリンには、シラミの刺咬(しこう)による痒みや腫れ等の症状を和らげる作用はない
- ▶脱落したシラミの成虫が次の宿主に伝染しやすい場所に殺虫剤を散布し、寄生の拡散防止を図ることも重要である
  ※シラミは、終生を宿主に寄生して生息する

- ●【参考】「日本紅斑熱」　マダニ、シラミが媒介する日本紅斑熱リケッチアの感染で発症し、急な高熱と全身性の発疹(紅色の斑点)等の症状が現れます。
- ●【参考】「発疹チフス」　シラミが媒介する発疹チフスリケッチアの感染で発症し、高熱、頭痛、手足の疼痛、発疹の症状が現れます。
- ●【参考】「リケッチア」　リケッチア属の細菌の総称。通常の細菌よりも小さく、細胞内でしか増殖できないという特徴をもちます。

e. トコジラミ[†]

保健衛生上の害

▶刺されると激しい痒痛を生じる

▶アレルギー反応による全身の発熱、睡眠不足、神経性の消化不良を引き起こす

▶ペスト[†]、再帰熱[†]、発疹チフスを媒介する

防除法

▶物理的方法として、電気掃除機で隅々まで丁寧に吸引する(成虫で体長約8mm と比較的大きいため)

　※床や壁の隙間、壁紙の裏、畳の敷き合わせ目、ベッド等に潜伏する

▶医薬品による方法として、ハエ、蚊、ゴキブリと同様な殺虫剤が使用される

- ●「トコジラミ」　シラミの一種でなく、カメムシ目に属する昆虫。ナンキンムシとも呼ばれます。
- ●【参考】「ペスト」　ペスト菌の感染で発症し、倦怠感、寒気、高熱の症状が現れます。
- ●【参考】「再帰熱」　スピロヘータの感染で発症し、高熱、悪寒、筋肉痛、頭痛等の症状が繰り返し現れます。回帰熱とも呼ばれます。

f.　ノミ

保健衛生上の害

▶吸血されたときの痒み

▶ペスト等の病原細菌を媒介する

※ケオプスネズミノミやヨーロッパネズミノミ(いずれも日本にはほとんど存在しない)が生息している地域では、現在でも、ペスト菌の媒介が保健衛生上の大きな問題となっている

▶ノミは宿主を厳密に選択しない

※ヒトノミの生息数は激減しているが、ペット等に寄生しているノミによる被害がしばしば発生している

防除法

▶イヌやネコ等に寄生しているノミに対して、ノミ取りシャンプーや忌避剤等が用いられる

▶電気掃除機による吸引、殺虫剤の散布等による駆除を行う(ペットの寝床やよくいる場所、部屋の隅の埃の中などでノミの幼虫が育つため)

※ノミの幼虫は吸血せず、成虫の糞や宿主動物の体表から脱落した有機物等を食べて育つ

 g.　イエダニ

保健衛生上の害

▶吸血による刺咬のため激しい痒みを生じる

▶発疹熱[†]等のリケッチア、ペスト等の病原細菌を媒介する

防除法

▶宿主動物であるネズミを駆除する(イエダニはネズミを宿主として移動し生息場所を広げていくため)

▶ネズミの駆除と併せてイエダニの防除も行われる(宿主を失ったイエダニが吸血源を求めて散乱するため)

※イエダニの防除には、殺虫剤による燻蒸処理等が行われる

解説　●【参考】「発疹熱」　発疹熱リケッチアの感染で発症し、高熱とともに次第に発疹が全身に現れます。発疹チフスと似ていますが、比較的軽い症状です。

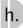 **h.** ツツガムシ[†]

保健衛生上の害
▸ツツガムシ病リケッチア[†]を媒介する

防除法
▸ツツガムシが生息する可能性がある場所に立ち入る際には、専ら忌避剤による 　対応が図られる(目視での確認が困難であるため) ※忌避剤の使用だけに頼らず、なるべく肌の露出を避け、野外活動後は入浴や 　衣服の洗濯を行う等の防御方法を心がけることが重要である

- ●「ツツガムシ」　ダニの一種で、ヒトの生活環境でなく野外に生息しています。吸血はせず、幼虫期の一時期だけ動物に寄生して、皮膚の老廃物等を摂食します。
- ●【参考】「ツツガムシ病リケッチア」　ツツガムシ病の原因となるリケッチア(宿主の細胞内でのみ増殖することができる小型の細菌)。発症すると、発熱、激しい頭痛、悪寒、嘔吐、下痢の症状が現れます。

 i. 屋内塵性ダニ(ツメダニ類、ヒョウヒダニ類、ケナガコナダニ)

保健衛生上の害
▸ツメダニ類に刺されると、その部位が赤く腫れて痒みを生じる ※通常は他のダニや昆虫の体液を吸って生きているが、大量発生したときには 　ヒトが刺されることがある ▸ヒョウヒダニ類、ケナガコナダニの糞や死骸がアレルゲンとなって、気管支喘 　息やアトピー性皮膚炎等を引き起こすことがある ※ヒトを刺すことはない

防除法
▸完全に駆除することは困難である ※屋内塵性ダニが生息する環境は、どんな住居にも存在する ▸防除の基本は増殖させないことである(一定程度まで生息数を抑えれば保健衛生 　上の害は生じないため) ※畳、カーペット等を直射日光下に干すなど生活環境の掃除を十分行う。併せて 　室内の換気を改善し湿度を下げることもダニの大量発生の防止につながる ▸殺虫剤の使用は、ダニが大量発生した場合のみとする ▸殺虫剤を散布する場合、水で希釈する薬剤の使用は避け、エアゾール、粉剤を用 　いることが望ましい(湿度がダニの増殖の要因になるため) ▸医薬品の散布が困難な場合には、燻蒸処理等が行われる

2　主な殺虫成分と忌避成分

　殺虫剤使用に当たっては、殺虫作用に対する抵抗性が生じるのを避けるため、同じ殺虫成分を長期間連用せず、いくつかの殺虫成分を順番に使用していくことが望ましい。

有機リン系殺虫成分
　▶ジクロルボス　▶ダイアジノン　▶フェニトロチオン　▶フェンチオン
　▶トリクロルホン　▶クロルピリホスメチル　▶プロペタンホス

ピレスロイド系殺虫成分
　▶ペルメトリン　▶フェノトリン　▶フタルスリン

カーバメイト系殺虫成分
　▶プロポクスル

オキサジアゾール系殺虫成分
　▶メトキサジアゾン

有機塩素系殺虫成分
　▶オルトジクロロベンゼン

昆虫成長阻害成分
　▶メトプレン　▶ピリプロキシフェン　▶ジフルベンズロン

殺虫補助成分
　▶ピペニルブトキシド(PBO)　▶チオシアノ酢酸イソボルニル(IBTA)

忌避成分
　▶ディート　▶イカリジン

有機リン系殺虫成分	▶アセチルコリンエステラーゼと不可逆的に結合し、その働きを阻害することによる作用 ▶毒性は比較的低い(ほ乳類や鳥類では速やかに分解されて排泄されるため) ▶高濃度又は多量に曝露した場合(特に、誤って飲み込んでしまった場合)には、神経の異常な興奮が起こり、縮瞳、呼吸困難、筋肉麻痺等の症状が現れるおそれがある ※これらの症状が見られた場合、直ちに医師の診断を受ける

ピレスロイド系 殺虫成分	▶除虫菊(じょちゅうぎく)の成分から開発された ▶神経細胞に直接作用して神経伝達を阻害することによる作用 ▶比較的速やかに自然分解して残効性が低い ※家庭用殺虫剤に広く用いられている ▶フェノトリンは、直接人体に適用される唯一の殺虫成分である(シラミの駆除を目的とする製品の場合) ▶高濃度又は多量に曝露して身体に異常が現れた場合には、医師の診療を受けるなどの対応が必要である
カーバメイト系 殺虫成分／ オキサジアゾー ル系殺虫成分	▶アセチルコリンエステラーゼと可逆的に結合し、その働きを阻害することによる作用 ▶ピレスロイド系殺虫成分に抵抗性を示す害虫の駆除に用いられる ▶一般に有機リン系殺虫成分に比べて毒性は低い ▶高濃度又は多量に曝露して呼吸困難等の症状が現れた場合には、医師の診療を受けるなどの対応が必要である
有機塩素系 殺虫成分	▶神経細胞に対する作用に基づくもの ▶現在では、残留性や体内蓄積性の問題から、オルトジクロロベンゼンがウジ、ボウフラの防除の目的で用いられるのみとなっている ※有機塩素系殺虫成分(DDT等)は、日本ではかつて広く使用され、感染症の撲滅(ぼくめつ)に大きな効果を上げた
昆虫成長阻害成 分	▶昆虫の脱皮(だっぴ)や変態(へんたい)を阻害する作用(直接の殺虫作用ではない) ▶メトプレン、ピリプロキシフェンは、幼若ホルモン(ようじゃく)† に類似した作用を示し、幼虫が蛹(さなぎ)になるのを妨げる ※不完全変態† の昆虫やダニには無効である ▶ジフルベンズロンは、脱皮時の新しい外殻(がいかく)の形成を阻害して、幼虫の正常な脱皮をできなくする ▶有機リン系殺虫成分やピレスロイド系殺虫成分に抵抗性を示す場合にも効果がある
殺虫補助成分	▶殺虫作用は弱いか、又はほとんどないが、殺虫成分とともに配合されることにより殺虫効果を高める
忌避成分	▶虫が一般にこの物質の臭いを嫌うためと考えられているが、詳細は分かっていない ▶ディートが最も効果的で、効果の持続性も高いとされる ※医薬品又は医薬部外品の忌避剤† の有効成分として用いられる ▶イカリジンは、年齢による使用制限がなく、蚊やマダニなどに対して効果を発揮する

解説

- 「幼若ホルモン」　幼虫が十分成長して 蛹(さなぎ) になるのを抑えているホルモン
- 「不完全変態」　幼虫が蛹にならずに成虫になること
- 「忌避剤」　人体に直接使用され、蚊、ツツガムシ、トコジラミ、ノミ等が人体に取り付いて吸血したり、病原細菌等を媒介することを防止するもの。なお、虫さされによる痒みや腫れ等の症状を和らげる効果はありません。

Q アセチルコリンエステラーゼとコリンエステラーゼの違いについて教えてください。

A 【参考】アセチルコリンエステラーゼは、アセチルコリンの分解に働く酵素のことですが、多くの場合、"コリンエステラーゼ"の略称で呼ばれます。

アセチルコリンのほか、コリンエステル類の分解に働く酵素にブチリルコリンエステラーゼがありますが、アセチルコリンエステラーゼとブチリルコリンエステラーゼを区別しないで用いる場合も、"コリンエステラーゼ"と称されます。

【ディートの適正使用情報】

- 生後 6 ヶ月未満の乳児への使用を避ける(外国での動物実験において神経毒性が示唆されているため)
- 生後 6 ヶ月から 12 歳未満までの小児については、顔面への使用を避け、1 日の使用限度を守って使用する
  ※6 ヶ月以上 2 歳未満で 1 回が、2 歳以上 12 歳未満で 1～3 回 が 1 日の使用限度

【殺虫剤・忌避剤と医薬部外品】

ハエ、ダニ、蚊等の衛生害虫の防除を目的とする殺虫剤・忌避剤は、医薬品又は医薬部外品として、医薬品医療機器等法による規制の対象となっている。

また、殺虫剤・忌避剤のうち、人体に対する作用が緩和なものは、医薬部外品として製造販売されている。

一方、原液を用時希釈して用いる製品、長期間にわたって持続的に殺虫成分を放出させる製品、一度に大量の殺虫成分を放出させる製品、劇薬に該当する製品など、取扱い上、人体に対する作用が緩和といえないものは、医薬品としてのみ認められている。

スプレー剤	▶医薬品を空間中に噴霧するもの ※原液を水で希釈して噴霧に用いる製品もある ① 衛生害虫に直接噴射して殺滅させるもの ② 害虫が潜んでいる場所や通り道に吹き付けるもの(残留噴射) ③ 部屋を閉め切って部屋の広さに応じて一定時間噴射し、室内にいる虫を殺滅させるもの(空間噴射)
燻蒸剤 <small>くんじょうざい</small>	▶空間噴射の殺虫剤のうち、容器中の医薬品を煙状又は霧状にして一度に全量放出させるもの ▶霧状にして放出するものは、煙状にするものに比べて、短時間で部屋の隅々まで行きわたる(噴射された粒子が微小であるため) ▶燻蒸処理が完了するまでの間、部屋を締め切って退出する ※犬、猫等のペットや観葉植物は部屋の外に出し、小鳥や魚については、燻蒸処理後2〜3日間部屋に戻さないことが望ましい。カブトムシ等の昆虫類は、1週間は部屋に持ち込むべきではない ▶燻蒸処理後は換気を十分に行い、ダニやゴキブリの死骸を取り除くために掃除機をかける
毒餌剤 <small>どくじざい</small> (誘因殺虫剤)	▶殺虫成分とともに、ゴキブリ等の衛生害虫を誘引する成分を配合し、マット状、ペレット状、ペースト状等にしたもの ▶害虫が潜んでいる場所や通り道に置いて、害虫が摂食したときに殺虫効果を発揮する ▶乳幼児等が誤って口に入れたりしないよう十分に注意する
蒸散剤 <small>じょうさんざい</small>	▶殺虫成分を基剤に混ぜて整形し、加熱したとき又は常温で徐々に揮散するようにしたもの ▶医薬部外品の製品を除き、一般の家庭で使用されることは少ない
粉剤 <small>ふんざい</small>	▶殺虫成分を粉体に吸着させたもの ▶ダニ、シラミ、ノミ等の防除のために散布して用いる
粒剤 <small>りゅうざい</small>	▶殺虫成分を基剤に混ぜて粒状<small>りゅうじょう</small>にしたもの ▶ボウフラの防除のために水系に投入して用いる
乳剤／ <small>にゅうざい</small> 水和剤 <small>すいわざい</small>	▶原液を水で希釈して使用するもの ▶通常、個人ではなく地域ぐるみの害虫駆除に用いられる ※包装単位が大きい製品が多い
油剤 <small>ゆざい</small>	▶湿気を避けなければならない場所でも使用できる ▶噴射器具を必要とする ▶一般の生活者が家庭において使用することはほとんどない ※包装単位が大きい製品が多い

【殺虫剤の適正使用情報】

- 定められた用法・用量を厳守して使用する
- 殺虫剤を噴霧・散布する際は、なるべく防護ゴーグル、マスク、手袋、肌の露出度の低い衣服を着用する
  ※目や口に入らないようにする
- 食品、食器、玩具等にかからないよう、あらかじめ他の場所へ移動させるか収納しておく
  ※食器棚の扉を開けて殺虫する場合には、食品と食器はビニール袋に入れて密閉しておく
- 皮膚に付着した場合には、直ちに石けん水で洗い流す
- 殺虫剤を使用した後に身体に異常が現れた場合、又は殺虫用医薬品を誤飲した場合には、医師の診療を受けるなどの対応が必要である
  ※何系の殺虫成分を含む製品を使用したのかを伝える

【忌避剤の適正使用情報】

- 蚊、ブユ(ブヨ)等が多い戸外など必要な場合にのみ使用し、漫然な使用を避ける
- 塗りむらがあると忌避効果が落ちるが、スプレー剤を使用した後に手で塗り拡げるなどして必要以上に使用しない
- 創傷面、目の周囲、粘膜等に薬剤が触れないようにする(粘膜刺激性があるため)
- スプレー剤を直接顔面に使用しない
  ※顔面に使用する場合は、目や口の粘膜に触れないよう、いったん手のひらに噴霧してから塗布するようにし、塗布した手で目を擦らないようにする
- 皮膚にひどい湿疹やただれを起こしている人は使用を避ける
- 薬剤によっては合成繊維やプラスチック製品に腐食を生じることがある
- 玄関のような狭い場所でスプレー剤を使用しない(目や口の粘膜に触れやすくなるため)
- 誤って目に入った場合には、直ちに大量の水でよく洗い流す
  ※症状が重いときは、含有成分(例：ディート、アルコール)を伝えて眼科医の診療を受ける

3 XVI 一般用検査薬

体外診断用医薬品	専ら疾病の診断に使用されることが目的とされる医薬品のうち、人体に直接使用されることのないもの
一般用検査薬	一般の生活者が正しく用いて健康状態を把握し、速やかな受診につなげることで疾病を早期発見するためのもの

　一般用検査薬については、薬局、店舗販売業又は配置販売業において取り扱うことが認められている。その検体は、尿、糞便、鼻汁、唾液、涙液など採取に際して侵襲(採血、穿刺等)のないものである。

　また、その検査項目については、学術的な評価が確立しており、情報の提供により結果に対する適切な対応ができ、健康状態を把握して受診につなげていけるものとなっている。悪性腫瘍、心筋梗塞や遺伝性疾患など重大な疾患の診断に関係するものは、一般用検査薬の対象外である。

【一般用検査薬を販売する際の注意事項】

　一般用検査薬は、一般用医薬品のリスク区分に従った方法で販売を行うとともに、以下の事項については、製品や添付文書等を用いて購入者等が後で確認できるようにわかりやすく説明する。

◉ 専門的診断におきかわるものでないこと
◉ 検査薬の使い方や保管上の注意
◉ 検体の採取時間とその意義
◉ 妨害物質及び検査結果に与える影響
◉ 検査薬の性能
◉ 検査結果の判定
◉ 適切な受診勧奨を行うこと ※特に医療機関を受診中の場合は、通院治療を続けるよう説明する
◉ その他購入者等からの検査薬に関する相談には積極的に応じること

　また、購入者等からの相談に応じる体制を充実し、問い合わせ先を周知するとともに、検査項目によっては、プライバシーに配慮した形で製品の説明を行うことが望ましい。

【検出感度と偽陰性・偽陽性】

　検査薬は、対象とする生体物質を特異的に検出するように設計されている。しかし、検体中の対象物質の濃度が極めて低い場合には、検出反応が起こらずに陰性の結果となる。検出反応が起こるための最低限の濃度を検出感度(又は検出限界)という。

偽陰性 (ぎいんせい)	検体中に存在しているにもかかわらず、その濃度が検出感度以下であったり、検出反応を妨害する他の物質の影響等によって、検査結果が陰性となること
偽陽性 (ぎようせい)	検体中に存在していないにもかかわらず、検査対象外の物質と非特異的な反応が起こって検査結果が陽性となること

　生体から採取された検体には予期しない妨害物質や化学構造がよく似た物質が混在することがあり、いかなる検査薬においても、偽陰性・偽陽性を完全に排除することは困難[†]である。

　また、検査薬が高温になる場所に放置されたり、冷蔵庫内に保管されていたりすると、設計どおりの検出感度を発揮できなくなるおそれがある。

　● 「排除することは困難」　一般に、検出感度を鋭敏にしようとすると、非特異的な反応が起こりやすくなって偽陽性を生じる可能性が高くなり。一方、偽陽性が生じることを避けるために特異性を高めると、検出感度が鈍くなります。

1．尿糖・尿タンパク検査薬

1　尿糖値・尿タンパク値に異常を生じる要因

　泌尿器系の機能が正常に働いており、血糖値が正常のときは、腎臓の尿細管(にょうさいかん)において糖分やタンパク質のほとんどが再吸収される。

　尿糖値に異常を生じる要因は、一般に、高血糖と結びつけて捉えられることが多いが、高血糖を伴わない場合(腎性糖尿等)もある。

　尿タンパク値に異常を生じる要因として、腎臓機能障害による場合(腎炎、ネフローゼ)や、尿路(にょうろ)に異常が生じたことによる場合(尿路感染症、尿路結石、膀胱炎(ぼうこう)等)がある。

2 検査結果に影響を与える要因

尿糖・尿タンパクの検査結果に影響を与える要因には、以下のようなものがある。

採尿に用いた容器の汚れ	▶糖分やタンパク質が付着している容器に尿を採取すると、正確な検査結果が得られない ▶清浄な容器を使用する
採尿のタイミング	▶尿糖検査の場合は、食後1～2時間など検査薬の使用方法に従って採尿を行う ▶尿タンパク検査の場合は、原則として早朝尿[†]を検体とし、激しい運動の直後は避ける ▶尿糖と尿タンパクの同時検査の場合は、早朝尿を検体とする ※尿糖が検出されたときは、食後の尿であらためて検査して判断する
採尿の仕方	▶中間尿を採取して検査することが望ましい(出始めの尿では、尿道や外陰部等に付着した細菌や分泌物が混入することがあるため)
検体の取扱い	▶採尿後なるべく速やかに検査することが望ましい(採取した尿を放置すると、雑菌の繁殖等によって尿中の成分の分解が進み、検査結果に影響を与えるおそれがあるため)
検査薬の取扱い	▶尿糖又は尿タンパクを検出する部分を直接手で触れると、正確な検査結果が得られなくなることがある ▶尿に長い間浸していると、正確な検査結果が得られなくなることがある(検出成分が溶け出してしまうため)
食事の影響	▶通常、尿は弱酸性であるが、食事等の影響で中性～弱アルカリ性に傾くと、正確な検査結果が得られなくなることがある ※検査結果に影響を与える医薬品の成分[†]もあるため、医師又は歯科医師から処方された薬剤(医療用医薬品)や一般用医薬品等を使用している場合には、医師等又は薬剤師に相談するように説明する

解説

● 「早朝尿」 起床直後の尿。常に一定の条件で検査する観点からも早朝尿は適しています。

● 「検査結果に影響を与える医薬品の成分」 セネガ、オンジの摂取により糖尿病が改善したと誤認されるおそれがあります。

3　検査結果の判断と受診勧奨

　尿糖・尿タンパク検査薬は、尿中の糖やタンパク質の有無を調べるものであり、その結果をもって直ちに疾患の有無や種類を判断することはできない。

　尿糖又は尿タンパクが陽性の場合には、疾患の確定診断や適切な治療につなげるため、早期に医師の診断を受ける必要がある。また、検査結果では尿糖又は尿タンパクが陰性の場合でも、何らかの症状があるときは、再検査するか又は医療機関を受診して医師に相談するなどの対応が必要である。

2．妊娠検査薬

1　妊娠の早期発見の意義

　妊娠の初期(妊娠 12 週まで[†])は、胎児の脳や内臓などの諸器官が形づくられる重要な時期であり、母体が摂取した物質等の影響を受けやすい時期でもある。

　そのため、妊娠しているかどうかを早い段階で知り、食事の内容[†]や医薬品の使用に適切な配慮を行うとともに、飲酒や喫煙、風疹や水痘(水疱瘡)などの感染症[†]、放射線照射等を避けることが、母子の健康にとって重要となる。

- 「妊娠 12 週まで」　妊娠が成立した日を厳密に特定することは困難なことがあるため、通常、妊娠週数は最後の月経が始まった日から起算されます。
- 「食事の内容」　例えば、妊娠期間中は、水銀の摂取につながるおそれがあるため、食事中に含まれる魚介類(クジラを含む)の種類と量に留意する必要があります。また、鉄分等の栄養素が不足して貧血になりやすくなります。
- 「感染症」　妊娠期間中に風疹や水痘などの感染症にかかると、胎児に先天異常を生じることがあります。

妊娠成立から 4 週目前後の尿中 hCG 濃度が検出感度だよ

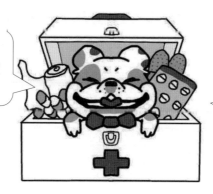

月経予定日を過ぎて 1 週目以降に検査しよう

2 検査結果に影響を与える要因

　妊娠が成立すると、胎児(受精卵)を取り巻く絨毛細胞[†]から hCG(ヒト絨毛性性腺刺激ホルモン)が分泌され始め、やがて尿中に hCG が検出されるようになる。

　妊娠検査薬は、通常、実際に妊娠が成立してから 4 週目前後の尿中 hCG 濃度を検出感度としている。

　妊娠の検査結果に影響を与える要因には、以下のようなものがある。

検査の時期	▶月経予定日が過ぎて概ね 1 週目以降の検査が推奨されている ※月経周期が不規則な人や、月経の日数計算を間違えた場合など、それよりも早い時期に検査をして陰性の結果が出たとしても、それが単なる月経の遅れを意味するのか、実際には妊娠していて尿中 hCG が検出感度に達していないことによる偽陰性であるのかを判別することはできない
採尿のタイミング	▶検体には早朝尿が向いている(hCG が検出されやすいため) ※尿が濃すぎて、かえって正確な結果が得られないこともある
検体の取扱い	▶採尿後なるべく速やかに検査することが望ましい(採取した尿を放置すると、雑菌の繁殖等によって尿中の成分の分解が進み、検査結果に影響を与えるおそれがあるため) ▶高濃度のタンパク尿や糖尿の場合、非特異的な反応が生じて偽陽性を示すことがある
検査薬の取扱い	▶尿中 hCG の検出反応は、温度の影響を受けることがある(hCG と特異的に反応する抗体や酵素を用いた反応であるため) ※検査操作を行う場所の室温が極端に高いか、又は低い場合にも、正確な検査結果が得られないことがある
ホルモン分泌の変動	▶絨毛細胞が腫瘍化している場合には、妊娠していなくても hCG が分泌され、検査結果が陽性となることがある ▶本来は hCG を産生しない組織であっても腫瘍化している場合(胃癌、膵癌、卵巣癌等)には、hCG を産生することがある ▶ホルモン剤(経口避妊薬、更年期障害治療薬等)を使用している人では、妊娠していなくても hCG が検出されることがある ※閉経期に入っている人でも、結果が陽性となることがある

　●【参考】「絨毛細胞」　胎児由来の細胞が分化したもので、胎盤を構成する細胞の一つとなります。

3　検査結果の判断と受診勧奨

　妊娠検査薬は、妊娠の早期判定の補助として尿中の hCG の有無を調べるものであり、その結果をもって直ちに妊娠しているか否かを断定することはできない。

　妊娠の確定診断には、尿中のホルモン検査だけでなく、専門医による問診や超音波検査などの結果から総合的に妊娠の成立を見極める必要がある。

　妊娠が成立していたとしても、正常な妊娠か否かについては、妊娠検査薬による検査結果では判別できないので、妊娠週数が進むままに漫然と過ごすのでなく、早期に医師の診断を受けるなどの対応が必要である。

　また、検査結果が陰性であって月経の遅れが著しい場合には、偽陰性であった(実際は妊娠している)可能性のほか、続発性無月経†等のおそれがあるため、医療機関を受診して専門医に相談するなどの対応が必要である。

解説

●「続発性無月経」　初潮後ある程度月経を経験した女性の月経が 3 ヶ月以上なくなる病気。無理なダイエットや拒食症、過度のスポーツ等が原因でしばしば起こることがあります。

Chapter 4　薬事関係の法規・制度

学習ポイント！

◎ 医薬品、医薬部外品、化粧品、食品の違いについて理解すること

◎ 薬局、店舗販売業、配置販売業の仕組みについて理解すること

◎ 要指導医薬品及び一般用医薬品の販売方法、
　情報提供に関する規定について理解すること

◎ 広告規制について理解すること

◎ 行政庁による処分の種類について理解すること

4 - I　医薬品医療機器等法

1　医薬品医療機器等法の目的

一般用医薬品の販売に関連する最も重要な法令は、医薬品医療機器等法である。

医薬品医療機器 等法の目的 （法†第 1 条）	▶以下の規制等により、保健衛生の向上を図ることを目的とする ① 医薬品、医薬部外品、化粧品、医療機器及び再生医療等製品の品質、有効性及び安全性の確保並びにこれらの使用による保健衛生上の危害の発生及び拡大の防止のために必要な規制を行うこと ② 指定薬物†の規制に関する措置を講ずること ③ 医療上特にその必要性が高い医薬品、医療機器及び再生医療等製品の研究開発†の促進のために必要な措置を講ずること

解説

● 「法」　医薬品医療機器等法のこと

● 【参考】「指定薬物」　精神毒性を有する蓋然性（がいぜん）が高く、かつ、人体に使用された場合に保健衛生上の危害を生じるおそれがある薬物として指定されたもの。乱用目的で、製造、輸入、販売、授与、所持、購入、譲受、使用することが禁止されています。

● 【参考】「医薬品、医療機器及び再生医療等製品の研究開発」　医薬部外品と化粧品については、そもそも医療上の必要性が高いものではないため、研究開発の促進措置の対象から除かれています。

医薬品等関連事業者等の責務 (法第1条の4)	▶次に掲げる者は、その相互間の情報交換を行うことその他の必要な措置を講ずることにより、医薬品等の品質、有効性及び安全性の確保並びにこれらの使用による保健衛生上の危害の発生及び拡大の防止に努めなければならない ① 医薬品等の製造販売、製造、販売等を業として行う者 ② 薬局開設者 ③ 病院、診療所又は飼育動物診療施設の開設者
医薬関係者の責務 (法第1条の5第1項)	▶医師、歯科医師、薬剤師、獣医師その他の医薬関係者は、医薬品等の有効性及び安全性その他これらの適正な使用に関する知識と理解を深めるとともに、これらの使用の対象者及びこれらを購入し、又は譲り受けようとする者に対し、これらの適正な使用に関する事項に関する正確かつ適切な情報の提供に努めなければならない ※登録販売者は、購入等に対して正確かつ適切な情報提供が行えるよう、日々最新の情報の入手、自らの研鑽に努める必要がある ※薬局開設者、店舗販売業者又は配置販売業者は、その薬局、店舗又は区域において業務に従事する登録販売者に対し、厚生労働大臣に届出を行った者(研修実施機関)が行う研修を毎年度受講させなければならない
国民の役割 (法第1条の6)	▶国民は、医薬品等を適正に使用するとともに、これらの有効性及び安全性に関する知識と理解を深めるよう努めなければならない

> **Q** 医薬関係者の責務に「品質」が入っていませんが、登録販売者は医薬品の品質に関する理解を深めなくてよいのでしょうか?
>
> **A** 【参考】医薬関係者の責務(法第1条の5)では、「医薬品等の有効性及び安全性」とあるように、『品質』については触れられていません。これは、医薬品等の適正使用を確保するためには、医薬関係者がその有効性及び安全性に関する知識と理解を有していれば十分であると考えられたことによるものです。ただし、店舗等での医薬品の取扱いによっては、品質に問題が生じて不良医薬品になってしまうことがあるため、登録販売者が品質問題と無関係であるわけではありません。

3　登録販売者と販売従事登録

登録販売者とは、販売従事登録(法第 36 条の 8 第 2 項の登録)を受けた者をいう。

販売従事登録 (法第 36 条の 8 第 2 項)	▶一般用医薬品の販売又は授与に従事しようとする者がそれに必要な資質を有することを確認するために都道府県知事が行う試験[†]に合格した者であって、医薬品の販売又は授与に従事しようとするものは、都道府県知事の登録を受けなければならない ※申請者が登録販売者の欠格事由[†](法第 5 条第 3 号)に該当する場合は、販売従事登録を受けることができない

解説

- ●「都道府県知事が行う試験」　都道府県知事が行う試験(登録販売者試験)の受験にあたっては、かつて一定の学歴や実務経験を要することとされていましたが、実務経験の不正証明などの事案を受け、平成 27 年度以降の試験から、この受験資格が撤廃されるとともに、管理者又は管理代行者[†]となる登録販売者に一定の実務・業務経験が必要とされるようになりました。
- ●【参考】「管理代行者」　管理者(店舗管理者、区域管理者)は、常時、その店舗又は区域を直接管理することが求められていますが、これができない場合、店舗販売業者又は配置販売業者は、管理者以外の薬剤師又は登録販売者のうちから代行者を指定して、その店舗又は区域を管理させることができます。なお、店舗販売業者又は配置販売業者は、業務日誌等の記録により当該代行者による管理の状況を確認するとともに、当該代行者にその状況を報告させることとされています。
- ●「登録販売者の欠格事由」　登録申請者が薬事に関する法令等に違反し、一定期間を経過していない場合等が欠格事由に該当します。

a.　登録の申請

販売従事登録 の申請 (規則[†]第 159 条 の 7)	▶販売従事登録を受けようとする者は、申請書(様式第八六の二)を都道府県知事に提出しなければならない ※申請書の提出先は、医薬品の販売又は授与に従事する薬局又は店舗の所在地の都道府県知事(配置販売業の場合は、配置しようとする区域をその区域に含む都道府県の知事)
	▶販売従事登録の申請書には、次に掲げる書類[†]を添えなければならない 　① 申請者が登録販売者試験に合格したことを証する書類 　② 以下の書類のいずれか 　　◂申請者の戸籍謄本[†] 　　◂申請者の戸籍抄本[†]

	‣申請者の戸籍記載事項証明書 ‣申請者の本籍の記載のある住民票の写し又は住民票記載事項証明書[†] ③ 申請者が精神の機能の障害により業務を適正に行うにあたって必要な認知、判断及び意思疎通を適切に行うことができないおそれがある者である場合は、当該申請者に係る精神の機能の障害に関する医師の診断書 ④ 申請者が薬局開設者又は医薬品の販売業者でないときは、雇用契約書の写し等の使用関係を証する書類 ▶二つ以上の都道府県において販売従事登録を受けようと申請した者は、いずれか一つの都道府県知事の登録のみ[†]を受けることができる
販売従事登録の欠格事由 (法第 36 条の 8 第 3 項において準用する第 5 条第 3 号へ)	▶精神の機能の障害により登録販売者の業務を適正に行うにあたって必要な認知、判断及び意思疎通を適切に行うことができない者は、販売従事登録を受けることができない

解説

- 「規則」 医薬品、医療機器等の品質、有効性及び安全性の確保等に関する法律施行規則のこと。医薬品医療機器等法施行規則とも呼ばれます。
- 「書類」 申請等の行為の際に、当該都道府県知事に提出された書類、又は当該都道府県知事を経由して厚生労働大臣に提出された書類がある場合、申請書にその旨が付記されたときは、書類を添付しなくてもかまいません。つまり、何か別の申請のために既に提出してある書類がある場合は、その旨が申請書に付記されていることをもって、提出されたものとみなされます。(例：店舗販売業の許可の申請をした者が、併せて販売従事登録の申請をするケース)
- 【参考】「謄本」 原本の内容のすべてを写したものであって、その原本の内容を証明する書面のこと
- 【参考】「抄本」 原本の内容の一部を写したものであって、その原本の内容の必要部分を証明する書面のこと
- 「本籍の記載のある住民票の写し又は住民票記載事項証明書」 登録販売者試験の申請時から氏名又は本籍に変更があった者の場合は、戸籍謄本、戸籍抄本又は戸籍記載事項証明書のいずれかの書類を添付します。また、日本国籍を有していない者の場合は、住民票の写し又は住民票記載事項証明書(国籍等の事項が記載されたものに限る)を添付します。
- 「いずれか一つの都道府県知事の登録のみ」 同時に複数の都道府県で販売従事登録を受けることはできません。

b. 登録販売者名簿と登録証

登録販売者名簿 (規則第 159 条の 8 第 1 項)	▶販売従事登録を行うため、都道府県に登録販売者名簿を備え、次に掲げる事項を登録する ① 登録番号及び登録年月日 ② 本籍地都道府県名(日本国籍を有していない者については、その国籍)、氏名、生年月日及び性別 ③ 登録販売者試験合格の年月及び試験施行地都道府県名 ④ その他適正に医薬品を販売するに足るものであることを確認するために都道府県知事が必要と認める事項
登録証の交付 (規則第 159 条の 8 第 2 項)	▶都道府県知事は、販売従事登録を行ったときは、当該販売従事登録を受けた者に対して、登録証を交付しなければならない

c. 変更と消除

登録事項の変更 (規則第 159 条の 9)	(ア) 登録販売者は、登録事項†に変更を生じたときは、30 日以内に、その旨を届けなければならない (イ) (ア)の届出をするには、変更届に届出の原因たる事実を証する書類を添え、登録を受けた都道府県知事に提出しなければならない
販売従事登録の 消除 (規則第 159 条の 10)	(ア) 登録販売者は、一般用医薬品の販売又は授与に従事しようとしなくなったときは、30 日以内に、登録販売者名簿の登録の消除†を申請しなければならない (イ) 登録販売者が死亡し、又は失踪の宣告を受けたときは、戸籍法による死亡又は失踪の届出義務者は、30 日以内に、登録販売者名簿の登録の消除を申請しなければならない (ウ) 登録販売者が精神の機能の障害を有する状態となり登録販売者の業務の継続が著しく困難になったときは、遅滞なく、登録を受けた都道府県知事にその旨を届け出ること (エ) 都道府県知事は、登録販売者が次のいずれかに該当する場合には、その登録を消除しなければならない ① (ア)又は(イ)による申請がされ、又は、登録販売者が死亡し、もしくは失踪の宣告を受けたことが確認されたとき ② 欠格事由†のいずれかに該当するに至ったとき ③ 偽りその他不正の手段†により販売従事登録を受けたことが判明したとき

- 「登録事項」　規則第159条の8第1項の登録事項のこと。つまり、登録販売者名簿の登録事項のことです。
- 【参考】「消除」　消し去ること
- 「欠格事由」　法第5条第3号イからトまでに掲げる事由のこと。例えば、麻薬、大麻、あへん又は覚醒剤の中毒者が該当します。
- 【参考】「不正の手段」　医師と共謀して虚偽の診断書を発行してもらった場合、偽造した雇用契約書や診断者を申請書の添付書類とした場合等が該当します。

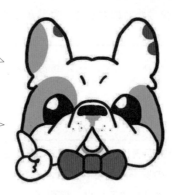

4 II 医薬品等の分類と取扱い

1 医薬品の定義と範囲

a. 医薬品の定義

医薬品 (法第2条第1項)	▶次に掲げる物をいう ① 日本薬局方[†]に収められている物 ② 人又は動物の疾病の診断[†]、治療[†]又は予防[†]に使用されることが目的とされている物であって、機械器具等[†]でないもの(医薬部外品及び再生医療等製品を除く) ③ 人又は動物の身体の構造[†]又は機能[†]に影響を及ぼすことが目的とされている物であって、機械器具等でないもの(医薬部外品、化粧品及び再生医療等製品を除く)

①の日本薬局方には、一般用医薬品として販売されているもの、又は一般用医薬品に配合されている成分も少なくない。

②の医薬品には、社会通念上いわゆる医薬品と認識される物の多くが該当する。検査薬や殺虫剤、器具用消毒薬のように、人の身体に直接使用されない医薬品も含まれる。

③の医薬品には、身体の構造又は機能に影響を及ぼす[†]ことが目的とされている物のうち、①及び②以外の物が該当する。

解説
- ●「日本薬局方」　日本薬局方に収載されている物は、すべて医薬品になります。
- ●【参考】「診断」　胃のエックス線撮影用の硫酸バリウム等の医薬品が該当します。
- ●【参考】「治療」　解熱鎮痛薬のアスピリン等の医薬品が該当します。
- ●【参考】「予防」　ワクチン等の医薬品が該当します。
- ●「機械器具等」　機械器具、歯科材料、医療用品、衛生用品並びにプログラム及びこれを記録した記録媒体のこと。これらは医療機器として規制されるため、医薬品の範囲から除外されています。
- ●【参考】「構造」　染毛剤(毛髪の構造に変化を与えて着色するもの)等の医薬品が該当します。ただし、こうした染毛剤のうち人体に対する作用が緩和なものは、厚生労働大臣の指定を受け、医薬部外品としての扱いが認められています。
- ●【参考】「機能」　避妊薬等の医薬品が該当します。
- ●「機能に影響を及ぼす」　"やせ薬"を標榜した食品は、人の身体の機能に影響を及ぼす物とみなされ、医薬品の扱いとなります。とはいえ、厚生労働大臣の許可を受けた製造所で製造されているわけではなく、厚生労働大臣の承認を受けて製造販売されているわけでもありません。そのため、『無承認無許可医薬品』として取締りの対象となります。

Q 再生医療等製品とは何ですか？

A 【参考】医薬品が"薬物"を製品化したものであるのに対し、再生医療等製品は"細胞の加工物"を製品化したものです。有効性の審査が難しい、安全性の担保が難しい、生命倫理への配慮が必要である等の事情から、医薬品とは別の分類になっています。

Q 医薬品の定義中、括弧書で「医薬部外品及び再生医療等製品を除く」とありますが、どういう意味ですか？

A 【参考】医薬品が、同時に医薬部外品であり、再生医療等製品でもある、ということはない旨を明らかにしたものです。したがって、医薬品でもあり医薬部外品でもある製品、あるいは医薬品でもあり再生医療等製品でもある製品は存在しません。

【日本薬局方】

日本薬局方（にほんやっきょくほう） （法第 41 条第 1 項）	▶厚生労働大臣は、医薬品の性状及び品質の適正を図るため、薬事・食品衛生審議会†の意見を聴いて、日本薬局方†を定め、これを公示する

日本薬局方（日局（にっきょく））は、保健医療上重要な医薬品†について、必要な規格・基準及び標準的試験法等を定めたものである。

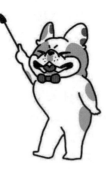

日本薬局方に収められている物は、すべて医薬品なんだ

すべての医薬品が日本薬局方に収載されているわけではないんだよ

解説

- 【参考】「薬事・食品衛生審議会」　医薬品医療機器等法、食品衛生法等の法律で定められた事項の処理を任務としています。
- 【参考】「日本薬局方」　厚生労働大臣は、少なくとも 10 年ごとに日本薬局方の全面にわたって薬事・食品衛生審議会の検討が行われるように、その改定について薬事・食品衛生審議会に諮問しなければなりません（法第 41 条第 2 項）。
- 「保健医療上重要な医薬品」　有効性及び安全性に優れ、医療上の必要性が高く、国内外で広く使用されている医薬品のこと

日本薬局方は何のために設けられているのですか？

　【参考】明治時代の初めの頃、医療の現場では、①イギリス局方の用量にしたがってドイツ局方の製剤を与えるといった危険な間違いが生じやすかった、②製薬会社がそれぞれ異なる国の局方に基づいて医薬品を製造するため、異なる性状等でありながら名称が同じである製品が市場に出まわり、混乱を招く原因となっていたことから、これらの解決を図るために日本薬局方が制定されました。

b. 許可と承認

許可	▶医薬品は、厚生労働大臣より製造業の許可†を受けた者でなければ製造してはならない(法第13条第1項) ▶医薬品は、厚生労働大臣より製造販売業の許可を受けた者でなければ製造販売†してはならない(法第12条第1項)
承認	▶医薬品は、品目ごとに、品質、有効性及び安全性について審査等を受け、その製造販売について厚生労働大臣の承認†を受けたものでなければならない(法第14条等) 　※必要な承認を受けずに製造販売された医薬品の販売等は禁止されている(法第55条第2項)

【罰則】
▶これらの規定に違反して医薬品の販売等を行った者は、3年以下の懲役もしくは300万円以下の罰金に処し、又はこれを併科する(法第84条)

解説

- ●【参考】「許可」　禁止されている行為について、特定の場合に解除する行政庁の処分のこと
- ●「製造販売」　その製造(他に委託して製造する場合を含み、他から委託を受けて製造する場合を含まない)をし、又は輸入をした医薬品を、販売し、又は授与すること
- ●【参考】「製造販売」　簡潔にいうと、自社製品の元売行為のこと。この場合、別会社に委託して製造してもらった医薬品は、自社製品の扱いとなります。一方、別会社から委託を受けて製造した医薬品は、自社製品の扱いとはなりません。また、海外から輸入した医薬品については、自社製品の扱いとなり、「製造販売」に含まれることとしています。
- ●【参考】「承認」　申請に係る物又は者について、正当であると肯定的に判断する行政庁の処分のこと
- ●「厚生労働大臣の承認」　すべての医薬品が承認の対象となっているわけではなく、厚生労働大臣が基準を定めて指定する医薬品については、届出をすれば製造販売することができます。この場合、承認を受ける必要はありません。

C. 不良医薬品と模造に係る医薬品

不良医薬品 I (法第 56 条)	▶次のいずれかに該当する医薬品は、販売し、授与し、又は販売・授与の目的で製造し、輸入し、貯蔵し、陳列してはならない ① 日本薬局方に収められている医薬品であって、その性状又は品質が日本薬局方で定める基準に適合しないもの ② 基準†(法第 41 条第 3 項)が定められた体外診断用医薬品であって、その性状、品質又は性能がその基準に適合しないもの ③ 承認(法第 14 条等)を受けた医薬品又は認証†(法第 23 条の 2 の 23)を受けた体外診断用医薬品であって、その成分・分量又は性状・品質・性能がその承認又は認証の内容と異なるもの ④ 厚生労働大臣が基準を定めて指定した医薬品†(法第 14 条第 1 項等)であって、その成分・分量(成分が不明のもの†にあっては、その本質又は製造方法)又は性状・品質・性能がその基準に適合しないもの ⑤ 基準が定められた医薬品†(法第 42 条第 1 項)であって、その基準に適合しないもの ⑥ その全部又は一部が不潔な物質†又は変質†・変敗†した物質から成っている医薬品 ⑦ 異物†が混入し、又は付着している医薬品 ⑧ 病原微生物†その他疾病の原因となるもの†により汚染され、又は汚染されているおそれがある医薬品 ⑨ 着色のみを目的†として、厚生労働省令で定めるタール色素†以外のタール色素が使用されている医薬品

 解説

- ●【参考】「基準」 体外診断用医薬品の基準(平成 17 年厚生労働省告示第 126 号)のこと
- ●【参考】「認証」 申請に係るものについて、それが要求基準に合致することを証明する第三者機関の処分のこと。体外診断用医薬品の一部については、厚生労働大臣ではなく、民間の第三者機関(登録認証機関)によって製造販売の可否の判断が行われています。
- ●【参考】「厚生労働大臣が基準を定めて指定した医薬品」 以下の医薬品のこと
  - 〇 平成 6 年厚生省告示第 104 号で指定された医薬品(例：亜酸化窒素)
  - 〇 平成 17 年厚生労働省告示第 120 号で指定された体外診断用医薬品
- ●【参考】「成分が不明のもの」 例えば、ワクチンでは、病原体の分解物(病原体の様々な破片)が用いられます。しかし、どの破片が免疫の形成に役立っているか分からないケースが少なくありません。そのため、こうした場合にはワクチンの本質(例：弱毒生麻しんウイルス(シュワルツ FF-8 株))や、ワクチンの製造方法(例：製造工程の要旨)が記載されます。

- 【参考】「基準が定められた医薬品」　個別の基準(例：放射性医薬品基準、生物学的製剤基準)が定められた医薬品のこと
- 【参考】「不潔な物質」　感覚的な観点から非衛生的であると感じる物質。これには有害ではない物質も含まれます。
- 【参考】「変質」　物質の性質(例：色合い、透明度)が変わること。これにはタンパク質が変質し、有害なものとなることも含まれます。
- 【参考】「変敗」　通常、炭水化物や油脂が変質し、有害なものとなること
- 【参考】「異物」　医薬品の成分以外のすべての物質(例：毛、ガラス片)のこと
- 【参考】「病原微生物」　疾病の原因となり得る細菌、真菌又はウイルス等のこと
- 【参考】「その他疾病の原因となるもの」　例えば、クロイツフェルト・ヤコブ病や狂牛病の原因となるプリオン(タンパク質の一種)があります。
- 【参考】「着色のみを目的」　例えば、着色以外の目的(例：殺菌の目的)を兼ねてタール色素が配合されている場合は対象外です。
- 【参考】「厚生労働省令で定めるタール色素」　昭和 41 年厚生省令第 30 号で指定された医薬品用タール色素(例：赤色 2 号、黄色 4 号)のこと

不良医薬品Ⅱ (法第 57 条)	▶次のいずれかに該当する医薬品は、販売し、授与し、又は販売・授与の目的で製造し、輸入し、貯蔵し、陳列してはならない ① その全部又は一部が有毒・有害な物質からなっているために、その医薬品を保健衛生上危険なものにするおそれがある物[†]とともに収められている医薬品 ② その全部又は一部が有毒・有害な物質からなっているために、その医薬品を保健衛生上危険なものにするおそれがある容器・被包[†](内包[†]を含む)に収められている医薬品 ③ その医薬品の使用方法を誤らせやすい容器・被包[†]に収められている医薬品

- 【参考】「危険なものにするおそれがある物」　例えば、防湿又は防虫の目的で同封するある種の薬物が該当します。
- 【参考】「危険なものにするおそれがある容器・被包」　例えば、有害なタール色素によって着色された容器・被包が該当します。
- 【参考】「内包」　例えば、散剤を 1 回分ずつ収めた包みが該当します。
- 【参考】「使用方法を誤らせやすい容器・被包」　例えば、点眼薬の容器や注射剤用アンプルに類似した内用液剤の容器が該当します。

模造に係る医薬品(法第55条の2)	▶模造に係る医薬品は、販売し、授与し、又は販売・授与の目的で製造し、輸入し、貯蔵し、陳列してはならない

【罰則】
▶不良医薬品Ⅰ、Ⅱ又は模造に係る医薬品の製造、輸入、販売等を行った者は、3年以下の懲役もしくは300万円以下の罰金に処し、又はこれを併科する(法第84条)

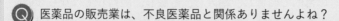

解説

● 【参考】「模造に係る医薬品」 名称、表示、包装、添付される文書、組成、起源を故意に偽った医薬品のこと。具体的には、①表示された成分が含まれていない医薬品、②表示された成分以外の有効成分が含まれている医薬品、③表示とは異なる起源の有効成分が含まれている医薬品、④成分の量が表示と異なる医薬品が該当します。なお、治験等で用いられるプラセボは「模造に係る医薬品」に該当しません。

Q 医薬品の販売業は、不良医薬品と関係ありませんよね?

A 関係あります。医薬品を貯蔵・陳列している環境が悪かったりすると、医薬品の成分が変質・変敗して不良医薬品になってしまうことがあるため、医薬品の品質管理は、薬局の管理者や店舗管理者の重要な責務となっています。
　それゆえ、不良医薬品に関する規定は、医薬品の製造販売業者、製造業者のみならず、薬局や医薬品の販売業者にも適用されます。

d.　一般用医薬品・要指導医薬品と医療用医薬品

①　一般用医薬品

一般用医薬品 (法第4条第5項 第4号)	▶医薬品のうち、その効能及び効果において人体に対する作用が著_{いちじる}しくないものであって、薬剤師その他の医薬関係者から提供された情報に基づく†需要者†の選択により使用されることが目的とされているもの(要指導医薬品を除く†)

解説

●【参考】「薬剤師その他の医薬関係者から提供された情報に基づく」　これは、一般用医薬品となるべき医薬品の基本的な性格を表現したものです。実際に一般用医薬品となった場合、その情報提供は薬剤師又は登録販売者によって行われます。

●【参考】「需要者」　一般の生活者のこと

●【参考】「要指導医薬品を除く」　要指導医薬品の指定を受けた物は、一般用医薬品の範囲から除外されます。

Ｑ　一般用医薬品と医療用医薬品の違いについて教えてください。

Ａ　【参考】医療用医薬品は、病院で投薬される、医師の処方箋に基づき薬剤師により調剤される、というように、必ず専門家の判断に基づき使用されます。例えば、投与量のコントロールが難しいもの、副作用の発生を承知の上で使用されるもの等であるため、とても一般の生活者の手に負えるものではありません。

　一方、一般用医薬品は、一般の生活者の判断に基づき使用されます。それゆえ、通常の使用では重篤な副作用が生じにくいもの、一般の生活者が判断しやすい疾病に用いることを目的としたもの等が一般用医薬品になります。ただ、使用の判断のすべてを一般の生活者に委ねてしまうと、健康被害が多発してしまいますので、その販売時には薬剤師や登録販売者が関与する仕組みになっています。

② 要指導医薬品

要指導医薬品 (法第4条第5項 第3号)	▶次の①から④までに掲げる医薬品(専ら動物のため†に使用されることが目的とされているものを除く)のうち、その効能及び効果において人体に対する作用が著しくないものであって、薬剤師その他の医薬関係者から提供された情報に基づく†需要者の選択により使用されることが目的とされているものであり、かつ、その適正な使用のために薬剤師の†対面†による情報の提供†及び薬学的知見に基づく指導†が行われることが必要なものとして、厚生労働大臣が薬事・食品衛生審議会の意見を聴いて指定するもの ① その製造販売の承認の申請に際して第14条第11項に該当するとされた医薬品†であって、当該申請に係る承認を受けてから厚生労働省令で定める期間〈P372〉を経過しないもの ② その製造販売の承認の申請に際して、①に掲げる医薬品と有効成分、分量、用法、用量、効能、効果等が同一性を有すると認められた医薬品†であって、当該申請に係る承認を受けてから厚生労働省令で定める期間〈P372〉を経過しないもの ③ 毒薬〈P375〉 ④ 劇薬〈P375〉

解説

- 【参考】「専ら動物のため」 動物用(人用でないもの)という意味です。
- 【参考】「薬剤師その他の医薬関係者から提供された情報に基づく」 これは、要指導医薬品となるべき医薬品の基本的な性格を表現したものです。実際に要指導医薬品の指定を受けた場合、その情報提供及び指導は「薬剤師」によって行われ、それ以外の者は行うことができません。
- 【参考】「薬剤師の」 これは、要指導医薬品は薬剤師の関与の下に取り扱われる医薬品であることを明示したものです。
- 【参考】「対面」 医薬品の販売等に従事する専門家と購入者が直接やり取りを行うことを意味し、専門家が購入者側の状況を適宜把握でき、円滑な意思疎通が可能となる重要な方法として位置づけられます。
- 【参考】「情報の提供」 医薬品の適正な使用のため、一般的に必要な情報を購入等しようとする者に伝達すること。例えば、用法・用量、併用が禁止されている医薬品の種類、禁忌事項を伝達することが該当します。
- 【参考】「薬学的知見に基づく指導」 薬剤師が有する薬学的知見に基づき、購入等しようとする者から確認した使用者に関する情報(年齢、性別、症状、服用履歴等)を踏まえ、その使用者の状態・状況に合わせて、適正な使用方法等を指導すること。例えば、服用を止めるタイミングを個別に指示することが該当します。
- 【参考】「第14条第11項に該当するとされた医薬品」 新医薬品のこと

● 【参考】「①に掲げる医薬品と有効成分、分量、用法、用量、効能、効果等が同一性を有すると認められた医薬品」　例えば、A社とB社が新医薬品を共同開発したにもかかわらず、B社の品目が遅れて承認を受けた場合、B社の新医薬品がこれに該当します。"追っかけ新医薬品"と呼ばれます。

Ⓠ 要指導医薬品を簡潔に表現してもらえませんか？

Ⓐ 【参考】要指導医薬品の規定(法第4条第5項第3号)の中に、「その効能及び効果において人体に対する作用が著しくないものであって、薬剤師その他の医薬関係者から提供された情報に基づく需要者の選択により使用されることが目的とされるもの」という表現がありますが、これは一般用医薬品を規定する表現(法第4条第5項第4号)と全く同じです。つまり、要指導医薬品とは、『本来は一般用医薬品に相当するものでありながら、その特性上、対面による情報提供や薬学的指導が不可欠とされる医薬品』ということになります。

Ⓠ 要指導医薬品の「薬剤師その他の医薬関係者から提供された情報」のところが意味不明です。要指導医薬品の情報提供ができるのは薬剤師のみですよね？

Ⓐ 【参考】法令上、「Aその他B」とある場合は、「AとB」を意味します。
　　一方、「Aその他のB」とある場合は「B(例えばAのようなもの)」を意味します。つまり、「薬剤師その他の医薬関係者」とは、「医薬関係者(例えば薬剤師のような者)」」という意味になります。
　　このように、法第4条第5項第3号の「薬剤師その他の医薬関係者から提供された情報」という記述は、単に「医薬関係者から提供された情報」を意味しているにすぎません。
　　要指導医薬品の情報提供・指導に従事する医薬関係者に求められる資格については、別途、法第36条の6第1項において「薬剤師のみ」と定められています。

【要指導医薬品の指定と一般用医薬品へのクラス替え】

要指導医薬品の指定	▶薬剤師その他の医薬関係者から提供された情報に基づく需要者の選択により使用されることを目的とする医薬品†であって、医療用医薬品において使用されていた有効成分が初めて配合されたもの†や、既存の医薬品と明らかに異なる有効成分が配合されたもの†のうち、その適正な使用のために薬剤師の対面による情報の提供及び薬学的知見に基づく指導が行われることが必要な医薬品†については、厚生労働大臣が薬事・食品衛生審議会の意見を聴いた上で、要指導医薬品として指定する
	【訳文】 ▶本来、一般用医薬品に相当するスイッチ品目やダイレクト品目のうち、要指導医薬品の特性に合致するものは、厚生労働大臣が要指導医薬品に指定する
一般用医薬品へのクラス替え	▶次に掲げる厚生労働省令で定める期間†を経過し、薬事・食品衛生審議会において一般用医薬品として取り扱うことが適切であると認められた要指導医薬品は、一般用医薬品に分類される ① 法第14条第11項に該当するとされた医薬品†の場合 　◂法第14条の4第1項第1号に規定する新医薬品†は、法第14条の4第1項第1号に規定する調査期間† 　　※調査期間の延長が行われたときは、その延長後の期間 　◂法第79条第1項の規定に基づく承認の条件として製造販売後の安全性に関する調査の実施が義務づけられている医薬品†は、その承認の条件として付された調査期間† ② ①の医薬品と有効成分、分量、用法、用量、効能、効果等が同一性を有すると認められた医薬品†の場合は、①の医薬品に係る調査期間の満了日までの期間†
	【訳文】 ▶次に掲げる厚生労働省令で定める期間を経過した要指導医薬品は、一般用医薬品に分類される ① 新医薬品の場合 　◂ダイレクト直後品目は、再審査のための調査期間 　　※調査期間の延長が行われたときは、その延長後の期間 　◂スイッチ直後品目は、安全性調査のための調査期間 ② 追っかけ新医薬品の場合は、①の新医薬品に係る調査期間の残存期間

解説

● 【参考】「薬剤師その他の医薬関係者から提供された情報に基づく需要者の選択により使用されることを目的とする医薬品」 これは、"本来、一般用医薬品に相当する医薬品"という意味です。

● 【参考】「医療用医薬品において使用されていた有効成分が初めて配合されたもの」 これは、"スイッチ品目"と呼ばれています。

● 【参考】「既存の医薬品と明らかに異なる有効成分が配合されたもの」 これは、"ダイレクト品目"と呼ばれています。

● 【参考】「その適正な使用のために薬剤師の対面による情報の提供及び薬学的知見に基づく指導が行われることが必要な医薬品」 これは、"要指導医薬品の特性に合致する医薬品"という意味です。

● 【参考】「厚生労働省令で定める期間」 これは、要指導医薬品の規定(法第4条第5項第3号)〈P370〉中の「厚生労働省令で定める期間」と同じです。

● 【参考】「法第14条第11項に該当するとされた医薬品」 新医薬品のこと

● 【参考】「法第14条の4第1項第1号に規定する新医薬品」 要指導医薬品の指定を受けたダイレクト品目のことで、"ダイレクト直後品目"と呼ばれています。

● 【参考】「法第14条の4第1項第1号に規定する調査期間」 再審査のための調査期間のこと

● 【参考】「法第79条第1項の規定に基づく承認の条件として製造販売後の安全性に関する調査の実施が義務づけられている医薬品」 要指導医薬品の指定を受けたスイッチ品目のことで、"スイッチ直後品目"と呼ばれています。

● 【参考】「その承認の条件として付された調査期間」 安全性調査のための調査期間のこと

● 【参考】「①の医薬品と有効成分、分量、用法、用量、効能、効果等が同一性を有すると認められた医薬品」 これは、"追っかけ新医薬品"と呼ばれています。

● 【参考】「①の医薬品に係る調査期間の満了日までの期間」 例えば、A 社と B 社が新医薬品を共同開発したにもかかわらず、B 社の品目に係る調査が遅れて始まった場合、A 社の品目に係る調査期間が満了した日に、B 社の品目に係る調査期間も満了日を迎えることになります。

Ⓠ 要指導医薬品の「厚生労働省令で定める期間」のところが理解しづらく困っています。よく試験に出るのですか?

Ⓐ 要指導医薬品は、本来、一般用医薬品に相当する新医薬品の品目が、いわば過渡的に入る区分ということができます。そのような品目については、上市後、特に注意を払って慎重に販売する必要があるため、厳格な規制が適用される要指導医薬品に分類され、「厚生労働省令で定める期間」が過ぎれば、特に問題が認められない限り、本来の区分である一般用医薬品に移行することになります。

さて、確かに「厚生労働省令で定める期間」の解釈は難しいと思います。しかし、難しすぎるためか、登録販売者試験で出題されることはほとんどありません。

③ 医療用医薬品

医療用医薬品	▶医師・歯科医師によって使用され、又はこれらの者の処方箋・指示によって使用されることを目的として供給される医薬品

【医療用医薬品と一般用医薬品・要指導医薬品の違い】

	医療用医薬品	一般用医薬品	要指導医薬品
使用方法	▶使用方法に制限はない ▶医師等の管理・指導の下で、患者が自己注射や自己採血を行うものもある	▶侵襲性†の高い使用方法(例：注射)は用いられない ▶人体に直接使用されない検査薬においても、検体の採取に身体への直接のリスクを伴うもの(例：血液を検体とするもの)は認められない	
用量	▶医師・歯科医師が診察し、患者の容態に合わせて処方量を決めて交付するもの	▶あらかじめ定められた用量に基づいて適正に使用することによって効果を期待するもの	
効能効果の表現	▶診断疾患名で示される(例：胃炎、胃・十二指腸潰瘍)	▶一般の生活者が判断できる症状で示される(例：胃痛、胸やけ、むかつき、もたれ)	
対象疾患	▶対象疾患に制限はない	▶医療機関を受診するほどではない体調不良、疾病の初期段階に使用される ▶医師等の診療によらなければ一般に治癒が期待できない疾患に対する効能効果は認められない(例：がん、心臓病)	
販売	▶薬局、卸売販売業で販売できる ▶店舗販売業、配置販売業では取り扱えない	▶薬局、店舗販売業、配置販売業†、卸売販売業で販売できる	▶薬局、店舗販売業、卸売販売業で販売できる ▶配置販売業では取り扱えない

解説

● 【参考】「侵襲性」　人体に何らかの影響を及ぼす性質を意味します。採血する方法は、注射針を人体に打ち込むことになるため侵襲性が高いといえます。一方、尿を採取する方法は、単に尿を紙コップで受けるだけであるため、侵襲性が低いといえます。

● 「配置販売業」　一般用医薬品のすべてを扱えるわけではありません。配置販売業で販売できる一般用医薬品は、①経年変化が起こりにくいこと、②剤形、用法、用量等からみて、その使用方法が簡易であること、③壊れやすく又は破れやすい容器・被包でないこと等の基準に適合するものに限られます。

e.　毒薬と劇薬

毒薬† (法第 44 条第 1 項)	▶毒性が強い†ものとして厚生労働大臣が薬事・食品衛生審議会の意見を聴いて指定する医薬品
劇薬† (法第 44 条第 2 項)	▶劇性†が強いものとして厚生労働大臣が薬事・食品衛生審議会の意見を聴いて指定する医薬品

　毒薬及び劇薬は、単に毒性、劇性が強いというだけではなく、薬用量(薬効が期待される摂取量)と中毒量(中毒のおそれがある摂取量)が接近して安全域が狭いため、その取扱いに注意を要するもの等が指定され、販売はもとより、貯蔵及びその取り扱いにおいて他の医薬品と区別されている。

　なお、要指導医薬品に該当する毒薬又は劇薬はあるが、現在のところ、毒薬又は劇薬で一般用医薬品のものはない。

解説

- ●【参考】「毒薬」　例えば、B 型ボツリヌス毒素及びその製剤、黄リン及びその製剤が該当します。毒薬とよく似た用語に『毒物』がありますが、全くの別物です。『毒物』は、そもそも医薬品ではありません。
- ●【参考】「毒性が強い」　極量(通常の場合に成人に対して用い得る最大量のこと)が致死量に近い、蓄積作用が強い、薬理作用が激しい等の性質のこと
- ●【参考】「劇薬」　例えば、ワクチン類、臭素が該当します。劇薬とよく似た用語に『劇物』がありますが、全くの別物です。『劇物』は、そもそも医薬品ではありません。
- ●【参考】「劇性」　毒性と劇性の違いを絶対的な基準で明確にすることはできませんが、毒薬と劇薬の指定基準は、次のとおり示されています。
  - ① 急性毒性(概略の致死量：mg/kg)が次のいずれかに該当するもの
    - ▶経口投与の場合、毒薬は 30mg/kg、劇薬は 300mg/kg 以下の値を示すもの
    - ▶皮下投与の場合、毒薬は 20mg/kg、劇薬は 200mg/kg 以下の値を示すもの
    - ▶静脈内(腹腔内)投与の場合、毒薬は 10mg/kg、劇薬は 100mg/kg 以下の値を示すもの
  - ② 次のいずれかに該当するもの
    - ※毒薬又は劇薬のいずれに指定するかは、その程度により判断する
    - ▶原則として、動物に薬用量の 10 倍以下の長期連続投与で、機能又は組織に障害を認めるもの
    - ▶通例、同一投与法による致死量と有効量の比又は毒性勾配から、安全域が狭いと認められるもの
    - ▶臨床上中毒量と薬用量が極めて接近しているもの
    - ▶臨床上薬用量において副作用の発現率が高いもの、その程度が重篤なもの
    - ▶臨床上蓄積作用が強いもの
    - ▶臨床上薬用量において薬理作用が激しいもの

	毒薬	劇薬
貯蔵・陳列	▶業務上毒薬又は劇薬を取り扱う者†は、毒薬又は劇薬を他の物†と区別†して貯蔵、陳列しなければならない(法第48条第1項)	
	▶毒薬を貯蔵、陳列する場所には、鍵(かぎ)†を施さなければならない(法第48条第2項)	
	【罰則】 ▶これらの規定に違反した者は、1年以下の懲役もしくは100万円以下の罰金に処し、又はこれを併科する(法第86条)	
法定表示	▶直接の容器等†に、黒地に白枠、白字をもって、当該医薬品の品名及び「毒」の文字が記載されていなければならない(法第44条第1項) ※これに触れる毒薬は、販売等してはならない(法第44条第3項)	▶直接の容器等に、白地に赤枠、赤字をもって、当該医薬品の品名及び「劇」の文字が記載されていなければならない(法第44条第2項) ※これに触れる劇薬は、販売等してはならない(法第44条第3項)
	【罰則】 ▶これらの規定に触れる毒薬又は劇薬を販売等した者は、3年以下の懲役もしくは300万円以下の罰金に処し、又はこれを併科する(法第84条)	

解説

● 「業務上毒薬又は劇薬を取り扱う者」　これには、薬局開設者や医薬品の販売業者も含まれます。

● 【参考】「他の物」　例えば、毒薬・劇薬以外の医薬品、医薬部外品、化粧品、医療機器、毒物・劇物が該当します。

● 【参考】「区別」　毒薬と劇薬についても混在させてはならず、毒薬は毒薬だけ、劇薬は劇薬だけで貯蔵・陳列する必要があります。

● 【参考】「鍵」　毒薬を取り扱わない場合は、鍵のかかる貯蔵設備を設けなくてもよいこととされています(構造設備規則第2条第8号但書)。

● 「直接の容器等」　直接の容器又は被包のこと

【毒薬・劇薬の交付制限】

交付の制限 (法第 47 条)	▶毒薬又は劇薬は、14 歳未満の者†その他安全な取扱いに不安がある者†には、交付†してはならない
	【罰則】 ▶この規定に違反した者は、2 年以下の懲役もしくは 200 万円以下の罰金に処し、又はこれを併科する(法第 85 条)

- ●【参考】「14 歳未満の者」 購入しようとする者が容貌及び体格等からみて 14 歳未満であると疑われる場合(例:中学校の制服を着用している場合)には、その者の年齢を確認する必要があります。
- ●「安全な取扱いに不安がある者」 睡眠薬の乱用、不当使用などが懸念される購入希望者等のこと
- ●【参考】「交付」 所有権の移転を要件としないため、"お使い"として単に毒薬又は劇薬を受け取りに来店した者に預ける行為であっても対象となります。つまり、購入者が親であっても、14 歳未満の子どもに受け取りに行かせた場合、店側から毒薬又は劇薬を受け取ることはできません。

【毒薬・劇薬の譲渡手続】

譲渡手続 (法第 46 条第 1 項、規則第 205 条)	▶毒薬又は劇薬を、一般の生活者に対して販売又は譲渡†する際には、当該医薬品を譲り受け†る者から、品名、数量†、使用目的†、譲渡年月日、譲受人†の氏名、住所及び職業が記入され、署名†又は記名押印†された文書†の交付を受けなければならない
	【罰則】 ▶この規定に違反した者は、1 年以下の懲役もしくは 100 万円以下の罰金に処し、又はこれを併科する(法第 86 条)

解説

- 【参考】「譲渡」 ある物について所有権を有する者が、その物の所有権を他人に移転させること。有償譲渡を『販売』、無償譲渡を『授与』といいます。
- 【参考】「譲り受け」 ある物について所有権を有する者から、その物の所有権の移転を受けること
- 【参考】「数量」 単に「△箱」とするのではなく、「△錠入△△箱」というように、数量が正確に判別できる形で記載する必要があります。
- 【参考】「使用目的」 毒薬又は劇薬に関する注意を喚起し、その使用の適正を期すための判断材料となるため、一般の生活者は、譲渡側が適確に把握できるよう記載する必要があります。
- 【参考】「譲受人」 毒薬又は劇薬を購入等することにより、その所有権を移転させようとする者のこと。したがって、"お使い"で単に受け取りに来店した者のことではありません。
- 【参考】「署名」 自らの氏名を自著すること
- 【参考】「記名押印」 自著以外の方法(例:ゴム印)で自らの氏名を記載し、印鑑を押すこと。記名に押印を加えることで、署名とほぼ同等の証拠能力が生じます。
- 「文書」 文書に代えて、一定の条件を満たす電子的ファイルへの記録によることもできます。
- 【参考】「文書」 毒薬又は劇薬を販売した際に受け取った当該文書は、2 年間の保存が義務づけられています。

Ⓠ 毒薬又は劇薬の譲渡手続において、実際のところ、誰から誰に文書が交付されるのですか?

Ⓐ 【参考】毒薬又は劇薬を販売等する際には、これを購入しようとする来店者から、法定事項の記載がなされた文書の交付を受けなければなりません。
　実際のところは、店員が所定の用紙を来店者に手渡し、その用紙の空欄に法定事項を記入してもらいます。そして空欄の埋まった用紙を店員が回収することにより、毒薬又は劇薬の譲渡手続が完了します。

【開封販売の制限】

開封販売 (法第 45 条)	▶店舗管理者が薬剤師である店舗販売業者及び医薬品営業所管理者†が薬剤師である卸売販売業者以外の医薬品の販売業者は、開封して、毒薬又は劇薬を販売等してはならない
	【罰則】 ▶この規定に違反した者は、1 年以下の懲役もしくは 100 万円以下の罰金に処し、又はこれを併科する(法第 86 条)

毒薬・劇薬の開封販売ができる者	毒薬・劇薬の開封販売ができない者
▶すべての薬局 ▶店舗管理者が薬剤師の店舗販売業者 ▶医薬品営業所管理者が薬剤師の卸売販売業者	▶店舗管理者が登録販売者の店舗販売業者 ▶すべての配置販売業者 ▶医薬品営業所管理者が薬剤師以外の卸売販売業者

●【参考】「医薬品営業所管理者」　卸売販売業の管理者のこと。通常、医薬品営業所管理者には薬剤師がなりますが、特殊な品目(指定卸売医療用ガス類等)のみを取り扱う場合には、5 年以上の業務経験者等であってもよいこととされています。

Ｑ　毒薬又は劇薬の開封販売ができる者とできない者の違いは何ですか?

Ａ　毒薬又は劇薬の開封販売は、薬剤師が"管理者"である場合にのみ認められています。薬局は、その管理者のすべてが薬剤師であることから、開封制限規定(法第 45 条)では触れられていません。他方、配置販売業者については、別の規定(法第 37 条第 2 項)により、毒薬又は劇薬に限らず、すべての医薬品の開封販売が禁止されています。

f. 生物由来製品

生物由来製品 （法第2条第10項）	▶人その他の生物(植物を除く)に由来するものを原料又は材料として製造(小分けを含む)をされる医薬品、医薬部外品、化粧品又は医療機器のうち、保健衛生上特別の注意を要するものとして、厚生労働大臣が薬事・食品衛生審議会の意見を聴いて指定するもの

生物由来製品は、製品の使用による感染症の発生リスクに着目して指定されている。

生物由来の原材料(有効成分に限らない)が用いられているものであっても、現在の科学的知見において、感染症の発生リスクの蓋然性(がいぜん)が極めて低いものについては、指定の対象とならない。

現在のところ、生物由来製品に指定された一般用医薬品、要指導医薬品はなく、医薬部外品、化粧品もない。

> **Q** 生物由来製品に指定される対象は、医薬品、医薬部外品、化粧品、医療機器の4つですか？　また、生物由来製品に指定された医療機器はありますか？
>
> **A** 4つです。再生医療等製品は、生物由来製品の指定の対象となっていません。これは、生物由来製品の指定を受けるまでもなく、生物由来製品と同レベルあるいはそれ以上の厳しい規制の対象となっているためです。
>
> 　また、例えば、ブタ心臓弁から構成された医療機器が、生物由来製品に指定されています。

 g. 一般用医薬品のリスク区分

リスク区分 （法第36条の7 第1項）	▶一般用医薬品は、その保健衛生上のリスクに応じて、次のように区分される ① 第一類医薬品　その副作用等により日常生活に支障を来す程度の健康被害が生ずるおそれがある医薬品のうちその使用に関し特に注意が必要なもの[†]として厚生労働大臣が指定[†]するもの及びその製造販売の承認の申請に際して第14条第11項に該当するとされた医薬品[†]であって当該申請に係る承認を受けてから厚生労働省令で定める期間[†]を経過しないもの[†] ② 第二類医薬品　その副作用等により日常生活に支障を来す程度の健康被害が生ずるおそれがある医薬品[†](第　類医薬品を除く)であって厚生労働大臣が指定[†]するもの ③ 第三類医薬品　第一類医薬品及び第二類医薬品以外[†]の一般用医薬品

　第一類医薬品、第二類医薬品の指定は、一般用医薬品の配合成分や使用目的等に着目してなされている。購入者等がそのリスクの程度を判別できるよう、その製造販売を行う製薬企業には、製品の外箱等にリスク区分を記載することが義務づけられている。

解説

- ●「日常生活に支障を来す程度の健康被害が生ずるおそれがある医薬品のうちその使用に関し特に注意が必要なもの」　保健衛生上のリスクが特に高い一般用医薬品のこと
- ●「指定」　平成 19 年厚生労働省告示第 69 号で第一類医薬品と第二類医薬品が指定され、その後随時改定がなされています。
- ●「第 14 条第 11 項に該当するとされた医薬品」　既存の要指導医薬品及び一般用医薬品と有効成分、分量、用法用量、効能効果等が明らかに異なるもののうち、一般用医薬品とされた医薬品(新一般用医薬品)のこと。以下の新一般用医薬品は、一般用医薬品としての使用経験が少なく、より慎重に取り扱われる必要があるため、第一類医薬品に分類されます。
  - ‣既存の医薬品と明らかに異なる有効成分が配合された一般用医薬品(ダイレクト OTC 医薬品)
  - ‣医療用医薬品において使用されていた有効成分を一般用医薬品において初めて配合したもの(スイッチ OTC 医薬品)
- ●「厚生労働省令で定める期間」　以下の期間です。
  - ① 新医薬品の場合
    - ‣ダイレクト OTC 医薬品は、再審査のための調査期間に 1 年を加えた期間
      - ※調査期間の延長が行われたときは、その延長後の期間に 1 年を加えた期間
    - ‣スイッチ OTC 医薬品は、安全性調査のための調査期間に 1 年を加えた期間
  - ② 追っかけ新医薬品の場合は、①の新医薬品に係る調査期間の残存期間
- ●【参考】「厚生労働省令で定める期間を経過しないもの」　承認を受けた新医薬品は、まず要指導医薬品に指定され、その後一般用医薬品にクラス替えになるため、一般用医薬品に移行してから原則 1 年の間、第一類医薬品に分類されます。その後は適切と考えられるリスク区分に移行しますが、ほとんどの場合、第一類医薬品の分類が継続されます。
- ●「日常生活に支障を来す程度の健康被害が生ずるおそれがある医薬品」　保健衛生上のリスクが比較的高い一般用医薬品のこと
- ●【参考】「第一類医薬品及び第二類医薬品以外」　第三類医薬品について、厚生労働大臣の指定が行われるわけではありません。

第一類医薬品	‣保健衛生上のリスクが特に高い一般用医薬品 ‣一般用医薬品としての使用経験が少ないもの(新一般用医薬品)
第二類医薬品	‣保健衛生上のリスクが比較的高い一般用医薬品
第三類医薬品	‣保健衛生上のリスクが比較的低い一般用医薬品 ※日常生活に支障を来す程度ではないが、副作用等により身体の変調・不調が起こるおそれはある

【リスク区分の変更】

リスク区分の見直し (法第36条の7 第2項)	▶厚生労働大臣は、第一類医薬品又は第二類医薬品の指定に資するよう医薬品に関する情報の収集に努めるとともに、必要に応じてこれらの指定を変更しなければならない ※これにより、第一類医薬品、第二類医薬品又は第三類医薬品の分類については、安全性に関する新たな知見や副作用の発生状況等を踏まえ、適宜見直しが図られている

例えば、新たに一般用医薬品となったものは、承認後の一定期間、第一類医薬品に分類される。そして、第一類医薬品に分類されている間の副作用の発生や適正使用の状況等に関する情報を収集し、それらを評価した結果に基づいて、第一類医薬品、第二類医薬品又は第三類医薬品に分類される。

また、第三類医薬品について、日常生活に支障を来す程度の副作用を生じるおそれがあることが明らかとなった場合には、第一類医薬品又は第二類医薬品に分類が変更されることもある。

2 法定表示と法定記載

a. 直接の容器等・外箱等の法定表示事項†

医薬品の直接の容器等には、必要な事項が記載されていなければならない(法第50条)。毒薬又は劇薬である医薬品については、さらに別の事項†についても表示することが義務づけられている(法第44条第1項、第2項)。

また、医薬品の直接の容器等が小売りのため†に包装されている場合において、その法定表示事項が、外箱等†を透かして容易に見る†ことができないときは、その外箱等にも、直接の容器等と同様の事項が記載されていなければならない(法第51条)。

- ●「法定表示事項」 法第50条に加え、第44条第1項・第2項及び第51条の規定に基づく記載事項のこと
- ●「別の事項」 毒薬については当該医薬品の品名及び「毒」の文字(黒地に白枠、白字)。劇薬については当該医薬品の品名及び「劇」の文字(白地に赤枠、赤字)
- ●【参考】「小売のため」とは、一般の生活者に販売するためという意味。なお、医療用医薬品の場合、病院や診療に販売する場合も含まれると解すべきでしょう。
- ●「外箱等」 外部の容器又は被包のこと。
- ●【参考】「外箱等」 これが二つ以上ある場合は、一番外側のものをいいます。ただし、一番外側の容器等が透明である場合は、一つ手前の容器等が該当します。
- ●【参考】「透かして容易に見る」 直接の容器等が透明なセロファンによって包装されている場合などに限定して解釈すべきでしょう。

法第50条の規定に基づく法定表示事項は、次に掲げるとおりである。

| 直接の容器等の記載事項
(法第50条) | ▶医薬品は、その直接の容器又は被包†に、次に掲げる事項が記載されていなければならない
① 製造販売業者等†の氏名†又は名称†及び住所
② 名称(日局に収載されている医薬品では日局において定められた名称、その他の医薬品で一般的名称があるもの†ではその一般的名称)
③ 製造番号又は製造記号
④ 重量、容量又は個数等の内容量
⑤ 日本薬局方に収められている医薬品については「日本薬局方」の文字等
⑥ 「要指導医薬品」の文字 〈P493〉
⑦ 一般用医薬品のリスク区分を示す字句 〈P493〉
⑧ 日本薬局方に収められていない医薬品における有効成分の |

	名称及びその分量† ⑨ 誤って人体に散布、噴霧等された場合に健康被害を生じる おそれがあるものとして厚生労働大臣が指定する医薬品†(殺虫剤等)における「注意−人体に使用しないこと」の文字 ⑩ 適切な保存条件の下で 3 年を超えて性状及び品質が安定でない医薬品等、厚生労働大臣の指定する医薬品†における使用の期限† ⑪ 配置販売品目†以外の一般用医薬品†にあっては、「店舗専用」の文字 ⑫ 指定第二類医薬品にあっては、枠の中に「2」の数字†

解説

- 【参考】「直接の容器又は被包」　医薬品が直(じか)に収められている容器(例：缶、瓶(びん)、箱のような固形の容れ物)、被包(例：紙、布、ビニールのような容れ物)のこと。なお、内袋(うちぶくろ)(例：単に防湿等を目的として容器の中で用いられるビニールの袋、散剤を 1 回分の服用量ずつ収めた包み)は、直接の被包に含まれません。

- 【参考】「製造販売業者等」　製造販売業者等の『等』は外国特例承認取得者を意味し、製造業者は含まれません。外国において本邦向けの医薬品を製造等しようとする者が特例的に受ける承認のことを、一般に外国特例承認といいます。なお、製造業者の名称等を任意に記載することはできます。

- 【参考】「氏名」　製造販売業の許可を受けた者が自然人の場合は、その氏名(例：鈴木一郎)を記載します。

- 【参考】「名称」　製造販売業の許可を受けた者が法人の場合は、その名称(例：株式会社鈴一)を記載します。

- 「その他の医薬品で一般的名称があるもの」　製剤化されていない単味の生薬等が該当します。

- 【参考】「その分量」　日本薬局方に収載されていない医薬品については、その取扱いの適正と品質の確保を図るため、有効成分の名称のみならず、分量についても記載することが求められています。

- 【参考】「厚生労働大臣が指定する医薬品」　ねずみ、はえ、蚊、のみその他これらに類する生物の防除の目的のために使用される医薬品のうち、人の身体に直接使用されることのないもの。衛生害虫防除用医薬品と呼ばれ、平成 21 年厚生労働省告示第 27 号で指定されています。

- 【参考】「厚生労働大臣の指定する医薬品」　昭和 55 年厚生省告示第 166 号で指定(例：亜硝酸アミル及びその製剤)されています。

- 【参考】「使用の期限」　月単位まで記載されます。

- 【参考】「配置販売品目」　配置販売品目基準に適合する一般用医薬品のこと

- 【参考】「配置販売品目以外の一般用医薬品」　現在のところ、配置販売品目基準に適合していない一般用医薬品はありません。

- 【参考】「枠の中に「2」の数字」　第②類医薬品 のような識別表示です。

b.　添付文書等の法定記載事項[†]

　要指導医薬品、一般用医薬品は、これに添付する文書又は容器等もしくは外箱等に、当該医薬品に関する最新の論文その他[†]により得られた知見に基づき、用法用量その他使用及び取扱い上必要な注意等が記載されていなければならない(法第52条第2項)。

- 【参考】「添付文書等の法定記載事項」　一般の生活者の立場からみて、直接の容器等に表示する必要性が比較的低いと判断される事項についても記載されます。
- 【参考】「容器等もしくは外箱等」　すべての容器・被包(輸送用の箱やコンテナを除く)のこと。医薬品の直接の容器・被包に限られるものではありません。
- 【参考】「最新の論文その他」　医薬品の市販後に新たなリスクが判明することがあるため、添付文書等の法定記載事項は、常に最新の知見に基づき記載されます。

> Ⓠ　添付文書等の法定記載事項は、添付文書、容器等及び外箱等のいずれにも記載されていなければなりませんか?
>
> Ⓐ　いいえ。添付文書等の法定記載事項は、医薬品に添付する文書又はその容器もしくは被包のいずれかに記載されていれば問題ありません。

【法定事項の記載方法】

　直接の容器等・外箱等の法定表示事項(法第50条等)及び添付文書等の法定記載事項(法第52条第2項)の記載方法は、以下のとおりである。

> ▶他の文字、記事、図画、又は図案に比較して見やすい場所[†]にされていなければならず、かつ、購入者等が読みやすく理解しやすい用語による正確なものでなければならない(法第53条)
> ▶特に明瞭に記載されていなければならない(規則第217条)
> ▶邦文で記載されていなければならない(規則第218条)

- 【参考】「見やすい場所」　容器の上面又は側面を意味し、少なくとも底面は該当しません。なお、容器の上面又は側面であればどこでもよいというものではなく、他の文字、記事、図画又は図案を考慮したうえで定められます。

C. 記載禁止事項

記載禁止事項 (法第54条)	▶医薬品は、これに添付する文書†、その容器等又は外箱等†に、次に掲げる事項が記載されていてはならない ① 当該医薬品に関し虚偽又は誤解を招くおそれのある事項 ② 承認を受けていない効能†、効果†又は性能†(厚生労働大臣がその基準を定めて指定した医薬品†にあっては、その基準において定められた効能、効果又は性能を除く) ③ 保健衛生上危険がある用法、用量又は使用期間

解説

● 「添付する文書」　製造販売元の製薬企業等において作成され、医薬品に添付されている文書に限られるものではなく、薬局開設者又は医薬品の販売業者が販売に際して添付する文書も該当します。
● 【参考】「その容器等又は外箱等」　その医薬品又はその容器もしくは被包(内袋を含む)のこと。すべての容器・被包に記載禁止事項が記載されていてはならず、また、『内袋を含む』とあるように、散剤を一回分の服用量ずつ収めた薬袋についても対象となります。
● 【参考】「効能」　ある結果をもたらす働きのこと
● 【参考】「効果」　ある行為によって得られた期待通りの好ましい結果のこと
● 【参考】「性能」　体外診断用医薬品の性能及び能力のこと
● 【参考】「厚生労働大臣がその基準を定めて指定した医薬品」　法第14条第1項、第23条の2の5第1項、第23条の2の23第1項の規定により厚生労働大臣が基準を定めて指定する医薬品については、その基準に適合していると認証(適合認証)されれば、承認を受けなくても製造販売することができます。

Q　記載禁止事項は、医薬品に添付する文書、その容器等及び外箱等のいずれにも記載されていてはなりませんよね。

A　そのとおりです。記載禁止事項は、医薬品に添付されるすべての文書、すべての容器、すべての被包に記載されていてはなりません。内袋に記載されていてもダメ、医薬品の表面に直接印字されていてもダメです。

d.　不正表示医薬品

不正表示医薬品 (法第 55 条第 1 項)	▶次に掲げる医薬品は、販売し、授与し、又は販売・授与の目的で貯蔵し、陳列してはならない ① 直接の容器等・外箱等の法定表示事項(法第 50 条等)が適切に記載されていないもの ② 添付文書等の法定記載事項(法第 52 条第 2 項)が適切に記載されていないもの ③ 記載禁止事項(法第 54 条)に該当する内容が記載されているもの
	【罰則】 ▶不正表示医薬品の販売等を行った者は、2 年以下の懲役もしくは 200 万円以下の罰金に処し、又はこれを併科する(法第 85 条)

　この規定は、製造販売元の製薬企業、製造業者のみならず、薬局及び医薬品の販売業においても適用される。

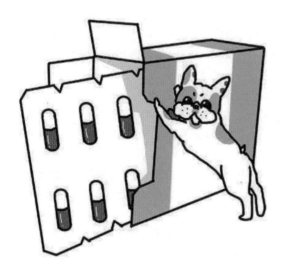

商品のパッケージを開けて、中の薬だけを販売した場合は、「不正表示医薬品の販売」に該当するよ

気をつけてね

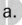 **a. 医薬部外品**

医薬部外品 (法第2条第2項)	▶次に掲げる物であって、人体に対する作用が緩和なもの†をいう ① 次に掲げる目的のために使用される物(これらの使用目的のほかに、併せて前項†第2号又は第3号に規定する目的のために使用される物†を除く)であって機械器具等でないもの ◂吐きけその他の不快感又は口臭もしくは体臭の防止 ◂あせも、ただれ等の防止 ◂脱毛の防止、育毛又は除毛 ② 人又は動物の保健のため†にするねずみ、はえ、蚊、のみその他これらに類する生物の防除の目的のために使用される物(この使用目的のほかに、併せて前項第2号又は第3号に規定する目的のために使用される物を除く)であって機械器具等でないもの ③ 前項第2号又は第3号に規定する目的のために使用される物(①及び②に掲げる物を除く)のうち、厚生労働大臣が指定するもの†

不良医薬部外品†及び不正表示医薬部外品†の販売等は禁止されている(法第60条)。

解説

- ●【参考】「作用が緩和なもの」 正常な使用方法の下で人体に強い作用を及ぼさないこと、さらには、通常予想されうる範囲の誤用がなされた場合であっても人体に対する作用が緩和であることを意味します。
- ●「前項」 法第2条第1項(医薬品の定義)のこと
- ●【参考】「前項第2号又は第3号に規定する目的のために使用される物」 医薬部外品としての使用目的のほかに、医薬品の使用目的(法第2条第1項第1号、第2号)を併せ持つ物は、医薬品になります。
- ●【参考】「保健のため」 農作物の害虫の駆除のみを目的とする農薬や、建築物をシロアリ被害から守るシロアリ駆除剤は、人又は動物の保健のために用いるものではないため、医薬部外品に該当しません。
- ●【参考】「厚生労働大臣が指定するもの」 平成21年厚生労働省告示第25号で指定(例:いびき防止薬、含嗽薬、瀉下薬)されています。なお、この指定に該当する物のすべてが医薬部外品というわけではなく、人体に対する作用が緩和でない物はあくまで医薬品です。
- ●【参考】「不良医薬部外品」 品質不良の医薬部外品のこと
- ●【参考】「不正表示医薬部外品」 直接の容器等・外箱等の法定表示事項、添付文書等の法定記載事項が記載されておらず、あるいは記載禁止事項が記載されている医薬部外品のこと

【許可と承認】

許可	▶医薬部外品†は、厚生労働大臣より製造販売業の許可†を受けた者でなければ製造販売してはならない(法第12条第1項) ▶医薬部外品の販売にあたって許可は必要ない 　※一般小売店において医薬部外品を販売等することができる
承認	▶医薬部外品は、厚生労働大臣が基準を定めて指定するもの†を除き、品目ごとに、品質、有効性及び安全性について審査等を受け、その製造販売について厚生労働大臣の承認を受けなければならない(法第14条等) 　※必要な承認を受けずに製造販売された医薬部外品の販売等は禁止されている(法第55条第2項)

【罰則】
▶これらの規定に違反して医薬部外品の販売等を行った者は、3年以下の懲役もしくは300万円以下の罰金に処し、又はこれを併科する(法第84条)

解説

- ●【参考】「医薬部外品」　医薬品の場合と同様、厚生労働大臣より製造業の許可を受けた者でなければ医薬部外品を製造してはなりません。
- ●【参考】「製造販売業の許可」　医薬部外品製造販売業許可のこと
- ●【参考】「厚生労働大臣が基準を定めて指定するもの」　平成9年厚生省告示第53号、第54号で指定(例：清浄綿)されています。

【効能効果と識別表示】

効能効果	▶その効能効果があらかじめ定められた範囲内〈P469〉であって、成分や用法等に照らして人体に対する作用が緩和であることを要件として、医薬品的な効能効果を表示・標榜することができる ▶化粧品の使用目的†を有する製品について、医薬品的な効能効果を表示・標榜しようとする場合には、医薬部外品の枠内で認められている(薬用化粧品類、薬用石けん、薬用歯みがき類等として承認) 　※その効能効果があらかじめ定められた範囲内であって、人体に対する作用が緩和であるものに限られる
識別表示	▶医薬部外品の直接の容器等には「医薬部外品」の文字†その他定められた事項が記載されていなければならない(法第59条) ▶以下の製品群†については、「医薬部外品」の文字ではなく、それぞれに定める識別表示がなされている(規則第219条の2) 　◂衛生害虫類†の防除のため使用される製品群〈P469〉については「防除用医薬部外品」の文字 　◂かつては医薬品であったが医薬部外品へ移行した製品群〈P469〉については「指定医薬部外品」の文字

- 「化粧品の使用目的」　人の身体を清潔にし、美化し、魅力を増し、容貌を変え、又は皮膚もしくは毛髪を健やかに保つ目的(法第2条第3項)のこと
- 【参考】「「医薬部外品」の文字」　医薬部外品は一般小売店で販売できるという事情をかんがみ、医薬品に準ずるものとしての注意を喚起するため、あるいは医薬品ではないことを明確にするため、「医薬部外品」の文字を法定表示事項としています。
- 「以下の製品群」　衛生害虫類の防除のため使用される製品群と、かつては医薬品であったが医薬部外品へ移行された製品群については、用法用量や使用上の注意を守って適正に使用することが他の医薬部外品と比べて重要であるため、一般の生活者が購入時に容易に判別することができ、また、実際に製品を使用する際に必要な注意が促されるよう、その旨を示す識別表示がなされています。
- 「衛生害虫類」　ねずみ、はえ、蚊、のみその他これらに類する生物のこと

b. 化粧品

化粧品 (法第2条第 3項)	▶人の身体を清潔にし、美化し、魅力を増し、容貌を変え、又は皮膚もしくは毛髪を健やかに保つために、身体に塗擦、散布その他これらに類似する方法で使用されることが目的とされている物で、人体に対する作用が緩和なもの

　人の疾病の診断、治療もしくは予防に使用されること、又は人の身体の構造もしくは機能に影響を及ぼすことを目的とするものは化粧品に含まれない。

　不良化粧品[†]及び不正表示化粧品[†]の販売等は禁止されている(法第62条)。

解説

- 【参考】「不良化粧品」　品質不良の化粧品のこと
- 【参考】「不正表示化粧品」　直接の容器等・外箱等の法定表示事項、添付文書等の法定記載事項が記載されておらず、あるいは記載禁止事項が記載されている化粧品のこと

作用が“強い”⇦	⇨作用が“弱い”
著しいもの	著しくないもの
緩和でないもの	緩和なもの

要指導医薬品と一般用医薬品は「著しくないもの」

医薬部外品と化粧品は「緩和なもの」だよ

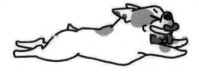

【許可と届出】

許可	▶化粧品†は、厚生労働大臣より製造販売業の許可†を受けた者でなければ製造販売してはならない(法第12条第1項) ▶化粧品の販売にあたって許可は必要ない 　※一般小売店において化粧品を販売等することができる
届出	▶化粧品は、厚生労働大臣が指定する成分†を含有するものを除き、品目ごとに、厚生労働大臣に届け出なければならない(法第14条の9) ▶厚生労働大臣が指定する成分を含有する化粧品は、品目ごとに、品質、有効性及び安全性について審査等を受け、その製造販売について厚生労働大臣の承認を受けなければならない(法第14条等)

- ●【参考】「化粧品」　医薬品の場合と同様、厚生労働大臣より製造業の許可を受けた者でなければ化粧品を製造してはなりません。
- ●【参考】「製造販売業の許可」　化粧品製造販売業許可のこと
- ●【参考】「厚生労働大臣が指定する成分」　直接の容器等への名称の記載を省略できる成分(非開示成分)のこと。化粧品では、厚生労働大臣に安全性等のデータを開示し、承認を受けることを条件として、配合成分を秘密にすることができます。

【効能効果と配合成分】

効能効果	▶「人の身体を清潔にし、美化し、魅力を増し、容貌を変え、又は皮膚もしくは毛髪を健やかに保つ」の範囲内〈P476〉においてのみ、効能効果を表示・標榜することができる ▶化粧品に、医薬品的な効能効果を表示・標榜することは、一切認められない 　※医薬品的な効能効果の表示・標榜がなされた場合は、虚偽誇大広告(法第66条第1項)に該当するほか、その標榜内容等によっては医薬品又は医薬部外品とみなされ、無承認無許可医薬品又は無承認無許可医薬部外品として取締り(法第55条第2項)の対象となる ▶医薬品に、化粧品的な効能効果を表示・標榜することは、承認された効能効果に含まれる場合を除き、適当でない(過度の消費や乱用等の不適正な使用を助長するおそれがあるため) ▶医薬部外品に、化粧品的な効能効果を表示・標榜することは、薬用化粧品類、薬用石けん、薬用歯みがき類等(いずれも医薬部外品)として認められている

配合成分	▶原則として医薬品の成分を配合してはならない
	▶医薬品の成分の配合が認められる場合は、添加物として配合されるなど、薬理作用が期待できない量以下に制限されている

Ｑ　化粧品の直接の容器等には、「化粧品」の文字の表示は義務づけられていないのですか？

Ａ　医薬品の場合、その販売が許可制度になっていることを踏まえ、「医薬品」の文字そのものは法定表示事項になっていません。ただし、一般の生活者の判断により使用される要指導医薬品及び一般用医薬品については、「要指導医薬品」「第1類医薬品」「第2類医薬品」「第3類医薬品」の字句が法定表示事項になっています。

医薬部外品の場合、その販売は自由であるため、医薬品に類する製品であること等が一般の生活者に認識してもらえるよう、「医薬部外品」「防除用医薬部外品」「指定医薬部外品」の文字が法定表示事項になっています。

化粧品の場合、その販売は自由になっていますが、たとえ不用意に使用された場合であっても、健康被害を引き起こすおそれが少ないことから、「化粧品」の文字は法定表示事項になっていません。

《許可・承認制度》

	医薬品	医薬部外品	化粧品
製造業	許可制	許可制	許可制
製造販売業	許可制	許可制	許可制
販売業	許可制	―	―
製造販売の品目	原則、承認制	原則、承認制	原則、届出制

Ｑ　製造販売業と販売業の違いがよく分かりません。

Ａ　製造販売業とは、業（ぎょう）として元売（もとうり）する行為のことです。いいかげんな市販後安全管理体制、品質管理体制の元売業者が自社製品を流通させた場合、健康被害の発生や拡大に直結してしまうため、医薬品、医薬部外品、化粧品を問わず、厳格な許可制が敷かれています。

一方、販売業は、製造販売されている製品を仕入れ、業として卸売（おろしうり）や小売（こうり）する行為のことです。なお、医薬部外品や化粧品では重篤な健康被害が生じにくいことを考慮し、その販売業は許可制の対象となっておらず、一般の小売店で取扱うことができます。

C. 食品

食品 (食品安全基本法第2条等)	▶医薬品、医薬部外品及び再生医療等製品以外のすべての飲食物

　医薬品では、その品質、有効性及び安全性の確保のために必要な規制が行われているが、食品の場合は、専ら安全性の確保のために必要な規制等が図られている。

【食薬区分】

　その本質、形状、表示された効能効果・用法用量等から医薬品と判断される物が、食品の名目で販売されている場合には、次のような弊害がもたらされる。

● 一般の生活者に正しい医療を受ける機会を失わせ、疾病を悪化させるなど、保健衛生上の危害を生じさせる
● 不良品及び偽医薬品が製造販売される
● 一般の生活者における医薬品及び食品に対する概念を崩壊させ、医薬品の正しい使用が損なわれ、ひいては医薬品に対する不信感を生じさせる

　とはいえ、経口的に摂取される物が医薬品とみなされるか否かについては、一般の生活者から見て必ずしも明確でない場合がある。そのため、医薬品に該当する要素として、「医薬品の範囲に関する基準」(昭和46年薬発第476号厚生省薬務局長通知)が以下のように示されている。

成分本質 (原材料)	▶専ら医薬品として使用される成分本質を含むこと 　※食品添加物と認められる場合を除く ▶製品から実際に検出されなくても、専ら医薬品として使用される成分本質を含有又は配合している旨が標榜・表示されている場合には、当該成分本質を含むものとみなされる
医薬品的な 効能効果	▶医薬品的な効能効果が標榜又は暗示されていること 　※製品表示や添付文書によるほか、チラシ、パンフレット、刊行物、インターネット等の広告宣伝物等で標榜又は暗示されている場合も含む
医薬品的な 形状	▶アンプル剤や舌下錠、口腔用スプレー剤など、医薬品的な形状であること 　※錠剤、丸剤、カプセル剤、顆粒剤、散剤等の形状については、食品である旨が明示されている場合に限り、当該形状のみをもって医薬品への該当性の判断がなされることはない
医薬品的な 用法用量	▶服用時期、服用間隔、服用量など、医薬品的な用法用量の記載があること 　※調理のために使用方法、使用量等を定めている場合を除く

　食品の販売を行う者(薬局又は医薬品の販売業において食品を販売する場合を含む)にあっては、「医薬品の範囲に関する基準」に照らして医薬品に該当する物とみなされることのないよう留意する必要がある。

　外形上、食品として販売等されている製品であっても、その成分本質、効能効果等の標榜内容に照らして医薬品とみなされる場合には、無承認無許可医薬品として、取締り(法第55条第2項)の対象となる。

　また、特定保健用食品、栄養機能食品、機能性表示食品及び特別用途食品(特定保健用食品を除く)のいずれであっても、食品として販売に供するものについて、健康の保持増進効果等につき虚偽又は誇大な表示をすることは禁止されている(健康増進法第65条)。

　なお、食品のうち、健康増進法第43条第1項の規定に基づく許可又は同法第63条第1項の規定に基づく承認を受けた内容を表示する特別用途食品(特定保健用食品を含む)は、原則として、一般の生活者が医薬品としての目的を有するものであるとの誤った認識を生じるおそれはないものとされている。

① 保健機能食品

　特定保健用食品、栄養機能食品、機能性表示食品を総称して、保健機能食品という。これらはあくまで食生活を通じた健康の保持増進を目的として摂取されるものである。

特定保健用食品	▶健康増進法に基づく許可又は承認を受け、食生活において特定の保健の目的で摂取をする者に対し、「特定の保健の目的が期待できる旨」を表示する食品 ⟨P477⟩ 　※特定の保健の用途を表示するには、個別に生理的機能や特定の保健機能を示す有効性や安全性等に関する審査を受け、許可又は承認を取得する必要がある 　※一般の生活者が、医薬品としての目的を有するものであると誤って認識するおそれはないものとされる ▶特定保健用食品の許可の際に必要とされる有効性の科学的根拠のレベルに達しないものの、一定の有効性が確認されるものは、条件付き特定保健用食品と区分している 　※限定的な科学的根拠である旨の表示をすることが許可の条件である ▶特定保健用食品と条件付き特定保健用食品には、それぞれ消費者庁の許可等のマークが付されている

栄養機能食品	▶食品表示法により制定された食品表示基準に基づき、栄養成分の機能を表示する食品〈P478〉 ※1日当たりの摂取目安量に含まれる栄養成分の量が基準に適合している場合に表示できる ▶栄養機能食品における栄養成分の機能表示は、「医薬品の範囲に関する基準」における医薬品的な効能効果に該当しないものとされている ※基準が定められている栄養成分以外の成分の機能表示等がなされている場合には、医薬品的な効能効果に該当するとみなされることがある ▶栄養成分の機能の表示と併せて、当該栄養成分を摂取する上での注意事項を適正に表示する〈P478〉 ▶消費者庁長官の許可を受けたものではない ※消費者庁長官の個別の審査を受けたものではない旨の表示が義務づけられている
機能性表示食品	▶食品表示法により制定された食品表示基準に基づき、特定の保健の目的が期待できる(健康の維持及び増進に役立つ)という食品の機能性を表示する食品 ▶事業者の責任において科学的根拠に基づいた機能性を表示し、販売前に安全性及び機能性の根拠に関する情報等を消費者庁長官に届け出たもの ▶消費者庁長官の許可を受けたものではない

② 特別用途食品(特定保健用食品を除く)

▶乳児、幼児、妊産婦又は病者の発育又は健康の保持・回復の用に供することが適当な旨を医学的・栄養学的表現で記載し、かつ、用途を限定した食品

▶健康増進法に基づく許可又は承認を受け「特別の用途に適する旨」を表示する食品

※一般の生活者が、医薬品としての目的を有するものであると誤って認識するおそれはないものとされる

※特別用途食品(特定保健用食品[†]を含む)[†]以外の食品において、特定の保健の用途に適する旨の効果が表示・標榜されている場合には、医薬品の効能効果を暗示させるものとみなされる

▶消費者庁の許可等のマークが付されている

 解説

● 「特定保健用食品」　特別用途食品と保健機能食品の両方に属しています。

● 【参考】「特別用途食品(特定保健用食品を含む)」　特別用途食品には、①乳児用調製粉乳、②妊産婦、授乳婦用粉乳、③嚥下困難者用食品、④病者用食品、⑤特定保健用食品があります。

③ いわゆる健康食品

> ▶健康食品という単語は、法令で定義された用語ではないが、一般に用いられている単語である
>   ※栄養補助食品、サプリメント、ダイエット食品と呼ばれることもある
> ▶医薬品医療機器等法や食品衛生法等における取扱いは、一般食品(保健機能食品以外の食品)と変わらない
> ▶特定の保健の用途に適する旨の効果等[†]が表示・標榜されている場合(医薬品の効能効果を暗示するものとみなされるため)や、製品中に医薬品成分が検出される場合は、いずれも無承認無許可医薬品として、医薬品医療機器等法に基づく取締りの対象となる
>   ※無承認無許可医薬品の摂取によって、重篤な健康被害が発生した事例もある

　厚生労働省、消費者庁、都道府県等では、完全に因果関係が解明されていなくとも、広く一般に対して注意を喚起して健康被害の拡大防止を図るため、無承認無許可医薬品とみなされる健康食品の製品名等を公表している。

　薬局、店舗販売業又は配置販売業に従事する専門家においては、行政庁が公表する無承認無許可医薬品や健康被害に関する情報に日頃から留意しておくことも重要である。

解説

● 「特定の保健の用途に適する旨の効果等」　容易に測定可能な体調の指標の維持に適する又は改善に役立つ旨の表現(例：肥満改善効果)や、身体の生理機能、組織機能の良好な維持に適する又は改善に役立つ旨の表現(例：老廃物排出効果)、身体の状態を本人が自覚でき、一時的であって継続的・慢性的でない体調の変化の改善に役立つ旨(例：二日酔い改善効果)などの表現が該当します。

《保健機能食品と特別用途食品》

広義の 特別用途食品	狭義の 特別用途食品	病者用食品	
		妊産婦、授乳婦用	
		乳児用	
		嚥下困難者用	
	保健機能食品	特定保健用食品	特定保健用食品
			条件付き特定保健用食品
		栄養機能食品	
		機能性表示食品	

1 許可の種類と許可行為の範囲

医薬品の販売業の許可 (法第24条)	▶薬局開設者又は医薬品の販売業の許可†を受けた者でなければ、業†として、医薬品を販売†し、授与†し、又は販売・授与の目的で貯蔵し、陳列(配置することを含む)†してはならない ▶医薬品の販売業の許可は、6年ごと†に、その更新†を受けなければ、その期間の経過によって、その効力を失う
	【罰則】 ▶これらの規定に違反した者は、3年以下の懲役もしくは300万円以下の罰金に処し、又はこれを併科する(法第84条)

業として医薬品を販売し、授与し、又は販売・授与の目的で貯蔵し、陳列する場合には、薬局の開設又は医薬品の販売業の許可を受けなければならない。

解説

● 「医薬品の販売業の許可」 店舗販売業の許可、配置販売業の許可、卸売販売業の許可の3種類があります。

● 【参考】「業」 ある者の同種の行為の反覆的継続的遂行が、社会通念上事業の遂行とみることができる程度の場合をいいます。行為自体は1回限りであっても、相当多数が行われる場合には、個々の使用行為が反覆継続するものとして、業に該当します。営利の要素は関係ないため、無償の行為であっても業に該当する場合があります。

● 【参考】「販売」 ある物について所有権を有する者が対価を得て、その物の所有権を他人に移転すること。つまり所有権の有償譲渡といえます。

● 【参考】「授与」 ある物について所有権を有する者が対価を得ないで、その物の所有権を他人に移転すること。つまり所有権の無償譲渡といえます。例えば、医薬品のサンプルを提供する行為は、授与に該当します。

● 「陳列(配置することを含む)」 配置販売業者が医薬品の『配置』を行う場合、通常、配置箱(製品をひと揃い収めた箱)を家庭等に預けますが、これは医薬品医療機器等法上、『陳列』に該当することになります。

● 【参考】「6年ごと」 薬局開設の許可についても、6年ごとの更新制になっています(法第4条第4項)。

● 【参考】「更新」 許可の有効期間の満了に際して、従前の許可に代えて同一の内容をもつ新たな許可の処分をすること。従前の許可が失効した後において引き続き医薬品の販売業務を行うことは、無許可の行為に該当します。

【薬局の開設又は医薬品の販売業の許可を受けなくてもよい場合】

医薬品の販売業の 許可 (法第24条第1項但書)	▶薬局開設者又は医薬品の販売業の許可を受けた者でなければ、業として、医薬品を販売等してはならないが、医薬品の製造販売業者がその製造等[†]又は輸入した医薬品[†]を薬局開設者又は医薬品の製造販売業者・製造業者・販売業者に[†]、医薬品の製造業者がその製造した医薬品[†]を医薬品の製造販売業者・製造業者に[†]、それぞれ販売し、授与し、又はその販売・授与の目的で貯蔵し、陳列するときは、この限りでない

　製薬企業[†]がその製造等又は輸入した医薬品を、一般の生活者以外の、薬局開設者や医薬品の販売業者又は他の製薬企業に販売等する場合には、薬局の開設又は医薬品の販売業の許可を受ける必要はない。

解説

- ●【参考】「製造等」　他に委託して製造をする場合を含み、他から委託を受けて製造をする場合は除かれます。つまり、医薬品の委託製造は「製造等」に該当し、医薬品の受託製造は「製造等」に含まれません。
- ●【参考】「その製造等又は輸入した医薬品」　①別途、製造業の許可を受けて自社製造した医薬品、②他の製造業者に委託して製造された医薬品、③海外から自社で輸入した医薬品のこと
- ●【参考】「薬局開設者又は医薬品の製造販売業者・製造業者・販売業者に」　いずれも許可業者です。つまり、製造販売業者が自社製品を許可業者に販売等する場合には、薬局開設の許可又は医薬品の販売業の許可は必要ありません。
- ●【参考】「その製造した医薬品」　自社製造した医薬品のこと
- ●【参考】「医薬品の製造販売業者・製造業者に」　いずれも許可業者です。つまり、製造業者が自社製造した医薬品を許可業者に販売等する場合には、薬局開設の許可又は医薬品の販売業の許可は必要ありません。
- ●「製薬企業」　医薬品の製造販売業者、製造業者のこと

Ｑ　なぜ、製薬企業は、薬局の開設又は医薬品の販売業の許可を受けなくても医薬品を販売できるのですか?

Ａ　医薬品の製造販売業者は、自社製品となる医薬品の元売(もとうり)行為を行う者のことです。そのため、製造販売に付随する行為として、納品先となる許可業者に医薬品を販売することが認められています。そうでなくては、自社製品を納品できなくなるため当然といえるでしょう。
　医薬品の製造業者についても、製造に付随する行為として、自社製造した医薬品を納品先となる許可業者に販売することが認められています。

【販売方法の制限】

　医薬品は、人の生命や健康に直接又は間接的に影響を与える生命関連製品であるため、安全性の見地から、事後において購入者等の安全性を確保すること、販売側の責任や所在を追及することが困難となる形態(露天販売、現金行商(ぎょうしょう))での販売又は授与が禁止されている。いわゆる売り逃げ防止の趣旨である。

販売方法の制限 (法第 37 条第 1 項)	▶薬局開設者又は店舗販売業者は店舗による販売又は授与以外の方法[†]により、配置販売業者は配置以外の方法[†]により、それぞれ医薬品を販売し、授与し、又はその販売・授与の目的で医薬品を貯蔵し、陳列してはならない
	【罰則】 ▶この規定に違反した者は、2 年以下の懲役もしくは 200 万円以下の罰金に処し、又はこれを併科する(法第 85 条)

- 「店舗による販売又は授与以外の方法」　薬局開設者又は店舗販売業者が医薬品の配置販売を行う場合には、別途、配置販売業の許可を受ける必要があります。
- 「配置以外の方法」　配置販売業者が医薬品の店舗販売を行う場合には、別途、薬局開設又は店舗販売業の許可を受ける必要があります。

【分割販売】

分割販売 (法第 37 条第 2 項)	▶配置販売業者[†]は、医薬品の直接の容器等を開き、その医薬品を分割販売[†]してはならない

　薬局開設者、店舗販売業者及び卸売販売業者は、特定の購入者[†]の求めに応じて医薬品の包装を開封して分割販売することができる。

　ただし、特定の購入者の求めに応じるのではなく、医薬品をあらかじめ小分け[†]して販売する行為は、無許可製造、無許可製造販売に該当するため、認められない。

　医薬品を分割販売する場合には、分割販売する者[†]の責任において、以下の事項がそれぞれ表示又は記載されなければならない。

- 直接の容器等・外箱等の法定表示事項(法第 50 条等)
- 添付文書等の法定記載事項(法第 52 条第 2 項)
- 分割販売を行う者[†]の氏名[†]又は名称[†](規則第 210 条)
- 分割販売を行う薬局[†]、店舗[†]又は営業所[†]の名称[†]及び所在地(規則第 210 条)

解説

- 【参考】「配置販売業者」　構造設備を持たない業態であり、分割した場合に品質の適正を図ることが難しいことを考慮し、配置販売業者では医薬品の分割販売が認められていません。
- 「分割販売」　量り売り、零売と呼ばれることもあります。
- 「特定の購入者」　例えば、店舗を訪れて『10 錠だけ売ってもらえませんか』と申し入れを行った人のことです。この申し入れを受けて、10 錠だけ販売する行為は、分割販売と位置づけられるため、薬局開設、店舗販売業、卸売販売業の許可行為の範囲となります。
- 「あらかじめ小分け」　これは小分製造と呼ばれる行為に該当するため、医薬品の製造業の許可が必要になります。また、小分製造した医薬品を販売する行為は元売に該当するため、医薬品の製造販売業の許可が必要になります。
- 【参考】「分割販売する者」「分割販売を行う者」　薬局開設の許可を受けた者、店舗販売業の許可を受けた者、卸売販売業の許可を受けた者のこと
- 【参考】「氏名」　許可を受けた者が自然人の場合は、その人の氏名(例：鈴木銀次)を記載します。
- 【参考】「名称」　許可を受けた者が法人の場合は、その法人の名称(例：株式会社鈴銀)を記載します。
- 【参考】「薬局」　薬局開設者が調剤及び医薬品の販売を行う場所のこと
- 【参考】「店舗」　店舗販売業者が医薬品の販売を行う場所のこと
- 【参考】「営業所」　卸売販売業者が医薬品の販売を行う場所のこと
- 【参考】「の名称」　医薬品の販売等を行う場所の名称(例：鈴木薬局)のこと

Ｑ　卸売販売業者は、分割販売の方法であれば一般の生活者に対して医薬品を販売できるのですか？

Ａ　卸売販売業者は、特定の医療機関、特定の薬局の求めに応じて、医薬品(特に医療用医薬品)の包装を開封して分割販売することができます。しかし、分割販売の場合であっても、一般の生活者に対して行うことはできません。

a. 薬局

薬局 (法第2条第12項)	▶薬剤師が販売又は授与の目的で調剤[†]の業務並びに薬剤及び医薬品の適正な使用に必要な情報の提供及び薬学的知見に基づく指導の業務を行う場所(その開設者が併せ行う医薬品の販売業に必要な場所を含む[†])

　薬局では、医薬品の調剤と併せて、店舗により医薬品の販売を行うことが認められている。薬局における医薬品の販売行為は、薬局の業務に付随して行われる行為であるので、医薬品の販売業の許可は必要としない。医療用医薬品のほか、要指導医薬品及び一般用医薬品を取り扱うことができる[†]。

　なお、調剤を実施する薬局は、医療法により、医療提供施設として位置づけられている(医療法第1条の2第2項)。

- ●【参考】「調剤」　一定の処方に従って一種類以上の医薬品を配合し、又は一種類の医薬品を特定の分量にして特定の用法に適合させ、特定の人の特定の疾病に対する薬剤を調製すること
- ●「医薬品の販売業に必要な場所を含む」　薬局開設の許可を受けていれば、医薬品の販売業の許可を受けていなくても、医薬品を販売することができます。
- ●【参考】「取り扱うことができる」　薬局では、薬局製造販売医薬品の取扱いもできる。

【開設の許可】

開設の許可 (法第4条第1項)	▶薬局は、その所在地の都道府県知事(その所在地が保健所を設置する市[†]又は特別区[†]の区域にある場合においては、市長又は区長[†])の許可を受けなければ、開設してはならない

- ●【参考】「保健所を設置する市」　指定都市(例:大阪市、名古屋市、京都市)、中核市(例:宇都宮市、金沢市、岐阜市)その他の政令で定める市(例:小樽市、町田市、藤沢市)のこと。保健所設置市とも呼ばれます。
- ●【参考】「特別区」　東京都の足立区、荒川区、板橋区、江戸川区、大田区、葛飾区、北区、江東区、品川区、渋谷区、新宿区、杉並区、墨田区、世田谷区、台東区、中央区、千代田区、豊島区、中野区、練馬区、文京区、港区、目黒区のこと
- ●【参考】「市長又は区長」　薬局の所在地が保健所を設置する市又は特別区にある場合、都道府県知事ではなく、その保健所を設置する市の市長又はその特別区の区長が許可権者となります。

【許可基準】

許可基準 (法第 5 条)	▶次のいずれかに該当するときは、薬局開設の許可を与えないことができる[†] 　① 調剤や医薬品の販売等を行うために必要な構造設備[†]を備えていないとき 　② その薬局において調剤並びに調剤された薬剤及び医薬品の販売・授与の業務を行う体制[†]が整っていないとき 　③ 申請者[†]が薬事に関する法令[†]等に違反し一定期間[†]を経過していないとき等

【薬局の名称】

薬局の名称 (法第 6 条、規則第 10 条)	▶医薬品を取り扱う場所であって、薬局開設の許可を受けた薬局[†]でないものには、薬局の名称[†]を付してはならない。ただし、病院又は診療所の調剤所[†]については、この限りでない
	【罰則】 ▶この規定に違反した者は、30 万円以下の罰金に処する(法第 88 条)

解説

- ●【参考】「許可を与えないことができる」　不許可の基準に抵触している場合には一律に許可が与えられない、というわけではありません。保健衛生上の見地から、許可、不許可の判断が行われます。
- ●「構造設備」　構造設備規則第 1 条で定められています。なお、構造設備規則とは、昭和 36 年厚生省令第 2 号『薬局等構造設備規則』のことです。
- ●「業務を行う体制」　体制省令第 1 条で定められています。なお、体制省令とは、昭和 39 年厚生省令第 3 号『薬局並びに店舗販売業及び配置販売業の業務を行う体制を定める省令』のことです。
- ●「申請者」　許可の基準に"申請者が薬剤師であること"は含まれていないため、薬剤師でなくても、薬局開設の許可を受けることができます。
- ●【参考】「薬事に関する法令」　医薬品医療機器等法ほか、麻薬及び向精神薬取締法、毒物及び劇物取締法などが該当します。
- ●【参考】「一定期間」　違反行為のあった日から 2 年間です。
- ●【参考】「薬局開設の許可を受けた薬局」　薬局開設の許可を申請中の"開店準備中"の店には、『薬局』の看板を掲げることができません。
- ●【参考】「薬局の名称」　『薬局』という名称のみが規制の対象です。店舗販売業の店舗に、『薬店』『ドラッグストア』の名称をつけることは問題ありません。
- ●【参考】「病院又は診療所の調剤所」　その病院又は診療所内で用いる薬剤を調剤したり、調剤した薬剤を交付する場所のこと。『薬局』の名称をつけることはできますが、薬局開設の許可を受けているわけではないため、処方箋に基づく調剤や医薬品の販売を行うことはできません。

【薬局の管理者】

　薬局においては、調剤された薬剤[†]や医薬品が保健衛生上遺漏（いろう）なく販売等されるよう、その業務を適正に運営するための仕組みが設けられている。

薬局の管理者Ⅰ (法第7条第1項)	▶薬局開設者が薬剤師であるときは、自らその薬局を実地（じっち）[†]に管理[†]しなければならない。自ら管理しない場合には、その薬局で薬事に関する実務に従事する薬剤師のうちから管理者を指定して実地に管理させなければならない
薬局の管理者Ⅱ (法第7条第2項)	▶薬局開設者が薬剤師でないときは、その薬局で薬事に関する実務に従事する薬剤師のうちから管理者を指定して実地に管理させなければならない 　※薬局の管理者は、薬剤師でなければならない
薬局の管理者Ⅲ (法第7条第3項)	▶薬局の管理者は、薬局に関する必要な業務を遂行し、必要な事項を遵守するために必要な能力及び経験を有する者でなければならない
薬局の管理者Ⅳ (法第7条第4項)	▶薬局の管理者は、その薬局の所在地の都道府県知事[†]の許可を受けた場合を除き、その薬局以外の場所で業として薬局の管理その他薬事に関する実務に従事する者であってはならない

　薬局の管理者は、保健衛生上支障を生ずるおそれがないよう、その薬局に勤務するその他の従業者を監督するなど、薬局の業務[†]につき、必要な注意[†]をしなければならず、また、薬局開設者(薬局開設の許可を受けた者)に対して必要な意見を書面により述べなければならない(法第8条[†])。

　一方、薬局開設者は、薬局の管理者を指定したときは、その薬局の管理者の意見を尊重するとともに、法令遵守のために措置を講ずる必要があるときは、当該措置を講じ、かつ、講じた措置の内容(措置を講じない場合にあっては、その旨及びその理由)を記録し、これを適切に保存しなければならない(法第9条第2項[†])。

　また、薬局開設者は、薬局の管理に関する業務その他の薬局開設者の業務を適正に遂行することにより、薬事に関する法令の規定の遵守を確保するために、必要な措置を講じるとともに、その措置の内容を記録し、適切に保存しなければならない(法第9条の2[†])。

解説

- 【参考】「調剤された薬剤」　特定の人の特定の疾病にのみ用いられるものであり、一般に流通することがないため、医薬品医療機器等法では『医薬品』と区別して扱っています。例えば、調剤された薬剤の場合、法第50条(直接の容器等の記載事項)の規定は適用されません。
- 【参考】「実地」　"現場で直接かつ専従に"という意味です。
- 【参考】「管理」　調剤や医薬品の取扱い等に関する技術的事務のこと。薬局経営

の経済的側面に関する事務は含まれません。

● 【参考】「都道府県知事」　その薬局の所在地が保健所を設置する市又は特別区の区域にある場合においては、都道県知事ではなく、市長又は区長の許可が必要になります。

● 【参考】「薬局の業務」　次のような業務のことです。
　　　○ 調剤の業務
　　　○ 医薬品の販売等の業務
　　　○ 薬局製造販売医薬品の製造及び製造販売の業務

● 【参考】「必要な注意」　保健衛生上支障を生ずるおそれがないようにするための注意のこと。具体的には、適正な調剤、必要な情報の提供等、相談応需、誤用・乱用を防止するための指導などが挙げられます。従業者の給与、労働条件その他一般的な労働問題に関するものは含まれません。

● 【参考】「法第 8 条」　薬局開設者と薬局の管理者の権能の違いを明確化し、薬局開設者の経営方針により保健衛生上支障を生じるおそれのある業務の運営がなされることを防止するために設けられた規定です。

● 【参考】「法第 9 条第 2 項」　薬局の管理者が従業員にすぎない場合、経営者たる薬局開設者に対して弱い立場にあることを考慮し、薬局の管理者の権能をより確固なものとするために設けられた規定です。

● 【参考】「法第 9 条の 2」　薬局開設者に対して、(薬局の管理者から意見の具申があったかどうかにかかわらず、)法令遵守体制を整備するとともに、法令遵守のための措置の内容を記録に残しておくことを求めた規定です。

【地域連携薬局】

　薬局であって、その機能が、医師もしくは歯科医師又は薬剤師が診療又は調剤に従事する他の医療提供施設と連携し、地域における薬剤及び医薬品の適正な使用の推進及び効率的な提供に必要な情報の提供及び薬学的知見に基づく指導を実施するために一定の必要な機能†を有するものは、その所在地の都道府県知事†の認定†を受けて「地域連携薬局」と称することができる(法第 6 条の 2 第 1 項)。

● 【参考】「必要な機能」　例えば、地域包括ケアシステムのための会議に薬剤師を継続的に参加させていることが該当します。

● 【参考】「都道府県知事」　薬局の所在地が保健所設置市又は特別区にある場合であっても、地域連携薬局の認定は都道府県知事が行います。

● 【参考】「認定」　申請に係る者が適格であることを認める行政庁の処分のこと

【専門医療機関連携薬局】

　薬局であって、その機能が、医師もしくは歯科医師又は薬剤師が診療又は調剤に従事する他の医療提供施設と連携し、薬剤の適正な使用の確保のために専門的な薬学的知見に基づく指導を実施するために必要な機能†を有するものは、傷病の区分†ごとに、その所在地の都道府県知事†の認定を受けて「専門医療機関連携薬局」と称することができる(法第6条の3第1項)。

● 【参考】「必要な機能」　例えば、がんの専門的な医療の提供等を行う医療機関との間で開催される会議に薬剤師を継続的に参加させていることが該当します。
● 【参考】「傷病の区分」　現在のところ、「がん」が定められています。
● 【参考】「都道府県知事」　薬局の所在地が保健所設置市又は特別区にある場合であっても、専門医療機関連携薬局の認定は都道府県知事が行います。

【健康サポート薬局】

健康サポート薬局 (規則第1条第2項第6号)	▶患者が継続して利用するために必要な機能及び個人の主体的な健康の保持増進への取組を積極的に支援する機能を有する薬局

　薬局開設者は、「健康サポート薬局」である旨を表示するときは、その薬局を、厚生労働大臣が定める基準†に適合するものとしなければならない(規則第15条の11)。

● 【参考】「厚生労働大臣が定める基準」　例えば、かかりつけ薬剤師を患者が適切に選択できるような業務運営体制を整備していることです。

【薬剤師不在時間】

薬剤師不在時間 （規則第 1 条第 2 項第 2 号）	▶開店時間†のうち、当該薬局において調剤に従事†する薬剤師が当該薬局以外の場所においてその業務†を行うため、やむを得ず、かつ、一時的†に当該薬局において薬剤師が不在となる時間

薬剤師不在時間内の薬局の業務について、次のとおり定められている。

> ▶薬局開設者は、薬剤師不在時間は、調剤室を閉鎖†しなければならない（規則第 14 条の 3 第 3 項）
>
> ▶薬局開設者は、薬剤師不在時間に係る掲示事項†を当該薬局内の見やすい場所及び当該薬局の外側の見やすい場所に掲示しなければならない（規則第 15 条の 16）
>
> ▶薬局の管理を行う薬剤師†が、薬剤師不在時間内に当該薬局において勤務している従事者と連絡ができる体制†を備えていること（体制省令第 1 条）
>
> ▶薬局開設者は、薬剤師不在時間内は、鍵をかけた陳列設備に陳列する場合を除き、要指導医薬品陳列区画又は第一類医薬品陳列区画を閉鎖しなければならない
>
> ※薬剤師不在時間内であっても、登録販売者が販売できる医薬品は、第二類医薬品又は第三類医薬品である

- ●【参考】「開店時間」　営業時間のうち、特定販売のみを行う時間を除いた時間
- ●【参考】「調剤に従事」　あくまで"調剤"に従事する薬剤師が対象です。"医薬品の販売"のみに従事する薬剤師には適用されません。
- ●「当該薬局以外の場所においてその業務」　例えば、緊急時の在宅医療の対応や、急遽日程の決まった退院時カンファレンスに参加する場合が該当します。
- ●「やむを得ず、かつ、一時的」　学校薬剤師の業務（換気、採光、照明、水質等の学校環境衛生の維持管理に関する指導・助言）や、あらかじめ予定されている定期的な業務のため、恒常的に薬剤師が不在となる時間は認められません。
- ●【参考】「閉鎖」　原則、施錠することとし、施錠が困難な場合には、シャッター、パーテーション等の構造設備により物理的に遮断し、社会通念上、進入することが困難な方法により行います。
- ●「薬剤師不在時間に係る掲示事項」　調剤に従事する薬剤師が不在のため調剤に応じることができない旨のほか、調剤に従事する薬剤師が不在にしている理由、調剤に従事する薬剤師が当該薬局に戻る予定時刻が掲示事項となります。
- ●【参考】「薬局の管理を行う薬剤師」　薬局の管理者のこと
- ●【参考】「連絡ができる体制」　薬剤師不在時間内に当該薬局において勤務している従事者と常に電話で連絡を取ることができ、必要に応じて、不在にしている薬剤師が当該薬局に戻ることのできる体制のこと

医薬品の販売業の許可は、店舗販売業の許可、配置販売業の許可、卸売販売業の許可の3種類に分かれている(法第25条)。

① 店舗販売業

店舗販売業 (法第25条第1号)	▶要指導医薬品又は一般用医薬品を、店舗において販売し、又は授与する業務
店舗販売品目 (法第27条)	▶店舗販売業では、要指導医薬品又は一般用医薬品以外の医薬品の販売等は認められていない† ※店舗販売業では、薬剤師が従事していても調剤を行うことはできない
	【罰則】 ▶この規定に違反した者は、3年以下の懲役もしくは300万円以下の罰金に処し、又はこれを併科する(法第84条)

店舗に薬剤師がいない場合には、要指導医薬品又は第一類医薬品の販売・授与を行うことはできない。

これに違反した場合、都道府県知事等は、その許可を取り消し、又は期間を定めてその業務の全部もしくは一部の停止を命ずることができる(法第75条第1項)。

●【参考】「要指導医薬品又は一般用医薬品以外の医薬品の販売等は認められていない」　これは、あくまで人に用いられる医薬品の場合である。動物専用の医薬品であれば、要指導医薬品又は一般用医薬品以外の医薬品であっても販売が認められている(法第4条第5項第2号、第27条)。

Ｑ　街でお薬屋さんを見かけても、薬局か店舗販売業か見分けがつきません。どこで見分ければよいですか？

Ａ　【参考】外観から見分けるのはなかなか難しいといえます。少なくとも、「△△薬局」とか「処方箋受け付けます」、「調剤します」という看板が出ていれば薬局です。ややこしいケースとして、薬局開設の許可と店舗販売業の許可の両方を受けて、店内の右半分が薬局、左半分が店舗販売業になっているお薬屋さんもあります。

【店舗販売業の許可とその基準】

店舗販売業の許可 (法第26条第1項)	▶店舗販売業の許可は、店舗ごとに、その店舗の所在地の都道府県知事(その店舗の所在地が保健所を設置する市又は特別区の区域にある場合においては、市長又は区長)が与える
許可基準 (法第26条第4項)	▶次のいずれかに該当するときは、店舗販売業の許可を与えないことができる ① 医薬品の販売等を行うために必要な構造設備を備えていないとき ② その店舗において医薬品の販売・授与の業務を行う体制が整っていないとき ③ 申請者が薬事に関する法令等に違反し一定期間を経過していないとき等

【店舗管理者】

店舗管理者Ⅰ (法第28条第1項)	▶店舗販売業者は、その店舗を、自ら実地に管理し、又はその指定する者に実地に管理させなければならない
店舗管理者Ⅱ (法第28条第2項)	▶店舗管理者(店舗を実地に管理する者)は、薬剤師又は登録販売者でなければならない
店舗管理者Ⅲ (法第28条第3項)	▶店舗管理者は、店舗に関する必要な業務を遂行し、必要な事項を遵守するために必要な能力及び経験を有する者でなければならない
店舗管理者Ⅳ (法第28条第4項†)	▶店舗管理者は、その店舗の所在地の都道府県知事†の許可を受けた場合を除き、その店舗以外の場所で業として店舗の管理その他薬事に関する実務に従事する者であってはならない

　店舗管理者は、保健衛生上支障を生ずるおそれがないよう、その店舗に勤務する他の従事者を監督するなど、その店舗の業務につき、必要な注意をしなければならず、また、店舗販売業者(店舗販売業の許可を受けた者)に対して必要な意見を書面により述べなければならない(法第29条)。

　一方、店舗販売業者は、店舗管理者を指定したときは、その店舗管理者の意見を尊重するとともに、法令遵守のために措置を講ずる必要があるときは、当該措置を講じ、かつ、講じた措置の内容(措置を講じない場合にあっては、その旨及びその理由)を記録し、これを適切に保存しなければならない(法第29条の2第2項)。

　また、店舗販売業者は、店舗の管理に関する業務その他の店舗販売業者の業務を適正に遂行することにより、薬事に関する法令の規定の遵守を確保するために、必

要な措置を講じるとともに、その措置の内容を記録し、適切に保存しなければならない(法第29条の3)。

- 【参考】「法第28条第4項」　営業中は、常にその店舗が店舗管理者の直接管理の状態にあることを原則とし、いわゆる"名義貸し"等の事態を強く禁止するために設けられた規定です。
- 【参考】「都道府県知事」　その店舗の所在地が保健所を設置する市又は特別区の区域にある場合は、都道府県知事ではなく、市長又は区長の許可が必要になります。

【店舗管理者の要件】

店舗管理者は、次に掲げる区分に応じ、その店舗において医薬品の販売又は授与に関する業務に従事するものでなければならない(規則第140条第1項)。

要指導医薬品又は第一類医薬品を販売・授与する店舗	薬剤師
第二類医薬品又は第三類医薬品を販売・授与する店舗	薬剤師又は登録販売者

▶登録販売者が店舗管理者になる場合、次のいずれかに該当している必要がある
① 過去5年間のうち、従事期間が通算して2年以上†ある登録販売者
② 過去5年間のうち、従事期間が通算して1年以上†であり、かつ、〖毎年度受講する必要がある研修†〗に加えて、〖店舗の管理及び法令遵守に関する追加的な研修†〗を修了している登録販売者
③ 従事期間が通算して1年以上†であり、かつ、過去に店舗管理者等†としての業務の経験がある登録販売者†

▶「従事期間」とは、以下の期間をいう
○ 薬局、店舗販売業又は配置販売業において、一般従事者†として、薬剤師又は登録販売者の管理及び指導の下に実務に従事した期間
○ 登録販売者として、業務(店舗管理者又は区域管理者としての業務を含む†)に従事した期間

【店舗管理者の要件の特例】
▶第一類医薬品を販売・授与する店舗で薬剤師を店舗管理者とすることができない場合には、過去5年間のうち、次に掲げるところにおいて、登録販売者として通算して3年以上†業務に従事した者であって、その店舗において医薬品の販売又は授与に関する業務に従事するものを店舗管理者にすることができる(規則第140条第2項)
① 要指導医薬品又は第一類医薬品を販売・授与する薬局
② 要指導医薬品又は第一類医薬品を販売・授与する店舗販売業(薬剤師が店舗管理者であるものに限る)
③ 第一類医薬品を配置販売する配置販売業(薬剤師が区域管理者であるものに限る)

　第一類医薬品を販売・授与する店舗において登録販売者を店舗管理者とする場合には、店舗管理者を補佐する薬剤師[†]を置かなければならない(規則第141条)。

- ●「2年以上」　①従事期間が月単位で計算して、1か月に80時間以上従事した月が24月以上であること、②従事期間が通算して2年以上であり、かつ、過去5年間において合計1,920時間以上であること、のいずれかを指します。
  　※P415,448の「2年以上」についても同じ。
- ●「1年以上」　①従事期間が月単位で計算して、1か月に160時間以上従事した月が12月以上であること、②従事期間が通算して1年以上であり、かつ、過去5年間において合計1,920時間以上であること、のいずれかを指します。このように、「2年以上」の場合と「1年以上」の場合では、従事しなければならない月数が異なるものの、合計時間数(1,920時間以上)は同じになります。
  　※P415,448の「1年以上」についても同じ。
- ●【参考】「毎年度受講する必要がある研修」　継続的研修のこと。登録販売者に求められる知見を維持するために実施される研修です。
- ●【参考】「店舗(区域)の管理及び法令遵守に関する追加的な研修」　追加的研修のこと。従事しなければならない月数の短さによって生じるおそれのある経験不足(例：花粉症薬など、一時期のみに需要のある医薬品に関するもの)等を補うために実施される研修です。
- ●【参考】「③ 従事期間」　過去5年間に限らず、例えば7年前、12年前の従事期間であってもかまいません。
- ●【参考】「従事期間が通算して1年以上であり、かつ、過去に店舗管理者等としての業務の経験がある登録販売者」　例えば、長年にわたって登録販売者の業務に従事し、店舗管理者としての経験も積んでいたが、この5年間親の介護にかかりっきりになっており、最近になって登録販売者の業務に復帰した者が該当します。
- ●【参考】「店舗管理者等」　店舗管理者又は区域管理者のこと
- ●「一般従事者」　薬局、店舗又は区域において実務に従事する薬剤師又は登録販売者以外の者のこと
- ●【参考】「店舗管理者又は区域管理者としての業務を含む」　過去に店舗管理者又は区域管理者を務めていた経験のある登録販売者の場合は、それら管理者業務を行っていた期間も通算されることを確認的に明示したものです。
- ●「3年以上」　①従事した期間が月単位で計算して、1か月に80時間以上従事した月が36月以上であること、②従事した期間が通算して3年以上であり、かつ、過去5年間において合計2,880時間以上であること、のいずれかを指します。
- ●【参考】「補佐する薬剤師」　保健衛生上支障を生ずるおそれがないよう、補佐する薬剤師は、店舗販売業者及び店舗管理者に対して必要な意見を述べなければなりません。一方、店舗販売業者及び店舗管理者は、補佐する薬剤師の意見を尊重しなければなりません。

Q 登録販売者が店舗管理者の要件を満たすためには、同じ店で 2 年以上の経験を積まなければならないのでしょうか？

A 【参考】勤務する店舗が変わっても問題ありません。

　なお、薬局開設者、店舗販売業者又は配置販売業者は、その薬局、店舗又は区域において登録販売者として業務に従事した者から、その業務に従事したことの証明を求められたときは、速やかにその証明を行わなければなりません。

　その薬局、店舗又は区域において一般従事者として薬剤師又は登録販売者の管理及び指導の下に実務に従事した者から、その実務に従事したことの証明を求められた場合についても同様です。

Q 派遣社員であっても、一般従事者に含まれるのでしょうか？

A 【参考】医薬品医療機器等法では、従業者の雇用形態については一切言及していません。正社員はもちろんのこと、派遣社員であっても、アルバイトであっても、一般従事者として実務経験に算定することができます。

Q 要指導医薬品を販売・授与する店舗において、登録販売者は店舗管理者になれないのでしょうか？

A 要指導医薬品を取り扱う店舗の店舗管理者は薬剤師でなければなりません。

　とはいえ、平成 25 年の法改正で「要指導医薬品」という区分が新しく設けられたことに伴って、経過措置(いわゆる激変緩和措置)が設けられています。

　当分の間(現在のところ期限の定めはない)は、要指導医薬品を販売・授与する店舗で薬剤師を店舗管理者とすることができない場合には、過去 5 年間のうち、次の期間が通算して 3 年以上である登録販売者であって、その店舗において医薬品の販売又は授与に関する業務に従事するものを店舗管理者とすることができます(平成 26 年厚生労働省令第 8 号・附則第 6 条第 2 項)。
　① 要指導医薬品を販売・授与する薬局又は要指導医薬品を販売・授与する店舗販売業(薬剤師が店舗管理者であるものに限る)において、登録販売者として業務に従事した期間
　② 要指導医薬品を販売・授与する店舗の店舗管理者であった期間

　なお、要指導医薬品を販売・授与する店舗において登録販売者を店舗管理者とする場合には、店舗管理者を補佐する薬剤師を置かなければなりません。

	第二類医薬品又は第三類医薬品を販売する店舗の店舗管理者	第一類医薬品を販売する店舗の店舗管理者
①過去 5 年間のうち、従事期間が通算して 2 年に満たない登録販売者　※③、④に該当する者を除く	×	×
②過去 5 年間のうち、従事期間が通算して 2 年以上の登録販売者	○	×
③過去 5 年間のうち、従事期間が通算して 1 年以上であり、継続的研修と追加的研修を修了している登録販売者	○	×
④従事期間が通算して 1 年以上であり、かつ、店舗管理者又は区域管理者としての業務の経験がある登録販売者	○	×
⑤過去 5 年間のうち、従事した期間が通算して 3 年以上の登録販売者	○	○

② 配置販売業

配置販売業 (法第 25 条第 2 号)	▶一般用医薬品を、配置により販売し、又は授与する業務
配置販売品目 (法第 31 条)	▶配置販売業者は、一般用医薬品のうち配置販売品目基準†に適合するもの†以外の医薬品を販売等してはならない 　※先用後利†の販売形態であることを考慮したものである
	【罰則】 ▶この規定に違反した者は、3 年以下の懲役もしくは 300 万円以下の罰金に処し、又はこれを併科する(法第 84 条)

　薬剤師が配置販売に従事していない場合には、第一類医薬品の販売・授与を行うことはできない。

　これに違反した場合、都道府県知事は、その許可を取り消し、又は期間を定めてその業務の全部もしくは一部の停止を命ずることができる(法第 75 条第 1 項)。

解説

● 「配置販売品目基準」　経年変化が起こりにくいこと等の基準(平成 21 年厚生労働省告示第 26 号)のこと

● 【参考】「配置販売品目基準に適合するもの」　現在のところ、すべての一般用医薬品が配置販売品日基準に適合しています。

● 「先用後利」　購入者の居宅等に医薬品をあらかじめ預けておき、これを使用した後でなければ代金請求権が生じないこと

薬剤師が従事する場合、要指導医薬品も配置販売できるのでしょうか？

 配置販売業者が販売できる医薬品は、一般用医薬品に限られます。薬剤師が従事する場合であっても、要指導医薬品を取り扱うことはできません。

【配置販売業の許可とその基準】

配置販売業の許可 (法第 30 条第 1 項)	▶配置販売業の許可は、配置しようとする区域をその区域に含む都道府県ごと†に、その都道府県知事†が与える
許可基準† (法第 30 条第 2 項)	▶次のいずれかに該当するときは、配置販売業の許可を与えないことができる ① その区域において医薬品の配置販売の業務を行う体制が整っていないとき ② 申請者が薬事に関する法令等に違反し一定期間を経過していないとき等

解説

- 【参考】「都道府県ごと」 配置しようとする区域が複数の都道府県にまたがる場合は、それぞれの都道府県ごとに配置販売業の許可を受ける必要があります。
- 【参考】「都道府県知事」 たとえ配置しようとする区域が保健所を設置する市又は特別区の区域にある場合であっても、許可権者は都道府県知事になります。
- 【参考】「許可基準」 店舗に拠らずに医薬品の販売又は授与を行う業態であるため、配置販売業において構造設備に関する許可基準は設けられていません。

【区域管理者】

区域管理者Ⅰ (法第 31 条の 2 第 1 項)	▶配置販売業者は、その業務に係る都道府県の区域を、自ら管理し、又は当該都道府県の区域内において配置販売に従事する配置員のうちから指定したものに管理させなければならない
区域管理者Ⅱ (法第 31 条の 2 第 2 項)	▶区域管理者(都道府県の区域を管理する者)は、薬剤師又は登録販売者でなければならない
区域管理者Ⅲ (法第 31 条の 2 第 3 項)	▶区域管理者は、区域に関する必要な業務を遂行し、必要な事項を遵守するために必要な能力及び経験を有する者でなければならない

　区域管理者は、保健衛生上支障を生ずるおそれがないように、その業務に関し配置員を監督するなど、その区域の業務につき、必要な注意をしなければならず、また、配置販売業者(配置販売業の許可を受けた者)に対して必要な意見を書面により述べなければならない(法第31条の3)。

　一方、配置販売業者は、区域管理者を指定したときは、その区域管理者の意見を尊重するとともに、法令遵守のために措置を講ずる必要があるときは、当該措置を講じ、かつ、講じた措置の内容(措置を講じない場合にあっては、その旨及びその理由)を記録し、これを適切に保存しなければならない(法第31条の4第2項)。

　また、配置販売業者は、区域の管理に関する業務その他の配置販売業者の業務を適正に遂行することにより、薬事に関する法令の規定の遵守を確保するために、必要な措置を講じるとともに、その措置の内容を記録し、適切に保存しなければならない(法第31条の5)。

【区域管理者の要件】

　区域管理者は、次に掲げる区分に応じ、その区域において医薬品の販売又は授与に関する業務に従事するものでなければならない(規則第149条の2第1項)。

第一類医薬品を販売・授与する区域	薬剤師
第二類医薬品又は第三類医薬品を販売・授与する区域	薬剤師又は登録販売者

> ▶登録販売者が区域管理者になる場合、次のいずれかに該当している必要がある
> ① 過去5年間のうち、従事期間が通算して2年以上ある登録販売者
> ② 過去5年間のうち、従事期間が通算して1年以上であり、かつ、〖毎年度受講する必要がある研修〗に加えて、〖区域の管理及び法令遵守に関する追加的な研修〗を修了している登録販売者
> ③ 従事期間が通算して1年以上であり、かつ、過去に店舗管理者等†としての業務の経験がある登録販売者

●【参考】「店舗管理者等」　店舗管理者又は区域管理者のこと

【配置従事の届出】

配置従事届 (法第 32 条†)	▶配置販売業者又はその配置員†は、医薬品の配置販売に従事しようとするときは、次に掲げる事項を、あらかじめ、配置販売に従事しようとする区域の都道府県知事に届け出なければならない ① 配置販売業者の氏名及び住所 ② 配置販売に従事する者の氏名及び住所 ③ 配置販売に従事する区域及びその期間
	【罰則】 ▶この規定に違反した者は、30 万円以下の罰金に処する(法第 88 条)

- 【参考】「法第 32 条」　配置販売業が "行商（ぎょうしょう）" という業態であることを考慮し、行政庁による薬事監視を行いやすくする必要性に基づき設けられた規定です。
- 【参考】「配置員」　配置販売業者の下で医薬品の配置販売に従事する者のこと。薬剤師と登録販売者のほか、一般従事者(その区域において実務に従事する薬剤師又は登録販売者以外の者)も含まれます。
- 【参考】「配置販売業者又はその配置員」　配置販売業者が自ら配置販売に従事するときは、その配置販売業者が届出義務者です。配置員が配置販売に従事するときは、その配置員が届出義務者となります。

【配置従事者の身分証明書】

身分証明書 (法第 33 条第 1 項†)	▶配置販売業者又はその配置員は、その住所地†の都道府県知事が発行する身分証明書†の交付を受け、かつ、これを携帯しなければ、医薬品の配置販売に従事してはならない
	【罰則】 ▶この規定に違反した者は、50 万円以下の罰金に処する(法第 87 条)

- 【参考】「法第 33 条第 1 項」　一般家庭に訪問するという配置販売の性格上、その訪問者の身分を明らかにするため身分証明書の携帯義務を課すことにより、一般の生活者が正規の配置販売業者又はその配置員であることを容易に識別し得る手段を確保し、かつ、行政庁による薬事監視が行われやすくすることを目的として設けられた規定です。
- 【参考】「その住所地」　配置販売業者が自ら配置販売に従事するときは、その配置販売業者の住所地の都道府県知事から身分証明書の交付を受けます。配置員が

配置販売に従事するときは、その配置員の住所地の都道府県知事から身分証明書
の交付を受けることになります。
● 【参考】「身分証明書」　配置員の身分証明書の有効期間は、発行の日から発行の
日の属する年の翌年の 12 月 31 日までです。

③ 卸売販売業

卸売販売業 (法第 25 条第 3 号)	▶医薬品を、薬局開設者等[†]に対し、販売し、又は授与する業務

卸売販売業者は、店舗販売業者に対して一般用医薬品及び要指導医薬品以外の医薬品
を販売等することができず、また、配置販売業者に対して一般用医薬品以外の医薬品を
販売等してはならない(規則第 158 条の 2)。

医薬品の販売業のうち、店舗販売業と配置販売業の許可のみ[†]が、一般の生活者に対
して医薬品を販売等することが認められている。

● 「薬局開設者等」　○薬局開設者、○医薬品の製造販売業者、製造業者又は販売業
者、○病院、診療所又は飼育動物診療施設の開設者等のこと。つまり、卸売販売
業の許可では、一般の生活者に対して医薬品を販売等することができません。
● 「店舗販売業と配置販売業の許可のみ」　薬局開設の許可でも、一般の生活者に対
して医薬品を販売等することができます。

《販売できる薬剤・医薬品の種類》

		薬局	店舗販売業	配置販売業	卸売販売業
調剤された薬剤		○	×	×	×
薬局医薬品[†]	医療用医薬品	○	×	×	○
	薬局製造販売医薬品	○	×	×	×
要指導医薬品		○	○	×	○
一般用医薬品		○	○	○	○

● 【参考】「薬局医薬品」　要指導医薬品及び一般用医薬品以外の医薬品(動物用医薬
品を除く)のこと。医療用医薬品と薬局製造販売医薬品が該当します。

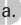 **a.**　要指導医薬品の販売方法

販売従事者 （法第36条の5第1項）	▶薬局開設者又は店舗販売業者は、要指導医薬品につき、薬剤師†に、販売させ、又は授与させなければならない
販売相手 （法第36条の5第2項）	▶薬局開設者又は店舗販売業者は、要指導医薬品を使用しようとする者以外の者に対して、薬剤師等†に販売・授与する場合を除き†、正当な理由†なく要指導医薬品を販売し、又は授与してはならない
販売方法 （規則第158条の11）	▶薬局開設者又は店舗販売業者は、要指導医薬品につき、次に掲げる方法により、その薬局又は店舗において医薬品の販売・授与に従事する薬剤師に販売させ、又は授与させなければならない ① 当該要指導医薬品を購入等しようとする者が、当該要指導医薬品を使用しようとする者であることを確認させること 　この場合において、当該要指導医薬品を購入等しようとする者が、当該要指導医薬品を使用しようとする者でない場合は、当該者が薬剤師等である場合を除き、正当な理由の有無を確認させること ② 当該要指導医薬品を購入等しようとする者及び当該要指導医薬品を使用しようとする者の、他の薬局開設者又は店舗販売業者からの当該要指導医薬品の購入等の状況†を確認させること ③ ②により確認した事項を勘案し、適正な使用のために必要と認められる数量†に限り、販売等させること ④ 情報の提供及び指導を受けた者が当該情報の提供及び指導の内容を理解したこと並びに質問がないことを確認した後に、販売等させること ⑤ 当該要指導医薬品を購入等しようとする者から相談があった場合には、情報の提供又は指導を行った後に、当該要指導医薬品を販売等させること ⑥ 当該要指導医薬品を販売等した薬剤師の氏名、当該薬局又は店舗の名称†及び当該薬局又は店舗の電話番号その他連絡先†を、当該要指導医薬品を購入等しようとする者に伝えさせること

解説

- ●「薬剤師」　その薬局又は店舗で医薬品の販売・授与に従事する薬剤師のこと
- ●「薬剤師等」　〇薬剤師、〇薬局開設者、〇医薬品の製造販売業者、製造業者又は販売業者、〇医師、歯科医師又は獣医師、〇病院、診療所又は飼育動物診療施設の開設者のこと
- ●【参考】「薬剤師等に販売・授与する場合を除き」　購入等しようとする者が薬剤師等であれば、要指導医薬品を使用しようとする者でなくても、正当な理由なく、要指導医薬品を販売等することができます。
- ●【参考】「正当な理由」　次に掲げる場合のこと
    - ① 大規模災害時等において、本人が薬局又は店舗を訪れることができない場合であって、医師等の受診が困難、かつ、代替する医薬品が供給されない場合
    - ② 医学、歯学、薬学、看護学等の教育・研究のために、教育・研究機関に対し、当該機関の行う教育・研究に必要な要指導医薬品を販売する場合
    - ③ 医薬品医療機器等法等に基づく試験検査のために、試験検査機関に対し、当該試験検査に必要な要指導医薬品を販売する場合
    - ④ 医薬品等の原材料とするために、これらの製造業者に対し、必要な要指導医薬品を販売する場合
    - ⑤ 動物に使用するために、獣医療を受ける動物の飼育者に対し、獣医師が交付した指示書に基づき要指導医薬品を販売する場合
    - ⑥ その他①から⑤に準じる場合
- ●【参考】「購入等の状況」　要指導医薬品は必要と認められる数量に限って販売することとされていますが、複数の店舗を回れば、必要量以上の数量を入手できてしまいます。そこで、必要と認められる数量を判断するにあたって、まずは他店での当該要指導医薬品の入手状況を確認する必要があります。
- ●【参考】「必要と認められる数量」　原則、1 包装単位(1 箱、1 瓶等)となります。
- ●【参考】「名称」　薬局又は店舗の名称(例：鈴木薬局)です。薬局開設者又は店舗販売業者の名称(例：株式会社鈴銀)ではありません。
- ●【参考】「連絡先」　薬局又は店舗の連絡先です。薬剤師の連絡先ではありません。

b.　一般用医薬品の販売方法

① 第一類医薬品の販売方法

販売従事者 (法第 36 条の 9 第 1 号)	▶薬局開設者、店舗販売業者又は配置販売業者は、第一類医薬品につき、薬剤師に販売させ、又は授与させなければならない
販売方法 (規則第 159 条の 14 第 1 項)	▶薬局開設者、店舗販売業者又は配置販売業者は、第一類医薬品につき、次に掲げる方法により、その薬局、店舗又は区域において医薬品の販売・授与・配置販売に従事する薬剤師に販売させ、又は授与させなければならない ① 情報の提供を受けた者が当該情報の提供の内容を理解したこと及び質問がないことを確認した後に、販売等させること ② 当該第一類医薬品を購入等しようとする者から相談があった場合には、情報の提供を行った後に、当該第一類医薬品を販売等させること ③ 当該第一類医薬品を販売等した薬剤師の氏名、当該薬局†又は店舗†の名称及び当該薬局†、店舗†又は配置販売業者†の電話番号その他連絡先を、当該第一類医薬品を購入等しようとする者に伝えさせること†

解説

● 【参考】「薬局」　薬局開設者の場合は、薬局開設の許可を受けた者の氏名(例：鈴木銀次)又は名称(例：株式会社鈴銀)ではなく、医薬品の販売等を行う場所の名称(例：鈴木薬局)及び電話番号等を伝えます。

● 【参考】「店舗」　店舗販売業者の場合は、店舗販売業の許可を受けた者の氏名又は名称ではなく、医薬品の販売等を行う場所の名称及び電話番号等を伝えます。

● 【参考】「配置販売業者」　配置販売業者の場合は、販売等を行う場所をもたない業態であるため、配置販売業の許可を受けた者の電話番号等を伝えます。

● 【参考】「伝えさせること」　薬剤師の氏名、薬局等の名称及び電話番号等の事項は、通常、代金の支払い時に受け取るレシートに記載されています。

② 第二類医薬品・第三類医薬品の販売方法

販売従事者 (法第36条の9 第2号)	▶薬局開設者、店舗販売業者又は配置販売業者は、第二類医薬品又は第三類医薬品につき、薬剤師又は登録販売者に販売させ、又は授与させなければならない
販売方法 (規則第159条 の14第2項)	▶薬局開設者、店舗販売業者又は配置販売業者は、第二類医薬品又は第三類医薬品につき、次に掲げる方法により、その薬局、店舗又は区域において医薬品の販売・授与・配置販売に従事する薬剤師又は登録販売者に販売させ、又は授与させなければならない ① 当該第二類医薬品又は第三類医薬品を購入等しようとする者から相談があった場合には、情報の提供を行った後に、当該第二類医薬品又は第三類医薬品を販売等させること ② 当該第二類医薬品又は第三類医薬品を販売等した薬剤師又は登録販売者の氏名、当該薬局又は店舗の名称及び当該薬局、店舗又は配置販売業者の電話番号その他連絡先を、当該第二類医薬品又は第三類医薬品を購入等しようとする者に伝えさせること

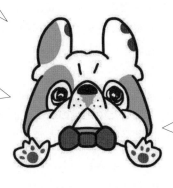

販売方法の規定は、第二類医薬品又は第三類医薬品であっても、"義務"

医薬品情報の記録は、第二類医薬品又は第三類医薬品の場合、"努力義務"

購入者情報の記録は、要指導医薬品又は第一類医薬品であっても、"努力義務"

間違いやすいけど、よく整理してね

C. 医薬品情報の記録[†]

① 医薬品情報の記録の義務

薬局開設者の義務 (規則第14条第3項、第4項)	▶薬局開設者は、薬局医薬品、要指導医薬品又は第一類医薬品を販売し、又は授与したときは、次に掲げる事項を書面に記載し、2年間保存しなければならない ① 品名 ② 数量 ③ 販売・授与の日時 ④ 販売・授与した薬剤師[†]の氏名、情報の提供・指導を行った薬剤師[†]の氏名 ⑤ 医薬品の購入者等が情報提供・指導の内容を理解したことの確認の結果
店舗販売業者の義務 (規則第146条第3項、第4項)	▶店舗販売業者は、要指導医薬品又は第一類医薬品を販売し、又は授与したときは、次に掲げる事項を書面に記載し、2年間保存しなければならない ① 品名 ② 数量 ③ 販売・授与の日時 ④ 販売・授与した薬剤師の氏名、情報の提供・指導を行った薬剤師の氏名 ⑤ 医薬品の購入者等が情報提供・指導の内容を理解したことの確認の結果
配置販売業者の義務 (規則第149条の5第3項、第4項)	▶配置販売業者は、第一類医薬品を配置したときは、次に掲げる事項を書面に記載し、2年間保存しなければならない ① 品名 ② 数量 ③ 配置した日時 ④ 配置した薬剤師の氏名、情報の提供を行った薬剤師の氏名 ⑤ 医薬品の購入者等が情報提供の内容を理解したことの確認の結果

[†]解説

● 【参考】「医薬品情報の記録」　許可業者が、一般の生活者に医薬品を販売等した場合の医薬品情報の記録について定めたものです。取引先に医薬品を販売等したときの医薬品情報の記録については、別の規定〈P442〉で定められています。

● 【参考】「販売・授与した薬剤師」「情報の提供・指導を行った薬剤師」　医薬品の"譲渡行為"に携わった薬剤師と、"情報提供行為"に携わった薬剤師が別々のケースがあることを考慮し、このような記載になっています。

② 医薬品情報の記録の努力義務

薬局開設者、 　店舗販売業者、 　配置販売業者の 努力義務 （規則第 14 条第 5 項、 　第 146 条第 5 項、 　第 149 条の 5 第 5 項）	▶薬局開設者、店舗販売業者、配置販売業者は、第二類医薬品又は第三類医薬品を販売し、授与し、又は配置したときは、次に掲げる事項を書面に記載し、これを保存するよう努めなければならない 　① 品名 　② 数量 　③ 販売・授与・配置した日時 　④ 販売・授与・配置した薬剤師又は登録販売者の氏名、情報の提供を行った薬剤師又は登録販売者の氏名 　⑤ 第二類医薬品[†]の購入者等が情報提供の内容を理解したことの確認の結果

● 【参考】「第二類医薬品」　第三類医薬品を販売等する際の情報提供に関する規定は特に設けられていない（相談応需の場合を除く）ことを考慮し、『第三類医薬品』の記載は省かれています。

d. 購入者情報の記録[†]

薬局開設者 （規則第 14 条第 6 項）	▶薬局開設者は、医薬品を販売し、又は授与したときは、当該医薬品を購入等した者の連絡先を書面に記載し、これを保存するよう努めなければならない[†]
店舗販売業者 （規則第 146 条第 6 項）	▶店舗販売業者は、要指導医薬品又は一般用医薬品を販売し、又は授与したときは、当該医薬品を購入等した者の連絡先を書面に記載し、これを保存するよう努めなければならない
配置販売業者 （規則第 149 条の 5 第 6 項）	▶配置販売業者は、一般用医薬品を配置したときは、当該医薬品を配置販売によって購入等しようとする者の連絡先を書面に記載し、これを保存するよう努めなければならない

● 【参考】「購入者情報の記録」　一般の生活者に医薬品を販売等した場合の購入者情報の記録について定めたものです。取引先に医薬品を販売等したときの販売先情報の記録については、別の規定 〈P442〉 で定められています。
● 【参考】「努めなければならない」　少し不審な人、何らかの注意が必要と思われる人に医薬品を販売等する場合には、念のため、その購入等しようとする者に連絡先を尋ねて記録しておくことを求めた規定です。そのため、いずれの医薬品についても"努力義務"になっています。

3 医薬品の情報提供の方法

a. 要指導医薬品の情報提供・指導の方法

対面での情報提供・指導の義務 (法第36条の6第1項、規則第158条の12第2項)	▶薬局開設者又は店舗販売業者は、要指導医薬品を販売し、又は授与する場合には、その薬局又は店舗において医薬品の販売又は授与に従事する薬剤師に、対面により[†]、次に掲げる事項を記載した書面[†]を用いて必要な情報を提供させ、及び必要な薬学的知見に基づく指導を行わせなければならない ① 当該要指導医薬品の名称 ② 当該要指導医薬品の有効成分の名称及びその分量 ③ 当該要指導医薬品の用法及び用量 ④ 当該要指導医薬品の効能又は効果 ⑤ 当該要指導医薬品に係る使用上の注意のうち、保健衛生上の危害の発生を防止するために必要な事項 ⑥ その他当該要指導医薬品を販売・授与する薬剤師がその適正な使用のために必要と判断する事項
	【お薬手帳】 ▶当該要指導医薬品を使用しようとする者がお薬手帳[†]を所持しない場合は、その所持を勧奨すること ▶当該要指導医薬品を使用しようとする者がお薬手帳を所持する場合は、必要に応じ、当該お薬手帳を活用した情報の提供及び指導を行わせること ▶お薬手帳には、要指導医薬品についても記録することが重要である
情報提供・指導の方法 I (規則第158条の12第1項)	▶薬局開設者又は店舗販売業者は、要指導医薬品に係る情報の提供及び指導を、次に掲げる方法により、その薬局又は店舗において医薬品の販売又は授与に従事する薬剤師に行わせなければならない ① 当該薬局又は店舗内の情報の提供及び指導を行う場所[†]において行わせること ② 当該要指導医薬品の特性、用法、用量、使用上の注意、当該要指導医薬品との併用を避けるべき医薬品その他の当該要指導医薬品の適正な使用のために必要な情報を、当該要指導医薬品を購入等しようとする者又は当該要指導医薬品を使用しようとする者の状況に応じて個別に提供させ、及び必要な指導を行わせること ③ 当該要指導医薬品を使用しようとする者がお薬手帳を

	所持しない場合はその所持を勧奨し、当該者がお薬手帳を所持する場合は、必要に応じ、当該お薬手帳を活用した情報の提供及び指導を行わせること ④ 当該要指導医薬品の副作用その他の事由によるものと疑われる症状が発生した場合の対応について説明させること ⑤ 情報の提供及び指導を受けた者が当該情報の提供及び指導の内容を理解したこと並びに質問の有無について確認させること ⑥ 必要に応じて、当該要指導医薬品に代えて他の医薬品の使用を勧めさせること ⑦ 必要に応じて、医師又は歯科医師の診断を受けることを勧めさせること ⑧ 当該情報の提供及び指導を行った薬剤師の氏名を伝えさせること
情報提供・指導の方法Ⅱ （法第36条の6第2項、規則第158条の12第4項）	▶薬局開設者又は店舗販売業者は、要指導医薬品に係る情報の提供及び指導を行わせるにあたっては、当該薬剤師[†]に、あらかじめ、次に掲げる事項を確認させなければならない ① 年齢 ② 他の薬剤又は医薬品の使用の状況 ③ 性別 ④ 症状 ⑤ ④の症状に関して医師又は歯科医師の診断を受けたか否か、診断を受けたことがある場合はその診断の内容 ⑥ 現にかかっている他の疾病がある場合はその病名 ⑦ 妊娠しているか否か、妊娠中である場合は妊娠週数 ⑧ 授乳しているか否か ⑨ 当該要指導医薬品に係る購入、譲受け又は使用の経験の有無 ⑩ 調剤された薬剤又は医薬品の副作用その他の事由によると疑われる疾病にかかったことがあるか否か、かかったことがある場合はその症状、その時期、当該薬剤又は医薬品の名称、有効成分、服用した量及び服用の状況 ⑪ その他情報の提供及び指導を行うために確認することが必要な事項
情報提供・指導と販売制限 （法第36条の6第3項）	▶薬局開設者又は店舗販売業者は、要指導医薬品に係る情報の提供又は指導ができないとき、その他要指導医薬品の適正な使用を確保することができないと認められるときは、要指導医薬品を販売し、又は授与してはならない

相談応需の義務 （法第36条の6第4項）	▶薬局開設者又は店舗販売業者は、要指導医薬品の適正な使用のため、次に掲げる者から相談があった場合には、その薬局又は店舗において医薬品の販売又は授与に従事する薬剤師に、必要な情報を提供させ、又は必要な薬学的知見に基づく指導を行わせなければならない 　① その薬局又は店舗において要指導医薬品を購入し、又は譲り受けようとする者 　② その薬局又は店舗において要指導医薬品を購入し、又は譲り受けた者 　③ ②の者によって購入され、又は譲り受けられた要指導医薬品を使用する者

解説

● 【参考】「対面により」　対面で情報の提供及び指導を行う必要があるため、要指導医薬品の特定販売は認められていません。

●「書面」　記載事項が電磁的記録に記録されているときは、その電磁的記録に記載された事項を紙面又は出力装置の映像面に表示したものも『書面』に含まれます。

●「お薬手帳」　薬剤服用歴その他の情報を一元的かつ経時的に管理できる手帳のこと

●「情報の提供及び指導を行う場所」　○情報を提供し、及び指導を行うための設備がある場所、○医薬品を通常陳列し、又は交付する場所のこと

●「当該薬剤師」　その薬局又は店舗において医薬品の販売又は授与に従事する薬剤師のこと

b.　第一類医薬品の情報提供の方法

情報提供の義務 (法第 36 条の 10 第 1 項、規則第 159 条の 15 第 2 項)	▶薬局開設者又は店舗販売業者は、第一類医薬品を販売し、又は授与する場合には、その薬局又は店舗において医薬品の販売又は授与に従事する薬剤師に、次に掲げる事項を記載した書面を用いて必要な情報を提供させなければならない 　① 当該第一類医薬品の名称 　② 当該第一類医薬品の有効成分の名称及びその分量 　③ 当該第一類医薬品の用法及び用量 　④ 当該第一類医薬品の効能又は効果 　⑤ 当該第一類医薬品に係る使用上の注意のうち、保健衛生上の危害の発生を防止するために必要な事項 　⑥ その他当該第一類医薬品を販売し、又は授与する薬剤師がその適正な使用のために必要と判断する事項
	【お薬手帳】 ▶当該第一類医薬品を使用しようとする者がお薬手帳を所持する場合は、必要に応じ、当該お薬手帳を活用した情報の提供を行わせること ▶お薬手帳には、一般用医薬品(第一類医薬品を含む)についても記録することが重要である
情報提供の方法Ⅰ (規則第 159 条の 15 第 1 項)	▶薬局開設者又は店舗販売業者は、第一類医薬品に係る情報の提供を、次に掲げる方法により、その薬局又は店舗において医薬品の販売又は授与に従事する薬剤師に行わせなければならない 　① 当該薬局又は店舗内の情報の提供を行う場所†において行わせること 　② 当該第一類医薬品の用法、用量、使用上の注意、当該第一類医薬品との併用を避けるべき医薬品その他の当該第一類医薬品の適正な使用のために必要な情報を、当該第一類医薬品を購入等しようとする者又は当該第一類医薬品を使用しようとする者の状況に応じて個別に提供させること 　③ 当該一般用医薬品(第一類医薬品を含む)を使用しようとする者がお薬手帳を所持する場合は、必要に応じ、当該お薬手帳を活用した情報の提供を行わせること 　④ 当該第一類医薬品の副作用その他の事由によるものと疑われる症状が発生した場合の対応について説明させること 　⑤ 情報の提供を受けた者が当該情報の提供の内容を理解したこと及び質問の有無について確認させること

	⑥ 必要に応じて、医師又は歯科医師の診断を受けることを勧めさせること ⑦ 当該情報の提供を行った薬剤師の氏名を伝えさせること
情報提供の方法Ⅱ (法第 36 条の 10 第 2 項、規則第 159 条の 15 第 4 項)	▶薬局開設者又は店舗販売業者は、第一類医薬品に係る情報の提供を行わせるにあたっては、当該薬剤師に、あらかじめ、次に掲げる事項を確認させなければならない ① 年齢 ② 他の薬剤又は医薬品の使用の状況 ③ 性別 ④ 症状 ⑤ ④の症状に関して医師又は歯科医師の診断を受けたか否か、診断を受けたことがある場合はその診断の内容 ⑥ 現にかかっている他の疾病がある場合はその病名 ⑦ 妊娠しているか否か、妊娠中である場合は妊娠週数 ⑧ 授乳しているか否か ⑨ 当該第一類医薬品に係る購入、譲受け又は使用の経験の有無 ⑩ 調剤された薬剤又は医薬品の副作用その他の事由によると疑われる疾病にかかったことがあるか否か、かかったことがある場合はその症状、その時期、当該薬剤又は医薬品の名称、有効成分、服用した量及び服用の状況 ⑪ その他情報の提供を行うために確認が必要な事項
情報提供義務の例外 (法第 36 条の 10 第 6 項)	▶第一類医薬品を購入し、又は譲り受ける者から説明を要しない旨の意思の表明があり、当該薬剤師が第一類医薬品が適正に使用されると判断したときは、第一類医薬品に係る情報の提供を行わなくてもよい

これらの規定は、配置販売業者にも準用して適用される(法第 36 条の 10 第 7 項)。

 ●「情報の提供を行う場所」 〇情報を提供するための設備がある場所 〇医薬品を通常陳列し、又は交付する場所、〇特定販売を行う場合は、当該薬局又は店舗内の場所のこと

C.　第二類医薬品の情報提供の方法

情報提供の努力義務 (法第 36 条の 10 第 3 項、規則第 159 条の 16 第 1 項)	▶薬局開設者又は店舗販売業者は、第二類医薬品を販売し、又は授与する場合には、その薬局又は店舗において医薬品の販売又は授与に従事する薬剤師又は登録販売者に、必要な情報を提供させるよう努めなければならない
	【お薬手帳】 ▶当該第二類医薬品を使用しようとする者がお薬手帳を所持する場合は、必要に応じ、当該お薬手帳を活用した情報の提供を行わせること ▶お薬手帳には、一般用医薬品(第二類医薬品を含む)についても記録することが重要である
情報提供の方法 I (規則第 159 条の 16 第 1 項)	▶薬局開設者又は店舗販売業者は、第二類医薬品に係る情報の提供を、次に掲げる方法により、その薬局又は店舗において医薬品の販売又は授与に従事する薬剤師又は登録販売者に行わせるよう努めなければならない 　① 当該薬局又は店舗内の情報の提供を行う場所において行わせること 　② 以下の事項について説明を行わせること 　　◂当該第二類医薬品の名称 　　◂当該第二類医薬品の有効成分の名称及びその分量 　　◂当該第二類医薬品の用法及び用量 　　◂当該第二類医薬品の効能又は効果 　　◂当該第二類医薬品に係る使用上の注意のうち、保健衛生上の危害の発生を防止するために必要な事項 　　◂その他当該第二類医薬品を販売し、又は授与する薬剤師又は登録販売者がその適正な使用のために必要と判断する事項 　③ 当該第二類医薬品の用法、用量、使用上の注意、当該第二類医薬品との併用を避けるべき医薬品その他の当該第二類医薬品の適正な使用のために必要な情報を、当該第二類医薬品を購入等しようとする者又は当該第二類医薬品を使用しようとする者の状況に応じて個別に提供させること 　④ 当該一般用医薬品(第二類医薬品を含む)を使用しようとする者がお薬手帳を所持する場合は、必要に応じ、当該お薬手帳を活用した情報の提供を行わせること 　⑤ 当該第二類医薬品の副作用その他の事由によるものと疑われる症状が発生した場合の対応について説明させること

	⑥ 情報の提供を受けた者が当該情報の提供の内容を理解したこと及び質問の有無について確認させること ⑦ 必要に応じて、医師又は歯科医師の診断を受けることを勧めさせること ⑧ 当該情報の提供を行った薬剤師又は登録販売者の氏名を伝えさせること
情報提供の方法Ⅱ (法第 36 条の 10 第 4 項、規則第 159 条の 16 第 2 項)	▶薬局開設者又は店舗販売業者は、第二類医薬品に係る情報の提供を行わせるにあたっては、当該薬剤師又は登録販売者に、あらかじめ、次に掲げる事項を確認させるよう努めなければならない ① 年齢 ② 他の薬剤又は医薬品の使用の状況 ③ 性別 ④ 症状 ⑤ ④の症状に関して医師又は歯科医師の診断を受けたか否か、診断を受けたことがある場合はその診断の内容 ⑥ 現にかかっている他の疾病がある場合はその病名 ⑦ 妊娠しているか否か、妊娠中である場合は妊娠週数 ⑧ 授乳しているか否か ⑨ 当該第二類医薬品に係る購入、譲受け又は使用の経験の有無 ⑩ 調剤された薬剤又は医薬品の副作用その他の事由によると疑われる疾病にかかったことがあるか否か、かかったことがある場合はその症状、その時期、当該薬剤又は医薬品の名称、有効成分、服用した量及び服用の状況 ⑪ その他情報の提供を行うために確認が必要な事項

これらの規定は、配置販売業者にも準用して適用される(法第 36 条の 10 第 7 項)。

【指定第二類医薬品】

指定第二類医薬品 (規則第 1 条第 3 項第 5 号)	▶第二類医薬品のうち、特別の注意を要するものとして厚生労働大臣が指定†するもの
情報提供の方法の上乗せ措置 (規則第 15 条の 7、第 147 条の 8、第 149 条の 11)	▶薬局開設者、店舗販売業者又は配置販売業者は、指定第二類医薬品を販売し、授与し、又は配置する場合は、当該指定第二類医薬品を購入し、又は譲り受けようとする者が、次に掲げる事項を確実に認識できるようにするために必要な措置を講じなければならない 　① 当該指定第二類医薬品の禁忌を確認すること 　② 当該指定第二類医薬品の使用について薬剤師又は登録販売者に相談することを勧める旨

　指定第二類医薬品†には、第二類医薬品のうち、特定の使用者(小児、妊婦等)や相互作用に関して使用を避けるべき注意事項があり、それに該当する使用がなされた場合に重大な副作用を生じる危険性が高まる成分、依存性・習慣性がある成分が配合されたものが指定される。

　指定第二類医薬品ついては、薬剤師又は登録販売者による積極的な情報提供の機会がより確保されるよう、陳列方法を工夫する等の対応が求められる。

- ●【参考】「指定」　平成 21 年厚生労働省告示第 120 号で指定(例：アスピリン、ロペラミド、センナジツ)されています。
- ●【参考】「指定第二類医薬品」　第二類医薬品と相対的リスクの評価は同じですが、販売時の情報提供を行う機会をより確保できるような方法により陳列することが望ましいもので、次の成分を含むものが指定の対象となります。
  - ① 相互作用又は患者背景において特に注意すべき禁忌があり、その要件に該当するものが服用した場合に、健康被害に至るリスクが高まる成分
  - ② 使用方法に特に注意すべきものとして、小児や妊婦が禁忌とされている成分、相互作用や過量投与により心停止のおそれのある成分、習慣性・依存性がある成分

---

d. 第三類医薬品の情報提供の方法

　第三類医薬品を販売又は授与する場合には、薬剤師又は登録販売者に、必要な情報提供をさせることが望ましい。

e. 一般用医薬品の相談応需の義務

相談応需の義務 (法第 36 条の 10 第 5 項)	▶薬局開設者又は店舗販売業者は、一般用医薬品の適正な使用のため、次に掲げる者から相談があった場合には、その薬局又は店舗において医薬品の販売又は授与に従事する薬剤師又は登録販売者に、必要な情報を提供させなければならない ① その薬局又は店舗において一般用医薬品を購入し、又は譲り受けようとする者 ② その薬局又は店舗において一般用医薬品を購入し、又は譲り受けた者 ③ ②の者によって購入され、又は譲り受けられた一般用医薬品を使用する者

この規定は、配置販売業者にも準用して適用される(法第 36 条の 10 第 7 項)。

《医薬品の販売方法のまとめ》

	要指導医薬品	一般用医薬品		
		第一類医薬品	第二類医薬品	第三類医薬品
販売従事者	薬剤師		薬剤師又は登販販売者	
使用者以外への販売禁止	義務	―		
販売方法	義務			
医薬品情報の記録	義務		努力義務	
購入者情報の記録	努力義務			

《医薬品の情報提供の方法のまとめ》

	要指導医薬品	一般用医薬品		
		第一類医薬品	第二類医薬品	第三類医薬品
情報提供者	薬剤師		薬剤師又は登販販売者	
情報提供	義務		努力義務	―
薬学的指導	義務	―		
対面による情報提供	義務	―		
書面による情報提供	義務		―	
情報提供の前の確認	義務		努力義務	―
相談応需	義務			

4　医薬品の陳列

医薬品の陳列Ⅰ (法第 57 条の 2 第 1 項)	▶薬局開設者又は医薬品の販売業者は、医薬品を他の物†と区別して†貯蔵し、又は陳列しなければならない
医薬品の陳列Ⅱ (法第 57 条の 2 第 2 項)	▶薬局開設者又は店舗販売業者は、要指導医薬品及び一般用医薬品を陳列する場合には、これらを区別して陳列しなければならない
医薬品の陳列Ⅲ (法第 57 条の 2 第 3 項)	▶薬局開設者、店舗販売業者又は配置販売業者は、一般用医薬品を陳列する場合には、第一類医薬品、第二類医薬品又は第三類医薬品の区分ごとに、陳列しなければならない

解説

- 「他の物」　医薬品以外のすべての物のこと。食品(保健機能食品を含む)、医薬部外品、化粧品などが該当します。
- 「区別して」　一般の生活者に医薬品でない製品について医薬品的な誤認を与えることのないよう、医薬品について食品的・化粧品的な誤認を与えることのないよう配慮して行います。

a.　要指導医薬品の陳列

要指導医薬品陳列区画 (規則第 218 条の 3 第 1 号)	▶要指導医薬品については、次に掲げる場合を除き、要指導医薬品陳列区画†の内部の陳列設備に陳列しなければならない 　① 鍵をかけた陳列設備に陳列する場合 　② 医薬品を購入しようとする者等が直接手の触れられない陳列設備†に陳列する場合
混在の禁止 (規則第 218 条の 3 第 2 号)	▶要指導医薬品については、一般用医薬品と混在させないように陳列しなければならない
陳列場所の閉鎖Ⅰ (規則第 14 条の 3 第 1 項、 　第 147 条第 1 項)	▶薬局開設者又は店舗販売業者は、開店時間のうち、要指導医薬品を販売し、又は授与しない時間†は、要指導医薬品を通常陳列し、又は交付する場所†を閉鎖†しなければならない
陳列場所の閉鎖Ⅱ† (規則第 14 条の 3 第 2 項、 　第 147 条第 2 項)	▶薬局開設者又は店舗販売業者は、開店時間のうち、要指導医薬品を販売し、又は授与しない時間は、鍵をかけた陳列設備に陳列している場合を除き、要指導医薬品陳列区画を閉鎖しなければならない

解説

- ●【参考】「要指導医薬品陳列区画」　要指導医薬品を陳列する陳列設備から 1.2 メートル以内の範囲のこと。この区画に医薬品を購入しようとする者等が進入することができないよう必要な措置が取られている必要があります。
- ●【参考】「直接手の触れられない陳列設備」　例えば、カウンターと一体型のショーウインドウケースが該当します。この場合、カウンターの内側から商品を取り出すことができますが、カウンターの外側からは手を触れることができず商品を眺めるだけになります。
- ●【参考】「要指導医薬品を販売し、又は授与しない時間」　店を開けているにもかかわらず、薬剤師が不在であるために要指導医薬品を販売又は授与できない時間帯のことです。
- ●【参考】「陳列する場所」　要指導医薬品を陳列している場所(鍵をかけた陳列設備を除く)のこと。医薬品を購入しようとする者等が直接手の触れられない陳列設備であっても鍵がかかっていない場合は、カウンター内に回り込む等すれば手に触れることができてしまうため、「陳列する場所」に含まれます。
- ●【参考】「交付する場所」　カウンターのこと。要指導医薬品の受け渡しカウンターを使わなくなる時間帯は、そのカウンターも閉鎖する必要があります。
- ●【参考】「閉鎖」　シャッターやパーテーション等により医薬品を購入しようとする者等が進入できない方法により行われます。
- ●【参考】「陳列場所の閉鎖 II」　これは、陳列場所の閉鎖 I(規則第 14 条の 3 第 1 項、第 147 条第 1 項)を、より具体的に規定したものです。

b.　一般用医薬品の陳列

第一類医薬品陳列区画 (規則第 218 条の 4 第 1 項 第 1 号)	▶第一類医薬品については、次に掲げる場合を除き、第一類医薬品陳列区画の内部の陳列設備に陳列しなければならない ① 鍵をかけた陳列設備に陳列する場合 ② 医薬品を購入しようとする者等が直接手の触れられない陳列設備に陳列する場合
指定第二類医薬品の陳列場所 (規則第 218 条の 4 第 1 項 第 2 号)	▶指定第二類医薬品については、次に掲げる場合を除き、情報を提供するための設備から 7 メートル以内の範囲に陳列しなければならない ① 鍵をかけた陳列設備に陳列する場合 ② 指定第二類医薬品を陳列する陳列設備から 1.2 メートルの範囲に、医薬品を購入しようとする者等が進入することができないよう必要な措置が取られている場合

混在の禁止 I (規則第 218 条の 3 第 2 号)	▶一般用医薬品については、要指導医薬品と混在させない ように陳列しなければならない
混在の禁止 II (規則第 218 条の 4 第 1 項 第 3 号)	▶一般用医薬品については、第一類医薬品、第二類医薬品 及び第三類医薬品を混在させない[†]ように陳列しなけれ ばならない
陳列場所の閉鎖 I (規則第 14 条の 3 第 1 項、 第 147 条第 1 項)	▶薬局開設者又は店舗販売業者は、開店時間のうち、一般 用医薬品を販売し、又は授与しない時間は、一般用医薬 品を通常陳列し、又は交付する場所を閉鎖しなければな らない
陳列場所の閉鎖 II[†] (規則第 14 条の 3 第 2 項、 第 147 条第 2 項)	▶薬局開設者又は店舗販売業者は、開店時間のうち、第一 類医薬品を販売し、又は授与しない時間は、鍵をかけた 陳列設備に陳列している場合を除き、第一類医薬品陳列 区画を閉鎖しなければならない

- ●【参考】「第一類医薬品陳列区画」　第一類医薬品を陳列する陳列設備から 1.2 メー
  トル以内の範囲のこと。その範囲に医薬品を購入しようとする者等が進入するこ
  とができないよう必要な措置が取られている必要があります。
- ●【参考】「混在させない」　同一の陳列設備に、第二類医薬品と第三類医薬品の両
  方を陳列することはできますが、『上段の棚には第二類医薬品、下段の棚には第
  三類医薬品』というように、明確に区別して陳列する必要があります。
- ●【参考】「陳列場所の閉鎖 II」　これは、一般用医薬品のうち第一類医薬品について、
  陳列場所の閉鎖 I(規則第 14 条の 3 第 1 項、第 147 条第 1 項)を、より具体的に規定し
  たものです。

《医薬品の陳列場所》

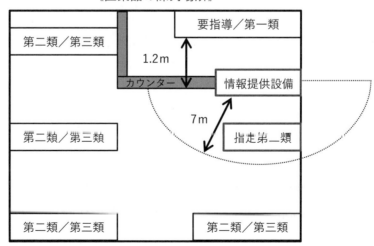

【配置箱の中の陳列】

　配置販売業者は、配置箱の中で、次に掲げる方法により、一般用医薬品を陳列しなければならない。

> ▶医薬品を他の物と区別して配置すること(法第57条の2第1項)
>
> ▶第一類医薬品、第二類医薬品又は第三類医薬品の区分ごとに配置すること(法第57条の2第3項)
>
> ▶第一類医薬品、第二類医薬品及び第三類医薬品を混在させないように配置すること(規則第218条の4第2項)

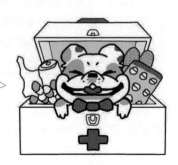

5　薬局と店舗における掲示

　薬局開設者又は店舗販売業者は、リスク区分に応じた情報提供又は相談対応の実効性を高めるため、次に掲げる情報を、当該薬局又は店舗の見やすい位置に、掲示板で掲示しなければならない(規則別表第1の2等)。

薬局又は店舗の 管理及び運営に関する事項	薬局製造販売医薬品†、要指導医薬品 及び一般用医薬品の販売制度に関する事項
① 許可の区分の別 ② 薬局開設者等の氏名又は名称、許可証の記載事項 ③ 管理者の氏名 ④ 薬局、店舗に勤務する薬剤師又は第十五条第二項本文に規定する登録販売者以外の登録販売者†もしくは同項本文に規定する登録販売者†の別、その氏名及び担当業務 ⑤ 取り扱う要指導医薬品及び一般用医薬品の区分† ⑥ 薬局、店舗に勤務する者の名札等による区別に関する説明 ⑦ 営業時間、営業時間外で相談できる時間及び営業時間外で医薬品の購入、譲受けの申込みを受理する時間 ⑧ 相談時及び緊急時の電話番号その他連絡先	① 要指導医薬品、第一類医薬品、第二類医薬品及び第三類医薬品の定義並びにこれらに関する解説 ② 要指導医薬品、第一類医薬品、第二類医薬品及び第三類医薬品の表示に関する解説 ③ 要指導医薬品、第一類医薬品、第二類医薬品及び第三類医薬品の情報の提供及び指導に関する解説 ④ 薬局製造販売医薬品を調剤室†以外の場所に陳列する場合にあっては、薬局製造販売医薬品の定義及びこれに関する解説並びに表示、情報の提供及び陳列に関する解説 ⑤ 要指導医薬品の陳列に関する解説 ⑥ 指定第二類医薬品の陳列等に関する解説 ⑦ 指定第二類医薬品を購入し、又は譲り受けようとする場合は、当該指定第二類医薬品の禁忌を確認すること及び当該指定第二類医薬品の使用について薬剤師又は登録販売者に相談することを勧める旨 ⑧ 一般用医薬品の陳列に関する解説 ⑨ 医薬品による健康被害の救済制度に関する解説 ⑩ 個人情報の適正な取扱いを確保するための措置 ⑪ その他必要な事項

解説

- 【参考】「第十五条第二項本文に規定する登録販売者以外の登録販売者」　研修中の登録販売者以外の登録販売者をいう。いわゆる一人前の登録販売者のこと
- 「同項本文に規定する登録販売者」　研修中の登録販売者のこと
- 【参考】「区分」　例えば、要指導医薬品と第一類医薬品を取り扱っていない場合、『指定第二類医薬品・第二類医薬品・第三類医薬品』と掲示します。
- 「薬局製造販売医薬品」　薬局開設者が当該薬局における設備及び器具をもって製造し、当該薬局において直接消費者に販売し、又は授与する医薬品であって、厚

生労働大臣の指定する有効成分以外の有効成分を含有しないもの。つまり、基準内の有効成分のみを配合して薬局が独自に製造する医薬品のことです。これを製造した薬局でのみ販売が認められ、他の薬局等を通じて流通させることはできません。
- ●「調剤室」　薬局内の薬剤の調製を行う場所のこと。他の場所と明確に区別されるとともに、来店者が進入できない措置が採られています。

【配置箱に添える書面】

配置販売業者は、次に掲げる情報を記載した書面を添えて配置しなければならない（法第31条の4第1項等）。

区域の 管理及び運営に関する事項	一般用医薬品の 販売制度に関する事項
① 許可の区分の別 ② 配置販売業者の氏名又は名称、営業の区域その他の許可証の記載事項 ③ 区域管理者の氏名 ④ 当該区域に勤務する薬剤師又は第十五条第二項本文に規定する登録販売者以外の登録販売者もしくは同項本文に規定する登録販売者の別、その氏名及び担当業務 ⑤ 取り扱う一般用医薬品の区分 ⑥ 区域に勤務する者の名札等による区別に関する説明 ⑦ 営業時間、営業時間外で相談できる時間及び営業時間外で医薬品の購入、譲受けの申込みを受理する時間 ⑧ 相談時及び緊急時の電話番号その他連絡先	① 第一類医薬品、第二類医薬品及び第三類医薬品の定義並びにこれらに関する解説 ② 第一類医薬品、第二類医薬品及び第三類医薬品の表示に関する解説 ③ 第一類医薬品、第二類医薬品及び第三類医薬品の情報の提供に関する解説 ④ 指定第二類医薬品の定義等に関する解説 ⑤ 指定第二類医薬品を購入し、又は譲り受けようとする場合は、当該指定第二類医薬品の禁忌を確認すること及び当該指定第二類医薬品の使用について薬剤師又は登録販売者に相談することを勧める旨 ⑥ 一般用医薬品の陳列に関する解説 ⑦ 医薬品による健康被害の救済制度に関する解説 ⑧ 個人情報の適正な取扱いを確保するための措置 ⑨ その他必要な事項

6　医薬品の特定販売　

特定販売 (規則第 1 条第 2 項第 3 号)	▶その薬局又は店舗におけるその薬局又は店舗以外の場所にいる者に対する一般用医薬品又は薬局製造販売医薬品(毒薬及び劇薬であるものを除く)の販売又は授与
特定販売の方法 (規則第 15 条の 6、第 147 条の 7)	▶薬局開設者又は店舗販売業者は、特定販売を行う場合は、次に掲げる方法により行わなければならない ①　当該薬局又は店舗に†貯蔵し、又は陳列している一般用医薬品又は薬局製造販売医薬品を販売し、又は授与すること ②　特定販売を行うことについて広告†をするときは、インターネットを利用する場合はホームページ†に、その他の広告方法を用いる場合は当該広告に、法定表示事項〈P440〉(規則別表第 1 の 2、第 1 の 3)を、見やすく表示すること ③　特定販売を行うことについて広告をするときは、第一類医薬品、指定第二類医薬品、第二類医薬品、第三類医薬品及び薬局製造販売医薬品の区分ごと†に表示すること ④　特定販売を行うことについてインターネットを利用して広告をするときは、都道府県知事†及び厚生労働大臣が容易に閲覧することができるホームページで行うこと

　特定販売を行う場合であっても、一般用医薬品を購入しようとする者等から、対面又は電話により相談応需の希望があったときには、薬局開設者又は店舗販売業者は、その薬局又は店舗において医薬品の販売又は授与に従事する薬剤師又は登録販売者に、対面又は電話により、情報提供を行わせなければならない(規則第 159 条の 17 第 2 項)。

解説
- ●「当該薬局又は店舗に」　特定販売できる医薬品は、その薬局又は店舗で実際に取り扱っているものに限られます。
- ●【参考】「広告」　特定販売を行う広告の該当性は、その広告にインターネットや電話で注文可能であることが記載されているか否かで判断されます。販売サイトに単に誘導するだけのバナー広告は、原則、特定販売を行う広告に該当しません。
- ●【参考】「ホームページ」　特定販売はその薬局又は店舗を訪れない者を顧客としているため、ホームページ広告に関する規制が特別に設けられています。
- ●「区分ごと」　インターネットを利用する場合、ホームページで区分ごとに表示する措置を確保した上であれば、検索結果においてまで区分ごとに表示する必要はありません。ただし、検索結果の表示については、その医薬品の区分が明確に分かるようなもの(例：【第 1 類医薬品】ロキソニン S)である必要があります。
- ●「都道府県知事」　薬局又は店舗の所在地が保健所を設置する市又は特別区の区域にある場合は、都道府県知事ではなく、その市長又は区長となります。

【ホームページ広告の法定表示事項】

薬局又は店舗の管理及び運営に関する事項†	薬局製造販売医薬品、要指導医薬品及び一般用医薬品の販売制度に関する事項†	特定販売に伴う事項
① 許可の区分の別 ② 薬局開設者等の氏名又は名称、許可証の記載事項 ③ 管理者の氏名 ④ 勤務する薬剤師又は第十五条第二項本文に規定する登録販売者以外の登録販売者もしくは同項本文に規定する登録販売者の別、その氏名及び担当業務 ⑤ 取り扱う要指導医薬品及び一般用医薬品の区分 ⑥ 薬局、店舗に勤務する者の名札等による区別に関する説明 ⑦ 営業時間、営業時間外で相談できる時間及び営業時間外で医薬品の購入、譲受けの申込みを受理する時間 ⑧ 相談時及び緊急時の電話番号その他連絡先	① 要指導医薬品†、第一類医薬品、第二類医薬品及び第三類医薬品の定義並びにこれらに関する解説 ② 要指導医薬品、第一類医薬品、第二類医薬品及び第三類医薬品の表示†に関する解説 ③ 要指導医薬品、第一類医薬品、第二類医薬品及び第三類医薬品の情報の提供及び指導に関する解説 ④ 薬局製造販売医薬品を調剤室以外の場所に陳列する場合にあっては、薬局製造販売医薬品の定義及びこれに関する解説並びに表示、情報の提供及び陳列に関する解説 ⑤ 要指導医薬品の陳列に関する解説 ⑥ 指定第二類医薬品の表示†等に関する解説 ⑦ 指定第二類医薬品を購入し、又は譲り受けようとする場合は、当該指定第二類医薬品の禁忌を確認すること及び当該指定第二類医薬品の使用について薬剤師又は登録販売者に相談することを勧める旨 ⑧ 一般用医薬品の表示†に関する解説 ⑨ 医薬品による健康被害の救済制度に関する解説 ⑩ 個人情報の適正な取扱いを確保するための措置 ⑪ その他必要な事項	① 薬局又は店舗の主要な外観の写真† ② 薬局製造販売医薬品又は一般用医薬品の陳列の状況を示す写真† ③ 現在勤務している薬剤師又は第十五条第二項本文に規定する登録販売者以外の登録販売者もしくは同項本文に規定する登録販売者の別及びその氏名 ④ 開店時間と特定販売を行う時間が異なる場合にあっては、その開店時間及び特定販売を行う時間 ⑤ 特定販売を行う薬局製造販売医薬品又は一般用医薬品の使用期限

解説

- 【参考】「薬局又は店舗の管理及び運営に関する事項」　薬局又は店舗の法定掲示事項と全く同じです。
- 【参考】「薬局製造販売医薬品、要指導医薬品及び一般用医薬品の販売制度に関する事項」　薬局又は店舗の法定掲示事項と同じですが、⑥及び⑧については読み替えが行われます。
- 【参考】「要指導医薬品」　要指導医薬品を特定販売することはできませんが、要指導医薬品及び一般用医薬品の販売制度全般の理解を広く促すため、要指導医薬品に関する情報についても法定表示事項に含まれています。
- 【参考】「② 要指導医薬品、第一類医薬品、第二類医薬品及び第三類医薬品の表示」直接の容器等・外箱等の法定表示に関する解説のこと
- 【参考】「⑤ 指定第二類医薬品の表示」　指定第二類医薬品のホームページ広告における表示に関する解説のこと
- 【参考】「⑦ 一般用医薬品の表示」　一般用医薬品のホームページ広告における表示に関する解説のこと
- 【参考】「外観の写真」「陳列の状況を示す写真」　特定販売を行う主体が架空の店ではなく、実体のある薬局又は店舗であることを明らかにするため、法定表示事項に含まれています。

Ⓠ 配置販売と特定販売の違いがわかりません。

Ⓐ 【参考】配置販売とは、『配置員が居宅を訪問 → 医薬品を預け置く → 顧客が使用 → 使用分のみ代金支払い』というプロセスを経る販売形態です。医薬品を預け置いただけでは“販売”は成立しません。一方、特定販売とは、ホームページやカタログで医薬品を選んでもらい、インターネットや電話で注文を受け付け、注文者の居宅等に配送するという販売形態です。

　なお、特定販売される医薬品に関する情報提供や相談応需については、薬局又は店舗において医薬品の販売等に従事する薬剤師又は登録販売者が、その薬局又は店舗内の場所で行う必要があるため(規則第159条の15第1項)、医薬品医療機器等法上、特定販売は店舗販売の一種と位置づけられます。したがって、店舗を持たない配置販売業者は特定販売を行うことができません。

Ⓠ 薬局製造販売医薬品とは、どのようなイメージの医薬品でしょうか？

Ⓐ 【参考】薬局製造販売医薬品は、一般の生活者に販売できることから「一般用医薬品」に近い性格の医薬品であるといえます。しかしながら、薬局のみが取り扱うことができる医薬品であることから、医療用医薬品と同じく、「薬局医薬品」に分類されています。

a. 医薬品情報及び取引先情報の記録[†]

① 薬局開設者と店舗販売業者による情報の記録

薬局開設者、 　店舗販売業者 　の記録の義務 (規則第14条第1項、 第146条第1項)	▶薬局開設者及び店舗販売業者は、医薬品を購入し、又は譲り受けたとき及び薬局開設者等[†]に販売し、又は授与したときは、次に掲げる事項を書面[†]に記載しなければならない ① 品名 ② 数量 ③ 購入・譲受け又は販売・授与の年月日 ④ 購入者等[†]の(i)氏名又は名称、(ii)住所[†]又は所在地[†](常時取引関係[†]にある場合を除く)、(iii)電話番号その他の連絡先[†](常時取引関係にある場合を除く) ⑤ ④の事項の内容を確認するために提示を受けた資料(常時取引関係にある場合を除く) ⑥ 以下の場合は、医薬品の取引の任に当たる自然人[†]が、購入者等と雇用関係[†]にあること又は購入者等から医薬品の取引の指示[†]を受けたことを示す資料[†] ・購入者等が自然人であり、かつ、購入者等以外の者が医薬品の取引の任にあたる場合 ・購入者等が法人である場合 ※医療用医薬品(体外診断用医薬品を除く)の場合は、「⑦ロット番号[†]」、「⑧使用の期限」についても記載する。偽造医薬品の流通防止に向けた対策の観点から、医療用医薬品(体外診断用医薬品を除く)以外の医薬品の場合においても、⑦及び⑧を記載することが望ましい
薬局開設者、 　店舗販売業者 　の確認の義務 (規則第14条第2項、 第146条第2項)	▶薬局開設者及び店舗販売業者は、書面に記載する際に、購入者等から、許可証[†]の写しその他の資料の提示を受けることで、購入者等の住所又は所在地、電話番号その他の連絡先を確認しなければならない(常時取引関係にある場合を除く) ※この確認ができない場合は、医薬品の譲受及び譲渡を行ってはならない

解説

- ●【参考】「医薬品情報及び取引先情報の記録」　①取引先から医薬品を購入したとき、②取引先に医薬品を販売等したときの医薬品情報及び取引先情報の記録について定めたものです。一般の生活者に販売等したときの医薬品情報及び購入者情報の記録については、別の規定〈P422, 423〉で定められています。
- ●「薬局開設者等」　〇薬局開設者、〇医薬品の製造販売業者、製造業者又は販売業者、〇病院、診療所又は飼育動物診療施設の開設者のこと
- ●【参考】「書面」　3年間の保存が義務づけられています。
- ●「購入者等」　当該薬局開設者等から医薬品を購入もしくは譲り受けた者又は当該薬局開設者等に対して医薬品を販売もしくは授与した者のこと。つまり、当該薬局開設者等の取引先を意味しています。
- ●【参考】「住所」　購入者等が自然人の場合は、その者の住所を記載します。
- ●【参考】「所在地」　購入者等が法人の場合は、その法人の所在地を記載します。
- ●【参考】「常時取引関係」　定期的な取引関係にある場合(例：月に1回以上の取引)、長年にわたって年に複数回の取引がある場合が該当します。
- ●【参考】「その他の連絡先」　例えば、電子メールアドレスが該当します。
- ●【参考】「自然人」　法人以外の者のこと
- ●【参考】「取引の任に当たる自然人」　取引担当者のこと
- ●【参考】「雇用関係」　例えば、『社員証』が雇用関係にあることを示す資料に該当します。
- ●【参考】「取引の指示」　例えば、『伝票』が取引の指示を受けたことを示す資料に該当します。
- ●【参考】「資料」　購入者等が自然人であり、かつ、その購入者等自らが医薬品の取引の任にあたる場合は、⑥の資料を記載する必要はありません。
- ●【参考】「ロット番号」　一つの製造期間内に一連の製造工程により均質性を有するように製造された製品の一群に付される番号のこと。なお、ロットを構成しない医薬品の場合は『製造番号又は製造記号』を記載します。
- ●【参考】「許可証」　薬局開設、医薬品の製造販売業・製造業・販売業、病院・診療所・飼育動物診療施設の開設の許可に係る許可証のこと

Ⓠ　なぜ、医薬品の取引先情報を記録しなければならないのですか？

Ⓐ　【参考】製薬会社がいくら適正な品質の医薬品を市場に供給したとしても、流通過程で偽造医薬品が紛れ込んでしまうことがあります。そこで、医薬品の業者間取引においては、偽造医薬品の存在が発覚した場合にその混入ルートを特定できるようにするため、「いつ誰から何を買い、いつ誰に何を売ったか」を記録しておくことが義務づけられています。
　　具体的には、医薬品の取引先をその許可証等で確認した上で記録に残します。また、取引担当者が身分を詐称しており、その取引先と無関係の者である可能性があるため、取引先とその取引担当者の関係についても確認した上で記録に残すこととしています。

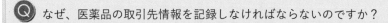

Q ⑥の「以下の場合は、医薬品の取引の任に当たる自然人が・・・」のところが全然わかりません。例を挙げながら説明していただけるとありがたいです。

A 【参考】まず、「人」には、生物としての人と、法令上の概念としての人の2種類があります。これらを区別するため、生物としての人は「自然人」と呼ばれ、法令上の概念としての人を「法人」といいます。例えば、自然人とは、海山太郎さん、小川愛実さんのことです。法人とは、海山薬品株式会社のことです。

次に、本規定において「購入者等」とは、以下の者を指します。
○ 医薬品を購入した相手(例：医薬品を仕入れた卸売販売業者)
○ 医薬品を譲り受けた相手(例：医薬品のサンプルを仕入れた卸売販売業者)
○ 医薬品を販売した相手(例：医薬品を融通してあげた隣の薬局)
○ 医薬品を授与した相手(例：医薬品のサンプルを融通してあげた隣の薬局)

さて、

【購入者等が法人である場合】

例えば、医薬品を購入した相手が、海山薬品株式会社であって、その取引担当者が小川愛実さんである場合です。この場合は、小川愛実さんが本当に海山薬品株式会社の従業員であるかどうかを確かめる必要があります。なぜなら、身分を詐称して偽薬を売りつけようとしている可能性があるからです。そこで、社員証(海山薬品株式会社に雇われていることを示す資料)で小川愛実さんの身分を確認するとともに、伝票(海山薬品株式会社から医薬品の取引の指示を受けたことを示す資料)で取引の指示を受けていることを確認することが求められます。

【購入者等が自然人であり、かつ、購入者等以外の者が医薬品の取引の任にあたる場合】

これに該当するケースはあまりありませんが、例えば、医薬品を購入した相手が、海山太郎さんという個人事業主であって、その取引担当者が小川愛実さんである場合です。この場合は、小川愛実さんが本当に海山太郎さんの下で働いている人かどうかを確かめる必要があります。なぜなら、身分を詐称して偽薬を売りつけようとしている可能性があるからです。そこで、社員証(海山太郎さんに雇われていることを示す資料)で小川さんの身分を確認するとともに、伝票(海山太郎さんから医薬品の取引の指示を受けたことを示す資料)で取引の指示を受けていることを確認することが求められます。

なお、

【購入者等が自然人であり、かつ、その購入者等本人が医薬品の取引の任にあたる場合】

これに該当するケースもあまりありませんが、例えば、医薬品を購入した相手が、海山太郎さんという個人事業主であって、その取引担当者も海山太郎さんである場合です。この場合は、許可証の写しで、海山太郎さんの身分を確認できるため、社員証や伝票を確認する必要はありません。

444

② 配置販売業者による情報の記録

配置販売業者 の記録の義務 (規則第149条の5第 1項)	▶配置販売業者は、医薬品を購入し、又は譲り受けたとき†は、次に掲げる事項を書面†に記載しなければならない ① 品名 ② 数量 ③ 購入・譲受けの年月日 ④ 販売者等†の(i)氏名又は名称、(ii)住所又は所在地(常時取引関係にある場合を除く)、(iii)電話番号その他の連絡先(常時取引関係にある場合を除く) ⑤ ④の事項の内容を確認するために提示を受けた資料(常時取引関係にある場合を除く) ⑥ 以下の場合は、医薬品の取引の任に当たる自然人が、販売者等と雇用関係にあること又は販売者等から医薬品の取引の指示を受けたことを示す資料 ◂販売者等が自然人であり、かつ、販売者等以外の者が医薬品の取引の任にあたる場合 ◂販売者等が法人である場合 ※偽造医薬品の流通防止に向けた対策の観点から、⑦ロット番号、⑧使用の期限についても記載することが望ましい
配置販売業者 の確認の義務 (規則第149条第2 項)	▶配置販売業者は、書面に記載する際に、販売者等から、許可証の写しその他の資料の提示を受けることで、販売者等の住所又は所在地、電話番号その他の連絡先を確認しなければならない(常時取引関係にある場合を除く) ※この確認ができない場合は、医薬品の譲受を行ってはならない

- ●【参考】「購入し、又は譲り受けたとき」　配置販売業者は構造設備(貯蔵設備等)を持たない業態であることから、医薬品医療機器等法上、許可業者等に医薬品を販売することはできないものと位置づけられており、医薬品を仕入れたときにのみ取引先の記録の義務が課せられます。
- ●【参考】「書面」　3年間の保存が義務づけられています。
- ●「販売者等」とは、当該配置販売業者に対して医薬品を販売又は授与した者のこと。つまり、当該配置販売業者の取引先を意味しています。

b. 医薬品の移転情報の記録

移転情報の記録 (規則第 288 条第 1 項)	▶許可事業者[†]が複数の事業所で許可を受けている場合には、当該許可事業者内の異なる事業所間の医薬品の移転[†]であっても、移転先及び移転元のそれぞれの事業所ごとに、次に掲げる事項を記録しなければならない ① 品名 ② 数量 ③ 移転先及び移転元の場所[†]並びに移転の年月日 ※医療用医薬品(体外診断用医薬品を除く)の場合は、「④ロット番号」、「⑤使用の期限」についても記載する。偽造医薬品の流通防止に向けた対策の観点から、医療用医薬品(体外診断用医薬品を除く)以外の医薬品の場合においても、④及び⑤を記載することが望ましい
移転情報の保存 (規則第 289 条第 2 項)	▶許可事業者は、書面を、許可を受けて業務を行う事業所ごとに、記載の日から 3 年間保存しなければならない

解説

- ●「許可事業者」 医薬品医療機器等法の規定により許可を受けて医薬品を業として販売又は授与する者のこと
- ●【参考】「移転」 所有権の移動を伴うことなく、医薬品の所在場所が変わること
- ●【参考】「当該許可事業者内の異なる事業所間の医薬品の移転」 例えば、同一法人の支店(例:あさひ薬局)から支店(例:ゆうひ薬局)に、医薬品の所在場所を移すことをいいます。同一事業者の事業所間の医薬品の移転は、購入、譲受、販売、授与のいずれにも該当しませんが、医薬品の流通適正化の観点から、移転の記録を残すことが義務づけられています。
- ●【参考】「場所」 移転先又は移転元となる店舗等の名称を記録します。

C. 貯蔵設備の基準と措置

貯蔵設備の基準[†] (構造設備規則第 1 条 第 1 項第 9 号、第 2 条第 9 号)	▶薬局及び店舗販売業の店舗の構造設備に係る基準として、貯蔵設備を設ける区域が、他の区域から明確に区別[†]されていること
貯蔵設備の措置[†] (体制省令第 1 条第 2 項 第 3 号、第 2 条第 2 項第 2 号)	▶薬局開設者及び店舗販売業者が講じなければならない措置として、医薬品の貯蔵設備を設ける区域に立ち入ることができる者[†]を特定[†]できること

解説

- 【参考】「貯蔵設備の基準」「貯蔵設備の措置」 医薬品を貯蔵している場所に出入りする者を業務上必要な者に絞り、貯蔵中に医薬品のすり替え等が行われた場合には容疑者を特定しやすくするための基準・措置になります。
- 【参考】「明確に区別」 医薬品を貯蔵する場所を特定の区域に限定することを求めたものです。何らかの判別できる形であればよく、ビニールテープ等で区別することでもかまいません。
- 【参考】「立ち入ることができる者」 原則、当該薬局等の従業員のみですが、外部の事業者が納品時に貯蔵設備に立ち入る場合には、当該薬局等の従業員が立ち会うことにより、当該薬局等以外に所属する者を「立ち入ることができる者」とみなすことができます。
- 【参考】「特定」 例えば、外部の者が立ち入る場合には、入退室の際に記録簿に記帳することが該当します。監視カメラを貯蔵設備に設置することまで求めたものではありません。

① 従事者の区別

名札の着用 （規則第15条第1項、第147条の2第1項、第149条の6第1項）	▶薬局開設者、店舗販売業者又は配置販売業者は、薬剤師、登録販売者又は一般従事者であることが容易に判別できるよう、勤務する従事者に名札を付けさせることその他必要な措置を講じなければならない

登録販売者の区別Ⅰ
（規則第15条第2項、第147条の2第2項、第149条の6第2項）
	▶薬局開設者、店舗販売業者又は配置販売業者は、研修中の登録販売者が付ける名札については、その旨が容易に判別できるよう必要な表記†をしなければならない
	▶「研修中の登録販売者」とは、以下のいずれにも該当しない登録販売者をいう
	  ① 過去5年間のうち、従事期間が通算して2年以上ある登録販売者
	  ② 過去5年間のうち、従事期間が通算して1年以上であり、かつ、〚毎年度受講する必要がある研修〛に加えて、〚店舗又は区域の管理及び法令遵守に関する追加的な研修〛を修了している登録販売者
	  ③ 従事期間が通算して1年以上であり、かつ、過去に店舗管理者又は区域管理者としての業務の経験がある登録販売者

登録販売者の区別Ⅱ （規則第15条第3項、第147条の2第3項、第149条の6第3項）	▶薬局開設者、店舗販売業者又は配置販売業者は、研修中の登録販売者については、薬剤師又は登録販売者（研修中の登録販売者を除く）の管理及び指導の下に実務に従事させなければならない

解説
● 「必要な表記」　例えば、『登録販売者(研修中)』と表記します。

	研修中 の名札	管理指導 される側	管理指導 する側
研修中の登録販売者	○	○	×
研修中の登録販売者以外の登録販売者 ※いわゆる一人前の登録販売者	×	×	○

② 濫用等のおそれのある医薬品の販売方法

濫用等のおそれのある医薬品の販売方法 (規則第 15 条の 2、第 147 条の 3、第 149 条の 7)	▶薬局開設者、店舗販売業者又は配置販売業者は、濫用等のおそれのある医薬品[†]を販売し、又は授与するときは、次に掲げる方法により行わなければならない ① 当該薬局、店舗又は区域において医薬品の販売又は授与に従事する薬剤師又は登録販売者に、次に掲げる事項を確認させること ◂当該医薬品を購入等しようとする者が若年者[†]である場合にあっては、当該者の氏名及び年齢[†] ◂当該医薬品を購入等しようとする者及び当該医薬品を使用しようとする者の、他の薬局開設者、店舗販売業者又は配置販売業者からの当該医薬品及び当該医薬品以外の濫用等のおそれのある医薬品の購入等の状況[†] ◂当該医薬品を購入等しようとする者が、適正な使用のために必要と認められる数量を超えて当該医薬品を購入等しようとする場合は、その理由 ◂その他当該医薬品の適正な使用を目的とする購入等であることを確認するために必要な事項 ② 当該薬局、店舗又は区域において医薬品の販売又は授与に従事する薬剤師又は登録販売者に、①の規定により確認した事項を勘案し、適正な使用のために必要と認められる数量[†]に限り、販売し、又は授与させること

解説

● 「濫用等のおそれのある医薬品」　一般用医薬品のうち、濫用等のおそれがあるものとして厚生労働大臣が指定するもの。なお、薬局開設者の場合は、薬局製造販売医薬品のうち、濫用等のおそれがあるものとして厚生労働大臣が指定するものも含まれます。

● 【参考】「若年者」　高校生、中学生等のこと

● 【参考】「氏名及び年齢」　例えば、身分証明書(例：生徒手帳)により確認します。

● 【参考】「購入等の状況」　濫用等のおそれのある医薬品は必要と認められる数量に限って販売することとされていますが、複数の店舗を回れば、必要量以上の数量を入手できてしまいます。そこで、必要と認められる数量を判断するにあたって、まずは他店での濫用等のおそれのある医薬品の入手状況を確認する必要があります。なお、購入等の状況は、口頭による確認で差し支えありません。

● 【参考】「必要と認められる数量」　原則、1 包装単位(1 箱、1 瓶等)となります。

【濫用等のおそれがあるものとして厚生労働大臣が指定するもの】

濫用等のおそれのある医薬品 （平成 26 年厚生労働省告示第 252 号）	▶濫用等のおそれのあるものとして厚生労働大臣が指定する医薬品は、次に掲げるもの、その水和物及びそれらの塩類を有効成分として含有する製剤である 　◂エフェドリン 　◂コデイン 　◂ジヒドロコデイン 　◂ブロモバレリル尿素 　◂プソイドエフェドリン 　◂メチルエフェドリン

③ 使用期限を超過した医薬品の販売禁止

使用期限超過医薬品の販売禁止 （規則第15条の3、 　第147条の4、 　第149条の8）	▶薬局開設者、店舗販売業者又は配置販売業者は、その直接の容器又は直接の被包に表示された使用の期限を超過した医薬品を、正当な理由[†]なく、販売し、授与し、販売・授与の目的で貯蔵し、陳列し、又は広告してはならない

- 【参考】「正当な理由」　試験研究の用に供する場合が該当します。"訳あり"等と称して、期限切れ医薬品を値引き販売することは認められません。

④ 競売の禁止

競売の禁止 （規則第15条の4、 　第147条の5）	▶薬局開設者又は店舗販売業者[†]は、医薬品を競売（けいばい）[†]に付してはならない[†]

- 【参考】「薬局開設者又は店舗販売業者」　配置販売業は購入者の居宅に医薬品をあらかじめ預けておくという販売形態であり、競売が行われる状況がそもそも想定できないことから、薬局開設者と店舗販売業者のみを規制対象者としています。
- 【参考】「競売」　競争で値付けさせ、一番の高値を付けた者に販売すること
- 【参考】「競売に付してはならない」　例えば、医薬品をオークションサイトに出品することはできません。

⑤ その他の遵守事項

意見広告の禁止 （規則第15条の5第1項、 　第147条の6第1項、 　第149条の9第1項）	▶薬局開設者、店舗販売業者又は配置販売業者は、その薬局、店舗又は区域において販売し、又は授与しようとする医薬品について広告をするときは、当該医薬品を購入等した者又はこれらの者によって購入等された医薬品を使用した者による当該医薬品に関する意見[†]その他医薬品の使用が不適正なものとなるおそれのある事項を表示してはならない[†]
特定の医薬品の自動 　的な購入勧誘広告 　の禁止 （規則第15条の5第2項、 　第147条の6第2項、 　第149条の9第2項）	▶薬局開設者、店舗販売業者又は配置販売業者は、医薬品の購入又は譲受けの履歴、ホームページの利用の履歴その他の情報に基づき、自動的に特定の医薬品の購入又は譲受けを勧誘する方法[†]その他医薬品の使用が不適正なものとなるおそれのある方法により、医薬品に関して広告をしてはならない

解説

- 【参考】「医薬品に関する意見」　医薬品の効能効果等に関する"口（くち）コミ"のこと。従業者の"接客態度"に関する意見は該当しません。
- 【参考】「表示してはならない」　医薬品は個々人のそのときの症状に合わせて使用されるべきものであり、体質や症状の異なる他人からの効能効果等に関する"口コミ"に基づいて使用すると不適正な使用を招くおそれがあるため、医薬品に関する意見を広告に表示することは禁止されています。
- 【参考】「医薬品の購入又は譲受けの履歴、ホームページの利用の履歴その他の情報に基づき、自動的に特定の医薬品の購入又は譲受けを勧誘する方法」　"レコメンド"と呼ばれる方法のこと。例えば、医薬品の購入履歴やホームページの閲覧履歴に基づき、自動的に特定の医薬品の購入を勧誘するような広告は認められません。一方で、医薬品の購入履歴やホームページの閲覧履歴に基づかず、購入者全員に対する一律の広告、ホームページ閲覧者全員に対する一律の広告であれば差支えありません。

4 IV 医薬品の販売に関する法令遵守

1 適正な販売広告

a. 虚偽誇大広告等の禁止

虚偽誇大広告の禁止 (法第66条第1項)	▶何人†も、医薬品、医薬部外品、化粧品、医療機器又は再生医療等製品の名称†、製造方法†、効能、効果又は性能†に関して、明示的†であると暗示的†であるとを問わず、虚偽†又は誇大†な記事を広告し、記述†し、又は流布†してはならない
保証表現の禁止 (法第66条第2項)	▶医薬品、医薬部外品、化粧品、医療機器又は再生医療等製品の効能、効果又は性能について、医師その他の者†がこれを保証したものと誤解されるおそれがある記事を広告し、記述し、又は流布することは、虚偽誇大広告に該当するものとする
堕胎・わいせつ表現の禁止 (法第66条第3項)	▶何人も、医薬品、医薬部外品、化粧品、医療機器又は再生医療等製品に関して堕胎†を暗示し、又はわいせつ†にわたる文書又は図画を用いてはならない
【罰則】 ▶これらの規定に違反して販売等を行った者は、2年以下の懲役もしくは200万円以下の罰金に処し、又はこれを併科する(法第85条)	

- 【参考】「何人」　すべての者のこと
- 【参考】「名称」　医薬品の名称に『万病に効く』『よく効く』『副作用がない』といった字句を冠した場合は、虚偽誇大広告に該当します。
- 【参考】「製造方法」　例えば、架空の製造所や製造設備の写真を用いた場合は、虚偽誇大広告に該当します。
- 【参考】「効能、効果又は性能」　例えば、一般用医薬品のかぜ薬の効能として『原因ウイルスの不活性化』と表現した場合は、虚偽誇大広告に該当します。
- 【参考】「明示的」　例えば、虚偽の効能を広告に明記した場合が該当します。
- 【参考】「暗示的」　例えば、写真、図画等の影響による場合が該当します。
- 【参考】「虚偽」　事実と異なる事柄のこと
- 【参考】「誇大」　最大級の表現(例：決定的な効能、最高の性能)のこと
- 【参考】「記述」　新聞、雑誌等に掲載すること
- 【参考】「流布」　パンフレット、チラシ等の配布物に掲載すること
- 【参考】「その他の者」　歯科医師や薬剤師など一般の生活者の認識に相当の影響を与える者が該当し、化粧品の場合は理容師、美容師も含まれます。
- 【参考】「堕胎」　人為的に妊娠を中絶させること
- 【参考】「わいせつ」　いたずらに性欲を刺激し、かつ、人の正常な性的羞恥心を害して、善良な性的道義観念に反すること

b. 承認前広告の禁止

承認前広告 の禁止 (法第68条)	▶何人も、医薬品もしくは医療機器又は再生医療等製品であって、まだ承認†又は認証†を受けていないものについて、その名称、製造方法、効能、効果又は性能に関する広告をしてはならない
	【罰則】 ▶この規定に違反して広告を行った者は、2年以下の懲役もしくは200万円以下の罰金に処し、又はこれを併科する(法第85条)

- 【参考】「承認」　法第14条第1項、第19条の2第1項、第23条の2の5第1項、第23条の2の17第1項、第23条の25第1項、第23条の37第1項の承認又は外国特例承認のこと
- 【参考】「認証」　法第23条の2の23第1項の基準適合性認証のこと

【広告規制の対象者】

　虚偽誇大広告等の禁止(法第66条)や承認前広告の禁止(法第68条)は、広告等の依頼主だけでなく、その広告等に関与するすべての人が対象となる。

　そのため、マスメディアを通じて行われる製薬企業の宣伝広告については、製薬団体の自主基準に基づき行われるほか、広告媒体となるテレビ、ラジオ、新聞又は雑誌の関係団体による自主的な広告審査等が行われている。

　一般用医薬品に関しては、製薬企業等の依頼によりマスメディアを通じて行われる販売広告のほか、薬局、店舗販売業又は配置販売業において販売促進のため用いられるチラシ、ダイレクトメール(電子メールを含む)、POP広告†等が含まれる。

　こうした一般用医薬品の販売広告†に関しても、その内容や表現等が適切なものである必要があり、医薬品の販売等に従事する専門家においては、法令遵守はもとより、医薬品の販売広告に係るルールを十分理解し、その適正化に留意する必要がある。

- 「POP広告」　Point of Purchase の略。"購買時点広告"と訳され、小売店に設置されているポスター、ステッカー、ディスプレー等による店頭・店内広告が該当します。
- 「販売広告」　医薬品の販売広告は、保健衛生上の観点からの『医薬品医療機器等法』のほか、不当な表示による顧客の誘引防止を図るため『不当景品類及び不当表示防止法』や『特定商取引に関する法律』による規制の対象となっています。

【広告の該当性】

次のすべての要件を満たす場合、医薬品の広告に該当すると判断される。

> ▸顧客を誘引する意図(顧客の購入意欲を昂進させる意図)が明確であること
> ▸特定の医薬品の商品名(販売名)が明らかにされていること
> ▸一般人が認知できる状態であること

c. 違反広告に係る措置命令等

厚生労働大臣又は都道府県知事等[†]は、虚偽誇大広告の禁止(法第66条第1項)、承認前広告の禁止(法第68条)に違反して広告等を行った者に対して、その行為の中止、再発防止等の措置命令[†]を行うことができる(法第72条の5)。

- ●「都道府県知事等」　都道府県知事(薬局又は店舗の所在地が保健所設置市又は特別区の区域にある場合においては、市長又は区長)のこと
- ●【参考】「再発防止等の措置命令」　例えば、違反者に対して、違法広告の中止又は再発防止の実施に関連する公示をするよう命ずることが該当します。

d. 課徴金制度

医薬品、医療機器等の名称、製造方法、効能、効果又は性能に関する虚偽誇大広告を行った者に対して、違反を行っていた期間中における対象商品の売上額×4.5%の課徴金を納付させる命令を厚生労働大臣が行う課徴金[†]制度[†]がある(法第75条の5の2)。

- ●【参考】「厚生労働大臣」　課徴金納付命令の発動権は、厚生労働大臣のみが有しており、都道府県知事、保健所設置市の市長及び特別区の区長には認められていません。
- ●【参考】「課徴金」　違反行為防止という行政目的を達成するため、行政庁が違反者に対して課す金銭的不利益のこと
- ●【参考】「課徴金制度」　虚偽誇大広告を通じて得た経済利益を徴収することによって違反行為の抑止を図り、広告規制の実効性を確保するために設けられた制度です。

> **Q** 罰金制度と課徴金制度の違いは何ですか？
>
> **A** 【参考】虚偽誇大広告の違反行為は、多くの場合、経済的利益を獲得する目的で行われています。
>
> しかしながら、罰金制度では、違反者の不当な経済的利益を徴収する観点ではなく、違反事例の悪質性を考慮しつつ他の法令違反との均衡性を図る観点から、罰金額の上限が決定されるため、虚偽誇大広告の違反に対する抑止効果が効きにくい状況にあります。
>
> そこで、違反者の不当な経済的利益を徴収できるようにするため、虚偽・誇大な広告を行った者には、罰金制度に加えて、課徴金制度が適用されます。

e. 医薬品等適正広告基準

医薬品等適正広告基準†において、医薬品の購入者等に対し、事実に反する認識を得させるおそれがある広告、過度の消費や乱用を助長するおそれがある広告は不適正なものとされている。

● 「医薬品等適正広告基準」　医薬品の販売広告に係る法令遵守、生命関連製品である医薬品の本質にかんがみて広告の適正化を図ることを目的とした基準。平成29年薬生発0929第4号厚生労働省医薬・生活衛生局通知で示されています。

① 事実に反する認識を得させるおそれがある広告

一般用医薬品の場合、一般の生活者が医薬品を選択する際に販売広告が一つの判断要素となるため、その広告の方法や内容・表現が、医薬品の効能効果や安全性等について事実に反する認識を生じさせることのないよう、また、その医薬品が適正に使用されるよう、正確な情報の伝達が行われるようにすることが重要である。

医薬品の販売元の製薬企業等が取得している承認の範囲を超える内容が表現されている広告	不適正
承認された効能効果の内容に合致しない表現がなされている広告	不適正
効能効果のしばり表現†を省いた広告 　※漢方処方製剤では、使用する人の体質等を限定した上で特定の症状等に対する改善を目的として、効能効果にしばり表現が付されていることが多い	不適正

構成生薬の作用を個別に挙げて説明した漢方処方製剤の広告	不適正 (漢方処方製剤では、個々の生薬成分が相互に作用して効能効果が得られるため)
同じ有効成分を含有する医療用医薬品の効能効果をそのまま標榜した一般用医薬品の広告	不適正 (承認されている内容を正確に反映していないため)
がん、糖尿病、心臓病について、自己治療が可能であるかのように表現した一般用医薬品の広告 　※一般用医薬品は、医療機関を受診するほどではない体調不良や疾病の初期段階において使用されるものが多い	不適正 (医師による診断、治療によらなければ一般に治癒が期待できない疾患であるため)
医薬品の有効性又は安全性が確実であることを保証するような表現がなされた広告	不適正 (明示的・暗示的を問わず、虚偽誇大広告とみなされるため)
使用前・使用後に関わらず、図画・写真等を掲げることにより効能効果等の保証表現となる広告	不適正
医薬品の効能効果又は安全性について、最大級の表現又はこれに類する表現がなされた広告	不適正
チラシやパンフレット等の同一紙面に、医薬品と医薬品でない製品(食品、化粧品、雑貨類等)を併せて掲載した広告	問題なし[†]
医薬品的な効能効果があるように見せかけ、一般の生活者に誤認を与えるおそれがある医薬品でない製品の広告	不適正 (必要な承認等を受けていない医薬品の広告とみなされるため)

●「しばり表現」　効能効果に付された一定の前提条件のこと
●「問題なし」　チラシ等の同一紙面に、医薬品と、医薬品ではない製品を併せて掲載すること自体は問題ないが、医薬品でない製品について医薬品的な効能効果があるように見せかけ、一般の生活者に誤認を与えるものであってはならない。

② 過度の消費や乱用を助長するおそれのある広告

医薬品は、何らかの保健衛生上のリスクを有し、人の生命や健康に影響を与える生命関連製品であるため、過度の消費や乱用が助長されることのないよう、また、生命関連製品としての信用や品位が損なわれることのないよう、その広告については節度ある適切な内容や表現であることが求められる。

商品の価格の表示がなされた広告	問題なし
特定商品の名称と価格の特記表示がなされた広告	一応、問題なし （医薬品が不必要な人にまで使用を促すおそれがある場合は不適当）
商品名を連呼する音声広告	不適正
生活者の不安を煽って購入を促す広告	不適正
安易な使用を促すおそれがある広告	不適正
「天然成分を使用しているので副作用がない」 「いくら飲んでも副作用がない」と表示された広告	不適正 （過度の消費や乱用を助長するおそれがあるだけでなく、虚偽誇大広告にも該当するため）
医薬関係者、医療機関、公的機関、団体等が、公認、推薦、選用している旨†の広告	不適正
食品的又は化粧品的な用法が強調されている広告	不適正 （医薬品の安易・過度な使用を促すおそれがあるため）

解説

● 「公認、推薦、選用している旨」　一般の生活者の認識に与える影響が大きいことにかんがみて、仮に事実であっても不適当とされています。ただし、市町村が行う衛生害虫類駆除事業に際して、特定の殺虫剤・殺そ剤の使用を住民に推薦するときのような特別な場合を除きます。

2　不適正な販売方法

景品(キャラクターグッズ等)を提供して医薬品を販売すること	一応、問題なし (不当景品類及び不当表示防止法の限度内であることが条件)
懸賞や景品として医薬品を授与すること	不適正
効能効果が重複する医薬品を組合せて†販売すること	不適正
相互作用等により保健衛生上の危害を生じるおそれのある医薬品を組合せて販売すること	不適正
在庫処分†の目的で医薬品を組合せて販売すること	不適正
医薬品と他の物品(体温計、救急絆創膏、ガーゼ、包帯、脱脂綿等)を組み合わせて販売すること	一応、問題なし (組み合わせる医薬品の用途に対して補助的な目的を果たす範囲内であることが条件)
薬局及び店舗販売業において、許可を受けた薬局・店舗以外の場所に医薬品を貯蔵又は陳列し、そこを拠点として販売又は授与すること	不適正 (店舗による販売に該当しないため)
配置販売業において、医薬品を先用後利によらず現金売りをすること	不適正 (配置による販売に該当しないため)
購入者により業として他者への提供が推定†される場合において、その購入者の求めるままに医薬品を販売すること	不適正 (医薬品の無許可販売に便宜を与えることにつながるおそれがあるため)

解説

- 「組合せて」　複数の医薬品又は医薬品と他の物品を組み合わせて販売又は授与する場合には、組み合わせた医薬品について、購入者等に対して情報提供を十分に行える程度の範囲内であって、かつ、組み合わせることに合理性が認められるものでなければなりません。
- 「組合せて」　医薬品の組み合わせ販売を行う場合には、直接の容器等・外箱等の法定表示事項が、組み合わせ販売のため使用される容器の外から明瞭に見えるようになっている必要があります(法第51条)。
- 「在庫処分」　医薬品の組み合わせ販売は、購入者の利便性を考慮して行われるものであり、販売側の都合によるものは厳に認められません。
- 「他者への提供が推定」　医薬品の販売等に従事する専門家においては、例えば、医薬品を多量に購入する者に対して積極的に事情を尋ねるなど慎重に対処し、状況によっては販売を差し控えるべきです。

厚生労働大臣、都道府県知事、保健所設置市†の市長及び特別区の区長は、その職員のうちから薬事監視員†を命じ(法第76条の3第1項)、監視指導を行わせている。

　　薬局及び医薬品の販売業に関する監視指導は、基本的に、その許可を所管する都道府県又は保健所設置市もしくは特別区の薬事監視員が行っている。

解説

● 「保健所設置市」　保健所を設置する市のこと
● 【参考】「薬事監視員」　薬剤師、医師、歯科医師又は獣医師その他薬事監視について十分の知識経験を有する職員のうちから選任されます。

Ⓠ　「その職員のうちから薬事監視員を命じ」とありますが、「その職員」とは、誰のことですか？

Ⓐ　【参考】厚生労働大臣が薬事監視員を命じる場合、「その職員」とは、厚生労働省の職員のことです。都道府県知事が命じる場合は、当該都道府県の職員のことです。保健所設置市の市長が命じる場合は当該市の職員、特別区の区長が命じる場合は当該区の職員となります。このように、国家公務員の薬事監視員もいれば、地方公務員(都道府県の職員、市の職員、区の職員)の薬事監視員もいます

---

a.　行政庁の監視指導

遵守状況の確認のための立入検査 (法第69条第2項†)	▶都道府県知事等†は、薬局開設者又は医薬品の販売業者が、関係する法の規定又はそれに基づく命令を遵守しているかどうかを確かめるために必要があると認めるときは、その薬局開設者又は医薬品の販売業者に対して必要な報告をさせ、又は当該職員(薬事監視員)に、その薬局開設者又は医薬品の販売業者が医薬品を業務上取り扱う場所に立ち入り†、その構造設備もしくは帳簿書類等を検査させ、従業員その他の関係者に質問させることができる
	【罰則】 ▶薬局開設者や医薬品の販売業者が、命ぜられた報告を怠ったり、虚偽の報告をした場合、薬事監視員による立入検査や収去を拒み、妨げ、忌避した場合、また、薬剤師や登録販売者を含む従業員が、薬事監視員の質問に対して正当な理由なく答弁せず、虚偽の答弁を行った場合には、50万円以下の罰金に処する(法第87条)

無承認無許可医薬品等による危害防止のための立入検査・収去 （法第 69 条第 6 項†）	▶都道府県知事等は、必要があると認めるときは、薬局開設者又は医薬品の販売業者に対して必要な報告をさせ、又は当該職員（薬事監視員）に、その薬局開設者又は医薬品の販売業者が医薬品を業務上取り扱う場所に立ち入り、その構造設備もしくは帳簿書類等を検査させ、従業員その他の関係者に質問させ、無承認無許可医薬品†、不良医薬品又は不正表示医薬品等の疑いのある物を、試験のため必要な最少分量†に限り、収去†させることができる
	【罰則】 ▶薬局開設者や医薬品の販売業者が、命ぜられた報告を怠ったり、虚偽の報告をした場合、薬事監視員による立入検査や収去を拒み、妨げ、忌避した場合、また、薬剤師や登録販売者を含む従業員が、薬事監視員の質問に対して正当な理由なく答弁せず、虚偽の答弁を行った場合には、50 万円以下の罰金に処する（法第 87 条）

解説

- ●【参考】「法第 69 条第 2 項」　薬局開設又は医薬品の販売業者の許可に付随する業務の遵守状況を確認するために行われる立入検査に関する規定です。
- ●「都道府県知事等」　都道府県知事（薬局又は店舗の所在地が保健所設置市又は特別区の区域にある場合においては、市長又は区長）のこと
- ●【参考】「立ち入り」　"立ち入らせ"という意味。立入先の同意なしに立ち入ることができます。
- ●【参考】「無承認無許可医薬品」　①模造に係る医薬品、②医薬品と称しているが承認等を受けていない物、③食品と称しているが医薬品とみなされる物のこと
- ●【参考】「法第 69 条第 6 項」　無承認無許可医薬品、不良医薬品又は不正表示医薬品の流通によって引き起こされる危害の発生・拡大を防止するために行われる立入検査及び収去に関する規定です。
- ●【参考】「最少分量」　収去は所有権の剥奪を伴うものであるため、憲法第 29 条第 1 項の『財産権の不可侵性』に抵触するとも考えられますが、その分量に極度の制限が設けられているため、『財産権は公共の福祉により制限されうる』とする憲法第 29 条第 2 項の規定に沿うものとみなされ、収去に伴い補償を行う必要はないと解されます。
- ●【参考】「収去」　行政処分の一つで、ある物を強制的に取り去る行政処分のこと

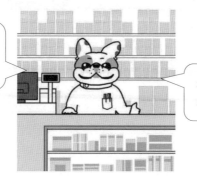

薬事監視員による立入検査は拒否できません

検査妨害をした場合は罰金です

b. 行政庁による処分

① 改善命令と整備命令

構造設備の改善命令 (法第72条第4項[†])	▶都道府県知事等は、薬局開設者又は医薬品の販売業者(配置販売業者を除く[†])に対して、その構造設備が基準に適合せず、又はその構造設備によって不良医薬品を生じるおそれがある場合においては、その構造設備の改善を命じ、又はその改善がなされるまでの間当該施設の全部もしくは一部の使用を禁止することができる
	【罰則】 ▶この規定に基づく施設の使用禁止処分に違反した者は、1年以下の懲役もしくは100万円以下の罰金に処し、又はこれを併科する(法第86条第1項)
業務体制の整備命令 (法第72条の2[†])	▶都道府県知事等は、薬局開設者又は医薬品の販売業者に対して、一般用医薬品の販売等を行うための業務体制[†]が基準(体制省令)に適合しなくなった場合においては、その業務体制の整備を命ずることができる
	【罰則】 ▶特に罰則は設けられていない
法令遵守体制の改善措置命令 (法第72条の2の2[†])	▶都道府県知事等は、薬局開設者又は医薬品の販売業者に対して、法令の遵守を確保するため措置が不十分であると認める場合においては、その改善に必要な措置を講ずべきことを命ずることができる
	【罰則】 ▶特に罰則は設けられていない

- 【参考】「法第72条第4項」　薬局開設又は医薬品の販売業の許可後においても、構造設備基準への適合性を確保するために設けられた規定です。
- 【参考】「配置販売業者を除く」　配置販売業は構造設備を持たない業態であるため、構造設備の改善命令の対象から除かれています。
- 【参考】「法第72条の2」　薬局開設又は医薬品の販売業の許可後においても、業務体制基準への適合性を確保するために設けられた規定です。
- 【参考】「業務体制」　一般用医薬品のリスク区分に応じ、薬剤師又は登録販売者を置くことが求められています。
- 【参考】「法第72条の2の2」　薬局開設者又は医薬品の販売業者の法令遵守体制の強化を図り、その実効性を確保するために設けられた規定です。

② 実施命令と是正命令

措置の実施命令 (法第 72 条の 4 第 1 項†)	▶都道府県知事等は、薬局開設者又は医薬品の販売業者に、薬事に関する法令に違反する行為があった場合において、保健衛生上の危害の発生又は拡大を防止するため必要があると認めるときは、その薬局開設者又は医薬品の販売業者に対して、その業務の運営の改善に必要な措置を採るべきことを命ずることができる
	【罰則】 ▶この規定に基づく命令に違反した者は、1 年以下の懲役もしくは 100 万円以下の罰金に処し、又はこれを併科する(法第 86 条第 1 項)
条件違反の改善 措置命令 (法第 72 条の 4 第 2 項†)	▶都道府県知事等は、薬局開設者又は医薬品の販売業者について、その者に当該薬局の開設又は販売業の許可の際に付された条件†に違反する行為があったときは、その薬局開設者又は医薬品の販売業者に対して、その条件に対する違反を是正するために必要な措置を採るべきことを命ずることができる
	【罰則】 ▶この規定に基づく命令に違反した者は、1 年以下の懲役もしくは 100 万円以下の罰金に処し、又はこれを併科する(法第 86 条第 1 項)

解説

- ●【参考】「法第 72 条の 4 第 1 項」　薬局開設又は医薬品の販売業の許可後においても、監督権者が実効性を伴う必要な権限を確保するために設けられた規定です。
- ●【参考】「法第 72 条の 4 第 2 項」　許可後においても、その許可の際に付された条件の履行を確保するために設けられた規定です。
- ●【参考】「条件」　薬局開設又は医薬品の販売業の許可の際には、固有の実情を考慮し、条件(例：特定の設備を設置すること)が付されることがあります。

③ 変更命令と配置停止命令

管理者の変更命令 (法第73条†)	▶都道府県知事等は、薬局の管理者又は店舗管理者もしくは区域管理者について、その者に薬事に関する法令又はこれに基づく処分に違反する行為があったとき、又はその者が管理者として不適当であると認めるときは、その薬局開設者又は医薬品の販売業者†に対して、その変更†を命ずることができる
	【罰則】 ▶この規定に基づく命令に違反した者は、1年以下の懲役もしくは100万円以下の罰金に処し、又はこれを併科する(法第86条第1項)
配置停止命令 (法第74条†)	▶都道府県知事†は、配置販売業の配置員が†、その業務に関し、医薬品医療機器等法もしくはこれに基づく命令又はこれらに基づく処分に違反する行為があったときは、その配置販売業者に対して†、期間を定めてその配置員による†配置販売の業務の停止を命ずることができ、また、必要があるときは、その配置員に対しても†、期間を定めてその業務の停止を命ずることができる
	【罰則】 ▶この規定に基づく命令に違反した者は、1年以下の懲役もしくは100万円以下の罰金に処し、又はこれを併科する(法第86条第1項)

解説

- 【参考】「法第73条」　薬局の管理者、店舗管理者、区域管理者の職能の実効性を確保するために設けられた規定です。
- 「その薬局開設者又は医薬品の販売業者」　管理者の変更命令は、その管理者ではなく、薬局開設者又は医薬品の販売業者に対して命ぜられます。
- 【参考】「変更」　変更命令では、その管理者の解雇を命ずることはできません。
- 【参考】「法第74条」　配置販売という業態の特殊性を考慮し、配置販売業のみを対象として特別に設けられた規定です。
- 【参考】「都道府県知事」　配置販売業の許可権者は都道府県知事のみであることを踏まえ、本命令の発動権者は都道府県知事のみとなります。
- 【参考】「配置販売業の配置員が」　配置員が行った違反行為が本命令の発動事由です。配置員ではなく、配置販売業者が行った違反行為については、別の監督規定(法第75条第1項)の対象となります。
- 「その配置販売業者に対して」　本命令は、原則として、違反行為を行った配置員が所属している配置販売業者に対して命ぜられます。
- 【参考】「その配置員による」　本命令は、違反行為を行った配置員による配置行為を停止させるものです。配置販売業者に所属するすべての配置員による配置行為を対象とするものではありません。
- 「その配置員に対しても」　本命令は、緊急の場合には、配置販売業者だけでなく、違反行為を行った配置員に対しても命ぜられます。

④ 許可の取消と緊急命令

許可の取消 (法第 75 条第 1 項†)	▶都道府県知事等は、薬局開設者又は医薬品の販売業者について、薬事に関する法令又はこれに基づく処分に違反する行為があったとき、薬局開設者又は医薬品の販売業者が禁錮以上の刑†に処せられる†など、その許可の基準として求めている事項に反する状態に該当するに至ったときは、その許可を取り消し†、または期間を定めてその業務の全部もしくは一部の停止を命ずることができる
	【罰則】 ▶この規定に基づく業務停止命令に違反した者は、2 年以下の懲役もしくは 200 万円以下の罰金に処し、又はこれを併科する (法第 85 条)
緊急命令 (法第 69 条の 3†)	▶厚生労働大臣は、医薬品による保健衛生上の危害の発生又は拡大を防止するため必要があると認めるときは、薬局開設者又は医薬品の販売業者に対して、医薬品の販売又は授与を一時停止することその他保健衛生上の危害の発生又は拡大を防止するための応急措置†を採るべきことを命ずることができる
	【罰則】 ▶この規定による命令に違反した者は、3 年以下の懲役もしくは 300 万円以下の罰金に処され、又はこれを併科する(法第 84 条)

- 【参考】「法第 75 条第 1 項」 薬局開設又は医薬品の販売業の許可後においても、許可を受けた者が欠格事項(法第 5 条第 3 号)に該当していないことを確保するために設けられた規定です。
- 【参考】「禁錮以上の刑」 死刑、懲役、禁錮のこと
- 【参考】「刑に処せられる」 刑の判決が確定した場合(執行猶予となったときを含む)のこと。公判中又は控訴・上告中の場合は含まれません。
- 【参考】「取り消し」 成立に瑕疵のない法律行為の効力について、後に発生した事由により、一方の意思表示によって消滅させること
- 【参考】「法第 69 条の 3」 一般的な監視指導方法では危害の発生・拡大を防ぐことができない場合において、最終的な評価が確定するまでの間、直ちに販売の一時停止等の応急の措置をとることができるよう、緊急展開可能な手段を確保するために設けられた規定です。
- 【参考】「応急措置」 最終的な評価が確定するまでの間に行われる措置のこと。最終的な評価の結果、保健衛生上の危害の発生・拡大のおそれがないと判明すれば、販売の一時停止等の応急措置が解除されます。一方、おそれがあると判明した場合は、製品の回収、廃棄、承認の取消し等の措置に移行することになります。

465

Q 都道府県知事は、緊急命令(法第69条の3)を発動できないのですか?

A 緊急命令の発動権者は、厚生労働大臣のみに限られます。緊急性を要するほどの保健衛生上の危害は、個々の都道府県にとどまらず全国的な拡がりをみせることが多いこと、また、緊急命令の判断には高度な専門的知見が要求されることを考慮し、都道府県知事には認められていません。

⑤ 廃棄・回収命令

廃棄・回収命令 (法第70条第1項†)	▶厚生労働大臣又は都道府県知事等†は、医薬品を業務上取り扱う者(薬局開設者、医薬品の販売業者を含む)に対し、不正表示医薬品、不良医薬品、無承認無許可医薬品等について、廃棄†、回収†その他公衆衛生上の危険の発生を防止するに足りる措置を採るべきことを命ずることができる
	【罰則】 ▶この規定による命令に違反した者は、3年以下の懲役もしくは300万円以下の罰金に処され、又はこれを併科する(法第84条)
廃棄・回収の執行 (法第70条第2項)	▶厚生労働大臣、都道府県知事、保健所設置市の市長又は特別区の区長†は、廃棄・回収命令を受けた者がその命令に従わないとき、又は緊急の必要があるときは、その職員(薬事監視員)に、その不正表示医薬品等を廃棄させ、もしくは回収させ、又はその他の必要な処分をさせることができる
	【罰則】 ▶この規定による廃棄その他の処分を拒み、妨げ、もしくは忌避した者は、3年以下の懲役もしくは300万円以下の罰金に処され、又はこれを併科する(法第84条)

解説

- 【参考】「法第70条第1項」　無承認無許可医薬品、不良医薬品又は不正表示医薬品が流通していた場合には、すみやかに排除するために設けられた規定です。
- 【参考】「厚生労働大臣又は都道府県知事等」　公衆衛生上の危害の発生の疑いを察知した者がすみやかに権限を行使する必要があるため、厚生労働大臣、都道府県知事(薬局又は店舗の所在地が保健所設置市又は特別区の区域にある場合においては、市長又は区長)の2者のいずれもが廃棄・回収を命ずることができます。
- 【参考】「廃棄」　製品の用途に使用できないように捨てること
- 【参考】「回収」　製造販売元が製品を引き取ること。当該製品を市場に放置しておくことが容認できない場合に、迅速かつ確実に市場から除去する最も一般的な措置といえます。

●【参考】「厚生労働大臣、都道府県知事、保健所設置市の市長又は特別区の区長」
　さしせまる公衆衛生上の危害の発生を察知した者がただちに権限を行使する必
　要があるため、大臣と知事と市長(又は区長)の３者のいずれもが薬事監視員に廃
　棄・回収を執行させることができます。

【自主的な廃棄・回収】

自主的な廃棄・回収 (法第 68 条の 9 第 1 項†)	▶医薬品等の製造販売業者等は、その医薬品等の使用によって保健衛生上の危害の発生又は拡大のおそれがあることを知ったときは、これを防止するために廃棄、回収、販売の停止†、情報の提供†その他必要な措置を講じなければならない
自主的な廃棄・回収 への協力 (法第 68 条の 9 第 2 項)	▶薬局開設者又は医薬品の販売業者、薬剤師その他の医薬関係者は、医薬品等の製造販売業者等が行う必要な措置の実施に協力†するよう努めなければならない

解説

●【参考】「法第 68 条の 9 第 1 項」　製造販売業者は、たとえ行政からの命令(法第
　70 条第 1 項)がなくても、自主的に適切と考えられる措置を講じ、保健衛生上の危
　害の発生・拡大を防止する責務を負う者であることを明確にするために設けられ
　た規定です。

●【参考】「販売の停止」　応急措置の一つ。自己評価の結果、保健衛生上の危害の
　発生・拡大のおそれがないと判断できれば、販売の停止の措置を解除します。一
　方、おそれがあると判断すれば、製品の廃棄、回収、承認の整理等の措置に移行
　することになります。

●【参考】「情報の提供」　例えば、使用上の注意の改訂、医薬情報担当者等による
　情報提供(例：緊急安全性情報、安全性速報)、広報機関を利用した PR が該当し
　ます。

●【参考】「措置の実施に協力」　危害の防止のための措置について、いかに製造販
　売業者等が高い意識を持って取り組んだとしても、市場に残る製品を回収した
　り、情報提供等をするためには、その流通に関係する者の協力が不可欠であると
　いえます。そこで、薬局開設者又は医薬品の販売業者、薬剤師その他の医薬関係
　者には、製造販売業者等が行う危害の防止のための措置の実施に協力するよう努
　めることが求められています。

薬局開設者や医薬品の販売業者が適切な業務運営を行っていない場合、一般用医薬品の購入者となる一般の生活者が実際に不利益を被ることになるため、行政庁や各種団体には苦情相談窓口が設けられている。

薬務主管課／保健所／薬事監視事務所	▶薬事監視員を任命している行政庁の薬務主管課、保健所、薬事監視事務所等には、薬局や医薬品の販売業の販売広告、販売方法等の一般用医薬品の販売等に関して、生活者からの苦情や相談が寄せられている ▶生活者から寄せられた苦情等の内容から、薬事に関する法令への違反や不遵守につながる情報が見出された場合には、立入検査等によって事実関係を確認の上、問題とされた薬局開設者又は医薬品の販売業者等に対して必要な指導、処分等を行っている
国民生活センター／消費生活センター／消費者団体	▶医薬品の販売広告や販売等に関する生活者からの苦情等は、行政庁のほか、(独)国民生活センター†、各地区の消費生活センター又は消費者団体等の民間団体にも寄せられている ▶生活者にアドバイスするほか、必要に応じて行政庁への通報や問題提起を行っている
業界団体／職能団体	▶医薬品の販売関係の業界団体・職能団体は、一般用医薬品の販売等に関する苦情を含めた様々な相談を購入者等から受けつける窓口を設置している ▶業界内における自主的なチェックと自浄的是正を図る取り組みを行っている

● 【参考】「(独)国民生活センター」　独立行政法人国民生活センター法を根拠に設立され、国民生活の安定及び向上に寄与するため、総合的見地から、国民生活に関する情報の提供及び調査研究を行うことを目的としています。

別表4－1　医薬部外品の効能効果の範囲

(a) 衛生害虫類の防除のため使用される医薬部外品

	効能効果の範囲
【殺鼠剤】 ▶保健のためにするねずみの防除を目的とする製剤	▶殺鼠 ▶ねずみの駆除、殺滅又は防止
【殺虫剤】 ▶衛生のためにするはえ、蚊、のみ等の衛生害虫の防除を目的とする製剤	▶殺虫 ▶はえ、蚊、のみ等の駆除又は防止
【忌避剤(虫除け薬)】 ▶はえ、蚊、のみ等の衛生害虫の忌避を目的とする外用剤	▶蚊成虫、ブユ(ブヨ)、サシバエ、ノミ、イエダニ、トコジラミ(ナンキンムシ)等の忌避

(b) 医薬品から医薬部外品へ移行した製品群
① 平成16年に移行した製品群(新範囲医薬部外品)

	効能効果の範囲
【健胃薬】 ▶胃のもたれ、食欲不振、食べすぎ、飲みすぎ等の諸症状を改善することを目的とする内用剤(煎じて使用するものを除く)	▶食欲不振(食欲減退)　▶胃弱 ▶胃部膨満感・腹部膨満感　▶消化不良　▶食べすぎ ▶飲みすぎ　▶胸やけ　▶胃もたれ　▶胸つかえ ▶吐きけ　▶胃のむかつき ▶むかつき(二日酔い、悪酔い時を含む)　▶嘔気　▶悪心 ▶嘔吐　▶栄養補給(妊産婦、授乳婦、虚弱体質者を含む) ▶栄養障害　▶健胃
【整腸薬】 ▶腸内の細菌叢を整え、腸運動を調節することを目的とする内用剤(煎じて使用するものを除く)	▶整腸　▶便通を整える ▶腹部膨満感 ▶便秘 ▶軟便(腸内細菌叢の異常による症状を含む)
【消化薬】 ▶消化管内の食物等の消化を促進することを目的とする内用剤	▶消化促進　▶消化不良　▶食欲不振(食欲減退) ▶食べすぎ(過食)　▶もたれ(胃もたれ)　▶胸つかえ ▶消化不良による胃部膨満感・腹部膨満感

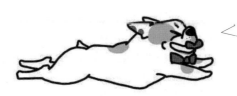

医薬部外品に止瀉薬はないんだ

【健胃消化薬】 ▶食欲不振、消化促進、整腸等の複数の胃腸症状を改善することを目的とする内用剤	▶食欲不振(食欲減退)　▶胃弱 ▶胃部膨満感・腹部膨満感　▶消化不良　▶消化促進 ▶食べすぎ(過食)　▶飲みすぎ　▶胸やけ ▶もたれ(胃もたれ)　▶胸つかえ　▶健胃 ▶むかつき(二日酔い、悪酔い時を含む)　▶嘔気　▶悪心 ▶嘔吐　▶吐きけ ▶栄養補給(妊産婦、授乳婦、虚弱体質者を含む) ▶栄養障害　▶整腸　▶便通を整える　▶便秘 ▶軟便(腸内細菌叢の異常による症状を含む)
【瀉下薬】 ▶腸内に滞留・膨潤することにより、便秘等を改善することを目的とする内用剤	▶便通を整える(整腸)　▶軟便　▶腹部膨満感 ▶便秘　▶痔　▶下痢軟便の繰り返し ▶便秘に伴う頭重・のぼせ・肌あれ・吹き出物・食欲不振(食欲減退)・腹部膨満感　▶腸内異常発酵
【ビタミン含有保健薬】 ▶ビタミン、アミノ酸その他身体の保持等に必要な栄養素の補給等を目的とする内用剤	▶滋養強壮　▶虚弱体質 ▶胃腸障害、栄養障害、産前産後、小児・幼児の発育期、偏食児、食欲不振、肉体疲労、妊娠授乳期、発熱性消耗性疾患、病後の体力低下、病中病後の場合の栄養補給
【カルシウム含有保健薬】 ▶カルシウムの補給等を目的とする内用剤(用時調整して使用するものを除く)	▶妊娠授乳期・老年期・発育期のカルシウム補給 ▶虚弱体質の場合の骨歯の発育促進 ▶骨歯の脆弱防止(妊娠授乳期) ▶カルシウム不足 ▶カルシウム補給(栄養補給、妊娠授乳期) ▶腺病質 ▶授乳期及び小児発育期のカルシウム補給源
【生薬主剤保健薬】 ▶虚弱体質、肉体疲労、食欲不振、発育期の滋養強壮等を目的とする生薬配合内用剤(煎じて使用するものを除く)	▶虚弱体質　▶肉体疲労　▶病中病後・病後の体力低下 ▶胃腸虚弱　▶食欲不振　▶血色不良　▶冷え症 ▶発育期の滋養強壮
【鼻づまり改善薬】 ▶胸又はのど等に適用することにより、鼻づまりやくしゃみ等のかぜに伴う諸症状の緩和を目的とする外用剤(蒸気を吸入して使用するものを含む)	▶鼻づまり、くしゃみ等のかぜに伴う諸症状の緩和
【殺菌消毒薬】 ▶手指及び皮膚の表面又は創傷部に適用することにより、殺菌すること等を目的とする外用剤(絆創膏を含む)	▶手指・皮膚の殺菌・消毒 ▶外傷の消毒・治療・殺菌作用による傷の化膿の防止 ▶一般外傷・擦傷　▶切傷の殺菌・消毒 ▶傷面の殺菌・消毒 ▶きり傷・すり傷・さし傷・かき傷・靴ずれ・創傷面の殺菌・消毒・被覆

【しもやけ・あかぎれ用薬】 ▶手指、皮膚又は口唇に適用することにより、しもやけや唇のひびわれ・ただれ等を改善することを目的とする外用剤	▶ひび　▶あかぎれ　▶手指のひび ▶皮膚のあれ ▶皮膚の保護 ▶手指のひらのあれ ▶ひじ・ひざ・かかとのあれ ▶かゆみ　▶かゆみどめ ▶しもやけ　▶口唇のひびわれ・ただれ ▶口唇炎 ▶口角炎
【含嗽薬】 ▶口腔内又はのどの殺菌、消毒、洗浄等を目的とするうがい用薬(適量を水で薄めて用いるものに限る)	▶口腔内・のど(咽頭)の殺菌・消毒・洗浄 ▶口臭の除去
【コンタクトレンズ装着薬】 ▶ソフトコンタクトレンズ又はハードコンタクトレンズの装着を容易にすることを目的とするもの	▶ソフトコンタクトレンズ又はハードコンタクトレンズの装着を容易にする
【いびき防止薬】 ▶いびきの一時的な抑制・軽減を目的とする点鼻剤	▶いびきの一時的な抑制・軽減
【口腔咽喉薬】 ▶のどの炎症による痛み・はれの緩和等を目的とするトローチ剤、口腔用スプレー剤・塗布剤	▶のどの炎症によるのどの痛み・のどのはれ・のどの不快感・のどのあれ・声がれ ▶口腔内の殺菌・消毒・清浄、口臭の除去

② 平成 11 年に移行した製品群(新指定医薬部外品)

	効能効果の範囲
【のど清涼剤】 ▶のどの不快感を改善することも目的とする内用剤(トローチ剤及びドロップ剤)	▶たん　▶のどの炎症による声がれ　▶のどのあれ ▶のどの不快感　▶のどの痛み　▶のどのはれ
【健胃清涼剤】 ▶胃の不快感の改善を目的とする内用剤(カプセル剤、顆粒剤、丸剤、散剤、舐剤、錠剤、内用液剤)	▶食べすぎ又は飲みすぎによる胃部不快感及び吐きけ(むかつき、胃のむかつき、二日酔い・悪酔いのむかつき、嘔気、悪心)
【さず消毒保護剤】 ▶すり傷、切り傷、さし傷、かき傷、靴ずれ又は創傷面の消毒及び保護を目的とする外用剤(外用液剤、絆創膏類)	▶すり傷　▶切り傷　▶さし傷　▶かき傷　▶靴ずれ ▶創傷面の消毒・保護(被覆)

【外皮消毒剤】 ▶すり傷、きり傷、さし傷、かき傷、靴ずれ、創傷面等の洗浄又は消毒を目的とする外用剤(外用液剤、軟膏剤)	▶すり傷、きり傷、さし傷、かき傷、靴ずれ、創傷面の洗浄・消毒 ▶手指・皮膚の洗浄・消毒
【ひび・あかぎれ用剤】 ▶ひび、あかぎれ等の改善を目的とする外用剤(軟膏剤に限る)	【クロルヘキシジン主剤製剤】 ▶ひび、あかぎれ、すり傷、靴ずれ
	【メントール・カンフル主剤製剤】 ▶ひび、しもやけ、あかぎれ
	【ビタミン AE 主剤製剤】 ▶ひび、しもやけ、あかぎれ、手足のあれの緩和
【あせも・ただれ用剤】 ▶あせも、ただれの改善を目的とする外用剤(外用液剤、軟膏剤)	▶あせも、ただれの緩和・防止
【うおのめ・たこ用剤】 ▶うおのめ、たこの改善を目的とする絆創膏	▶うおのめ ▶たこ
【かさつき・あれ用剤】 ▶手足のかさつき又はあれの改善を目的とする外用剤(軟膏剤に限る)	▶手足のかさつき・あれの緩和
【ビタミン剤】 ▶1 種類以上のビタミンを主体とした製剤であって、肉体疲労時、中高年期等における当該ビタミンの補給に用いることを目的とする内用剤(カプセル剤、顆粒剤、丸剤、散剤、舐剤、錠剤、ゼリー状ドロップ剤、内用液剤)	【ビタミン E 剤】 ▶中高年期のビタミン E の補給
	【ビタミン C 剤】 ▶肉体疲労時、妊娠・授乳期、病中病後の体力低下時又は中高年期のビタミン C の補給 ▶肉体疲労時、病中病後の体力低下時又は中高年期のビタミン EC の補給
【カルシウム補給剤】 ▶1 種類以上のカルシウムを主体とした製剤であって、妊娠授乳期、発育期等におけるカルシウムの補給に用いることを目的とする内用剤(カプセル剤、顆粒剤、散剤、錠剤、内用液剤)	▶妊娠授乳期・発育期・中高年期のカルシウムの補給
【ビタミン含有保健剤】 ▶1 種類以上のビタミンを配合した製剤であって、滋養強壮、虚弱体質等の改善及び肉体疲労などの場合における栄養補給に用いることを目的とする内用剤(カプセル剤、顆粒剤、丸剤、散剤、錠剤、内用液剤)	▶滋養強壮 ▶虚弱体質 ▶肉体疲労・病中病後(又は病後の体力低下)・食欲不振(又は胃腸障害)・栄養障害・発熱性消耗性疾患、妊娠授乳期(又は産前産後)等の場合の栄養補給

③ 平成 8 年に移行した製品群

	効能効果の範囲
【ソフトコンタクトレンズ用消毒剤】 ▶ソフトコンタクトレンズの消毒に用いられる化学消毒剤	▶ソフトコンタクトレンズの消毒

(c) その他の医薬部外品

	効能効果の範囲
【口中清涼剤】 ▶吐きけその他の不快感の防止を目的とする内用剤	▶溜飲　▶悪心・嘔吐 ▶乗物酔い　▶二日酔い ▶宿酔　▶口臭　▶胸つかえ　▶気分不快 ▶暑気あたり
【腋臭防止剤】 ▶体臭の防止を目的とする外用剤	▶わきが(腋臭) ▶皮膚汗臭 ▶制汗
【てんか粉類】 ▶あせも、ただれ等の防止を目的とする外用剤	▶あせも　▶おしめ(おむつ) ▶かぶれ　▶ただれ ▶股づれ　▶かみそりまけ
【育毛剤(養毛剤)】 ▶脱毛の防止及び育毛を目的とする外用剤	▶育毛　▶薄毛　▶かゆみ ▶脱毛の予防 ▶毛生促進　▶発毛促進 ▶ふけ　▶病後・産後の脱毛　▶養毛
【除毛剤】 ▶除毛を目的とする外用剤	▶除毛
【生理処理用ナプキン】 ▶経血を吸収処理することを目的とする綿類(紙綿類を含む)	▶生理処理用
【清浄用綿類】 ▶塩化ベンザルコニウム水溶液又はクロルヘキシジングルコン酸塩水溶液を有効成分とする、衛生上の用に供されることを目的とする綿類(紙綿類を含む)	▶乳児の皮膚又は口腔の清浄又は清拭 ▶授乳時の乳首又は乳房の清浄又は清拭 ▶目、性器又は肛門の清浄又は清拭
【染毛剤(脱色剤、脱染剤を含む)】 ▶毛髪の染色、脱色又は脱染を目的とする外用剤 　※毛髪を単に物理的に染色するものは含まない	▶染毛 ▶脱色 ▶脱染

【パーマネント・ウェーブ用剤】 ▶毛髪のウェーブ等を目的とする外用剤	▶毛髪にウェーブをもたせ、保つ ▶くせ毛、ちぢれ毛又はウェーブ毛髪をのばし、保つ
【薬用化粧品類】 ▶化粧品としての使用目的を併せて有する化粧品類似の剤形の外用剤 　※化粧品の使用目的は、人の身体を清潔にし、美化し、魅力を増し、容貌を変え、又は皮膚もしくは毛髪を健やかに保つことである(法第2条第3項)	【シャンプー・リンス】 ▶ふけ・かゆみを防ぐ ▶毛髪・頭皮の汗臭を防ぐ ▶毛髪・頭皮を清浄にする ▶毛髪の水分・脂肪を補い保つ ▶裂毛・切毛・枝毛を防ぐ ▶毛髪・頭皮をすこやかに保つ ▶毛髪をしなやかにする
	【化粧水・クリーム・乳液・化粧用油、パック】 ▶肌あれ ▶あれ性 ▶あせも・しもやけ・ひび・あかぎれ・にきびを防ぐ ▶油性肌 ▶カミソリまけを防ぐ ▶日やけによるシミ・そばかすを防ぐ ▶日やけ・雪やけ後のほてり ▶肌をひきしめる ▶肌を清浄にする ▶肌を整える ▶皮膚をすこやかに保つ ▶皮膚にうるおいを与える ▶皮膚を保護する ▶皮膚の乾燥を防ぐ
	【ひげそり用剤】 ▶カミソリまけを防ぐ ▶皮膚を保護し、ひげを剃りやすくする
	【日やけ止め剤】 ▶日やけ・雪やけによる肌あれを防ぐ ▶日やけ・雪やけを防ぐ ▶日やけによるシミ・そばかすを防ぐ、皮膚を保護する
【薬用石けん(洗顔料を含む)】 ▶化粧品としての使用目的を併せて有する石けん類似の剤形の外用剤	【殺菌剤主剤製剤】 ▶皮膚の清浄・殺菌・消毒 ▶体臭・汗臭及びにきびを防ぐ
	【消炎剤主剤製剤】 ▶皮膚の清浄 ▶にきび・カミソリまけ及び肌あれを防ぐ

【薬用歯みがき類】 ▶化粧品としての使用目的を併せて有する歯みがきと類似の剤形の外用剤、洗口することを目的とするもの(洗口液)	【ブラッシングにより歯を磨くことを目的とするもの】 ▶歯周炎(歯槽膿漏)の予防 ▶歯肉炎(歯齦炎)の予防 ▶歯石の形成及び沈着を防ぐ ▶むし歯の発生及び進行の予防 ▶口臭又はその発生の防止 ▶タバコのやに除去　▶歯がしみるのを防ぐ ▶歯を白くする　▶口中を浄化する ▶口中を爽快にする　▶むし歯を防ぐ
	【口に含みすすいで、吐き出した後ブラッシングにより歯を磨くことを目的とするもの】 ▶歯周炎(歯槽膿漏)の予防 ▶歯肉(齦)炎の予防 ▶むし歯の発生及び進行の予防 ▶口臭又はその発生の防止 ▶歯を白くする　▶口中を浄化する ▶口中を爽快にする　▶むし歯を防ぐ
	【洗口することを目的とするもの】 ▶口臭又はその発生の防止 ▶口中を浄化する ▶口中を爽快にする
【浴用剤】 ▶原則としてその使用法が浴槽中に投入して用いられる外用剤(浴用石けんを除く)	▶あせも　▶荒れ性　▶打ち身 ▶肩のこり　▶くじき　▶肩の凝り ▶神経痛　▶湿疹　▶しもやけ ▶痔　▶冷え症　▶腰痛 ▶リウマチ　▶疲労回復 ▶ひび　▶あかぎれ ▶産前産後の冷え症　▶にきび

人体に対する作用が緩和な染毛剤であって、毛髪に化学反応を起こして染色するものは、医薬部外品なんじゃ

毛髪の構造(タンパク質の構造)に影響を与えるからの

一方、毛髪をカラーコーティングして"単に色を乗っける"だけの染毛料は、化粧品じゃ

毛髪の構造に影響を与えないからの

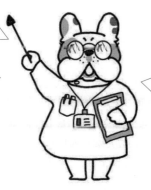

別表4－2　化粧品の効能効果の範囲

(1) 頭皮、毛髪を清浄にする	(31) 肌にツヤを与える
(2) 香りにより毛髪、頭皮の不快臭を抑える	(32) 肌を滑らかにする
(3) 頭皮、毛髪をすこやかに保つ	(33) ひげを剃りやすくする
(4) 毛髪にはり、こしを与える	(34) ひげそり後の肌を整える
(5) 頭皮、頭髪にうるおいを与える	(35) あせもを防ぐ(打粉)
(6) 頭皮、毛髪のうるおいを保つ	(36) 日やけを防ぐ
(7) 毛髪をしなやかにする	(37) 日やけによるシミ、ソバカスを防ぐ
(8) クシどおりをよくする	(38) 芳香を与える
(9) 毛髪のつやを保つ	(39) 爪を保護する
(10) 毛髪につやを与える	(40) 爪をすこやかに保つ
(11) フケ、カユミがとれる	(41) 爪にうるおいを与える
(12) フケ、カユミを抑える	(42) 口唇の荒れを防ぐ
(13) 毛髪の水分、油分を補い保つ	(43) 口唇のキメを整える
(14) 裂毛、切毛、枝毛を防ぐ	(44) 口唇にうるおいを与える
(15) 髪型を整え、保持する	(45) 口唇をすこやかにする
(16) 毛髪の帯電を防止する	(46) 口唇を保護する、口唇の乾燥を防ぐ
(17) (汚れをおとすことにより)皮膚を清浄にする	(47) 口唇の乾燥によるカサツキを防ぐ
	(48) 口唇を滑らかにする
(18) (洗浄により)ニキビ、アセモを防ぐ(洗顔料)	(49) ムシ歯を防ぐ(使用時にブラッシングを行う歯みがき類)
(19) 肌を整える	(50) 歯を白くする(使用時にブラッシングを行う歯みがき類)
(20) 肌のキメを整える	
(21) 皮膚をすこやかに保つ	(51) 歯垢を除去する(使用時にブラッシングを行う歯みがき類)
(22) 肌荒れを防ぐ	
(23) 肌をひきしめる	(52) 口中を浄化する(歯みがき類)
(24) 皮膚にうるおいを与える	(53) 口臭を防ぐ(歯みがき類)
(25) 皮膚の水分、油分を補い保つ	(54) 歯のやにを取る(使用時にブラッシングを行う歯みがき類)
(26) 皮膚の柔軟性を保つ	
(27) 皮膚を保護する	(55) 歯石の沈着を防ぐ(使用時にブラッシングを行う歯みがき類)
(28) 皮膚の乾燥を防ぐ	
(29) 肌を柔らげる	(56) 乾燥による小ジワを目立たなくする
(30) 肌にはりを与える	

※「補い保つ」は「補う」又は「保つ」との効能でも可とする

※「皮膚」と「肌」の使い分けは可とする

※（　　）は、効能に含めないが、使用形態から考慮して限定するものである

※「化粧くずれを防ぐ」「小じわを目立たなくみせる」「みずみずしい肌に見せる」等のメーキャップ効果、「清涼感を与える」「爽快にする」等の使用感等を表示し、広告することは事実に反しない限り認められている

別表４－３　特定保健用食品：これまでに認められている主な特定の保健の用途

表示内容	保健機能成分
おなかの調子を整える等	▶各種オリゴ糖 ▶ラクチュロース ▶ビフィズス菌 ▶各種乳酸菌 ▶食物繊維(難消化性デキストリン、ポリデキストロース、グアーガム分解物、サイリウム種皮等)
血糖値が気になる方に適する、食後の血糖値の上昇を緩やかにする等の血糖値関係	▶難消化性デキストリン ▶小麦アルブミン ▶グアバ葉ポリフェノール ▶L－アラビノース等
血圧が高めの方に適する等の血圧関係	▶ラクトトリペプチド ▶カゼインドデカペプチド ▶杜仲葉配糖体(ベニポシド酸) ▶サーデンペプチド等
コレステロールが高めの方に適する等のコレステロール関係	▶キトサン ▶大豆たんぱく質 ▶低分子化アルギン酸ナトリウム
歯の健康維持に役立つ等の歯関係	▶パラチノース ▶マルチトール ▶エリスリトール等
コレステロール＋おなかの調子、中性脂肪＋コレステロール等	▶低分子化アルギン酸ナトリウム ▶サイリウム種皮等
骨の健康維持に役立つ等の骨関係	▶大豆イソフラボン ▶MBP(乳塩基性たんぱく質)等
カルシウム等の吸収を高める等のミネラルの吸収関係	▶クエン酸リンゴ酸カルシウム ▶カゼインホスホペプチド ▶ヘム鉄 ▶フラクトオリゴ糖等
食後の血中中性脂肪が上昇しにくい又は身体に脂肪がつきにくい等の中性脂肪関係	▶難消化性デキストリン等

（参考）主な情報入手先

(独)国立健康・栄養研究所 「健康食品」の安全性・有効性情報	https://hfnet.nibiohn.go.jp/

別表 4 - 4　栄養機能食品：栄養機能表示と注意喚起表示

栄養成分	栄養機能表示	注意喚起表示
亜鉛 （あえん）	▶亜鉛は、味覚を正常に保つのに必要な栄養素です ▶亜鉛は、皮膚や粘膜の健康維持を助ける栄養素です ▶亜鉛は、たんぱく質・核酸（かくさん）の代謝に関与して、健康の維持に役立つ栄養素です	▶本品は、多量摂取により疾病が治癒したり、より健康が増進するものではありません ▶亜鉛の摂りすぎは、銅の吸収を阻害するおそれがありますので、過剰摂取にならないよう注意してください ▶1日の摂取の目安を守ってください ▶乳幼児・小児は本品の摂取を避けてください
カルシウム	▶カルシウムは、骨や歯の形成に必要な栄養素です	▶本品は、多量摂取により疾病が治癒したり、より健康が増進するものではありません
鉄	▶鉄は、赤血球を作るのに必要な栄養素です	▶1日の摂取目安量を守ってください
銅	▶銅は、赤血球の形成を助ける栄養素です ▶銅は、多くの体内酵素の正常な働きと骨の形成を助ける栄養素です	▶本品は、多量摂取により疾病が治癒したり、より健康が増進するものではありません ▶1日の摂取目安量を守ってください ▶乳幼児・小児は本品の摂取を避けてください
マグネシウム	▶マグネシウムは、骨の形成や歯の形成に必要な栄養素です ▶マグネシウムは、多くの体内酵素の正常な働きとエネルギー産生を助けるとともに、血液循環を正常に保つのに必要な栄養素です	▶本品は、多量摂取により疾病が治癒したり、より健康が増進するものではありません ▶多量に摂取すると軟便(下痢)になることがあります ▶1日の摂取目安量を守ってください ▶乳幼児・小児は本品の摂取を避けてください
ナイアシン	▶ナイアシンは、皮膚や粘膜の健康維持を助ける栄養素です	▶本品は、多量摂取により疾病が治癒したり、より健康が増進するものではありません ▶1日の摂取目安量を守ってください
パントテン酸	▶パントテン酸は、皮膚や粘膜の健康維持を助ける栄養素です	
ビオチン	▶ビオチンは、皮膚や粘膜の健康維持を助ける栄養素です	
ビタミンA	▶ビタミンAは、夜間の視力の維持を助ける栄養素です ▶ビタミンAは、皮膚や粘膜の健康維持を助ける栄養素です	▶本品は、多量摂取により疾病が治癒（ちゆ）したり、より健康が増進するものではありません ▶1日の摂取目安量を守ってください ▶妊娠 3 ヶ月以内又は妊娠を希望する女性は過剰摂取にならないよう注意してください

β－カロテン（ビタミン A の前駆体）	▶β－カロテン[†]は、夜間の視力の維持を助ける栄養素です ▶β－カロテンは、皮膚や粘膜の健康維持を助ける栄養素です	▶本品は、多量摂取により疾病が治癒したり、より健康が増進するものではありません ▶1 日の摂取目安量を守ってください
ビタミン B1	▶ビタミン B1 は、炭水化物からのエネルギー産生と皮膚や粘膜の健康維持を助ける栄養素です	▶本品は、多量摂取により疾病が治癒したり、より健康が増進するものではありません ▶1 日の摂取目安量を守ってください
ビタミン B2	▶ビタミン B2 は、皮膚や粘膜の健康維持を助ける栄養素です	
ビタミン B6	▶ビタミン B6 は、たんぱく質からのエネルギーの産生と皮膚や粘膜の健康維持を助ける栄養素です	
ビタミン B12	▶ビタミン B12 は、赤血球の形成を助ける栄養素です	
ビタミン C	▶ビタミン C は、皮膚や粘膜の健康維持を助けるとともに、抗酸化作用を持つ栄養素です	
ビタミン D	▶ビタミン D は、腸管のカルシウムの吸収を促進し、骨の形成を助ける栄養素です	
ビタミン E	▶ビタミン E は、抗酸化作用により、体内の脂質を酸化から守り、細胞の健康維持を助ける栄養素です	
葉酸	▶葉酸は、赤血球の形成を助ける栄養素です ▶葉酸は、胎児の正常な発育に寄与する栄養素です	▶本品は、多量摂取により疾病が治癒したり、より健康が増進するものではありません ▶1 日の摂取目安量を守ってください ▶本品は、胎児の正常な発育に寄与する栄養素ですが、多量摂取により胎児の発育が良くなるものではありません

解説

●「β－カロテン」　ビタミン A の前駆体であるβ－カロテンは、ビタミン A 源の栄養機能食品として、ビタミン A と同様に栄養機能表示が認められています。ただし、β－カロテンはビタミン A に換算して 1/12 であるため、「妊娠 3 ヶ月以内又は妊娠を希望する女性は過剰摂取にならないように注意してください」という旨の注意喚起表示は不要とされています。

医薬品の適正使用・安全対策

学習ポイント！

◎ 医薬品の添付文書及び製品表示の記載内容について理解すること

◎ 医薬品の安全性情報の収集、評価、提供の仕組みについて理解すること

◎ 医薬品副作用被害救済制度の仕組みについて理解すること

◎ 過去に実施された一般用医薬品の安全対策の事例について理解すること

◎ 別表 5-1 の「してはいけないこと」について理解すること

◎ 別表 5-2 の「相談すること」について理解すること

5 I 医薬品の適正使用情報

　医薬品は、効能・効果、用法・用量、起こり得る副作用等の適正使用情報†を伴って初めて医薬品としての機能を発揮する。

　要指導医薬品又は一般用医薬品の場合、その医薬品のリスク区分に応じた販売又は授与する者その他の医薬関係者†から提供された情報に基づき、一般の生活者が購入して自己の判断で使用するものであるため、添付文書や製品表示に記載されている適正使用情報は、その適切な選択、適正な使用を図る上で特に重要である。

　適正使用情報の記載は、一般の生活者に理解しやすい平易な表現でなされているが、その内容は一般的・網羅的なものとならざるをえない。

　そのため、医薬品の販売等に従事する専門家においては、購入者等への情報提供及び相談対応を行う際に、添付文書や製品表示に記載されている内容を的確に理解した上で、その医薬品を購入し、又は使用する個々の生活者の状況に応じて、記載されている内容から、積極的な情報提供が必要と思われる事項に焦点を絞り、効果的かつ効率的な説明がなされることが重要である。

解説

● 「適正使用情報」　医薬品の適正な使用のために必要な情報のこと

● 【参考】「リスク区分に応じた販売又は授与する者その他の医薬関係者」　これは、要指導医薬品や一般用医薬品となるべき医薬品の基本的な性格を表現したものです。実際に要指導医薬品の指定を受けた医薬品については、薬剤師が情報提供及び指導を行います。薬剤師以外の者は情報提供及び指導を行うことができません。他方、一般用医薬品となった医薬品の情報提供については、薬剤師又は登録販売者が行います。それ以外の者は情報提供を行うことができません。

要指導医薬品、一般用医薬品及び薬局製造販売医薬品には、添付文書又はその容器もしくは被包に、用法、用量その他使用及び取扱い上の必要な注意等の記載が義務づけられている(法第52条第2項)。

a.　一般用医薬品の添付文書の記載項目

① 改訂年月	▶一般用医薬品を含めて、医薬品の添付文書の内容は変わるものであり、医薬品の有効性・安全性等に係る新たな知見、使用に係る情報に基づき、必要に応じて随時改訂がなされている ▶添付文書の重要な内容が変更された場合には、改訂年月とともに改訂された箇所が明示され、以前からその医薬品を使用している人が、添付文書の変更箇所に注意を払うことができるようになっている
② 添付文書の必読及び保管に関する事項	▶添付文書の販売名の上部に「使用にあたって、この説明文書を必ず読むこと。また、必要なときに読めるよう大切に保存すること」等の文言が記載される ▶添付文書は必要なときにいつでも取り出して読むことができるように保管する 　※実際に使用する人やその時の状態等によって留意するべき事項が異なってくるため、添付文書は開封時に一度目を通せば十分というものではない ▶専門家から直接情報提供を受けた購入者以外の家族等がその医薬品を使用する際には、添付文書に目を通し、使用上の注意等に留意して適正に使用する ▶一般用医薬品を使用した人が医療機関を受診する際には、その添付文書を持参し、医師や薬剤師に見せて相談する

添付文書は定期的に改訂されるものではなく、必要に応じて随時改訂されるんだ

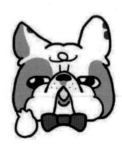

③ 販売名、薬効名及びリスク区分	▶通常の医薬品では、承認を受けた販売名が記載される ▶販売名に薬効名が含まれているような場合(例：△△胃腸薬)、薬効名の記載は省略されることがある 　※薬効名とは、その医薬品の薬効又は性質が簡潔な分かりやすい表現で示されたものをいう ▶各製品のリスク区分が記載される ▶一般用検査薬の場合、「販売名、薬効名及びリスク区分」ではなく「販売名及び使用目的」と記載される
④ 製品の特徴	▶医薬品を使用する人に、その製品の概要を分かりやすく説明することを目的として記載される 　※概要を知るために必要な内容が簡潔に記載される
⑤ 使用上の注意	▶「してはいけないこと〈P487〉」「相談すること〈P489,491〉」「その他の注意〈P492〉」から構成される ▶適正使用のために重要と考えられる項目が前段に記載される ▶枠囲い、文字の色やポイントを替えるなど他の記載事項と比べて目立つように記載される ▶「使用上の注意」「してはいけないこと」「相談すること」の各項目の見出しには、それぞれ例示された標識的マークが付されていることが多い ⚠ 使用上の注意　⊗ してはいけないこと　🧍 相談すること
⑥ 効能又は効果	▶一般の生活者が自ら判断できる症状、用途等が記載される ▶効能又は効果に関連する注意事項がある場合は、「効能又は効果」の項目に続けて、これと区別して記載される ▶「効能又は効果」ではなく「適応症」と記載される場合もある ▶一般用検査薬の場合、「効能又は効果」ではなく「使用目的」と記載される

⑦ 用法及び用量	▶年齢区分、1回用量、1日の使用回数等が、一般の生活者に分かりやすく表形式で示されるなど工夫して記載される
	▶小児の使用が認められない年齢区分(使用年齢の制限)がある場合は、当該年齢区分に当たる小児に使用させない旨が記載される
	▶用法・用量に関連する注意事項†がある場合は、「用法及び用量」の項目に続けて、これと区別して記載される
	※点眼剤に類似した容器に収められた外用液剤では、取り違え事故の防止のため、その容器本体に赤枠・赤字で「目に入れない」旨の文字、「水虫薬」の文字など、点眼薬と区別可能な表示が目立つように記載される
	▶一般用検査薬の場合、「用法及び用量」ではなく「使用方法」と記載される
⑧ 成分及び分量	▶有効成分の名称†(一般的名称のあるものについては、その一般的名称)及び分量が記載される
	▶有効成分と併せて、添加物†も記載される(一般用検査薬等を除く)
	▶配合成分に関連する注意事項†がある場合は、「成分及び分量」の項目に続けて、これと区別して記載される
	▶一般用検査薬の場合、「成分及び分量」ではなく「キットの内容及び成分・分量」と記載される
	※妊娠検査薬では、専門家による購入者等への情報提供の参考として、検出感度も併せて記載される
⑨ 病気の予防・症状の改善につながる事項†	▶その医薬品の適用となる症状等に関連して、医薬品の使用のみに頼ることなく症状の予防・改善につながる事項が、一般の生活者に分かりやすく記載される場合がある
	▶必須記載†ではない

解説

- 「用法・用量に関連する注意事項」　例えば、定められた用法・用量を厳守する旨、剤形・形状に由来する必要な注意、正しい使用方法に関する注意、誤りやすい使用方法の指摘、小児に使用させる場合の注意が該当します。
- 「有効成分の名称」　有効成分が不明なものである場合は、その本質(原材料)及び製造方法の要旨が記載されます。
- 「添加物」　積極的な薬効を期待して配合されているわけではなく、製剤としての品質、有効性及び安全性を高めることを目的としています。アレルギーの原因となり得ることが知られている添加物(例：黄色4号)が配合されている場合、その成分に対するアレルギーの既往歴がある人は使用を避けなければなりません。
- 「添加物」　現在のところ、製薬業界の自主申し合わせに基づいて、添付文書及び

外箱に記載がなされています。

● 「添加物」　添加物の名称ではなく、用途名(例：香料、pH 調整剤、等張化剤)で記載されている場合もあります。

● 「添加物」　商取引上の機密にあたる添加物の場合は、「その他 n 成分」(n は記載から除いた添加物の成分数)と記載されることもあります。

● 「添加物」　『してはいけないこと』『相談すること』への記載に伴って情報提供、相談対応が必要となる場合を除き、添加物について購入者等から説明を求められることは通常ありませんが、もし質問があった場合には、製造販売元の製薬企業に問い合わせる等の対応を行う必要があります。

● 「配合成分に関連する注意事項」　例えば、尿や便が着色することがある旨(例：ビタミン B2 は尿を黄色にする、鉄製剤は便を黒色にする)の注意、尿や便の検査値に影響を与えることがある旨(セネガ、オンジは糖尿病の検査値に影響を与える)の注意が該当します。

● 「病気の予防・症状の改善につながる事項」　“養生訓”とも呼ばれ、日常生活上どのようなことに心がけるべきか等の事項が該当します。

● 【参考】「必須記載」　法令(法第 52 条第 2 項)ではなく、通知(平成 23 年 10 月 14 日薬食発 1014 第 6 号)で記載を求めている事項については、『義務記載』ではなく、「必須記載」と表現されます。例えば、消費者相談窓口は、『義務記載』ではなく、「必須記載」となります。

⑩　保管及び取扱い上の注意	【保管条件に関する注意】 ▶直射日光の当たらない(湿気の少ない)涼しい場所に(密栓して)保管すること 　※医薬品は、適切な保管がなされないと化学変化や雑菌の繁殖等を生じることがある ▶シロップ剤は、変質しやすいため、開封後冷蔵庫内に保管することが望ましい 　※凍結すると変質したり、効力が減弱する場合がある 　※家庭における誤飲事故を避けるため、医薬品は食品と区別して、誰しもが分かるように保管する ▶錠剤、カプセル剤、散剤では、取り出したときに室温との急な温度差で湿気を帯びるおそれがあるため、冷蔵庫内での保管は不適当である
	【小児に関する注意】 ▶小児の手の届かないところに保管すること 　※乳・幼児は好奇心が強く、すぐ手を出して口の中に入れることがある ▶家庭内において、小児が容易に手に取れる場所(例：病人の枕元)、手が届かないと思っても小児の目につく場所に医薬品が置かれていた場合に、誤飲事故が多く報告されている

	【容器の入れ替えに関する注意】 ▶誤用の原因になったり品質が変わるため、医薬品は他の容器に入れ替えないこと ▶医薬品を旅行や勤め先等へ携行するために別の容器へ移し替えると、日時が経過して中身がどんな医薬品であったか分からなくなり、誤用の原因となるおそれがある ▶医薬品を移し替えた容器が湿っていたり、汚れていたりした場合には、適切な品質を保持できなくなるおそれがある
	【共用に関する注意】 ▶他の人と共用しないこと ▶点眼薬では、複数の使用者間で使い回されると、使用に際して薬液に細菌汚染があった場合に別の使用者に感染するおそれがある
	【消防法・高圧ガス保安法に基づく注意】 ▶以下の製品の容器には、それぞれの法律に基づく注意事項の表示が義務づけられており、添付文書においても「保管及び取扱い上の注意」として記載される | 危険物に該当する製品(可燃性ガスを噴射剤としているエアゾール製品、消毒用アルコール等)	消防法 | |---|---|
エアゾール製品	高圧ガス保安法	
⑪ 消費者相談窓口	▶製造販売業者†において購入者等からの相談に応じるための窓口担当部門の名称、電話番号、受付時間等が記載される
⑫ 製造販売業者の名称及び所在地	▶製造販売業の許可を受け、その医薬品について製造責任を有する製薬企業の名称及び所在地†が記載される ▶販売を他社に委託している場合には、販売を請け負っている販社等の名称、所在地も併せて記載されることがある

- 「製造販売業者」　製造販売元の製薬企業のこと
- 「所在地」　医薬品の製造販売業に係る業務を担当する主たる事務所(例：事業本部)の所在地が記載されます。

b. 「してはいけないこと」

　使用上の注意の「してはいけないこと」には、守らないと症状が悪化する事項、副作用又は事故等が起こりやすくなる事項が記載されている。

　一般用検査薬の場合†は、その検査結果のみで確定診断はできないので、判定が陽性であれば速やかに医師の診断を受ける旨が記載されている。

● 「一般用検査薬の場合」　一般用黄体形成ホルモンキット(排卵日予測の補助を目的とする一般用検査薬)では、検査結果が陰性であっても確実に避妊できるものではないので、避妊目的で使用できないことを周知徹底するよう求められている。

①「次の人は使用(服用)†しないこと」〈P519〉	▶アレルギーの既往†歴、症状や状態、基礎疾患、年齢、妊娠の可能性の有無、授乳の有無等からみて重篤な副作用を生じる危険性が特に高いため、使用を避けるべき人について、生活者が自らの判断で認識できるように記載される
	▶その医薬品では改善が期待できない症状等や、使用によって状態が悪化するおそれのある疾病や症状で、一般の生活者において誤って使用されやすいものがある場合等にも、適正使用を図る観点から記載がなされる
	▶重篤な副作用として、ショック(アナフィラキシー)、皮膚粘膜眼症候群、中毒性表皮壊死融解症、喘息等が掲げられている医薬品では、「アレルギーの既往歴がある人等は使用しないこと」と記載される
	▶小児が使用した場合に特異的な有害作用のおそれがある成分を含有する医薬品では、通常、「次の人は使用(服用)しないこと」の項に「15歳未満の小児」、「6歳未満の小児」等と記載される
②「次の部位には使用しないこと」〈P527〉	▶使用を避けるべき患部の状態、適用部位等に分けて、簡潔に記載される
	▶局所に適用する医薬品は、患部の状態によっては症状を悪化させたり、誤った部位に使用すると副作用を生じたりするおそれがある

● 【参考】「使用(服用)」　通常は『使用』とし、内服薬の場合に適宜『服用』と読み替えます。

● 【参考】「既往」　過去に罹患したことがあるが、現在は治癒している状態のこと

③「本剤を使用(服用)している間は、次の医薬品を使用(服用)しないこと」〈P527〉	▶併用すると作用の増強、副作用等のリスクの増大が予測されるものについて注意を喚起し、使用を避けるなど適切な対応が図られるように記載される ※要指導医薬品又は一般用医薬品には、複数の有効成分が配合されている場合が多く、使用方法や効能・効果が異なる医薬品同士でも、同一成分又は類似の作用を有する成分が重複することがある ▶医療用医薬品との併用については、「相談すること」の項において、「医師(又は歯科医師)の治療を受けている人」等と記載される ※医療機関で治療を受けている人が、治療のために処方された医薬品の使用を自己判断で控えることは適当でない
④ その他「してはいけないこと」	▶副作用又は副作用により誘発される事故の防止を図るため、避けるべき事項が記載される ▶小児では通常当てはまらない内容もあるが、小児に使用される医薬品においても、その医薬品の配合成分に基づく一般的な注意事項として記載される
	【服用後、乗物又は機械類の運転操作をしないこと】〈P524〉 ▶その医薬品に配合されている成分の作用によって眠気や異常なまぶしさ等が引き起こされると、重大な事故につながるおそれがあるため、その症状の内容と注意事項が記載される
	【授乳中の人は本剤を服用しないか、本剤を服用する場合は授乳を避けること】〈P523〉 ▶体に吸収されると一部が乳汁中に移行して、乳児に悪影響を及ぼすおそれがあることが知られている成分が配合された医薬品において記載される
	【服用前後は飲酒しないこと】〈P526〉 ▶摂取されたアルコールによって、医薬品の作用の増強、副作用を生じる危険性の増大等が予測される場合に記載される
	【長期連用しないこと／○日以上(継続して)使用(服用)しないこと／症状があるときのみの使用にとどめ、連用しないこと】〈P524〉 ▶連用すると、副作用等が現れやすくなる成分、効果が減弱して医薬品に頼りがちになりやすい成分、比較的作用の強い成分が配合されている場合に記載される ▶症状が改善したか否かによらず、漫然と使用し続けることは避ける

c. 使用前に「相談すること」

医薬品を使用する前に、その使用の適否について、専門家に相談した上で適切な判断がなされるべきである場合に記載される。

①「医師(又は歯科医師)の治療を受けている人」〈P539〉	▶医師又は歯科医師の治療を受けている場合は、治療を行っている医師又は歯科医師にあらかじめ相談して、要指導医薬品又は一般用医薬品の使用の適否について判断を仰ぐ ▶何らかの薬剤の投与等の処置がなされており、その人の自己判断で要指導医薬品又は一般用医薬品が使用されると、治療の妨げとなったり、医師又は歯科医師から処方された薬剤(医療用医薬品)と同種の有効成分の重複や相互作用等を生じることがある ▶医療用医薬品を使用している場合は、その薬剤を処方した医師もしくは歯科医師、又は調剤を行った薬剤師に相談する
②「妊婦又は妊娠していると思われる人」〈P529〉	▶胎児への影響や妊娠という特別な身体状態を考慮して、一般的に、妊婦への医薬品の使用には慎重を期す必要がある ▶「してはいけないこと」の項で「次の人は使用(服用)しないこと」と記載されている場合とは異なり、必ずしもヒトにおける具体的な悪影響が判明しているものでない 　※妊婦における使用経験に関する科学的データは限られているため、安全性の評価が困難とされている場合が多い ▶一般の生活者の自己判断による医薬品の使用は、最低限にとどめることが望ましく、既に妊娠が判明し定期的な産科検診を受けている場合には、担当医師に相談するよう説明する
③「授乳中の人」〈P530〉	▶摂取した医薬品の成分の一部が乳汁中に移行することが知られているが、「してはいけないこと」の項で「授乳中の人は本剤を服用しないか、本剤を服用する場合は授乳を避けること」と記載するほどでない場合に記載される ▶購入者等から相談があったときには、乳汁中に移行する成分やその作用等について、適切な説明がなされる必要かある

④「高齢者†」〈P531〉	▶一般に高齢者は、加齢に伴い副作用等を生じるリスクが高まる傾向にあり、また、何らかの持病（基礎疾患）を抱えていることが多い ▶65歳以上の年齢であっても、どの程度リスクが増大しているかを年齢のみから一概（いちがい）に判断することは難しいため、専門家に相談しながら個々の状態に応じて、その医薬品の使用の適否について慎重な判断がなされるべきである ▶使用する場合には、副作用等に留意する
⑤「薬などによりアレルギー症状を起こしたことがある人」〈P532〉	▶その医薬品を使用してアレルギー症状を起こしたことはなくても、他の医薬品でアレルギーの既往歴がある人や、アレルギー体質の人は、一般にアレルギー性の副作用を生じるリスクが高いため、その医薬品の使用の適否について慎重な判断がなされるべきである ▶やむを得ず使用する場合には、アレルギー性の副作用の初期症状等に留意する
⑥「次の症状がある人」〈P532〉	▶その医薬品の使用の適否について、一般の生活者において適切な判断を行うことが必ずしも容易でなく、軽率な使用がなされると、状態の悪化や副作用等を招きやすい症状や、その状態等によっては医療機関を受診することが適当と考えられる場合に記載される 　※その医薬品では改善が期待できないにもかかわらず、一般の生活者が誤って使用してしまいやすい症状についても記載される ▶専門家に相談しながら、個々の状態に応じて慎重な判断がなされるべきであり、症状の内容や程度によっては、要指導医薬品又は一般用医薬品の使用によらず、医療機関を受診するべきである
⑦「次の診断を受けた人」〈P534〉	▶現に医師の治療を受けているか否かによらず、その医薬品が使用されると状態の悪化や副作用等を招きやすい基礎疾患等が記載される ▶その医薬品の使用の適否について、専門家に相談しながら、個々の状態に応じて慎重な判断がなされるべきである ▶使用する場合には、基礎疾患への影響等に留意する ▶医師の治療を受けている場合には、治療を行っている医師に相談するよう説明する

解説

● 「高齢者」　使用上の注意では、おおよその目安として65歳以上

490

d. 使用後に「相談すること」

医薬品を使用した後に、いったん使用を中止した上で、適切な対応が円滑に図られる必要がある場合に記載される。

① 副作用と考えられる症状を生じた場合	一般的な副作用[†]	「使用(服用)後、次の症状[†]が現れた場合」
	まれに発生する重篤な副作用[†]	「まれに下記の重篤な症状が現れることがあります。その場合は直(ただ)ちに医師の診療を受けること」

① (続き)
- ▶まず、一般的な副作用について、関係部位別に症状が記載される。その後に続けて、まれに発生する重篤な副作用について、副作用名ごとに症状が記載される
- ▶一般的な副作用として記載されている症状であっても、発疹(ほっしん)や発赤(ほっせき)などのように、重篤な副作用の初期症状である可能性があるものも含まれているので、軽んじることのないよう説明がなされることが重要である
- ▶重篤な副作用については、重大な結果につながることを回避するため、その初期段階において速やかに医師の診療を受ける必要がある

② 薬理作用等から発現が予測される軽微な症状がみられた場合
- ▶各医薬品の薬理作用等から発現が予測され、容認される軽微な症状(例:抗ヒスタミン薬による眠気)であるが、症状の持続又は増強がみられた場合には、いったん使用を中止した上で専門家に相談する旨が記載される

③ 一定期間又は一定回数[†]使用したあとに症状の改善が見られない場合
- ▶その医薬品の適用範囲でない疾患による症状や、合併症が生じている可能性がある場合に記載される
  - ※その医薬品の適用となる症状の性質にかんがみて、要指導医薬品又は一般用医薬品で対処できる範囲を超えており、医師の診療を受けることが必要な場合もある
- ▶漢方処方製剤では、ある程度の期間継続して使用されることにより効果が得られるとされているものが多いが、長期連用する場合は専門家に相談する旨が記載される
  - ※この記載がない漢方処方製剤は、短期の使用に限られるものである
- ▶一般用検査薬では、検査結果が陰性であっても何らかの症状がある場合は、再検査するか又は医師に相談する旨が記載される

●「一般的な副作用」　重篤ではないものの、そのまま使用を継続すると状態の悪化を招いたり、回復が遅れるおそれのある副作用のこと

●【参考】「次の症状」　医薬品の使用を続けると症状が重くなったり、症状が長く続くおそれのある副作用の初期症状について、一般の生活者が判断できるように記載されます。

●「重篤な副作用」　入院相当以上の健康被害につながるおそれがある副作用のこと

●【参考】「一定期間又は一定回数」　可能な限り具体的な数値で記載されます。

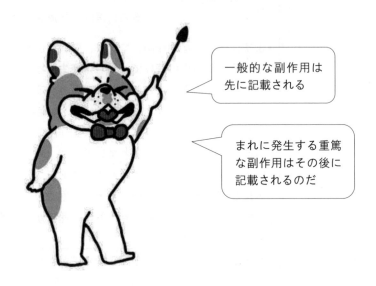

e. 「その他の注意†」

容認される軽微な症状は、「次の症状が現れることがある」と記載される。

●【参考】「その他の注意」　『してはいけないこと』や『相談すること』に分類されない『使用上の注意』が記載されます。

2 製品表示の読み方

a. 直接の容器等・外箱等の法定表示事項の製品表示

医薬品の製品表示として、毒薬[†]・劇薬[†]又は要指導医薬品[†]であることを示す表示や、一般用医薬品[†]のリスク区分を示す表示等の法定表示事項(法第 44 条、第 50 条等)が記載されている。

解説

- ●「毒薬」 黒地に白枠、白字により、その品名及び「毒」の文字が表示されます。
- ●「劇薬」 白地に赤枠、赤字により、その品名及び「劇」の文字が表示されます。
- ●【参考】「要指導医薬品」 要指導医薬品である旨を示す識別表示として、「要指導医薬品」の文字が、黒枠の中に黒字で記載されていなければなりません。
- ●【参考】「一般用医薬品」 以下のように表示されます。
  - ○ 第一類医薬品 ― 「第 1 類医薬品」の字句
  - ○ 指定第二類医薬品 ― 第②類医薬品
  - ○ 第二類医薬品 ― 「第 2 類医薬品」の字句
  - ○ 第三類医薬品 ― 「第 3 類医薬品」の字句

b. 添付文書等の法定記載事項の製品表示

　医薬品の製品表示として、医薬品の適切な選択、適正な使用に資する様々な情報も記載され、医薬品によっては、「用法、用量その他使用及び取扱い上必要な注意(法第52条第2項)」等の記載を、添付文書ではなく、外箱等†に行っている場合がある。

　また、添付文書は、通常、外箱等の中に封入されていることから、"購入者等が購入後に製品を開封し、添付文書をみて初めて、自分(又は家族)にとって適当な製品でなかったことが分かる"といった事態等を防ぐため、添付文書のみならず外箱等にも、医薬品の適切な選択に資する事項として効能・効果、用法・用量、添加物として配合されている成分†が記載される。

　このほか、添付文書の「使用上の注意」から、次に掲げる事項が記載されている。

① 「してはいけないこと」の項において、副作用や事故等が起きる危険性を回避するために記載されている内容	▶以下の内容が該当する ・「次の人は使用(服用)しないこと」 ・「次の部位には使用しないこと」 ・「授乳中は本剤を服用しないか、本剤を服用する場合は授乳を避けること」 ・「服用後、乗物又は機械類の運転操作をしないこと」 ▶1回服用量中 0.1mL を超えるアルコールを含有する内服液剤(滋養強壮を目的とするもの†)では、アルコールを含有する旨及びその分量が記載される(例：アルコール含有△mL 以下)
② 添付文書の必読に関する事項	▶「使用にあたって添付文書をよく読むこと」と記載される ▶包装中に封入されている医薬品(内袋を含む)だけが取り出され、"添付文書が読まれない"といったことのないように記載される
③ 専門家への相談勧奨に関する事項	▶症状、体質、年齢等からみて副作用による危険性が高い場合や、医師又は歯科医師の治療を受けている一般の生活者が自己判断で使用することが不適当な場合に記載される ▶記載スペースが狭小な場合には「使用が適さない場合があるので、使用前には必ず医師、歯科医師、薬剤師又は登録販売者に相談してください」等と記載される

④「保管及び取扱い上の注意」の項のうち、医薬品の保管に関する事項	▸購入者によっては、購入後すぐ開封せずにそのまま保管する場合や持ち歩く場合があるため、添付文書を見なくても適切な保管がなされるよう、医薬品の容器や包装にも、保管に関する注意事項が記載される ▸適切な保存条件の下で、製造後3年を超えて性状及び品質が安定であることが確認されている医薬品では、使用期限の法的な表示義務はない。ただし、流通管理等の便宜上、外箱等に記載されるのが通常となっている ▸配置販売される医薬品の場合、「使用期限」ではなく「配置期限」と記載される場合がある ▸製品表示された「使用期限」は、未開封状態で保管された場合に品質が保持される期限である 　※いったん開封された製品の場合、表示記載されている期日まで品質が保証されないことがある ▸購入後、開封されてからどの程度の期間品質が保持されるかについては、包装形態や個々の使用状況、保管状況等によって異なってくるため、購入者等から質問等があったときは、それらを踏まえて適切に説明する

解説

●「外箱等」　医薬品を収める直接の容器又は被包が小売りのために包装されている場合において、その外部の容器又は被包のこと
●「添加物として配合されている成分」　外箱等の記載スペースは限られることから、安全対策上重要な添加物(例：アレルギーの原因となり得ることが知られているもの)のみを記載し、『(これら以外の)添加物成分は、添付文書をご覧ください』としている場合があります。なお、有効成分については、直接の容器等・外箱等の法定表示事項(法第50条等)として表示されます。
●「滋養強壮を目的とするもの」　生薬成分の抽出や有効成分の溶解補助のためにアルコールが使用されますが、製剤技術的にアルコールの低減・除去が困難な場合があります。有効成分としてアルコールが含まれているわけではありません。

Ｑ　「法的な表示義務はない」とありますが、使用期限の表示義務のない医薬品は、永遠に使ってもよいということでしょうか？

Ａ　永遠に使えるわけではありません。使用期限の表示の義務のない医薬品の使用期限は、原則、製造後3年です。

C. 消防法・高圧ガス保安法等に基づく製品表示

　医薬品の製品表示には、医薬品医療機器等法の規定に基づくもののほか、次のようなものがある。

危険物に該当する製品(可燃性ガスを噴射剤としているエアゾール製品、消毒用アルコール等)	【消防法に基づく注意事項】 ▶「火気厳禁」等
エアゾール製品	【高圧ガス保安法に基づく注意事項】 ▶「高温に注意」、使用ガスの名称等
【資源の有効な利用の促進に関する法律に基づく識別表示】 ▶容器包装の識別マーク	

> Q 資源の有効な利用の促進に関する法律に基づく容器包装の識別マークとはどのようなものですか?
>
> A 【参考】以下のようなマークです。
>
> プラスチック製容器包装
飲料・酒類・特定調味料用のPETボトルを除く
>
> 紙製容器包装
飲料用紙パック(アルミ不使用のもの)と段ボール製のものを除く
>
> 飲料・酒類・特定調味料用のPETボトル
>
> 飲料用スチール缶
>
> 飲料用アルミ缶

3　安全性情報の提供　

情報の提供 (法第68条の2の5 第1項)	医薬品の製造販売業者等は、医薬品の有効性及び安全性に関する事項その他医薬品の適正な使用のために必要な情報を収集し、検討するとともに、薬局開設者、店舗販売業者、配置販売業者及びそこに従事する薬剤師や登録販売者に対して、提供するよう努めなければならない

　製造販売業者等による情報提供がなされる場合において、広範囲の医薬関係者へ速やかに伝達する必要があるときは、関係機関・関係団体の協力及び行政庁の関与の下、周知が図られている。安全性情報の提供媒体として、次に掲げるものがある。

①　緊急安全性 　情報	▶医薬品、医療機器又は再生医療等製品について緊急かつ重大な注意喚起や使用制限に係る対策が必要な状況にある場合に、厚生労働省からの命令、指示、製造販売業者の自主決定等に基づいて作成される　※製造販売業者が作成する ▶1ヶ月以内に以下の方法で情報伝達される 　◂製造販売業者及び行政当局による報道発表 　◂総合機構の医薬品医療機器情報配信サービス(PMDAメディナビ)による配信 　◂製造販売業者から医療機関や薬局等への直接配布 　◂ダイレクトメール、ファックス、電子メール等 ▶A4サイズの黄色地の印刷物で、イエローレター[†]とも呼ばれる ▶医療用医薬品や医家向け医療機器についての情報伝達である場合が多い 　※小柴胡湯による間質性肺炎(平成8年3月)のように、一般用医薬品に関する緊急安全性情報が発出されたこともある
②　安全性速報	▶医薬品、医療機器又は再生医療等製品について一般的な使用上の注意の改訂情報よりも迅速な注意喚起や適正使用のための対応[†]の注意喚起が必要な状況にある場合に、厚生労働省からの命令、指示、製造販売業者の自主決定等に基づいて作成される 　※製造販売業者が作成する ▶1ヶ月以内に以下の方法で情報伝達される 　◂総合機構の医薬品医療機器情報配信サービス(PMDAメディナビ)による配信 　◂製造販売業者から医療機関や薬局等への直接配布 　◂ダイレクトメール、ファクシミリ、電子メール等 ▶A4サイズの青色地の印刷物で、ブルーレターとも呼ばれる

解説

- ●【参考】「イエローレター」　従前は"ドクターレター"と呼ばれていましたが、平成23年に安全性速報制度が新設されたことに伴い、"イエローレター"という呼称に改められました。
- ●【参考】「適正使用のための対応」　注意の周知と徹底、臨床検査の実施等に関する対応が該当します。

③ 医薬品・医療機器等安全性情報 〈P540〉	▶医薬品(一般用医薬品を含む)や医療機器等による重要な副作用、不具合等に関する情報を厚生労働省がとりまとめたもの ▶医薬関係者向けに広く情報提供が行われている ▶以下の内容が掲載される 　◂医薬品の安全性に関する解説記事 　◂使用上の注意の改訂内容 　◂主な対象品目 　◂参考文献(重要な副作用等に関する改訂については、その根拠となった症例の概要も紹介) ▶各都道府県、保健所設置市、特別区、関係学会等に冊子が送付されるほか、厚生労働省ホームページや総合機構ホームページに掲載されるとともに、医学・薬学関係の専門誌に転載される
④ 総合機構ホームページ	▶総合機構ホームページには、添付文書情報、医薬品・医療機器等安全性情報等が掲載される ▶要指導医薬品及び一般用医薬品に関連して、以下の情報が掲載される。 　◂厚生労働省が製造販売業者等に指示した緊急安全性情報、「使用上の注意」の改訂情報 　◂製造販売業者等や医療機関等から報告された、医薬品による副作用が疑われる症例情報 　◂医薬品の承認情報 　◂医薬品等の製品回収に関する情報 　◂一般用医薬品及び要指導医薬品の添付文書情報 　◂患者向医薬品ガイド 　◂その他、厚生労働省が医薬品等の安全性について発表した資料 ▶総合機構では、医薬品・医療機器の安全性に関する特に重要な情報が発出されたときは、総合機構ホームページに掲載するとともに、その情報をPMDAメディナビで配信している 　※PMDAメディナビは誰でも利用可能であり、最新の情報を入手することができる

4　安全性情報の活用

情報の活用 (法第 68 条の 2 の 5 第 3 項)	薬局開設者、店舗販売業者、配置販売業者及び医薬品の販売に従事する薬剤師や登録販売者は、医薬品の適正な使用を確保するため、相互の密接な連携の下に、製造販売業者等から提供される情報の活用その他必要な情報の収集、検討及び利用を行うことに努めなければならない

a.　添付文書情報の活用

　令和 3 年 8 月 1 日から、医療用医薬品への紙の添付文書の同梱を廃止し、注意事項等情報[†]は電子的な方法により提供されることとなった。

　具体的には、医療用医薬品の容器又被包には、その注意事項等情報を入手するために必要な符号[†]を記載することが求められている。この符号をスマートフォン等のアプリケーションで読み取ることで、総合機構ホームページで公表されている最新の添付文書等の情報にアクセスすることが可能である。

　一方で、一般用医薬品等[†]は、消費者が直接購入するものであり、その使用時に添付文書情報の内容を直ちに確認できる状態を確保する必要があるため、引き続き紙の添付文書が同梱されている。

　なお、医薬品の販売等に従事する専門家においては、総合機構ホームページに掲載されている最新の添付文書等の情報から、医薬品の適切な選択、適正な使用が図られるよう、購入者等に対して情報提供を行うことが可能である。

- ●【参考】「注意事項等情報」　用法、用量その他使用及び取扱い上の必要な注意等の事項のこと
- ●「注意事項等情報を入手するために必要な符号」　バーコード又は二次元コードのこと
- ●【参考】「一般用医薬品等」　一般用医薬品のほか、要指導医薬品及び薬局製造販売医薬品が該当します。

【購入者への情報提供】

　一般的には、「してはいけないこと」の項に記載された内容のうち、その医薬品を実際に使用する人(購入者本人とは限らない)に当てはまると思われる事項や、「相談すること」の項に記載された内容のうち、その医薬品を実際に使用する人における副作用の回避、早期発見につながる事項等が、積極的な情報提供のポイントとなる。

　また、購入者等が抱く疑問等に対する答えは、添付文書に記載されていることも多く、そうした相談への対応においても、添付文書情報は有用といえる。

　購入者等への情報提供の実効性を高める観点から、購入後、その医薬品を使い終わるまで、添付文書等をいつでも取り出して読むことができるように大切に保存するよう説明することも重要である。

b.　製品表示情報の活用

　添付文書情報が事前に閲覧できる環境が整っていない場合は、外箱等の製品表示から読み取れる適正使用情報を有効に活用し、購入者等に対して適切な情報提供を行うことが一層重要になる。

　要指導医薬品、第一類医薬品及び第二類医薬品は、その副作用等により日常生活に支障を来す程度の健康被害が生ずるおそれがあるものであり、これらの区分に分類されている旨を製品表示から判別できることによって、副作用等の回避、早期発見のため必要な注意事項に自ずと関心が向けられ、積極的な情報提供を行う側も受ける側も、その意義や必要性を認識することができる。

　第三類医薬品は、製品表示からその製品が医薬品であることが明確となることにより、その本質として、適正に使用された場合であっても身体の変調・不調が起こり得ることや、添付文書を必ず読む意義、用法・用量等を守って適正に使用する必要性等を、その医薬品を購入し使用する一般の生活者が認識することができる。

　また、使用上の注意に記載される内容は、その医薬品に配合されている成分に由来していることが多いため、配合成分の製品表示から、添付文書の使用上の注意の内容をある程度読み取ることも可能である。

c.　インターネット情報の取扱い

　添付文書や外箱表示(製品表示)の記載内容が改訂された場合、その改訂内容が反映された製品が流通し、購入者等の目に触れるようになるまでには一定の期間を要する。一般の生活者の健康への意識・関心の高まりに伴って、医薬品の有効性や安全性等に関する情報に対するニーズが多様化・高度化する傾向にある。そこで、医薬品の販売等に従事する専門家においては、常に最新の知見に基づいた適切な情報提供を行うため、得られる情報を積極的に収集し、専門家としての資質向上に努めることが求められる。

　情報通信技術の発展・普及に伴って、一般の生活者においても、医薬品の有効性、安全性等に関する情報を速やかに入手できるようになり、また、相当専門的な情報にも容易にアクセスできる状況となっている。販売時に専門家から説明された情報を、購入者側において検証することも可能であり、不十分な情報や理解に基づいて情報提供を行った場合には、医薬品の販売等に従事する専門家としての信用・信頼が損なわれることにもつながりかねない。

　その一方で、一般の生活者が接する医薬品の有効性や安全性等に関する情報は、断片的かつ必ずしも正確でない場合も多いため、医薬品の販売等に従事する専門家においては、購入者等に科学的な根拠に基づいた正確なアドバイスを与え、セルフメディケーションを適切に支援することが期待されている。

医薬品の安全対策

　現在、医薬品の市販後の安全対策として、副作用等の情報を収集する制度、収集された安全性情報を評価し適切な措置を講じる体制が整備されているところである。また、医薬品を適正に使用したにもかかわらず生じた健康被害の救済制度が設けられている。

　これらは、これまでの薬害事件が和解により終結した後、その経験や教訓を踏まえて、拡充されてきたものである。

1. 医薬品の副作用情報の収集・評価・措置

　1961 年に起こったサリドマイド薬害事件を契機として、医薬品の安全性に関する問題を世界共通のものとして取り上げる気運が高まり、1968 年、WHO 国際医薬品モニタリング制度†が確立することにつながった。

1　副作用情報の収集

a. 医薬関係者からの副作用等の報告制度

副作用等の報告 （法第 68 条の 10 第 2 項†）	薬局開設者、病院、診療所もしくは飼育動物診療施設の開設者又は医師、歯科医師、薬剤師、登録販売者、獣医師その他の医薬関係者は、医薬品の副作用等によるものと疑われる健康被害の発生を知った場合において、保健衛生上の危害の発生又は拡大を防止するため†必要があると認めるときは、その旨を厚生労働大臣†に報告†しなければならない

解説

- ●「WHO 国際医薬品モニタリング制度」　WHO 加盟各国を中心に、各国自らが医薬品の副作用情報を収集し、評価する体制のこと
- ●【参考】「法第 68 条の 10 第 2 項」　副作用の事例に直接に接する医薬関係者からの情報を広く収集することを目的として設けられた規定です。医薬品、医療機器又は再生医療等製品による健康被害が報告義務の対象となります。
- ●【参考】「危害の発生又は拡大を防止するため」　重篤な事例、添付文書等に掲載されていない事例、頻発している事例等が報告すべき対象となります。
- ●「厚生労働大臣」　報告の徴収権者は厚生労働大臣ですが、報告徴収の事務が総合機構に委託されているため、実務上、報告書は総合機構に提出します（法第 68 条の 13 第 3 項）。
- ●「報告」　医薬品・医療機器等安全性情報報告制度においては、企業からの副作用等の報告制度とは異なり、報告期限は定められていません。

【医薬品・医療機器等安全性情報報告制度[†]】

医薬品・医療機器等安全性情報報告制度は、医薬品の使用や販売等に携わり、副作用等が疑われる事例に直接に接する医薬関係者からの情報を広く収集することによって、医薬品の安全対策のより着実な実施を図ることを目的としている。本制度は、WHO 加盟国の一員として日本が対応した安全対策に係る制度の一つである。

1967 年 3 月	▸約 3,000 の医療機関をモニター施設[†]に指定して、厚生省(当時)が直接副作用報告を受ける「医薬品副作用モニター制度」としてスタートした
1978 年 8 月	▸一般用医薬品による副作用等の情報を収集するため、約 3,000 のモニター薬局[†]で把握した副作用事例等について、定期的に報告が行われるようになった
1997 年 7 月	▸「医薬品等安全性情報報告制度」として拡充された
2002 年 7 月	▸薬事法が改正され、医師や薬剤師等の医薬関係者による副作用等の報告を義務化することにより、副作用等に関する情報の収集体制が一層強化された
2006 年 6 月	▸薬事法改正よる登録販売者制度の導入に伴い、登録販売者が「医薬品・医療機器等安全性情報報告制度」に基づいて報告を行う医薬関係者に位置づけられた

解説

- ●「医薬品・医療機器等安全性情報報告制度」 医薬関係者からの副作用等の報告制度(法第 68 条の 10 第 2 項)の呼称です。
- ●【参考】「モニター施設」 医薬品副作用モニター制度では、国立病院、大学付属病院、公立病院、その他総合病院がモニター施設に指定されました。
- ●【参考】「モニター薬局」 薬局モニター制度では、薬局のみをモニター施設の指定対象とし、医薬品の販売業者は対象外でした。なお、医療機関をモニター施設に指定する『医薬品副作用モニター制度』と、薬局をモニター施設に指定する『薬局モニター制度』は、別の制度です。

b. 企業からの副作用等の報告制度

副作用等の報告 (法第68条の10第1項†)	製造販売業者等は、その製造販売をし、又は承認を受けた医薬品について、その副作用等によるものと疑われる健康被害の発生、その使用によるものと疑われる感染症の発生等を知ったときは、その旨を定められた期限〈P542〉までに厚生労働大臣†に報告しなければならない
情報収集への協力 (法第68条の2の5第2項)	薬局開設者、医療施設の開設者、医薬品の販売業者又は医師、歯科医師、薬剤師その他の医薬関係者(登録販売者を含む)は、製造販売業者等が行う情報収集に協力するよう努めなければならない

　医薬品の市販後においても、常にその品質、有効性及び安全性に関する情報を収集し、また、医薬関係者に必要な情報を提供することが、医薬品の適切な使用を確保する観点からも、企業責任として重要なことである。

- ●【参考】「法第68条の10第1項」　市販後においても常に自社製品の安全性等に注意を払う責務を負う者として、製造販売業者から責任をもった報告を求めるために設けられた規定です。医薬品、医薬部外品、化粧品、医療機器又は再生医療等製品の製造販売業者が報告義務者となっています。
- ●「厚生労働大臣」　報告の徴収権者は厚生労働大臣ですが、報告徴収の事務が総合機構に委託されているため、実務上、報告書は総合機構に提出します(法第68条の13第3項)。

　Ⓠ 「定められた期限」の意味がよくわかりません。

　Ⓐ 法第68条の10第1項の規定に基づく副作用等の報告期限は、別表5−4「企業からの副作用等の報告」〈P542〉に掲載してあるとおりです。
　迅速な措置が必要になるような症例については「スグに(15日以内)報告しなさい」、そうでないものは「ゆっくり(30日以内又は定期報告)でいいよ」としています。あるいは、予測できるものであって非重篤な副作用症例は「報告しなくていいよ」ということになっています。
　医薬品の使用による死亡、市販直後の副作用、これまでの知見では予測できない重篤な副作用については、被害が拡大しないよう迅速な検討、対策が必要になるため、スグに(15日以内)報告するよう求めています。

【副作用・感染症報告制度と感染症定期報告制度】

1979 年	▶「副作用・感染症報告制度[†]」が創設され、製造販売業者等に対して国への副作用等の報告が求められた
1996 年	▶薬事法改正により、「副作用・感染症報告制度」における副作用等の情報収集は、製造販売業者等の義務となった
2003 年 7 月	▶薬事法改正により、血液製剤等の生物由来製品を製造販売する企業に対して、当該製品又は当該製品の原料・材料による感染症に関する最新の論文や知見に基づき、当該企業が製造販売する生物由来製品の安全性について評価し、その成果を定期的に国[†]へ報告する制度[†]が導入された ※副作用・感染症報告制度においても、医薬品等との関連が否定できない感染症に関する症例情報の報告や研究論文等を国に報告する義務が課せられていたが、これとは別に、生物由来製品を製造販売する企業を対象として導入された制度である

解説

- ●【参考】「副作用・感染症報告制度」　企業からの副作用等の報告制度(法第 68 条の10 第 1 項)の呼称です。1979 年の法制化当初は「副作用報告制度」と呼ばれていましたが、1996 年の法改正により感染症報告、外国措置報告が追加され、「副作用・感染症報告制度」という呼称に改められました。

- ●【参考】「国」　報告の徴収権者は厚生労働大臣ですが、報告徴収の事務が総合機構に委託されているため、実務上、報告書は総合機構に提出します(法第 68 条の25 第 3 項)。

- ●【参考】「定期的に国へ報告する制度」　生物由来製品に関する感染症定期報告制度(法第 68 条の 24 第 1 項)のこと。生物由来製品は、人又は生物の細胞、組織等を原材料とするものであることから、たとえ厳しい審査基準を満たして承認を受け、適正な製造管理及び品質管理の下で製造等されたものであっても、有害なウイルス等の潜在(せんざい)を否定することはできません。そこで、生物由来製品の場合、副作用・感染症報告制度(法第 68 条の 10 第 1 項)のみでは安全対策上不十分であるとの認識の下、これを製造販売する企業については、自社の生物由来製品の安全性を評価し、厚生労働大臣に定期的に報告する義務が上乗(うわの)せで課せられています。

【一般用医薬品の承認後の調査】

　一般用医薬品に関して、製造販売業者等には承認後の調査が求められており、副作用等の発現状況等の収集・評価を通じて、承認後の安全対策につなげている。

再審査のための調査	▶既存の医薬品と明らかに異なる有効成分が配合されたものは、再審査制度が適用される 　※いわゆるダイレクトOTC医薬品が対象 ▶再審査制度とは、10年を超えない範囲で厚生労働大臣が承認時に定める一定期間(概ね8年)、承認後の使用成績等を製造販売業者等が集積し、厚生労働省に提出する制度をいう ▶要指導医薬品や一般用医薬品であっても、再審査制度の対象となる
承認条件に基づく安全性調査	▶医療用医薬品で使用されていた有効成分を一般用医薬品で初めて配合したものは、承認条件として、承認後の一定期間(概ね3年)、安全性に関する使用成績の調査と調査結果の報告が求められる 　※いわゆるスイッチOTC医薬品が対象 ▶要指導医薬品についても、同様に調査結果の報告が求められる

2　副作用情報の評価と措置　

製造販売業者等が収集した副作用情報	▶その製造販売業者等において、副作用等の情報が評価・検討され、必要な安全対策が図られる
各制度[†]で国に集められた副作用情報	▶総合機構において専門委員の意見を聴きながら調査検討が行われ、その結果に基づき、厚生労働大臣は、薬事・食品衛生審議会の意見を聴いて、以下のような安全対策上必要な行政措置を講じている 　◂注意喚起のための情報提供(使用上の注意の改訂の指示等) 　◂効能・効果、用法・用量の一部変更の指示 　◂調査・実験の実施の指示 　◂製造・販売の中止 　◂製品の回収

●【参考】「各制度」　医薬品・医療機器等安全性情報報告制度(法第68条の10第2項)、副作用・感染症報告制度(法第68条の10第1項)、生物由来製品に関する感染症定期報告制度(法第68条の24第1項)等のこと

【健康危機管理体制の整備】

　1997 年に厚生省(当時)は、血液製剤による HIV 感染被害を深く反省し、国民の信頼を回復するためには、健康危機管理体制†を抜本的に見直すことが必要であるとの認識に立ち、その体制を整備した。

　国民の生命・健康に関わるという危機意識を常に持ち、事実に対しては予断(よだん)を持って判断することなく真摯(しんし)に受け止め、科学的・客観的な評価を行うとともに、情報の広範な収集、分析の徹底と対応方針の弾力的な見直しに努め、国民に対して情報の速やかな提供と公表を行うことを健康危機管理の基本としている。

●「健康危機管理体制」　医薬品、食中毒、感染症、飲料水等に起因する、国民の生命、健康の安全を脅かす事態に対して、健康被害の発生予防、拡大防止等の対策を迅速に講じていくための体制のこと

2．医薬品・医療機器等安全性情報報告制度の報告の方法

　医薬品・医療機器等安全性情報報告制度(法第 68 条の 10 第 2 項)では、保健衛生上の危害の発生又は拡大を防止するためとの趣旨にかんがみて、医薬品等†によるものと疑われる、身体の変調・不調、日常生活に支障を来す程度の健康被害(死亡を含む)について報告が求められている。

　医薬品の副作用は、「使用上の注意†」に記載されているものだけとは限らない。また、副作用の症状がその医薬品の適応症状と見分けがつきにくい場合†もある。医薬品の販売等に従事する専門家においては、購入者等からの訴(うった)えに素直に耳を傾け、あるいはそのような副作用があるのでないかという、真摯(しんし)な対応がなされることが重要である。

報告の対象	▶医薬部外品、化粧品による健康被害については、自発的な情報協力が要請されている 　※医薬部外品、化粧品は法律上の義務ではないが、医薬品・医療機器等安全性情報報告制度に基づく報告対象に含まれる ▶無承認無許可医薬品、健康食品による健康被害†については、最寄りの保健所に連絡する 　※無承認無許可医薬品、健康食品については、医薬品・医療機器等安全性情報報告制度に基づく報告対象とならない ▶医薬品との因果関係が必ずしも明確でない場合であっても報告の対象となり得る ▶安全対策上必要があると認めるときは、医薬品の過量使用や誤用によるものと思われる健康被害についても報告する

報告の方法	▶報告様式†〈P543〉は、医薬品・医療機器等安全性情報と同様、総合機構ホームページから入手できる ※関係機関・関係団体の協力の下、医学・薬学関係の専門誌等にも報告様式が掲載されている ▶報告様式の記入欄すべてに記入がなされる必要はなく、医薬品の販売等に従事する専門家においては、購入者等(健康被害を生じた本人に限らない)から把握可能な範囲で報告がなされればよい ▶複数の専門家が医薬品の販売等に携わっている場合であっても、医薬品の副作用等によると疑われる健康被害の情報に直接接した専門家1名から報告書が提出されれば十分である ▶報告期限は特に定められていない ※保健衛生上の危害の発生又は拡大防止の観点から報告の必要性を認めた場合においては、適宜速やかに報告する ▶報告書は、郵送、ファクシミリ又は電子メールにより、総合機構に送付する(法第68条の13第3項) ▶報告者に対しては、安全性情報受領確認書が交付される ▶令和3年4月から、総合機構ホームページのウェブサイトに直接入力することによる電子的な報告も可能となった

解説

● 【参考】「医薬品等」　医薬品、医療機器、再生医療等製品が法律上の報告義務の対象となります。医薬部外品、化粧品については法律上の定めはありませんが、自発的に総合機構に報告することが求められています。

●「使用上の注意」　総合機構ホームページでは、製薬企業から報告された、医薬品の副作用が疑われる症例に関する情報を公表しています。使用上の注意に記載されていなくても、それらの中に類似の事例があれば、医薬品による副作用である可能性が考慮されます。なお、疑われる症例に関する情報は、因果関係が評価されているものでないこと、重複が含まれることに留意してください。

●「見分けがつきにくい場合」　例えば、かぜの症状と、かぜ薬の副作用として生じた間質性肺炎の症状は、見分けがつきにくいので注意が必要です。

● 【参考】「無承認無許可医薬品、健康食品による健康被害」　総合機構ではなく、一般の食品の場合と同様、最寄りの保健所に連絡することになります。

●「報告様式」　患者の氏名ではなく、『患者イニシャル』を記載します。

Ｑ　なぜ、医薬品・医療機器等安全性情報報告制度において、医薬部外品、化粧品に関する副作用報告は、義務にも努力義務にもなっていないのですか?

Ａ　【参考】医薬部外品及び化粧品は、一般の小売店でも販売でき、たとえ副作用報告を義務化あるいは努力義務化したところで実効性が期待できないことから、そもそも法律上(法第68条の10第2項)の対象としていないためです。

5 Ⅲ 医薬品の副作用による健康被害の救済

サリドマイド事件、スモン事件等を踏まえて 1979 年に薬事法が改正され、医薬品の市販後の安全対策の強化を図るため、再審査制度[†]・再評価制度[†]の創設、副作用等報告制度の整備、保健衛生上の危害の発生又は拡大を防止するための緊急命令[†]、廃棄・回収命令[†]に関する法整備等がなされた。

また、それらと併せて、医薬品副作用被害救済基金法[†]による救済制度が創設された。

医薬品は、最新の医学・薬学の水準においても予見（よけん）しえない副作用が発生することがあり、また、副作用が起こり得ることが分かっていても、医療上の必要性から使用せざるをえない場合もある。また、副作用による健康被害については、民法によって賠償責任を追及することが難しく、たとえ追求することが出来ても多大な労力と時間を費やさなければならない。

そこで、被害者の迅速な救済を図るため、医薬品副作用被害救済制度が設けられており、医薬品(要指導医薬品、一般用医薬品を含む)を適正に使用したにもかかわらず副作用による一定の健康被害が生じた場合に、医療費等の給付が行われる。

解説

- ●【参考】「再審査制度」　新医薬品について、市販後にあらためて有効性及び安全性を確認する制度です。
- ●【参考】「再評価制度」　使用経験の長い医薬品について、現在の科学水準及び医薬品に求められる現在の役割に照らし合わせて、有効性及び安全性の見直しを図る制度です。
- ●【参考】「緊急命令」　一般的な監視指導方法では保健衛生上の危害の発生・拡大を防ぐことができない場合において、最終的な評価が確定するまでの間、厚生労働大臣が直ちに応急の措置を命令できるという規定です(法第 69 条の 3)。
- ●【参考】「廃棄・回収命令」　無承認無許可医薬品、不良医薬品又は不正表示医薬品の存在が判明した場合において、厚生労働大臣又は都道府県知事等が廃棄、回収等の措置を命令できるという規定です(法第 70 条第 1 項)。
- ●「医薬品副作用被害救済基金法」　救済制度の設置規定は、現在、独立行政法人医薬品医療機器総合機構法(平成 14 年法律第 192 号)に受け継がれています。

医薬品を適正に使用したにもかかわらず発生した副作用による被害者の迅速な救済を図るため、製薬企業の社会的責任に基づく公的制度として、1980 年 5 月より、医薬品副作用被害救済制度の運営が開始された。

請求から給付まで	▶給付請求は、健康被害を受けた本人(又は家族)が、総合機構に対して行う ▶給付請求を受けた場合、医学的薬学的判断を要する事項†について薬事・食品衛生審議会が諮問を受け、厚生労働大臣に答申する ▶薬事・食品衛生審議会の答申を踏まえて、厚生労働大臣が判定した結果に基づいて、医療費、障害年金、遺族年金等の各種給付が行われる
救済給付業務の財源	▶給付費については、製造販売業者から年度ごとに納付される拠出金が充てられる(独立行政法人医薬品医療機器総合機構法第 19 条) ▶事務費については、その 2 分の 1 相当額が国庫補助により賄われている

 ●「医学的薬学的判断を要する事項」 その健康被害が医薬品の副作用によるものかどうか、医薬品が適正に使用されたかどうか等の事項です。

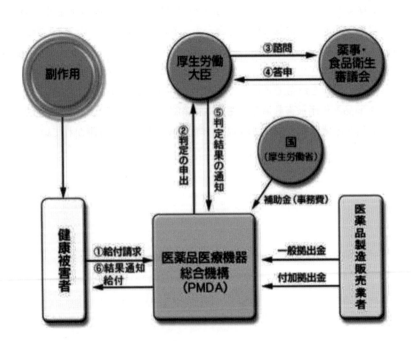

【生物由来製品感染等被害救済制度】

医薬品副作用被害救済制度に加え、2002 年の薬事法改正に際して、生物由来製品感染等被害救済制度†(生物由来製品による感染等被害救済制度)が創設されている。これは、2004 年 4 月 1 日以降に生物由来製品を適正に使用したにもかかわらず、それを介して生じた感染等による疾病、障害又は死亡が生じた場合に、医療費、障害年金、遺族年金等の給付を行い、これにより被害者の迅速な救済を図ることを目的とした制度である。

● 【参考】「生物由来製品感染等被害救済制度」 医薬品副作用被害救済制度の制度設計にあたって、"生物由来製品は、そもそも感染症被害のリスクが高いものであり、それを承知で使用されるものである"ことを考慮し、救済対象から外されました。とはいえ、その後に生物由来製品による感染症被害が社会問題となったことから、"生物由来製品による感染症被害についてもなんとか救済対象に含めてみよう"というように考え直され、別途、生物由来製品感染等被害救済制度が創設されました。

【総合機構のその他業務】

総合機構は、関係製薬企業又は国からの委託を受けて、裁判上の和解が成立したスモン患者に対して健康管理手当や介護費用†の支払業務を行っている。

また、(公財)友愛福祉財団からの委託を受けて、血液製剤による HIV 感染者・発症者に対する健康管理費用の支給等を行っている。

● 【参考】「健康管理手当や介護費用」 スモン訴訟の和解条件に基づき、関係製薬企業と国は、スモン患者に対して健康管理手当や介護費用を支払っています。

2 医薬品副作用被害救済制度の案内

医薬品副作用被害救済制度による被害者の救済には、医薬関係者の理解と協力が不可欠である。

要指導医薬品又は一般用医薬品の使用により副作用を生じた場合であって、その副作用による健康被害が救済給付の対象となると思われたときは、医薬品の販売等に従事する専門家において、健康被害を受けた購入者等に対して救済制度があることや、救済事業を運営する総合機構の相談窓口等を紹介し、相談を促すなどの対応が期待される。

そのためには、救済給付の範囲や給付の種類等に関する一定の知識が必要となる。

a. 給付の種類

給付の種類		請求の期限
医療費	▶医薬品の副作用による疾病[†]の治療に要した費用を実費補償するもの ▶給付額は、健康保険等による給付の額を差し引いた自己負担分	▶医療費の支給の対象となる費用の支払いが行われたときから 5 年以内
医療手当	▶医薬品の副作用による疾病[†]の治療に伴う医療費以外の費用の負担に着目して給付されるもの ▶定額	▶請求に係る医療が行われた日の属する月の翌月の初日から 5 年以内
障害年金	▶医薬品の副作用により一定程度の障害の状態にある 18 歳以上の人の生活補償等を目的として給付されるもの ▶定額	▶請求期限なし
障害児養育年金	▶医薬品の副作用により一定程度の障害の状態にある 18 歳未満の人を養育する人に対して給付されるもの ▶定額	▶請求期限なし
遺族年金	▶生計維持者が医薬品の副作用により死亡した場合に、その遺族の生活の立て直し等を目的として給付されるもの ▶定額 ▶最高 10 年間を限度とする	▶死亡のときから 5 年以内[†]
遺族一時金	▶生計維持者以外の人が医薬品の副作用により死亡した場合に、その遺族に対する見舞等を目的として給付されるもの ▶定額	▶死亡のときから 5 年以内[†]
葬祭料	▶医薬品の副作用により死亡した人の葬祭を行うことに伴う出費に着目して給付されるもの ▶定額	▶死亡のときから 5 年以内[†]

解説

● 「副作用による疾病」　給付の対象は、医療費、医療手当のいずれも、入院治療を必要とする程度の疾病である場合になります。
● 「死亡のときから 5 年以内」　死亡前に医療費、医療手当、障害年金又は障害児養育年金の支給決定があった場合には、死亡のときから 2 年以内になります。
● 「死亡のときから 5 年以内」　当該給付を受けることができる先順位者が死亡した場合には、その先順位者の死亡のときから 2 年以内になります。

b.　救済給付の支給対象範囲

　医薬品副作用被害救済制度は、医薬品を適正に使用したにもかかわらず、副作用によって一定程度以上の健康被害が生じた場合に、医療費等の諸給付を行うものである。

　したがって、救済給付の対象となるためには、添付文書や外箱等に記載されている用法・用量、使用上の注意に従って使用されていることが基本となる。

支給対象	▶医薬品の適正な使用による場合 ▶入院を必要とする程度の健康被害 　※入院治療が必要と認められる場合であって、やむをえず自宅療養を行った場合も含む ▶重い後遺障害[†]が残った場合
支給の対象外	▶医薬品の不適正な使用による場合 ▶医療機関での治療を要さずに寛解したような軽度の健康被害 ▶要指導医薬品又は一般用医薬品では、以下の医薬品による健康被害 　◂殺虫剤・殺鼠剤 　◂殺菌消毒剤(人体に直接使用するものを除く) 　◂一般用検査薬 　◂一部の日局収載医薬品(精製水、ワセリン等) ▶製薬企業に損害賠償責任がある場合(製品不良等) ▶無承認無許可医薬品の使用による健康被害 　※いわゆる健康食品として販売されたもののほか、個人輸入により入手された医薬品も含む

解説

●「重い後遺障害」　日常生活に著しい制限を受ける程度以上の障害のこと

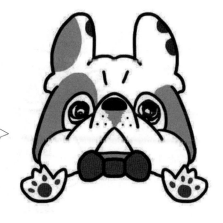

人体に直接使用する殺菌消毒剤による健康被害は、救済給付の対象だよ

C. 救済給付の請求†にあたって必要な書類

要指導医薬品又は一般用医薬品による副作用被害の場合、以下の書類が必要となる。

> ▶医師の診断書
> ▶要した医療費を証明する書類(受診証明書)
> ▶その医薬品を販売等した薬局開設者、医薬品の販売業者が作成した販売証明書†

 解説

● 「救済給付の請求」　医薬品の副作用であるかどうか判断がつきかねる場合でも、給付請求を行うことは可能です。
● 「販売証明書」　医薬品の販売等に従事する専門家においては、販売証明書の発行につき円滑な対応を図る必要があります。

---

3 医薬品 PL センター

医薬品副作用被害救済制度の対象とならないケースのうち、製品不良など、製薬企業に損害賠償責任がある場合は、医薬品 PL センターへの相談が推奨される。

平成 6 年、製造物責任法(PL 法)が国会において成立するに当たり、「裁判によらない迅速、公平な被害救済システムの有効性にかんがみ、裁判外の紛争処理体制を充実強化すること」が衆参両院で附帯決議され、各業界に対して裁判によらない紛争処理機関の設立が求められた。これを受けて、平成 7 年 7 月の PL 法の施行と同時に、日本製薬団体連合会において医薬品 PL センターが開設された。

医薬品 PL センターは、消費者が、医薬品又は医薬部外品に関する苦情(健康被害以外の損害も含まれる)について製造販売元の企業と交渉するに当たって、公平・中立な立場で申立ての相談を受け付け、交渉の仲介や調整・あっせんを行い、裁判によらずに迅速な解決に導くことを目的としている。

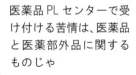

医薬品 PL センターで受け付ける苦情は、医薬品と医薬部外品に関するものじゃ

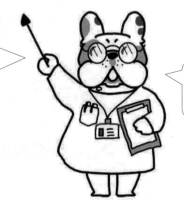

化粧品や医療機器に関する苦情は受け付けんぞ

裁判によらない迅速な解決が目的なんじゃぞ

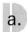

5　IV　一般用医薬品に関する主な安全対策

a.　アンプル入りかぜ薬

1959 年から 1965 年まで	▶解熱鎮痛成分としてアミノピリン、スルピリンが配合された アンプル†入りかぜ薬の使用による重篤な副作用(ショック) で、計 38 名の死亡例が発生した
1965 年	▶アンプル剤は他の剤形(錠剤、散剤等)に比べて吸収が速く、 血中濃度が急速に高値に達するため、通常用量でも副作用を 生じやすいことが確認された ▶厚生省(当時)より関係製薬企業に対し、アンプル入りかぜ薬 製品の回収が要請された
1970 年	▶アンプル剤以外の一般用かぜ薬についても承認基準†が制定 され、成分・分量、効能・効果等が見直された

解説

● 【参考】「アンプル」　ガラス管に薬液を充填し、その後に開口部を熱で溶融して密閉した容器のこと
● 「承認基準」　承認審査の合理化、透明化を図るため、薬効群ごとに、その成分・分量、用法・用量、効能・効果等に関する概括的な基準を定めたもの。現在、かぜ薬のほか、解熱鎮痛薬、鎮咳去痰薬、胃腸薬、瀉下薬、鎮暈薬、眼科用薬、ビタミン主薬製剤、浣腸薬、駆虫薬、鼻炎用点鼻薬、鼻炎用内服薬、外用痔疾用薬、みずむし・たむし用薬、鎮痒消炎薬について、承認基準が制定されています。承認基準に合致しない医薬品(いわゆるスイッチ OTC 医薬品等)の承認申請の場合は、詳細な資料の提出が要求され、有効性、安全性及び品質に関して厳格な審査が行われます。

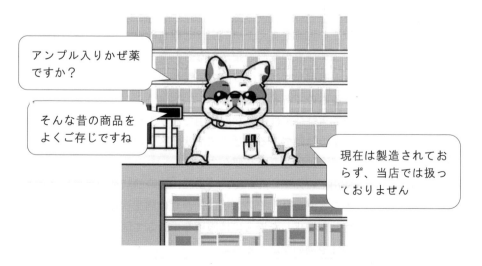

b. 小柴胡湯による間質性肺炎

1991年4月	▶小柴胡湯（しょうさいことう）により間質性（かんしつせい）肺炎を生じるおそれのあることが使用上の注意に記載された
1994年1月	▶小柴胡湯とインターフェロン製剤の併用例による間質性肺炎が報告されたことから、インターフェロン製剤との併用を禁忌（きんき）†とする旨の使用上の注意の改訂がなされた
1996年3月	▶慢性肝炎患者が小柴胡湯を使用して間質性肺炎が発症し、重篤な転帰（てんき）(死亡を含む)に至った例もあったことから、厚生省(当時)より関係製薬企業に対して緊急安全性情報の配布が指示された

解説

- 【参考】「禁忌」　その医薬品を使用してはいけない場合のこと。使用上の注意の『してはいけないこと』に該当します。
- 【参考】「インターフェロン製剤との併用を禁忌」　小柴胡湯との併用が禁忌になっているのは、インターフェロン製剤のうち、インターフェロンαとインターフェロンβです。一般の生活者の場合、どのタイプのインターフェロン製剤で治療が行われているか判らないため、インターフェロン製剤で治療を受けている人は、一般用医薬品の小柴胡湯を使用する前に『相談すること』とされています。

c. 一般用かぜ薬による間質性肺炎

2003年5月まで	▶一般用かぜ薬の使用によると疑われる間質性肺炎の発生が計26例報告された 　※死亡例はなく、いずれも回復又は軽快している ▶使用上の注意において、「5〜6回服用しても症状が良くならない場合には服用を中止して、専門家に相談する」等の注意がなされていた
2003年6月	▶以下の点を踏まえ、一般用かぜ薬全般につき、厚生労働省より使用上の注意の改訂の指示がなされた 　◦一般用かぜ薬は、一般の消費者が自らの選択で購入して使用するものであること 　◦間質性肺炎は重篤な副作用であり、その初期症状は一般用かぜ薬の効能であるかぜの諸症状と区別が難しく、症状が悪化した場合には注意が必要なこと ▶使用上の注意において、「まれに間質性肺炎の重篤な症状が起きることがあり、その症状は、かぜの諸症状と区別が難しいため、症状が悪化した場合には服用を中止して医師の診療を受ける」旨の注意喚起が加えられた

d. PPA 含有医薬品

2000年5月まで	▶PPA(塩酸フェニルプロパノールアミン[†])は、鼻充血(びじゅうけつ)や結膜充血を除去し、鼻づまり等の症状の緩和を目的として、鼻炎用内服薬、鎮咳去痰薬、かぜ薬等に配合されていた
2000年5月	▶米国において、女性が食欲抑制剤(日本での鼻炎用内服薬等における配合量よりも高用量)として使用した場合に、出血性脳卒中の発生リスクとの関連性が高いとの報告がなされた 　※米国の食欲抑制剤には、日本での鼻炎用内服薬等よりも高用量のPPAが配合されていた ▶米国食品医薬品庁(FDA)より、米国内におけるPPA含有医薬品の自主的な販売中止が要請された
2000年11月	▶日本では食欲抑制剤として承認されたPPA含有医薬品がなかったことから、直ちに販売を中止する必要はないと判断された ▶心臓病の人や脳出血の既往(きおう)がある人等はPPA含有医薬を使用しないよう注意喚起が行われた
2003年8月	▶PPAが配合された一般用医薬品による脳出血等の副作用症例が複数報告された 　※いずれも回復又は軽快している ▶副作用症例の多くが用法・用量の範囲を超えた使用又は禁忌(きんき)とされている高血圧症患者の使用によるものであった ▶厚生労働省から関係製薬企業等に対して、使用上の注意の改訂、情報提供の徹底を行うとともに、代替成分としてPSE(プソイドエフェドリン塩酸塩[†])等への速やかな切替えの指示がなされた

解説

- 【参考】「塩酸フェニルプロパノールアミン」　アドレナリン作動成分の一つ。安全性への懸念がその有用性を凌駕(りょうが)していると判断されたため、現在では医薬品として使われていません。
- 【参考】「プソイドエフェドリン塩酸塩」　アドレナリン作動成分の一つ。安全性への懸念が残るものの、その有用性の方が大きいと判断されているため、『高血圧の診断を受けた人は使用しないこと』として注意を促しつつ、現在でも医薬品として使われています。

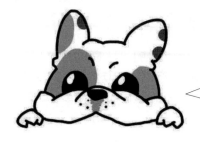

医薬品の価値は、安全性と有用性の兼ね合いで決まるんだね

登録販売者においては、薬剤師とともに一般用医薬品の販売等に従事する医薬関係者(専門家)として、適切なセルフメディケーションの普及定着、医薬品の適正使用の推進のため、医薬品の適正使用のための啓発活動に積極的に参加、協力することが期待されている。

薬と健康の週間	▶医薬品の持つ特質及びその使用・取扱い等について正しい知識を広く生活者に浸透させることにより、保健衛生の維持向上に貢献することを目的とする ▶毎年10月17日〜23日の1週間、国、自治体、関係団体等[†]による広報活動やイベント等が実施されている
「ダメ。ゼッタイ。」 普及運動	▶「6・26国際麻薬乱用撲滅デー」を広く普及し、薬物乱用防止を一層推進することを目的とする ▶毎年6月20日〜7月19日までの1ヶ月間、国、自治体、関係団体等により実施されている

薬物乱用や薬物依存は、違法薬物(麻薬、覚醒剤、大麻等)によるものばかりでなく、一般用医薬品によっても生じ得る。

特に、青少年では、薬物乱用の危険性に関する認識や理解が必ずしも十分でなく、好奇心から身近に入手できる薬物(一般用医薬品を含む)を興味本位で乱用することがある。要指導医薬品又は一般用医薬品の乱用をきっかけとして、違法な薬物の乱用につながることもあり、その場合、乱用者自身の健康[†]を害するだけでなく、社会的な弊害[†]を生じるおそれが大きい。

医薬品の適正使用の重要性等に関して、小中学生のうちからの啓発が重要である。

解説

● 「国、自治体、関係団体等」　法第68条の3において、国、都道府県、保健所を設置する市及び特別区は、関係機関及び関係団体の協力の下に、医薬品、医療機器(及び再生医療等製品)の適正な使用に関する啓発及び知識の普及に努めるものとされています。

● 「一般用医薬品の乱用」　一般用医薬品においても、エフェドリン、コデイン(鎮咳去痰薬に限る)、ジヒドロコデイン(鎮咳去痰薬に限る)、ブロモバレリル尿素、プソイドエフェドリン及びメチルエフェドリン(鎮咳去痰薬のうち、内用液剤に限る)の水和物及びその塩類を有効成分として含有する製剤は、濫用等のおそれのある医薬品として指定されています。

● 「乱用者自身の健康」「社会的な弊害」　大量摂取やアルコールとの同時摂取による急性中毒から転倒、昏睡、死亡などのほか、長期の乱用によって、臓器障害、情緒不安定、対人関係・社会生活上の障害などに至った事例が報告されています。

別表5-1　「してはいけないこと」

(a)「次の人は使用（服用）しないこと」
① アレルギーの既往歴

	主な成分・薬効群等	理由
「本剤又は本剤の成分によりアレルギー症状を起こしたことがある人」	▶かぜ薬　▶解熱鎮痛薬	▶アレルギー症状の既往歴のある人が再度使用した場合、ショック（アナフィラキシー）、皮膚粘膜眼症候群（スティーブンス・ジョンソン症候群）、中毒性表皮壊死融解症（ライエル症候群）等の重篤なアレルギー性の副作用を生じる危険性が高まるため
	▶デキストロメトルファン臭化水素酸塩水和物	
	▶デキストロメトルファンフェノールフタリン塩	
	▶チペピジンクエン酸塩	
	▶チペピジンヒベンズ酸塩	
	▶アミノフィリン水和物	
	▶テオフィリン	
	▶リドカイン　▶リドカイン塩酸塩	
	▶[クロルフェニラミンマレイン酸塩・ベラドンナ総アルカロイド・プソイドエフェドリン塩酸塩・カフェイン]の4成分を含有する鼻炎用内服薬	
	▶[クロルフェニラミンマレイン酸塩・ベラドンナ総アルカロイド・プソイドエフェドリン硫酸塩・カフェイン]の4成分を含有する鼻炎用内服薬	
	▶ヨードチンキを含有するみずむし・たむし用薬	
	▶ポビドンヨードが配合された含嗽薬、口腔咽喉薬、殺菌消毒薬	
	▶ブチルスコポラミン臭化物	
	▶ロペラミド塩酸塩	
	▶メキタジン	
	▶リドカイン、リドカイン塩酸塩、アミノ安息香酸エチル、パラブチルアミノ安息香酸ジエチルアミノエチル塩酸塩（別名：テーカイン）又はジブカイン塩酸塩が配合された外用痔疾用薬（坐薬、注入軟膏）	
「喘息を起こしたことがある人」	▶インドメタシン、フェルビナク、ケトプロフェン又はピロキシカムが配合された外用鎮痛消炎薬	▶喘息発作を誘発するおそれがあるため

519

「本剤又は他のかぜ薬、解熱鎮痛薬を使用(服用)して喘息を起こしたことがある人」	▶アセトアミノフェン、アスピリン、イブプロフェン、イソプロピルアンチピリン等の解熱鎮痛成分	▶アスピリン喘息を誘発するおそれがあるため
「次の医薬品によるアレルギー症状(発疹・発赤、かゆみ、かぶれ等)を起こしたことがある人」 •チアプロフェン酸を含有する解熱鎮痛薬 •スプロフェンを含有する外用鎮痛消炎薬 •フェノフィブラートを含有する高脂血症治療薬	▶ケトプロフェンが配合された外用鎮痛消炎薬	▶接触皮膚炎、光線過敏症を誘発するおそれがあるため
「次の添加物によるアレルギー症状(発疹・発赤、かゆみ、かぶれ等)を起こしたことがある人」 •オキシベンゾン、オクトクリレンを含有する製品(日焼け止め、香水等)		▶接触皮膚炎を誘発するおそれがあるため
「本剤又は本剤の成分、牛乳によるアレルギー症状を起こしたことがある人」	▶タンニン酸アルブミン ▶カゼイン、カゼインナトリウム等(添加物)	▶タンニン酸アルブミンは、乳製カゼインを由来としているため ▶カゼインは牛乳タンパクの主成分であり、牛乳アレルギーのアレルゲンとなる可能性があるため

② 症状・状態

「次の症状がある人」	主な成分・薬効群等	理由
胃酸過多	▶カフェイン、無水カフェイン、カフェインクエン酸塩等のカフェインを含む成分を主薬とする眠気防止薬	▶カフェインが胃液の分泌を亢進し、症状を悪化させるおそれがあるため
前立腺肥大による排尿困難	▶プソイドエフェドリン塩酸塩	▶交感神経刺激作用により、尿の貯留・尿閉を生じるおそれがあるため
激しい腹痛又は吐き気・嘔吐	▶ヒマシ油が配合された瀉下薬	▶急性腹症(腸管の狭窄、閉塞、腹腔内器官の炎症等)の症状である可能性があるため
「患部が化膿している人」「次の部位には使用しないこと」 ・水痘(水ぼうそう) ・みずむし・たむし等 ・化膿している患部	▶ステロイド性抗炎症成分が配合された外用薬	▶細菌等の感染に対する抵抗力を弱めて、感染を増悪させる可能性があるため
	▶インドメタシン、フェルビナク、ケトプロフェン又はピロキシカムが配合された外用薬	▶感染に対する効果はなく、逆に感染の悪化が自覚されにくくなるおそれがあるため

③ 基礎疾患等

「次の診断を受けた人」	主な成分・薬効群等	理由
心臓病	▶プソイドエフェドリン塩酸塩 ▶芍薬甘草湯	▶徐脈又は頻脈を引き起こし、心臓病の症状を悪化させるおそれがあるため
胃潰瘍	▶カフェイン、無水カフェイン、カフェインクエン酸塩等のカフェインを含む成分を主薬とする眠気防止薬	▶胃液の分泌が亢進し、胃潰瘍の症状を悪化させるおそれがあるため
高血圧	▶プソイドエフェドリン塩酸塩	▶交感神経興奮作用により血圧を上昇させ、高血圧を悪化させるおそれがあるため
甲状腺機能障害		▶甲状腺機能亢進症の主症状は交感神経系の緊張等によってもたらされており、交感神経系を興奮させる成分は症状を悪化させるおそれがあるため
糖尿病		▶肝臓でグリコーゲンを分解して血糖値を上昇させる作用があり、糖尿病を悪化させるおそれがあるため

「日常的に不眠の人、不眠症の診断を受けた人」	▶抗ヒスタミン成分を主薬とする催眠鎮静薬(睡眠改善薬)	▶睡眠改善薬は、慢性的な不眠症状に用いる医薬品でないため。医療機関において不眠症の治療を受けている場合には、その治療を妨げるおそれがあるため
その他	主な成分・薬効群等	理由
「透析療法を受けている人」	▶スクラルファート、水酸化アルミニウムゲル、ケイ酸アルミン酸マグネシウム、ケイ酸アルミニウム、合成ヒドロタルサイト、アルジオキサ等のアルミニウムを含む成分が配合された胃腸薬、胃腸鎮痛鎮痙薬	▶長期間服用した場合に、アルミニウム脳症及びアルミニウム骨症（こつしょう）を発症したとの報告があるため
「口の中に傷やひどいただれのある人」	▶クロルヘキシジングルコン酸塩が配合された製剤(口腔内への適応を有する場合)	▶傷やただれの状態を悪化させるおそれがあるため

④ 小児における年齢制限

	主な成分・薬効群等	理由
「15歳未満の小児」	▶アスピリン ▶アスピリンアルミニウム ▶サザピリン ▶プロメタジンメチレンジサリチル酸塩 ▶サリチル酸ナトリウム	▶外国において、ライ症候群の発症との関連性が示唆されているため
	▶プロメタジン塩酸塩等のプロメタジンを含む成分	▶外国において、乳児突然死症候群、乳児睡眠時無呼吸発作のような致命的な呼吸抑制が現れたとの報告があるため
	▶イブプロフェン	▶一般用医薬品では、小児向けの製品はないため
	▶抗ヒスタミン成分を主薬とする催眠鎮静薬(睡眠改善薬)	▶小児では、神経過敏（かびん）、興奮を起こすおそれが大きいため
	▶オキセサゼイン	▶一般用医薬品では、小児向けの製品はないため
	▶ロペラミド	▶外国で乳幼児が過量摂取した場合に、中枢神経系障害、呼吸抑制、腸管壊死に至る麻痺性（まひ）イレウスを起こしたとの報告があるため

| 「6歳未満の小児」 | ▶アミノ安息香酸エチル | ▶メトヘモグロビン血症を起こすおそれがあるため |
| 「3歳未満の小児」 | ▶ヒマシ油類 | ― |

⑤ 妊婦、授乳婦等

	主な成分・薬効群等	理由
「妊婦又は妊娠していると思われる人」	▶ヒマシ油類	▶腸の急激な動きに刺激されて流産・早産を誘発するおそれがあるため
	▶ジフェンヒドラミン塩酸塩を主薬とする催眠鎮静薬(睡眠改善薬)	▶妊娠に伴う不眠は、睡眠改善薬の適用症状でないため
	▶エチニルエストラジオール ▶エストラジオール	▶妊娠中の女性ホルモン成分の摂取によって、胎児の先天性異常の発生が報告されているため
	▶オキセサゼイン	▶妊娠中における安全性は確立されていないため
「出産予定日12週以内の妊婦」	▶アスピリン ▶アスピリンアルミニウム ▶イブプロフェン	▶妊娠期間の延長、胎児の動脈管の収縮・早期閉鎖、子宮収縮の抑制、分娩時出血の増加のおそれがあるため
「授乳中の人は本剤を服用しないか、本剤を服用する場合は授乳を避けること」	▶ジフェンヒドラミン塩酸塩、ジフェンヒドラミンサリチル酸塩等のジフェンヒドラミンを含む成分が配合された内服薬、点鼻薬、坐薬、注入軟膏	▶乳児に昏睡を起こすおそれがあるため
	▶アミノフィリン水和物、テオフィリンが配合された鎮咳去痰薬、鎮暈薬	▶乳児に神経過敏を起こすことがあるため
	▶ロートエキスが配合された内服薬、外用痔疾用薬(坐薬、注入軟膏)	▶乳児に頻脈を起こすおそれがあるため(なお、授乳婦の乳汁分泌が抑制されることがある)
	▶センノシド、センナ、ダイオウ又はカサントラノールが配合された内服薬 ▶ヒマシ油類	▶乳児に下痢を起こすおそれがあるため
	▶コデインリン酸塩水和物 ▶ジヒドロコデインリン酸塩	▶コデインで、母乳への移行により、乳児でモルヒネ中毒が生じたとの報告があるため

(b)「服用後、乗物又は機械類の運転操作をしないこと」

薬効群	主な成分等	懸念される症状
かぜ薬、催眠鎮静薬、乗物酔い防止薬、鎮咳去痰薬、口腔咽喉薬、鼻炎用内服薬、アレルギー用薬、内服痔疾用薬	▶ジフェンヒドラミン塩酸塩、クロルフェニラミンマレイン酸塩等の抗ヒスタミン成分	▶眠気等
かぜ薬、鎮咳去痰薬	▶コデインリン酸塩水和物 ▶ジヒドロコデインリン酸塩	
解熱鎮痛薬、催眠鎮静薬	▶ブロモバレリル尿素 ▶アリルイソプロピルアセチル尿素	
止瀉薬	▶ロペラミド塩酸塩 ▶ロートエキス	
胃腸鎮痛鎮痙薬、乗物酔い防止薬	▶スコポラミン臭化水素酸塩水和物 ▶メチルオクタトロピン臭化物	▶眠気、目のかすみ、異常なまぶしさを生じることがあるため
胃腸薬	▶ピレンゼピン塩酸塩水和物	▶目のかすみ、異常なまぶしさを生じることがあるため
かぜ薬、胃腸鎮痛鎮痙薬、鼻炎用内服薬、乗物酔い防止薬	▶スコポラミン臭化水素酸塩水和物、メチルオクタトロピン臭化物以外の抗コリン成分	

(c) 連用に関する注意

薬効群	主な成分等	理由
かぜ薬、解熱鎮痛薬、抗菌性点眼薬、鼻炎用内服薬、鎮静薬、アレルギー用薬 「長期連用しないこと」	(成分によらず、当該薬効群の医薬品すべてに記載)	▶一定期間又は一定回数使用しても症状の改善がみられない場合は、他に原因がある可能性があるため
外用鎮痛消炎薬 「長期連用しないこと」	▶インドメタシン ▶フェルビナク ▶ケトプロフェン ▶ピロキシカム	
瀉下薬 「連用しないこと」	▶ヒマシ油	
鼻炎用点鼻薬 「長期連用しないこと」	(成分によらず、左記薬効群の医薬品すべてに記載)	▶二次充血、鼻づまり等を生じるおそれがあるため

眠気防止薬 「短期間の服用にとどめ、連用しないこと」	▶カフェイン、無水カフェイン、カフェインクエン酸塩等のカフェインを含む成分	▶眠気防止薬は、一時的に緊張を要する場合に居眠りを防止する目的で使用されるものであり、連用によって睡眠が不要になるというものではなく、短期間の使用にとどめ、適切な睡眠を摂る必要があるため
短期間の服用に限られる漢方生薬製剤 「短期間の服用にとどめ、連用しないこと」	▶グリチルリチン酸二カリウム、グリチルレチン酸、カンゾウ等のグリチルリチン酸を含む成分(1 日用量がグリチルリチン酸として40mg 以上、又はカンゾウとして1 g 以上を含有する場合)	▶偽アルドステロン症を生じるおそれがあるため
外用痔疾用薬(坐薬、注入軟膏) 「長期連用しないこと」		
漢方生薬製剤以外の鎮咳去痰薬、瀉下剤、婦人薬 「長期連用しないこと」		
胃腸薬、胃腸鎮痛鎮痙薬 「長期連用しないこと」	▶スクラルファート、水酸化アルミニウムゲル、ケイ酸アルミン酸マグネシウム、ケイ酸アルミニウム、合成ヒドロタルサイト、アルジオキサ等のアルミニウムを含む成分が配合された胃腸薬、胃腸鎮痛鎮痙薬	▶長期連用により、アルミニウム脳症及びアルミニウム骨症を生じるおそれがあるため
外用痔疾用薬、化膿性皮膚疾患用薬、鎮痒消炎薬、しもやけ・あかぎれ用薬 「長期連用しないこと」	▶ステロイド性抗炎症成分(コルチゾン換算で 1 g 又は 1 mL あたり0.025mg 以上を含有する場合。ただし、坐薬及び注入軟膏では、含量によらず記載)	▶副腎皮質の機能低下を生じるおそれがあるため
漢方製剤 「症状があるときのみの服用にとどめ、連用しないこと」	▶芍薬甘草湯	▶うっ血性心不全、心室頻拍の副作用が現れることがあるため
止瀉薬 「1 週間以上継続して服用しないこと」	▶次没食子酸ビスマス、次硝酸ビスマス等のビスマスを含む成分	▶海外において、長期連用した場合に精神神経症状が現れたとの報告があるため

浣腸薬 「連用しないこと」	（成分によらず、当該薬効群の医薬品に記載）	▶感受性の低下（いわゆる慣れ）が生じて、習慣的に使用される傾向があるため
駆虫薬 「○○以上続けて服用しないこと」 （承認内容により、回数又は日数を記載）		▶過度に服用しても効果が高まることはなく、かえって副作用を生じるおそれがあるため。虫卵には駆虫作用が及ばず、成虫になるのを待つため、1ヶ月以上の間隔を置く必要があるため

(d)「大量に使用（服用）しないこと」

主な成分・薬効群等	理由
▶センナ、センノシド、ダイオウ、カサントラノール、ビサコジル、ピコスルファートナトリウム等の刺激性瀉下成分が配合された瀉下剤	▶腸管粘膜への刺激が大きくなり、腸管粘膜に炎症を生じるおそれがあるため

(e) 乱用に関する注意

	主な成分・薬効群等	理由
「過量服用・長期連用しないこと」	▶コデインリン酸塩水和物、ジヒドロコデインリン酸塩が配合された鎮咳去痰薬(内服液剤)	▶倦怠感や虚脱感等が現れることがあるため ▶依存性・習慣性がある成分が配合されており、乱用事例が報告されているため

(f) 食品との相互作用に関する注意

	主な成分・薬効群等	懸念される相互作用
「服用前後は飲酒しないこと」	▶かぜ薬　▶解熱鎮痛薬	▶肝機能障害、胃腸障害が生じるおそれがあるため
	▶次硝酸ビスマス、次没食子酸ビスマス等のビスマスを含む成分	▶吸収増大による精神神経系障害が生じるおそれがあるため
	▶ブロモバレリル尿素又はアリルイソプロピルアセチル尿素が配合された解熱鎮痛薬、催眠鎮静薬、乗物酔い防止薬	▶鎮静作用の増強が生じるおそれがあるため
	▶抗ヒスタミン成分を主薬とする催眠鎮静薬	
「コーヒーやお茶等のカフェインを含有する飲料と同時に服用しないこと」	▶カフェイン、無水カフェイン、カフェインクエン酸塩等のカフェインを含む成分を主薬とする眠気防止薬	▶カフェインが過量摂取となり、中枢神経系、循環器系等に作用が強く現れるおそれがあるため

(g)「本剤を使用している間は、次の医薬品を使用しないこと」

	主な成分・薬効群等	懸念される相互作用
他の瀉下薬（下剤）	▶茵蔯蒿湯　▶大黄甘草湯　▶大黄牡丹皮湯 ▶麻子仁丸　▶桃核承気湯　▶防風通聖散 ▶三黄瀉心湯　▶大柴胡湯　▶乙字湯(ダイオウを含む場合)　▶瀉下成分が配合された駆虫薬	▶激しい腹痛を伴う下痢等の副作用が現れやすくなるため
ヒマシ油	▶駆虫薬(瀉下成分が配合されていない場合)	▶駆虫成分が腸管内にとどまらず吸収されやすくなるため
駆虫薬	▶ヒマシ油	

(h) その他副作用等を避けるため必要な注意
①「次の部位には使用しないこと」

	主な成分・薬効群等	理由
目や目の周囲、粘膜(例えば、口腔、鼻腔、膣等)	▶みずむし・たむし用薬	▶皮膚刺激成分により、強い刺激や痛みを生じるおそれがあるため
目の周囲、粘膜等	▶外用鎮痒消炎薬(エアゾール剤に限る)	▶エアゾール剤は特定の局所に使用することが一般に困難であり、目などに薬剤が入るおそれがあるため
湿疹、かぶれ、傷口	▶外用鎮痛消炎薬	▶皮膚刺激成分により、強い刺激や痛みを生じるおそれがあるため
陰のう、外陰部等	▶みずむし・たむし用薬	▶角質層が薄いため白癬菌は寄生しにくく、いんきん・たむしではなく陰のう湿疹等、他の病気である可能性があるため ▶皮膚刺激成分により、強い刺激や痛みを生じるおそれがあるため
湿疹		▶湿疹に対する効果はなく、誤って使用すると悪化させるおそれがあるため
湿潤、ただれ、亀裂や外傷のひどい患部	(液剤、軟膏剤又はエアゾール剤の場合)	▶刺激成分により、強い刺激や痛みが現れることがあるため
目の周囲、粘膜、やわらかな皮膚面(首の回り等)、顔面等	▶うおのめ・いぼ・たこ用薬	▶角質溶解作用の強い薬剤であり、誤って目に入ると障害を与える危険性があるため ▶粘膜や首の回り等の柔らかい皮膚面、顔面等に対しては作用が強すぎるため
炎症又は傷のある患部		▶刺激が強く、症状を悪化させるおそれがあるため
ただれ、化膿している患部	▶殺菌消毒薬(液体絆創膏)	▶湿潤した患部に用いると、分泌液が貯留して症状を悪化させることがあるため
湿潤、ただれのひどい患部、深い傷、ひどいやけどの患部	▶バシトラシンが配合された化膿性皮膚疾患用薬	▶刺激が強く、症状を悪化させるおそれがあるため

②「本剤の使用中は、天候にかかわらず、戸外活動を避けるとともに、日常の外出時
も本剤の塗布部を衣服、サポーター等で覆い、紫外線に当てないこと。なお、塗布
後も当分の間、同様の注意をすること」

主な成分・薬効群等	理由
▶ケトプロフェンが配合された外用鎮痛消炎薬	▶使用中又は使用後しばらくしてから重篤な光線過敏症が現れることがあるため

別表 5 - 2　「相談すること」

(a)「妊婦又は妊娠していると思われる人」

主な成分・薬効群等	理由
▶アスピリン、アスピリンアルミニウム、サザピリン、エテンザミド、サリチルアミド、イブプロフェン、イソプロピルアンチピリン、アセトアミノフェンが配合されたかぜ薬、解熱鎮痛薬	▶妊娠末期のラットに投与した実験において、胎児に弱い動脈管の収縮がみられたとの報告があるため ▶アスピリンについては、動物実験(ラット)で催奇形性が現れたとの報告があるため ▶イソプロピルアンチピリンについては、化学構造が類似した他のピリン系解熱鎮痛成分において、動物実験(マウス)で催奇形性が報告されているため
▶ブロモバレリル尿素が配合されたかぜ薬、解熱鎮痛薬、催眠鎮静薬、乗物酔い防止薬	▶胎児障害の可能性があり、使用を避けることが望ましいため
▶ベタネコール塩化物† ▶ウルソデオキシコール酸	―
▶副腎皮質ホルモンが配合された外用痔疾用薬、鎮痒消炎薬	―
▶コデインリン酸塩水和物、ジヒドロコデインリン酸塩が配合されたかぜ薬、鎮咳去痰薬	▶麻薬性鎮咳成分であり、吸収された成分の一部が胎盤関門を通過して胎児へ移行することが知られているため ▶コデインリン酸塩水和物については、動物実験(マウス)で催奇形性が報告されているため
▶瀉下薬(カルボキシメチルセルロースカルシウム、カルボキシメチルセルロースナトリウム、ジオクチルソジウムスルホサクシネート又はプランタゴ・オバタ種皮のみからなる場合を除く) ▶浣腸薬　▶外用痔疾用薬(坐薬、注入軟膏)	▶腸の急激な動きに刺激されて流産・早産を誘発するおそれがあるため

解説

●【参考】「ベタネコール塩化物」　コリン作動成分で、イレウスや慢性胃炎、排尿困難(尿閉)等に用いられます。

(b) 「妊娠 3 ヶ月以内の妊婦、妊娠していると思われる人又は妊娠を希望する人」

主な成分・薬効群等	理由
▶ビタミン A 主薬製剤 ▶ビタミン AD 主薬製剤	▶ビタミン A を妊娠 3 ヶ月前から妊娠 3 ヶ月までの間に栄養補助剤から1日 10,000 国際単位以上を継続的に摂取した婦人から生まれた児に、先天異常(口裂、耳・鼻の異常等)の発生率の増加が認められたとの研究報告があるため

(c) 「授乳中の人」

薬効群等	乳汁中に移行する可能性がある主な成分等
▶かぜ薬 ▶解熱鎮痛薬 ▶鎮咳去痰薬 ▶鼻炎用内服薬 ▶アレルギー用薬	▶メチルエフェドリン塩酸塩 ▶メチルエフェドリンサッカリン塩 ▶トリプロリジン塩酸塩水和物 ▶プソイドエフェドリン塩酸塩 ▶ペントキシベリンクエン酸塩 ▶アスピリン ▶アスピリンアルミニウム ▶イブプロフェン
▶かぜ薬、解熱鎮痛薬、眠気防止薬、乗物酔い防止薬、鎮咳去痰薬(カフェインとして1回分量 100mg 以上を含有する場合)	▶カフェイン ▶無水カフェイン ▶安息香酸ナトリウムカフェイン
▶胃腸鎮痛鎮痙薬 ▶乗物酔い防止薬	▶メチルオクタトロピン臭化物 ▶メチキセン塩酸塩[†] ▶ジサイクロミン塩酸塩
▶外用痔疾用薬(坐薬、注入軟膏)	▶メチルエフェドリン塩酸塩 ▶メチルエフェドリンサッカリン塩
▶止瀉薬	▶ロペラミド塩酸塩
▶婦人薬	▶エチニルエストラジオール ▶エストラジオール

● 【参考】「メチキセン塩酸塩」 抗コリン成分で、副交感神経等のアセチルコリン系神経の過剰興奮に伴う症状(筋肉のこわばり、手のふるえ)を緩和する目的でパーキンソン病治療薬として用いられます。

(d) 「高齢者」

主な成分・薬効群等	理由
▶解熱鎮痛薬	▶効き目が強すぎたり、副作用が現れやすいため
▶鼻炎用内服薬	
▶グリセリンが配合された浣腸薬	
▶メチルエフェドリン塩酸塩、メチルエフェドリンサッカリン塩、プソイドエフェドリン塩酸塩、トリメトキノール塩酸塩水和物、メトキシフェナミン塩酸塩等のアドレナリン作動成分又はマオウが配合された内服薬、外用痔疾用薬(坐薬、注入軟膏)	▶心悸亢進、血圧上昇、糖代謝促進を起こしやすいため
▶グリチルリチン酸二カリウム、グリチルレチン酸又はカンゾウが配合された内服薬、外用痔疾用薬(坐薬、注入軟膏)(1日用量がグリチルリチン酸として 40mg 以上、又はカンゾウとして 1g 以上を含有する場合)	▶偽アルドステロン症を生じやすいため
▶スコポラミン臭化水素酸塩水和物、メチルオクタトロピン臭化物、イソプロパミドヨウ化物等の抗コリン成分又はロートエキスが配合された内服薬、外用痔疾用薬(坐薬、注入軟膏)	▶緑内障の悪化、口渇、排尿困難又は便秘の副作用が現れやすいため

(e) 小児に対する注意

	主な成分	理由
発熱している小児、けいれんを起こしたことがある小児	▶テオフィリン[†] ▶アミノフィリン水和物[†]	▶けいれんを誘発するおそれがあるため
水痘(水ぼうそう)もしくはインフルエンザにかかっている又はその疑いのある乳・幼・小児(15 歳未満)	▶サリチルアミド ▶エテンザミド	▶構造が類似しているアスピリンにおいて、ライ症候群の発症との関連性が示唆されており、原則として使用を避ける必要があるため
1ヶ月未満の乳児(新生児)	▶マルツエキス	▶身体が非常に未熟であり、安易に瀉下薬を使用すると脱水症状を引き起こすおそれがあるため

- ●【参考】「テオフィリン」　気管支拡張成分で、鎮咳去痰薬に配合されます。
- ●【参考】「アミノフィリン水和物」　体内で分解してテオフィリンとなり、気管支拡張作用のほか、心筋刺激作用、利尿作用を示します。

主な成分等	理由
▶黄色4号(タートラジン)(添加物)	▶喘息誘発のおそれがあるため
▶ガジュツ末・真昆布末を含む製剤	▶まれにアナフィラキシーを起こすことがあるため

(g) 特定の症状・状態

「次の症状がある人」	主な成分・薬効群等	理由
高熱	▶かぜ薬 ▶鎮咳去痰薬 ▶鼻炎用内服薬 ▶小児五疳薬	▶かぜ以外のウイルス性の感染症その他の重篤な疾患の可能性があるため
けいれん	▶ピペラジンリン酸塩水和物等のピペラジンを含む成分	▶痙攣を起こしたことがある人では、発作を誘発する可能性があるため
むくみ	▶グリチルリチン酸二カリウム、グリチルレチン酸、カンゾウ等のグリチルリチン酸を含む成分(1日用量がグリチルリチン酸として 40mg 以上、又はカンゾウとして 1g 以上を含有する場合)	▶偽アルドステロン症の発症のおそれが特にあるため
下痢	▶緩下作用のある成分が配合された内服痔疾用薬	▶下痢症状を助長するおそれがあるため
はげしい下痢	▶小児五疳薬	▶大腸炎等の可能性があるため
急性のはげしい下痢又は腹痛・腹部膨満感・吐きけ等の症状を伴う下痢	▶タンニン酸アルブミン、次硝酸ビスマス、次没食子酸ビスマス等の収斂成分を主体とする止瀉薬 ▶ロペラミド塩酸塩	▶下痢を止めるとかえって症状を悪化させることがあるため
発熱を伴う下痢、血便又は粘液便の続く人		
便秘を避けなければならない肛門疾患		▶便秘が引き起こされることがあるため
はげしい腹痛	▶瀉下薬(ヒマシ油、マルツエキスを除く)、浣腸薬、ビサコジルを主薬とする坐薬	▶急性腹症(腸管の狭窄、閉塞、腹腔内器官の炎症等)の可能性があり、瀉下薬や浣腸薬の配合成分の刺激によって、その症状を悪化させるおそれがあるため
吐き気・嘔吐		

痔出血	▶グリセリンが配合された浣腸薬	▶腸管、肛門に損傷があると、傷口からグリセリンが血管内に入って溶血<ruby>溶血<rt>ようけつ</rt></ruby>を起こすことや、腎不全を起こすおそれがあるため
排尿困難	▶ジフェンヒドラミン塩酸塩、クロルフェニラミンマレイン酸塩等の抗ヒスタミン成分	▶排尿筋<ruby>排尿筋<rt>はいにょうきん</rt></ruby>の弛緩と括約筋<ruby>括約<rt>かつやく</rt></ruby>の収縮が起こり、尿の貯留を来すおそれがあるため。特に、前立腺肥大症<ruby>前立腺肥<rt>ぜんりつせんひ</rt></ruby>大症を伴っている場合には、尿閉<ruby>尿閉<rt>にょうへい</rt></ruby>を引き起こすおそれがあるため
	▶ジフェニドール塩酸塩	
	▶構成生薬としてマオウを含む漢方処方製剤	
	▶スコポラミン臭化水素酸塩水和物、メチルオクタトロピン臭化物、イソプロパミドヨウ化物等の抗コリン成分	
	▶ロートエキス	
口内のひどいただれ	▶含嗽薬<ruby>含嗽薬<rt>がんそう</rt></ruby>	▶粘膜刺激を起こすおそれのある成分が配合されている場合があるため
はげしい目の痛み	▶眼科用薬	▶急性緑内障<ruby>緑内障<rt>りょくないしょう</rt></ruby>、角膜潰瘍<ruby>角膜潰瘍<rt>かくまくかいよう</rt></ruby>又は外傷等の可能性が考えられるため ▶特に、急性緑内障の場合には、専門医の処置によって早急に眼圧を下げないと失明の危険性があり、角膜潰瘍の場合も、専門医による適切な処置を施さないと視力障害等を来すことがあるため

(h) 基礎疾患等

① 「次の診断を受けた人」

	主な成分・薬効群等	理由
てんかん	▸ジプロフィリン	▸中枢神経系の興奮作用により、てんかんの発作を引き起こすおそれがあるため
胃・十二指腸潰瘍	▸アスピリン ▸アスピリンアルミニウム ▸エテンザミド ▸イソプロピルアンチピリン ▸アセトアミノフェン ▸サリチルアミド	▸胃・十二指腸潰瘍を悪化させるおそれがあるため
	▸次硝酸ビスマス、次没食子酸ビスマス等のビスマスを含む成分	▸ビスマスの吸収が高まり、血中に移行する量が多くなり、ビスマスによる精神神経障害等が発現するおそれがあるため
肝臓病	▸小柴胡湯	▸間質性肺炎の副作用が現れやすいため
	▸アスピリン ▸アスピリンアルミニウム ▸エテンザミド ▸イブプロフェン ▸イソプロピルアンチピリン ▸アセトアミノフェン ▸サントニン	▸肝機能障害を悪化させるおそれがあるため
	▸ピペラジンリン酸塩等のピペラジンを含む成分	▸肝臓における代謝が円滑に行われず、体内への蓄積によって副作用が現れやすくなるため
	▸ガジュツ末†・真昆布末†を含む製剤	▸肝機能障害を起こすことがあるため

解説

● 【参考】「ガジュツ末」 ショウガ科ガジュツ(莪蒁)の根茎を乾燥したものを基原とする生薬で、胃の働きを高める作用、胃粘膜血流を高めて胃粘膜障害を改善する作用、胆汁分泌を促す作用が期待されます。

● 【参考】「真昆布末」 コンブ科マコンブの茎葉を基原とする生薬で、胃・消化管粘膜を保護する作用が期待されます。

甲状腺疾患[†]	▶ポビドンヨード、ヨウ化カリウム、ヨウ素等のヨウ素系殺菌消毒成分が配合された口腔咽喉薬（こうくういんこう）、含嗽薬（がんそう）	▶ヨウ素の体内摂取が増える可能性があり、甲状腺疾患（こうじょうせん）の治療に影響を及ぼすおそれがあるため
甲状腺機能障害[†] 甲状腺機能亢進症[†]	▶アドレナリン作動成分が配合された鼻炎用点鼻薬	▶甲状腺機能亢進症の主症状は、交感神経系の緊張等によってももたらされており、交感神経系を興奮させる成分は、症状を悪化させるおそれがあるため
	▶メチルエフェドリン塩酸塩、トリメトキノール塩酸塩水和物、フェニレフリン塩酸塩、メトキシフェナミン塩酸塩等のアドレナリン作動成分	
	▶マオウ	
	▶ジプロフィリン	▶中枢神経系の興奮作用により、症状の悪化を招くおそれがあるため
	▶水酸化アルミニウム・炭酸マグネシウム・炭酸カルシウム共沈生成物（きょうちん） ▶沈降炭酸カルシウム（ちんこう） ▶無水リン酸水素カルシウム（むすい） ▶リン酸水素カルシウム水和物（すいわぶつ） ▶乳酸カルシウム水和物（にゅうさん）	▶甲状腺ホルモンの吸収を阻害するおそれがあるため

解説

- 【参考】「甲状腺疾患」　バセドウ病(甲状腺ホルモンの分泌が異常に亢進して、眼球突出、頻脈等の症状が現れる病気)や橋本病(甲状腺ホルモンの分泌が低下して、倦怠感、むくみ、筋力低下等の症状が現れる病気)等のこと。甲状腺の異常が原因で生じる疾患です。
- 【参考】「甲状腺機能障害」　甲状腺機能に何らかの異常が認められる状態。なお、甲状腺機能障害の診断を受けた人は、ヨウ素系殺菌消毒成分が配合された口腔咽喉薬、含嗽薬についても、使用する前に『相談すること』とされています。
- 【参考】「甲状腺機能亢進症」　甲状腺ホルモンが過剰に作られる疾患です。

高血圧	▶アドレナリン作動成分が配合された鼻炎用点鼻薬	▶交感神経興奮作用により血圧を上昇させ、高血圧を悪化させるおそれがあるため
	▶メチルエフェドリン塩酸塩、トリメトキノール塩酸塩水和物、フェニレフリン塩酸塩、メトキシフェナミン塩酸塩等のアドレナリン作動成分	
	▶マオウ	
	▶グリチルリチン酸二カリウム、グリチルレチン酸、カンゾウ等のグリチルリチン酸を含む成分(1日用量がグリチルリチン酸として40mg以上、又はカンゾウとして1g以上を含有する場合)	▶大量に使用するとナトリウム貯留、カリウム排泄(はいせつ)促進が起こり、むくみ(浮腫)等の症状が現れ、高血圧を悪化させるおそれがあるため
心臓病	▶アドレナリン作動成分が配合された鼻炎用点鼻薬	▶心臓に負担をかけ、心臓病を悪化させるおそれがあるため
	▶メチルエフェドリン塩酸塩、トリメトキノール塩酸塩水和物、フェニレフリン塩酸塩、メトキシフェナミン塩酸塩等のアドレナリン作動成分	
	▶ジプロフィリン	
	▶マオウ	
	▶スコポラミン臭化水素酸塩水和物、メチルオクタトロピン臭化物、イソプロパミドヨウ化物等の抗コリン成分	
	▶ロートエキス	
	▶アスピリン ▶アスピリンアルミニウム ▶エテンザミド ▶イブプロフェン ▶アセトアミノフェン	▶むくみ(浮腫(ふしゅ))、循環体液量の増加が起こり、心臓の仕事量が増加し、心臓病を悪化させるおそれがあるため
	▶グリチルリチン酸の塩類、カンゾウ又はそのエキス(1日用量がグリチルリチン酸として40mg以上、又はカンゾウとして1g以上を含有する場合)	▶大量に使用するとナトリウム貯留、カリウム排泄促進が起こり、むくみ(浮腫)等の症状が現れ、心臓病を悪化させるおそれがあるため
	▶硫酸ナトリウム	▶血液中の電解質のバランスが損なわれ、心臓の負担が増加し、心臓病を悪化させるおそれがあるため
	▶グリセリンが配合された浣腸薬	▶排便直後に、急激な血圧低下等が現れることがあり、心臓病を悪化させるおそれがあるため

腎臓病	▸アスピリン ▸アスピリンアルミニウム ▸エテンザミド ▸イブプロフェン ▸アセトアミノフェン	▸むくみ(浮腫)、循環体液量の増加が起こり、腎臓病を悪化させるおそれがあるため
	▸グリチルリチン酸二カリウム、グリチルレチン酸、カンゾウ(1 日用量がグリチルリチン酸として 40mg 以上、又はカンゾウとして 1 g 以上を含有する場合)	▸大量に使用するとナトリウム貯留、カリウム排泄促進が起こり、むくみ(浮腫)等の症状が現れ、腎臓病を悪化させるおそれがあるため
	▸スクラルファート、水酸化アルミニウムゲル、ケイ酸アルミン酸マグネシウム、ケイ酸アルミニウム、合成ヒドロタルサイト、アルジオキサ等のアルミニウムを含む成分が配合された胃腸薬、胃腸鎮痛鎮痙薬	▸過剰のアルミニウムイオンが体内に貯留し、アルミニウム脳症、アルミニウム骨症を生じるおそれがあるため ▸使用する場合には、医療機関において定期的に血中アルミニウム、リン、カルシウム、アルカリフォスファターゼ等の測定を行う必要があるため
	▸制酸成分を主体とする胃腸薬	▸ナトリウム、カルシウム、マグネシウム等の無機塩類の排泄が遅れたり、体内貯留が現れやすいため
	▸酸化マグネシウム、水酸化マグネシウム、硫酸マグネシウム等のマグネシウムを含む成分、硫酸ナトリウムが配合された瀉下薬	
	▸ピペラジンリン酸塩等のピペラジンを含む成分 ▸プソイドエフェドリン塩酸塩	▸腎臓における排泄が円滑に行われず、副作用が現れやすくなるため
糖尿病	▸アドレナリン作動成分が配合された鼻炎用点鼻薬	▸肝臓でグリコーゲンを分解して血糖値を上昇させる作用があり、糖尿病の症状を悪化させるおそれがあるため
	▸メチルエフェドリン塩酸塩、トリメトキノール塩酸塩水和物、フェニレフリン塩酸塩、メトキシフェナミン塩酸塩等のアドレナリン作動成分	
	▸マオウ	

緑内障	▶眼科用薬	▶緑内障による目のかすみには効果が期待できないため ▶充血除去作用成分が配合されている場合には、眼圧が上昇し、緑内障を悪化させるおそれがあるため
	▶パパベリン塩酸塩	▶眼圧が上昇し、緑内障を悪化させるおそれがあるため
	▶抗コリン成分が配合された鼻炎用内服薬 ▶抗コリン成分が配合された鼻炎用点鼻薬 ▶ペントキシベリンクエン酸塩 ▶スコポラミン臭化水素酸塩水和物、メチルオクタトロピン臭化物、イソプロパミドヨウ化物等の抗コリン成分 ▶ロートエキス ▶ジフェニドール塩酸塩 ▶ジフェンヒドラミン塩酸塩、クロルフェニラミンマレイン酸塩等の抗ヒスタミン成分	▶抗コリン作用によって房水流出路(房水通路<ruby>ぼうすいつうろ</ruby>)が狭くなり、眼圧が上昇し、緑内障を悪化させるおそれがあるため
血栓のある人(脳血栓、心筋梗塞、血栓静脈炎等)、血栓症を起こすおそれのある人	▶トラネキサム酸(内服) ▶セトラキサート塩酸塩	▶生じた血栓が分解されにくくなるため
貧血	▶ピペラジンリン酸塩等のピペラジンを含む成分	▶貧血の症状を悪化させるおそれがあるため
全身性エリテマトーデス、混合<ruby>こんごう</ruby>性結合組織<ruby>せいけつごうそしきびょう</ruby>病	▶イブプロフェン	▶無菌性髄膜炎<ruby>むきんせいずいまくえん</ruby>の副作用を起こしやすいため

②「胃・十二指腸潰瘍、潰瘍性大腸炎、クローン病にかかったことのある人」

主な成分	理由
▶イブプロフェン	▶プロスタグランジン産生抑制作用によって消化管粘膜の防御機能が低下し、胃・十二指腸潰瘍、潰瘍性大腸炎、クローン病が再発するおそれがあるため

（i）併用薬等

①「次の医薬品を使用（服用）している人」

	主な成分	理由
瀉下薬(下剤)	▶柴胡加 竜 骨牡蛎湯 ▶響 声破笛丸	▶腹痛、激しい腹痛を伴う下痢が現れやすくなるため

②「次の医薬品で治療を受けている人」

	主な成分・薬効群等	理由
モノアミン酸化酵素阻害剤(セレギリン塩酸塩等)	▶プソイドエフェドリン塩酸塩	▶モノアミン酸化酵素阻害剤との相互作用によって、血圧を上昇させるおそれがあるため
インターフェロン製剤	▶小 柴胡湯 ▶小柴胡湯が配合されたかぜ薬	▶インターフェロン製剤との相互作用によって、間質性肺炎を起こしやすくなるため

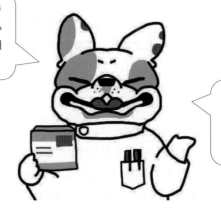

インターフェロン製剤で治療を受けている人は、小柴胡湯を使用する前に相談してください

小柴胡湯との併用が禁忌になっているタイプのインターフェロン製剤がありますからね

別表5－3　医薬品・医療機器等安全性情報：一般用医薬品に関連する主な記事

(a) 解説記事

	掲載号	発行年月
濫用等のおそれのある市販薬の適正使用について	No.365	令和元年8月
医薬品副作用被害救済制度の概要と制度への協力のお願いについて	No.357	平成30年10月
高齢者の医薬品適正使用の指針(総論編)について	No.354	平成30年7月
「ハーボニー配合錠」偽造品流通事案と国の偽造医薬品対策について	No.350	平成30年2月
「マイ医薬品集作成サービス」について	No.346	平成29年9月
「医薬品・医療機器等安全性情報報告書」の報告様式の変更について	No.332	平成28年4月
子どもによる医薬品誤飲事故の防止対策について	No.330	平成28年2月
医薬品等副作用被害救済制度の概要と医薬品の使用が適正と認められない事例について	No.328	平成27年12月
ケトプロフェン(外皮用剤)の妊娠中における使用について	No.312	平成26年4月
医薬部外品及び化粧品の副作用報告制度の改正について	No.311	平成26年3月
医療機関・薬局における医薬品安全性情報の入手・伝達・活用状況等に関する調査について	No.304	平成25年8月
PMDA 医療安全情報の活用について	No.299	平成25年2月
「患者副作用報告」の開始について	No.292	平成24年7月
医薬品による重篤な皮膚障害について	No.290	平成24年4月
医薬部外品・化粧品の使用による全身アレルギー発症について	No.288	平成24年2月
医薬品副作用被害救済制度における不支給事例と医薬品の適正使用について	No.286	平成23年12月
「緊急安全性情報等の提供に関する指針」について	No.284	平成23年10月
重篤副作用疾患対応マニュアルについて	No.280	平成23年6月
PMDA メディナビを活用した安全対策の推進について	No.278	平成23年3月
ケトプロフェン外用剤による光線過敏症に係る安全対策について	No.276	平成23年1月
患者からの副作用報告情報を受ける方策に関する調査研究について	No.276	平成23年1月
医薬品副作用被害救済制度・生物由来製品感染等被害救済制度について	No.273	平成22年10月
重篤副作用疾患対応マニュアルについ	No.268	平成22年4月
医薬品副作用被害救済制度・生物由来製品感染等被害救済制度について	No.262	平成21年10月
医薬品による重篤な皮膚障害について	No.261	平成21年9月
独立行政法人医薬品医療機器総合機構の「医薬品医療機器情報提供ホームページ」で提供している安全性情報について	No.235	平成19年4月
重篤副作用疾患対応マニュアルについて	No.230	平成18年11月
医薬品による重篤な皮膚障害について	No.218	平成17年10月

医薬品による重篤な皮膚障害について	No.203	平成 16 年 7 月
卵胞ホルモン製剤の長期投与と安全性について	No.197	平成 16 年 1 月
医薬品による重篤な皮膚障害について	No.177	平成 14 年 5 月
サリチル酸系製剤の小児に対するより慎重な使用について	No.167	平成 13 年 6 月
医薬品による重篤な皮膚障害について	No.163	平成 12 年 11 月
アリストロキア酸を含有する生薬・漢方薬について	No.161	平成 12 年 7 月
ライ症候群とサリチル酸系製剤の使用について	No.151	平成 10 年 12 月
漢方製剤の間質性肺炎について	No.146	平成 10 年 3 月
塩化リゾチームとアナフィラキシー反応	No.121	平成 5 年 7 月
生薬製剤(漢方薬を含む)による薬剤性肝障害	No.117	平成 4 年 11 月
漢方薬の副作用	No.111	平成 3 年 11 月
アルコールと医薬品の相互作用	No.109	平成 3 年 7 月
消炎鎮痛剤による気管支喘息発作の誘発	No.32	昭和 53 年 8 月
グリチルリチン酸等による偽アルドステロン症	No.29	昭和 53 年 2 月

(b)　重篤な副作用等に関する情報

	掲載号	発行年月
一般用医薬品による重篤な副作用について	No.293	平成 24 年 8 月
ガジュツ末・真昆布末含有製剤	No.217	平成 17 年 9 月
一般用かぜ薬による間質性肺炎について	No.191	平成 15 年 7 月
ケトプロフェン外用剤と重篤な接触皮膚炎、光線過敏症について	No.173	平成 14 年 1 月
クレオソート・アセンヤク末・オウバク末・カンゾウ末・チンピ末配合剤と肝機能障害について	No.165	平成 13 年 3 月
小柴胡湯と間質性肺炎について	No.158	平成 12 年 1 月
カゼイン又はその塩類含有製剤と牛乳アレルギーについて	No.159	平成 12 年 3 月
小柴胡湯の投与による重篤な副作用「間質性肺炎」について	No.137	平成 8 年 5 月
漢方製剤(柴朴湯、柴苓湯、小柴胡湯、柴胡桂枝湯)と膀胱炎様症状	No.123	平成 5 年 11 月
インターフェロン－α製剤及び小柴胡湯と間質性肺炎	No.118	平成 5 年 1 月
タンナルビン(タンニン酸アルブミン)とアナフィラキシー様症状	No.110	平成 3 年 9 月
小柴胡湯と間質性肺炎	No.107	平成 3 年 3 月

(c)　PPA 関連

	掲載号	発行年月
塩酸フェニルプロパノールアミンを含有する医薬品による脳出血に係る安全対策について	No.193	平成 15 年 9 月
塩酸フェニルプロパノールアミン含有医薬品の適正使用について	No.163	平成 12 年 11 月
塩酸フェニルプロパノールアミン含有医薬品の適正使用について	No.139	平成 8 年 10 月

別表5－4　企業からの副作用等の報告

(a) 副作用症例報告

		重篤性	報告期限	
			国内事例	外国事例
医薬品によるものと疑われる副作用症例の発生	使用上の注意から予測できないもの	死亡	15 日以内	
		重篤(死亡を除く)		
		非重篤	定期報告	―
	使用上の注意から予測できるもの	死亡	15 日以内	―
		重篤(死亡を除く):新有効成分含有医薬品として承認後 2 年以内		―
		市販直後調査等によって得られたもの		―
		重篤(死亡を除く):上記以外　※承認後 2 年以内の新有効成分含有医薬品以外	30 日以内	―
		非重篤	―	―
	発生傾向が使用上の注意等から予測できないもの	重篤(死亡含む)	15 日以内	
	発生傾向の変化が保健衛生上の危害の発生又は拡大のおそれを示すもの	重篤(死亡含む)		

(b) 感染症症例報告

		重篤性	国内事例	外国事例
医薬品によるものと疑われる感染症症例の発生	使用上の注意から予測できないもの	重篤(死亡を含む)	15 日以内	
		非重篤	15 日以内	―
	使用上の注意から予測できるもの	重篤(死亡を含む)	15 日以内	
		非重篤	―	―

(c) 外国での措置報告

	国内事例	外国事例
外国における製造、輸入又は販売の中止、回収、廃棄その他の保健衛生上の危害の発生又は拡大を防止するための措置の実施	―	15 日以内

(d) 研究報告

副作用・感染症により、癌その他の重大な疾病、障害もしくは死亡が発生するおそれがあることを示す研究報告	30 日以内
副作用症例・感染症の発生傾向が著しく変化したことを示す研究報告	30 日以内
承認を受けた効能・効果を有しないことを示す研究報告	30 日以内

□	医療用医薬品	**医薬品安全性情報報告書**	化粧品等の副作用等は、様式②をご使用ください。
□	要指導医薬品	☆医薬品医療機器法に基づいた報告制度です。	健康食品等の使用によると疑われる健康被害につ
□	一般用医薬品	**記入前に裏面の「報告に際してのご注意」をお読みください。**	いては、最寄りの保健所へご連絡ください。

患者情報

患者イニシャル	性別	副作用等発現年齢	身長	体重	妊娠
	□男 □女	歳（乳児：　ヶ月　週）	cm	kg	□無 □有（妊娠　　週）□不明

原疾患・合併症	既往歴	過去の副作用歴	特記事項
1.	1.	□無・□有 医薬品名： 副作用名： □不明	飲酒　□有（　　）□無　□不明 喫煙　□有（　　）□無　□不明 ｱﾚﾙｷﾞｰ□有（　　）□無　□不明 その他（　　　　　　　　）
2.	2.		

副作用等に関する情報

副作用等の名称又は症状、異常所見	副作用等の重篤性 **「重篤」の場合**、＜重篤の判定基準＞の該当する番号を（　）に記入	発現期間 （発現日　～　転帰日）	副作用等の転帰 後遺症ありの場合、（　）に症状を記入
1.	□重篤 →（　　　　　） □非重篤	年　月　日 ～ 年　月　日	□回復 □軽快 □未回復 □死亡 □不明 □後遺症あり（　　　　　）
2.	□重篤 →（　　　　　） □非重篤	年　月　日 ～ 年　月　日	□回復 □軽快 □未回復 □死亡 □不明 □後遺症あり（　　　　　）

＜重篤の判定基準＞　①：死亡　②：障害　③：死亡につながるおそれ
④：障害につながるおそれ　⑤：治療のために入院又は入院期間の延長
⑥：①～⑤に準じて重篤である　⑦：後世代における先天性の疾病又は異常

＜死亡の場合＞被疑薬と死亡の因果関係： □有 □無 □不明	＜胎児への影響＞ □影響あり □影響なし □不明

被疑薬及び使用状況に関する情報

被疑薬（副作用との関連が疑われる医薬品の**販売名**）	製造販売業者の名称 （業者への情報提供の有無）	投与経路	1日投与量 （1回量×回数）	投与期間 （開始日～終了日）	使用理由 （疾患名、症状名）
	（□有□無）			～	
	（□有□無）			～	
	（□有□無）			～	

▲　最も関係が疑われる被疑薬に○をつけてください。

併用薬（副作用発現時に使用していたその他の医薬品の販売名　可能な限り投与期間もご記載ください。）

副作用等の発現及び処置等の経過（記入欄が不足する場合は裏面の報告者意見の欄等もご利用ください。）

年　月　日

※被疑薬投与前から副作用等の発現後の全経過において、関連する状態・症状、検査値等の推移、診断根拠、副作用に対する治療・処置、被疑薬の投与状況等を経時的に記載してください。検査値は下表もご利用ください。

副作用等の発現に影響を及ぼすと考えられる上記以外の処置・診断：□有　□無
有りの場合 →（□放射線療法　□輸血　□手術　□麻酔　□その他（　　　　　　　　　）)

再投与：□有　□無　　有りの場合→　再発：□有　□無　　ワクチンの場合、ロット番号（　　　　　　　）

一般用医薬品の場合：　□薬局等の店頭での対面販売　　□インターネットによる通信販売
購入経路→　　□その他（電話等）の通信販売　□配置薬　□不明　□その他（　　　　）

報告日：　　年　　月　　日（既に医薬品医療機器総合機構へ報告した症例の続報の場合はチェックしてください。→□）
報告者　氏名：　　　　　　　　施設名（所属部署まで）：
（職種・□医師　□歯科医師　□薬剤師　□看護師　□その他（　　　　　　　　））
住所：〒

電話：　　　　　　　FAX：

医薬品副作用被害救済制度及び　　　：□患者が請求予定　□患者に紹介済み　□患者の請求予定はない
生物由来製品感染等被害救済制度について　□制度対象外（抗がん剤等、非入院相当ほか）　□不明、その他
※一般用医薬品を含めた医薬品（抗がん剤等の一部の除外医薬品を除く。）の副作用等による重篤な健康被害については、医薬品副作用被害救済制度又は生物由来製品感染等被害救済制度があります（詳細は裏面）。

➤　FAX又は電子メールでのご報告は、下記までお願いします。両面ともお送りください。
（FAX：0120-395-390　電子メール：anzensei-hokoku@pmda.go.jp　医薬品医療機器総合機構安全性情報・企画管理部情報管理課宛）

報告者意見 (副作用歴、薬剤投与状況、検査結果、原疾患・合併症等を踏まえ、被疑薬と副作用等との関連性についてご意見をご記載ください。)

検査値 (投与前、発現日、転帰日の副作用等と関係のある検査値等をご記入ください。)

検査日 検査項目(単位)	/	/	/	/	/	/

「報告に際してのご注意」

➢ この報告制度は、医薬品、医療機器等の品質、有効性及び安全性の確保等に関する法律 (昭和35年法律第145号) 第68条の10第2項に基づき、医薬品による副作用及び感染症によると疑われる症例について、医薬関係者が保健衛生上の危害発生の防止等のために必要があると認めた場合にご報告いただくものです。医薬品との因果関係が必ずしも明確でない場合や一般用医薬品等の誤用による健康被害の場合もご報告ください。

➢ なお、医薬部外品、化粧品によると疑われる副作用等の健康被害については、任意の報告となるので、様式②をご使用ください。

➢ 各項目については、可能な限り埋めていただくことで構いません。

➢ 報告された情報については、独立行政法人医薬品医療機器総合機構 (以下「機構 (PMDA)」という。) は、情報の整理又は調査の結果を厚生労働大臣に通知します。また、原則として、機構 (PMDA) からその医薬品を供給する製造販売業者等へ情報提供します。機構 (PMDA) 又は当該製造販売業者は、報告を行った医療機関等に対し詳細調査を行う場合があります。

➢ 報告された情報については、厚生労働省、国立感染症研究所 (ワクチン類を含む報告に限る)、機構 (PMDA) で共有いたします。

➢ 報告された情報について、安全対策の一環として広く情報を公表することがありますが、その場合には、施設名及び患者のプライバシー等に関する部分は除きます。

➢ 健康食品・無承認無許可医薬品による疑いのある健康被害については最寄りの保健所へご連絡ください。

➢ 記入欄が不足する場合は、別紙に記載し、報告書に添付いただくか、各欄を適宜拡張して記載願います。

➢ FAX、郵送又は電子メールによりご報告いただく場合には、所定の報告用紙のコピーを使用されるか、機構 (PMDA) のウェブサイトから用紙を入手してください。
(https://www.pmda.go.jp/safety/reports/hcp/pmd-act/0002.html)

➢ 電子報告システム (報告受付サイト) によりご報告いただく場合には、機構 (PMDA) ウェブサイト
(https://www.pmda.go.jp/safety/reports/hcp/0002.html) をご利用ください。

➢ 医薬品の副作用等による健康被害については、医薬品副作用救済制度又は生物由来製品感染等被害救済制度があります [お問い合わせ先 0120-149-931 (フリーダイヤル)]。詳しくは機構 (PMDA) のウェブサイト (https://www.pmda.go.jp/relief-services/index.html) をご覧ください。また、報告される副作用等がこれらの制度の対象となると思われるときには、その患者にこれらの制度をご紹介願います。ただし、使用された医薬品が抗がん剤等の対象除外医薬品である場合や、副作用等による健康被害が入院相当の治療を要さない場合には、制度の対象とはなりません。また、法定予防接種による健康被害は、予防接種後健康被害救済制度の対象となり、これらの救済制度の対象外となるため、具体的には市町村に問い合わせていただくようご紹介ください。

➢ 電子メール、FAX又は郵送でご報告いただいた場合、施設の住所は安全性情報受領確認書の送付に使用しますので、住所もご記入ください。

➢ 電子報告システム (報告受付サイト) からご報告いただいた場合、利用者登録された電子メールアドレス宛に安全性情報受領確認書を送付いたします。

➢ **ご報告は医薬品医療機器総合機構安全性情報・企画管理部情報管理課宛**にお願いします。両面ともお送りください。

電子報告システム（報告受付サイト）：https://www.pmda.go.jp/safety/reports/hcp/0002.html
電子メール：anzensei-hokoku@pmda.go.jp
FAX：0120-395-390
郵送：〒100-0013　東京都千代田区霞が関3-3-2 新霞が関ビル

参考　主な情報入手先と受付窓口

(a) 厚生労働省

厚生労働省ホームページ	https://www.mhlw.go.jp/
医薬品等安全性関連情報	https://www.mhlw.go.jp/stf/seisakunitsuite/bunya/kenkou_iryou/iyakuhin/iyaku/index.html
医薬品等回収関連情報	https://www.mhlw.go.jp/stf/seisakunitsuite/bunya/kenkou_iryou/iyakuhin/kaisyu/index.html
健康被害情報・無承認無許可医薬品情報	https://www.mhlw.go.jp/kinkyu/diet/musyounin.html
法令等検索ページ　　厚生労働省法令等データベース　　電子政府の総合窓口 e-Gov	https://www.mhlw.go.jp/hourei/ https://www.e-gov.go.jp/

(b) 医薬品医療機器総合機構

総合機構ホームページ	https://www.pmda.go.jp/
医薬品による副作用等の報告	住所：〒100-0013 東京都千代田区霞が関 3－3－2 新霞が関ビル 　(独)医薬品医療機器総合機構安全性情報・企画管理部情報管理課 FAX：0120－395－390 電子メール：anzensei-hokoku@pmda.go.jp
救済制度相談窓口	電話：0120－149－931(フリーダイヤル) 受付時間：月～金(祝日・年末年始を除く) 　　　　　午前 9 時～午後 5 時 携帯電話・公衆電話からは 03－3506－9411 　(この場合、通話料は相談者側にて負担)

(c) 国立医薬品食品衛生研究所

医薬品安全性情報(海外規制機関情報)	http://www.nihs.go.jp/dig/sireport/index.html

(d) その他

医薬品等安全性情報	https://www.umin.ac.jp/fukusayou/(大学病院医療情報ネットワーク UMIN 内) https://www.pmda.go.jp/safety/info-services/drugs/calling-attention/safety-info/0043.html((独)医薬品医療機器総合機構)
日本 OTC 医薬品協会	https://www.jsmi.jp/
日本漢方生薬製剤協会	http://www.nikkankyo.org/
NPO 法人セルフメディケーション推進協議会	http://www.self-medication.ne.jp/index.php
くすりの適正使用協議会(RAD－AR)　　くすりの情報ステーション	https://www.rad-ar.or.jp/

医薬品 PL センター	電話：0120−876−532(フリーダイヤル) 受付時間：月〜金(祝日を除く) 　　　　　　午前 9 時 30 分〜午後 4 時 30 分 携帯電話・公衆電話からは 03−6225−2871 　(この場合、通話料は相談者側にて負担) FAX：03−3548−0856 http://www.fpmaj.gr.jp/PL/pl_idx.htm
(公財) 日本中毒情報センター 　　中毒 110 番	電話(一般市民専用)：大阪　　072−727−2499 　　　　　　　　　　つくば　029−852−9999 受付時間：大阪　　24 時間年中無休 　　　　　つくば　午前 9 時〜午後 9 時年中無休 ホームページ：https://www.j-poison-ic.jp

索 引

登録販売者試験テキスト 要点ブック付

手引き(令和5年4月)対応

2009 年 7 月 27 日　登録販売者試験スーパーテキスト
2010 年 11 月 19 日　登録販売者研修テキスト
2014 年 5 月 29 日　登録販売者研修テキスト 第 2 版
2015 年 5 月 11 日　登録販売者研修テキスト 第 3 版
2016 年 4 月 21 日　登録販売者研修テキスト 第 4 版
2017 年 5 月 17 日　登録販売者試験テキスト
2018 年 4 月 24 日　登録販売者試験テキスト＆要点整理 手引き(平成 30 年 3 月)対応
2020 年 5 月 12 日　登録販売者試験テキスト＆要点整理 改 手引き(平成 30 年 3 月)対応
2022 年 5 月 30 日　登録販売者試験テキスト 要点ブック付 手引き(令和 4 年 3 月)対応
2023 年 5 月 27 日　登録販売者試験テキスト 要点ブック付 手引き(令和 5 年 4 月)対応

発行所　　株式会社 ドーモ　　http://do-mo.jp/
　　　　　東京都千代田区永田町 2-9-6　電話 03-5510-7923

発売元　　株式会社 薬事日報社　　http://www.yakuji.co.jp/
　　　　　東京都千代田区神田和泉町 1-11　電話 03-3862-2141

印刷　　　昭和情報プロセス 株式会社

●本書の内容に関するご質問にはお答えできません。あらかじめ、ご了承ください。

ISBN978-4-8408-1615-1 C3047